Schriften des
Deutschen
Krankenhausinstituts e. V.
Düsseldorf
Band 11
Krankenhausbetriebslehre I

Krankenhaus betriebslehre

Theorie und Praxis
des Krankenhausbetriebes

Band I

Von Dr. Siegfried Eichhorn

3. überarbeitete und
erweiterte Auflage

Verlag W. Kohlhammer

ISBN 3 17 002328 4

Werknummer 02328
© 1975 Verlag W. Kohlhammer, Stuttgart · Berlin · Köln · Mainz
Erstmalig für diese Schriftenreihe 1958. Verlagsort Köln.
Gesamtherstellung: Verlag W. Kohlhammer GmbH, Köln

VORWORT

zur zweiten Auflage

Die rapide Weiterentwicklung im Bereich der Krankenhausorganisation und -technik und die sich daraus ergebenden Folgerungen für Planung, Betrieb und Bau von Krankenhäusern, ferner die neue Krankenhausgesetzgebung sind der Grund dafür, daß die Krankenhausbetriebslehre — Band I — bei der Neuauflage nicht nur überarbeitet, sondern völlig neu gefaßt werden mußte. Vor allem bei der Darstellung der Bedarfsermittlung, der Regionalplanung, der Struktur und Organisation des Krankenhaus- und Gesundheitswesens, der Krankenhausbauplanung sowie der Planung und Organisation des Pflegedienstes mußten die inzwischen gewonnenen Erkenntnisse und Erfahrungen sowie die sich abzeichnenden Entwicklungstendenzen berücksichtigt werden.

Auch die Neuauflage der Krankenhausbetriebslehre — Band I — geht von der Standortbestimmung der Krankenhausbetriebslehre im Rahmen der allgemeinen Betriebswirtschaftslehre aus. Darauf aufbauend werden dargestellt:

Methoden der Bettenbedarfsermittlung, Strukturierung der regionalen Krankenversorgung, regionale Krankenhausplanung, System der integrierten Gesundheitsfürsorge und Krankenversorgung, Planung im Gesundheitswesen — ärztlich-pflegerische Zielsetzung, System der betrieblichen Planung, Abstimmung von Krankenhausbetrieb und Krankenhausbau, Organisation des Managementprozesses bei Krankenhausbaumaßnahmen, Investitions- und Vorhaltungskosten, Wirtschaftlichkeit von Krankenhausbaumaßnahmen, Inbetriebnahme von Krankenhausneubauten —

Planung und Organisation des Arbeits- und Materialeinsatzes, rationelle Arbeitsablaufgestaltung, Organisationsmethodik —

Zielsetzung und Aufgabengliederung im Pflegedienst, Struktur des Pflegebereiches, Organisation und Leitung des Pflegedienstes, Arbeitseinsatzplanung im Pflegedienst, Planung und Organisation der Intensiv-, Normal-, Langzeit- und Minimalpflege, Hinweise zur Programmierung des Pflegebereiches.

Die Krankenhausbetriebslehre erscheint in drei Bänden. Der in zweiter Auflage vorliegende Band II geht von der Erkenntnis aus, daß sich das Krankenhaus als eine Organisation darstellt, abhängig von den Handlungsmotiven, von den Zielsetzungen, dem Informationsstand sowie von der Art des Zusammenwirkens aller im Krankenhaus tätigen Personen. Dabei wird die Vielzahl der täglich und stündlich zu treffenden Entscheidungen auf allen Ebenen der betrieblichen Leitung als tragendes Element der Krankenhausarbeit angesehen. Davon ausgehend werden vor allem behandelt: Zielsystem, Organisations- und Leitungsstruktur, Krankenhausinformationssystem, System des Krankenhaus-Rechnungswesens — Betriebsabrechnung und Selbtkostenrechnung —, Technik und Organisation der Datenverarbeitung sowie gesamtwirtschaftliche Fragen — Struktur des Krankenhausmarktes, Preisbildung im Krankenhaus, Krankenhausfinanzierung —.

In dem noch ausstehenden Band III werden folgende Fragen behandelt: Planung und Organisation des Behandlungsdienstes — Diagnostik und Therapie —, des Versorgungsdienstes — medizinische und allgemeine Versorgung — sowie des Verwaltungsdienstes.

Düsseldorf, Dezember 1973

Siegfried Eichhorn

VORWORT

zur dritten Auflage

Das rege Interesse an den Fragen der Theorie und Praxis des Krankenhausbetriebes erforderte eine Neuauflage der Krankenhausbetriebslehre Band I. Im Hinblick auf die immer größer werdende Bedeutung, die dem Produktivfaktor „Arbeit" im Krankenhaus zukommt, wurden im vierten Kapitel die Ausführungen zu den Fragen des Personalbedarfs und des Personaleinsatzes ergänzt und erweitert. Im fünften Kapitel wurden die Abschnitte „Arbeitsbedarf, Personalbedarf und Personalbesetzung im Pflegedienst" sowie „Arbeitszeitplanung — Dienstplangestaltung" den inzwischen geänderten Gegebenheiten entsprechend aktualisiert. Im übrigen konnte infolge der recht kurzen Zeit seit Erscheinen der zweiten Auflage der Text, abgesehen von einigen Ergänzungen, unbesehen übernommen werden.

Düsseldorf, Mai 1975

Siegfried Eichhorn

INHALT

Vorwort

ERSTES KAPITEL

Der Krankenhausbetrieb

I. Grundtatbestände und Merkmale des Krankenhausbetriebes	13
A. Art der betrieblichen Leistungen	13
B. Trägerschaft	14
C. Elemente des Betriebsprozesses und Leistungsstruktur	15
D. Produktionsfunktion	18
E. Prinzip der Wirtschaftlichkeit als Leitmaxime der Krankenhausarbeit	19
F. Sinn der betrieblichen Betätigung	24
G. Widmung des Betriebsergebnisses	25
H. Entscheidungsprozeß als Gegenstand der Betriebsführung — des Managements	26
J. Planung, Organisation und Kontrolle als Instrumentarium der Krankenhausbetriebsführung — des Krankenhausmanagements	28
K. Betriebliche Autonomie	31
L. Motive der im Krankenhaus tätigen Personen	32
M. Betriebstyp	32
II. Arten des Krankenhausbetriebes	33
A. Ärztlich-pflegerische Zielsetzung	33
B. Ärztliche Besetzung	33
C. Verweildauer	34
D. Zahl der Krankenbetten	35
E. Versorgungsstufen der Allgemeinen Krankenhäuser	36
F. Behandlungs- und Pflegeintensität	36

ZWEITES KAPITEL

Bedarfsermittlung, Planung und Integration im Krankenhaus- und Gesundheitswesen

I. Kategorisierung des Bedarfs an medizinischen Leistungen — insbesondere Krankenhausleistungen ... 39
   A. Bedarfsträger ... 39
   B. Bedarfsbestimmer ... 40
   C. Kaufkraftträger ... 43
   D. Dringlichkeit der Bedürfnisse ... 44
   E. Art und Weise der Bedürfnisbefriedigung ... 48
   F. Umfang der Bedürfnisse ... 49
   G. Dauer und Regelmäßigkeit der Bedürfnisse ... 49
   H. Geographische Verbreitung der Bedürfnisse ... 49
   J. Anpassungsfähigkeit der Bedürfnisse an Einkommens- und Preisänderungen ... 49

II. Ermittlung des Bedarfs an Krankenhausleistungen ... 53
   A. Normative (programmatische) Bedarfsprognose für Krankenhausleistungen ... 53
   B. Kapazitätsbegriff ... 54
   C. Methoden für die Ermittlung des Bettenbedarfs ... 56
   D. Inanspruchnahmeorientierte Bedarfsermittlung — Analytische Bettenbedarfsrechnung ... 63

III. Regionale Krankenhausplanung ... 92
   A. Krankenhauswesen als Teil der sozialen Infrastruktur ... 92
   B. Zielsetzung der regionalen Krankenhausplanung ... 93
   C. Horizontale und vertikale Strukturierung des Krankenhaussystems ... 94
   D. Strukturierungsprinzipien für die Praxis der regionalen Krankenhausplanung ... 96
   E. Versorgungsstufen und Betriebstypen der Krankenhausversorgung ... 98
   F. Krankenhausregion — Versorgungsgebiete und Einzugsgebiete ... 101
   G. Träger der regionalen Krankenhausplanung ... 108
   H. Regionale Kooperation ... 112

IV. Gesamtsystem der medizinischen und pflegerischen Versorgung ... 114
   A. System der integrierten Gesundheitsfürsorge und Krankenversorgung ... 114
   B. Gegenwärtige Struktur und Organisation der medizinischen und pflegerischen Versorgung in der Bundesrepublik Deutschland ... 116
   C. Nachteile der gegenwärtigen Disintegration zwischen den Versorgungsstufen der bundesdeutschen Gesundheitsfürsorge und Krankenversorgung ... 120

D. Möglichkeiten zur Verbesserung der Integration von ambulanter und stationärer Krankenversorgung 124
E. Vorteile einer verbesserten Integration von ambulanter und stationärer Krankenversorgung 126
F. Pluralistische Betriebsformen der medizinischen Versorgung 128
G. Integration anderer Einrichtungen der Krankenbehandlung und -pflege in das Gesamtsystem der medizinischen Versorgung 130
H. Planung im Gesundheitswesen 141

V. Normative Bedarfsprognose der Krankenhausleistungen für 1985 .. 154
A. Entwicklung des Angebotes und der Inanspruchnahme medizinischer Leistungen 154
B. Normative Prognose des Bedarfs an Krankenhausleistungen und Krankenbetten für 1985 158

DRITTES KAPITEL

Krankenhausbetriebsplanung — Krankenhausplanung

I. Zielvorstellungen als Ausgangspunkt der betrieblichen und baulichen Planung 167
A. Zielentscheidungen und Planungsentscheidungen 167
B. Ärztlich-pflegerische Zielsetzung 167

II. System der betrieblichen Planung 171
A. Kapazitätsplanung 171
B. Durchführungsplanung 172

III. Kapazitätsplanung 173
A. Planung der Bettenkapazität 173
B. Planung der Kapazität der Leistungsstellen im Behandlungs- und Versorgungsbereich 173

IV. Durchführungsplanung 180

V. Planung, Organisation und Kontrolle von Krankenhausbaumaßnahmen 182
A. Organisation des Managementprozesses bei Krankenhausbaumaßnahmen 182
B. Gliederung, Aufbau und Formen von Krankenhausbauten 187
C. Programmierung der Bauaufgabe — Betriebs- und Bauprogramm 194
D. Auswahl des Baugrundstückes 196
E. Wahl der Bauplaner 197
F. Entwurfs- und Ausführungsplanung 203
G. Durchführung der Baumaßnahmen 211

H. Inbetriebnahme des Krankenhausneubaues 213
J. Modell für den Zeitablauf der Planung, Durchführung und Inbetriebnahme eines Krankenhausneubaues 222
K. Bauwirtschaftsprüfung 226

VI. Planung der Investitionskosten 238
    A. Faktoren der Kostenbeeinflussung von Krankenhausbauten 238
    B. Kostenarten von Krankenhausbauten 241
    C. Richtwerte für die Kosten von Krankenhausbauten 251
    D. Die zeitliche Stufung der Investitionsplanung 253
    E. Hinweise für die Begrenzung der Investitionskosten 255
    F. Investitionsrechnung 256
    G. Vorhaltungskosten 266

VIERTES KAPITEL

Grundlagen der Planung und Organisation des Krankenhaus-Betriebsprozesses

I. Planung und Organisation des Personaleinsatzes 291
    A. Bedeutung des Produktivfaktors „Arbeit" im Krankenhaus 291
    B. Planung des Arbeitseinsatzes 292
    C. Organisation des Arbeitseinsatzes 310

II. Planung und Organisation des Sachgütereinsatzes 312
    A. Lagerhaltung 312
    B. Materialverluste 313
    C. Materialnormung 314

III. Planung und Organisation des Arbeitsablaufes 315
    A. Sinnvolle und zweckmäßige Arbeitsablaufgestaltung 315
    B. Gegenseitige Abstimmung der Arbeitsabläufe 316
    C. Zwangsläufige Arbeitsablaufgestaltung 316
    D. Optimale Durchlaufzeit 317
    E. Optimale Auslastung der Betriebsmittel und des Personals 318

IV. Organisationsmethodik 319
    A. Betriebsgliederung, Arbeitsablaufgliederung und Arbeitsgliederung 319
    B. Organisationsprogramm (Arbeitsvereinfachungsprogramm) 321
    C. Methoden zur Feststellung des Ist-Zustandes der Arbeit 327
    D. Ablauf von organisatorischen Umstellungen 336
    E. Rationalisierung 338

FÜNFTES KAPITEL

Struktur, Planung und Organisation des Pflegedienstes

I. Zielsetzung des Pflegedienstes 341

II. Aufgabengliederung der Pflegearbeit 342

III. Struktur und Ablaufprinzipien im Pflegedienst 346
    A. Struktur des Pflegebereiches 346
    B. Ablauforganisation im Pflegedienst 348

IV. Leitung, Personalbedarfsplanung und Arbeitszeitplanung im Pflegedienst 360
    A. Leitung des Pflegedienstes 360
    B. Arbeitsanalytische Untersuchungen im Pflegedienst als Grundlage für den Personalbedarf 362
    C. Arbeitsbedarf, Personalbedarf und Personalbesetzung im Pflegedienst 372
    D. Arbeitszeitplanung — Dienstplangestaltung 396

V. Struktur, Planung und Organisation der Intensiv-, Normal-, Langzeit- und Minimalpflege 404
    A. Intensivpflegebereich 404
    B. Normalpflegebereich 411
    C. Langzeitpflegebereich 414
    D. Minimalpflegebereich — Hostel 417

VI. Hinweise zur Programmierung des Pflegebereiches 422
    A. Intensivpflegebereich 422
    B. Normalpflegebereich 422
    C. Minimalpflegebereich — Hostel 424

ANHANG zum 5. Kapitel, Abschnitt IV, C 3

Erläuterungen zur Empfehlung der Deutschen Krankenhausgesellschaft vom 9. September 1974 425

Literaturverzeichnis 435

Stichwortregister 457

ERSTES KAPITEL

DER KRANKENHAUSBETRIEB

I. Grundtatbestände und Merkmale des Krankenhausbetriebes

A. Art der betrieblichen Leistungen

Die Wirtschaft eines Volkes stellt jene Gesamtheit von Tätigkeiten und Einrichtungen dar, die der planmäßigen Befriedigung aller materiellen und immateriellen Bedürfnisse der Menschen dienen, wie Essen, Trinken, Kleiden, Wohnen, aber auch die Bedürfnisse der kulturellen Betreuung oder der Gesundheitsfürsorge. Dabei ist es die Knappheit der zur Verfügung stehenden Mittel, die es erforderlich macht, daß gewirtschaftet wird. Die für die Bedürfnisbefriedigung notwendigen Planungen und Handlungen geschehen in den Betrieben.

Der gesamtwirtschaftliche Sinn einer jeglichen betrieblichen Betätigung besteht darin, die für die Bedürfnisbefriedigung der Menschen erforderlichen Güter materieller Art — sogenannte Sachleistungen — zu produzieren oder Güter immaterieller Art — sogenannte Dienstleistungen — bereitzustellen. In dieser Aufgabe findet alles betriebliche Geschehen seine Begründung und Rechtfertigung, und zwar unbeschadet des Wirtschaftssystems, in dem sich die betriebliche Betätigung vollzieht.

Die spezifische planmäßige Leistung des Krankenhauses im Rahmen dieser allgemeinen Bedürfnisbefriedigung ist das Erkennen, Heilen, Bessern oder Lindern von Krankheiten, Leiden oder Körperschäden der das Krankenhaus aufsuchenden Patienten. Im Mittelpunkt der betrieblichen Betätigung im Krankenhaus steht die vollstationäre Krankenversorgung im Rahmen der Intensiv-, Normal- und Langzeitpflegeeinheiten. Sie umfaßt Unterbringung und Versorgung, ärztliche Behandlung (Diagnostik und Therapie) und pflegerische Betreuung, dazu in geeigneten Fällen soziale Fürsorge und seelsorgerische Hilfe. Hinzu treten die semistationäre Krankenversorgung (Diagnostik und Therapie im Rahmen von Minimalpflegeeinheiten bei hotelmäßiger Unterbringung von Patienten, die für ihre Grundbedürfnisse selbst sorgen können — Diagnostik und Therapie im Rahmen von Tages- oder Nachtkliniken, auch bei nur stundenweisem Aufenthalt) und die ambulante Krankenversorgung, ferner Lehre und Forschung[1]. Nach der Art der betrieblichen Leistungen gehört das Krankenhaus mithin zur Gruppe der Dienstleistungsbetriebe.

---

[1] Die Lehre erstreckt sich auf die Aus- und Fortbildung von Ärzten, Pflegepersonal und sonstigem Krankenhauspersonal (medizinisch-technischen Assistentinnen, Diätassistentinnen, Wirtschaftspersonal, Verwaltungspersonal usw.). Davon ist die Ausbildung der Ärzte im Rahmen des Medizinstudiums den Universitätskrankenhäusern, Medizinischen Hochschulen, Medizinischen Akademien und Akademischen Krankenhäusern vorbehalten. Für die anderen Formen der Lehre bestehen keine Beschränkungen auf bestimmte Arten von Krankenhäusern. Medizinische Forschung wird planmäßig nur an Universitäten, Medizinischen Hochschulen, Medizinischen Akademien, Akademischen Krankenhäusern, Spezialkliniken und Großkrankenhäusern betrieben.

Von anderen Dienstleistungsbetrieben, wie Banken, Wirtschaftsprüfungsgesellschaften usw., unterscheidet sich das Krankenhaus dahingehend, daß seine Dienstleistung unmittelbar am Patienten ausgeübt, vom Patienten im Krankenhaus selbst konsumiert wird. Erstellungen und Verzehr (Inanspruchnahme) der betrieblichen Leistungen geschehen also an ein und demselben Ort. Dies gilt auch für andere Betriebe, bei denen die Leistung im Dienst an einem Gast besteht (sogenannte „Gastbetriebe")[2]. Hierzu rechnen z. B. Hotels, Pensionen, Gaststätten, Theater, Lichtspielhäuser. Von den Gastbetrieben sind es dabei vor allem die Betriebe des Fremdenverkehrs, die nach der Eigenart ihrer Dienstleistung dem Krankenhaus ähnlich sind; denn auch sie gewähren ihren Gästen Unterkunft und Verpflegung. Im Gegensatz zu den Betrieben des Fremdenverkehrs aber ist der Betriebsprozeß im Krankenhaus dahingehend gekennzeichnet, daß die ärztliche Behandlung und die Behandlungspflege den Kern der Dienstleistungen darstellen, demgegenüber Unterbringung und Beköstigung der Patienten, der Hauptzweck der Fremdenverkehrsbetriebe, in den Hintergrund tritt. Der Betriebsprozeß im Krankenhaus — der Krankendienst — wird also nicht nur vom Menschen getragen — vom ärztlichen, pflegerischen und medizinisch-technischen Personal, vom Wirtschafts- und Verwaltungspersonal —, sondern er betrifft auch unmittelbar den Menschen, und zwar den kranken Menschen, den Patienten. Diese Besonderheit ist von tiefgreifendem Einfluß auf das gesamte Betriebsgeschehen im Krankenhaus. Jeder Wirtschaftlichkeitsüberlegung sind dadurch Grenzen gesetzt, die zu überschreiten das eigentliche Ziel der Krankenhausarbeit gefährden könnte. So gesehen haftet dem Krankenhaus eine besondere Verantwortung an, durch die sich die Betriebsführung im Krankenhaus stets aufs neue vor sehr schwierige, aber auch verantwortungsvolle Aufgaben gestellt sieht. Von der Art der Leistung gesehen machen die Krankenhäuser als Dienstleistungsbetrieb also einen besonderen Typ innerhalb der Gruppe der Gastbetriebe aus.

B. Trägerschaft

Im allgemeinen ist es üblich, die Krankenhäuser nach öffentlicher, freigemeinnütziger und privater Trägerschaft zu klassifizieren. Öffentliche Krankenhäuser gehören einzelnen Gebietskörperschaften, Zweckverbänden von Gebietskörperschaften oder aber auch Sozialleistungsträgern. Freigemeinnützige Krankenhäuser werden von freien gesellschaftlichen Kräften wie Kirchengemeinden, kirchlichen und weltlichen Vereinigungen, Stiftungen und dergleichen getragen. Private Krankenhäuser schließlich gehören einzelnen und mehreren privaten Personen.

In der Betriebswirtschaftslehre unterscheidet man privates, öffentliches und vergesellschaftetes Eigentum. Privates Eigentum liegt vor, wenn es sich bei dem Eigentümer um eine natürliche oder juristische Person des privaten

---

[2]) In diesem Zusammenhang spricht man auch von kundenpräsenz-bedingten Dienstleistungsbetrieben (s. dazu Walterspiel, G.: Gemeinsame Besonderheiten Investitions-intensiver und Kunden-präsenz-bedingter Dienstleistungsbetriebe, in: Zeitschrift für betriebswirtschaftliche Forschung, Heft 1/1966, S. 12 ff.).

Rechts handelt. Von öffentlichem Eigentum spricht man immer dann, wenn die Öffentliche Hand Eigentümer eines Betriebes ist und wenn sich die wirtschaftliche Betätigung der Öffentlichen Hand in einem Wirtschaftssystem vollzieht, das dem Grundsatz nach auf Privateigentum an den Produktionsmitteln aufbaut. Bei vergesellschaftetem Eigentum ist die Öffentliche Hand ebenfalls Eigentümer des Betriebes. In dem Wirtschaftssystem aber ist das Prinzip des Privateigentums an den Produktionsmitteln entweder ganz aufgegeben oder aber dem Ausmaß nach zur Bedeutungslosigkeit reduziert worden. So gesehen empfiehlt sich, anstelle der bisher üblichen Einteilung öffentliche und private Krankenhäuser zu unterscheiden und die Gruppe der privaten Krankenhäuser nach gemeinnützigen Privatkrankenhäusern und erwerbswirtschaftlichen Privatkrankenhäusern aufzuteilen (vgl. auch Punkt F dieses Abschnittes).

C. Elemente des Betriebsprozesses und Leistungsstruktur

Fragt man nach dem Zustandekommen der spezifischen Krankenhausleistung, dann zeigt sich, daß dazu sowohl ärztliche, pflegerische und medizinisch-technische Dienste, Versorgungs- und Verwaltungsleistungen wie auch eine Vielzahl von Sachgütern des medizinischen, technischen und wirtschaftlichen Bedarfs notwendig sind, darüber hinaus die gesamte Krankenhausanlage mit ihren Gebäuden und ihrer medizinischen, technischen und wirtschaftlichen Einrichtung und Ausstattung. Der betriebliche Prozeß im Krankenhaus ergibt sich — wie in allen anderen Betrieben unserer Wirtschaft — aus dem Zusammenwirken der Elementarfaktoren „Menschliche Arbeitsleistungen", „Sachgüter" und „Betriebsmittel", geplant, organisiert und kontrolliert durch den dispositiven Faktor — zuständige Organe des Krankenhausträgers und der Krankenhausleitung.

Ergänzt wird diese für den Betriebsprozeß im Produktionsbetrieb typische Kombination der vier Produktivfaktoren durch das Hinzutreten des sogenannten Humanfaktors „Patient" als „Dienstleistungssubjekt" analog dem „Bearbeitungsobjekt" im Produktionsbetrieb. (Im Produktionsbetrieb sind die Werkstoffe als einer der drei Elementarfaktoren gleichzeitig Bearbeitungsobjekt.)

Im allgemeinen ist es heute üblich, die Leistungen des Krankenhauses (out-put) sowohl mit der Zahl der geleisteten Pflegetage als Summe der Tagesleistungen am Patienten als auch mit der Zahl der Einzelleistungen im Bereich von Diagnostik, Therapie, Pflege und Versorgung zu definieren (vgl. 2. Kapitel, Abschnitt II, B). In-put sind bei dieser Betrachtungsweise die eingesetzten Produktivfaktoren. Mit der unmittelbaren Einbeziehung des Humanfaktors „Patient" in den Betriebsprozeß des Krankenhauses wird deutlich, daß die eigentliche Krankenhausleistung nicht in der Zahl der Unterbringungstage, Röntgenaufnahmen, Laboratoriumsuntersuchungen oder auch Operationen besteht, sondern in der Veränderung des Gesundheitszustandes (oder auch Krankheitszustandes) des Humanfaktors als dem Dienstleistungssubjekt (vgl. Abb. 1). Dabei ergibt sich der Veränderungswert aus einem Vergleich des

Abb. 1: Arbeitsprozeß und Leistungsstruktur

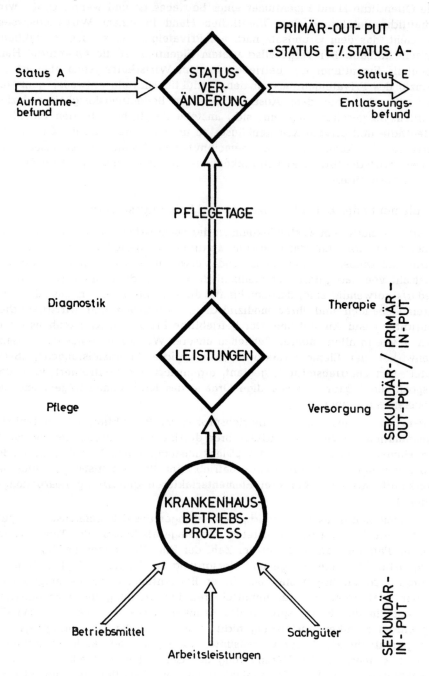

Status des Patienten (z. B. definiert als krank, pflegebedürftig, rehabilitationsbedürftig, gestörtes Allgemeinbefinden), gerechnet von Anfang bis Ende des Krankenhausaufenthaltes. „Primär-Leistung" oder „Primär-out-put" des Krankenhausbetriebsprozesses sind bei dieser Betrachtungsweise also die Statusveränderung (z. B. definiert als krank/geheilt, gebessert/gestorben; pflegebedürftig/voll-reaktiviert/teil-reaktiviert; rehabilitationsbedürftig/voll-rehabilitiert/teil-rehabilitiert; gestörtes Allgemeinbefinden/wiederhergestellt/gebessert). Die Produktivfaktoren lassen sich bei dieser Betrachtungsweise als „Sekundär-in-put" bezeichnen, die Pflegetage und die Einzelleistungen als „Sekundärleistung" „Sekundär-out-put" oder „Primär-in-put" [3]).

Die Schwierigkeiten, die Statusveränderungen des Humanfaktors Patient exakt und operational zu definieren und zu messen, sind der Grund dafür, daß man bei der bisher üblichen Darstellung des Betriebsprozesses im Krankenhaus den Patienten als den Humanfaktor nicht in den Betriebsprozeß einbezogen und seine Statusveränderung bei der Definition der Krankenhausleistung nicht als Variable, sondern als Konstante angesehen hat. Es leuchtet ein, daß sich bei einer derartigen Betrachtungsweise der Leistungsbegriff im Krankenhaus auf die Pflegetage oder die Einzelleistungen der Diagnostik, Therapie, Pflege und Versorgung reduziert. Auch die Problematik der Erfolgsmessung im Krankenhaus beruht weitgehend auf der zweischichtigen Leistungsstruktur und den Schwierigkeiten der Messung der Primärleistung [4]).

Angemerkt sei, daß die Differenzierung der Leistungen des Betriebsprozesses nach Primär- und Sekundärleistungen nicht nur für den Krankenhausbetrieb typisch ist, sondern analog für alle anderen Gastbetriebe gilt. So besteht z. B. die Primärleistung eines Friseurbetriebes in der Veränderung des Aussehens der Kunden, die Sekundärleistung im Haare-schneiden, Haare-waschen, Maniküren usw. Primär-in-put ist der Kunde, Sekundär-in-put sind die menschlichen Arbeitsleistungen, Verbrauchsmaterialien, Räume, Einrichtung und Ausstattung. Auch im Friseurbetrieb wird der Betriebsprozeß durch den Kundenfaktor als Dienstleistungssubjekt ergänzt.

---

[3]) Bei gesamtwirtschaftlichen Kosten-Nutzen-Analysen müßten die Kosten des Humanfaktors Patient in Form von zusätzlichen Ausgaben, Einkommensausfällen, Freizeitverlust sowie persönlichen Unannehmlichkeiten (z. B. Schmerzen) den in der Finanz- und Betriebsbuchhaltung des Krankenhauses registrierten Kosten der vier Produktivfaktoren hinzuaddiert werden. Dabei hängt die Höhe der Zusatzkosten von den persönlichen Merkmalen des Patienten ab.

[4]) Bei gesamtwirtschaftlicher Betrachtung spricht man im Zusammenhang mit der Primärleistung des Krankenhauses von „Gesundheitskapital". Dabei wird davon ausgegangen, daß die Primärleistung des Krankenhauses die Gesundheit und das Wohlergehen des Patienten positiv beeinflußt, verbunden mit ebenfalls positiven quantitativen und qualitativen Auswirkungen auf das Arbeitspotential der Gesamtwirtschaft. Wie jedes andere Humankapital ist auch das „Gesundheitskapital" immaterieller Art und nur an seinen Erträgen zu definieren, ferner bestandsmäßig mit dem Leben des jeweiligen Leistungsempfängers unmittelbar verbunden, also nicht übertragbar und speicherbar (zu den Erträgen des Gesundheitskapitals vgl. Band II dieses Buches, 2. Kapitel, Abschnitt VII).

D. Produktionsfunktion

Bei der Leistungserstellung bestehen zwischen den Einsatzmengen an Produktivfaktoren und den Leistungsmengen funktionale Zusammenhänge dergestalt, daß eine geforderte Leistungsmenge den Einsatz bestimmter Mengen der verschiedenen Produktivfaktoren voraussetzt. Diese funktionalen Zusammenhänge finden ihren Ausdruck in der Produktionsfunktion, die angibt, welche Beziehungen zwischen dem Einsatz an Produktivfaktoren und der Leistungsmenge bestehen.

Dem Grundsatz nach unterscheidet man zwei Typen von Produktionsfunktionen:

Produktionsfunktionen mit frei variierbaren Faktoreinsatzmengen (Produktionsfunktion vom Typ „A");

Produktionsfunktionen mit nicht frei variierbaren Faktoreinsatzmengen (Produktionsfunktion vom Typ „B").

Bei Produktionsfunktionen vom Typ „A" spricht man von Substitutionalität der Einsatzfaktoren, bei Produktionsfunktionen vom Typ „B" von Limitationalität der Einsatzfaktoren [5]).

Ausgehend von den funktionalen Leistungs-/Einsatzzusammenhängen ist der Betriebsprozeß im Krankenhaus wie folgt determiniert:

(1) Überwiegende Limitationalität der Einsatzfaktoren

Technisch bedingt durch den Betriebsmitteleinsatz (Beispiele: Röntgenapparat, EKG-Gerät, Geschirrspülmaschine, Waschmaschine), physiologisch und auch psychologisch begründet durch den Humanfaktor Patient (Beispiele: patientengebundene Medikation, Strahlendosis, Anaesthesie, Verpflegung) oder aber auch dispositiv bestimmt durch den Leistungsstandard (Beispiele: Pflegeaufwand je Patient, Zahl der Krankenbetten je Krankenzimmer) bestehen zwischen der jeweiligen Leistungsmenge und für die Leistungserstellung erforderlichen Einsatzfaktoren bestimmte, feste Relationen.

(2) Sowohl nicht-lineare als auch lineare Beziehungen zwischen Leistungs- und Einsatzmengen

Die unterschiedlichen Ursachen für die Limitationalität der Einsatzfaktoren sind der Grund dafür, daß der Betriebsprozeß im Krankenhaus sowohl durch

---

[5]) Bei der Produktionsfunktion vom Typ „A" läßt sich eine Leistungsvermehrung dadurch erreichen, daß man einen Faktor konstant hält und die anderen Einsatzfaktoren laufend vermehrt — frei variierbare Faktoreinsatzmenge und variable Produktionskoeffizienten. Charakteristisch für die Struktur des Betriebsprozesses im Bereich der meisten Produktions- und Dienstleistungsbetriebe ist jedoch, daß die Faktoreinsatzmengen nicht frei variierbar sind, sondern in einem festen, leistungsabhängigen Verhältnis zueinander stehen. Die scheinbare Konstanz des Einsatzfaktors Betriebsmittel bezieht sich allein auf seine Quantität, nicht dagegen auf die Intensität seiner Leistungsabgabe. Einsatzfaktoren dieser Art bezeichnet man als Potentialfaktoren, die sich zwar als Faktorbestand konstant darstellen, als Träger eines bestimmten Leistungspotentials im Hinblick auf ihre variierende Leistungsabgabe aber den Charakter eines variablen Faktors besitzen. — Beispiel: Röntgenröhre.
Von einer Produktionsfunktion vom Typ „B" spricht man in allen den Fällen, in denen zwischen den Verbrauchsmengen und der Leistung eine nicht-lineare Beziehung besteht, die Produktionskoeffizienten mithin variabel sind. Bei linearer Beziehung und konstanten Produktionskoeffizienten spricht man von einer Produktionsfunktion vom Typ „C". Einzelheiten dazu vgl. Gutenberg, E.: Grundlagen der Betriebswirtschaftslehre, 1. Band — Die Produktion-, 19. Auflage, Berlin — Göttingen — Heidelberg, 1972).

variable als auch durch konstante Produktionskoeffizienten charakterisiert ist. Konstante Produktionskoeffizienten finden sich in der Regel dann, wenn Art und Umfang der Einsatzfaktoren dispositiv bestimmt sind — Beispiel: Pflegeaufwand je Patient.

(3) Scheinsubstitutionalität bestimmter Einsatzfaktoren
Die Möglichkeiten zur teilweisen Austauschbarkeit bestimmter Produktivfaktoren erweisen sich bei näherer Analyse deshalb nur als eine scheinbare periphere Substitution, weil die Leistungsabgabe des konstant gehaltenen Faktors entweder quantitativ oder aber qualitativ mit der Veränderung der anderen Einsatzfaktoren variiert. — Beispiele: Erhöht man im Pflegedienst bei ansteigender Belegung nur die Zahl der Pflegehelfer(innen), dann erweist sich der Einsatzfaktor „Krankenschwestern/Krankenpfleger" zwar quantitativ als konstant, qualitativ aber variiert die Leistungsabgabe deshalb, weil sich die Krankenschwestern/Krankenpfleger stärker auf die Behandlungspflege konzentrieren und Grundpflegearbeiten in stärkerem Umfange an die Pflegehelfer(innen) delegieren. — Bei steigender Belegung bleiben die eingesetzten Betriebsmittel quantitativ zwar konstant, infolge erhöhter Leistungsabgabe variieren sie jedoch intensitätsmäßig. — Charakteristisch für den Betriebsprozeß im Krankenhaus sind mithin funktionale Leistungs-/Einsatzzusammenhänge, die den Produktionsfunktionen vom Typ „B" und „C" entsprechen.

E. Prinzip der Wirtschaftlichkeit als Leitmaxime der Krankenhausarbeit

— Betriebswirtschaftliche Grundbegriffe der Wirtschaftlichkeit, Produktivität und Rentabilität —

1. Wirtschaftlichkeit

Das betriebliche Geschehen im Krankenhaus verläuft weder mechanisch noch automatisch, sondern beruht auf menschlichen Entscheidungen, die nach bestimmten Prinzipien getroffen werden. Auch im Krankenhaus ist oberste Maxime für das gesamte Betriebsgeschehen das Wirtschaftlichkeitsprinzip.

Wenn man den Begriff der Wirtschaftlichkeit und den Inhalt des daraus abgeleiteten Wirtschaftlichkeitsprinzips als eine auch für den Krankenhausbetrieb gültige betriebswirtschaftliche Maxime bestimmen will, dann ist zu bedenken, daß das Wirtschaften nur ein Teilbereich des menschlichen Handelns darstellt. Wenn es also ein Prinzip gibt, das für alles menschliche Handeln gilt, dann muß die auf den wirtschaftlichen Handlungsbereich beschränkte betriebswirtschaftliche Maxime irgendwie mit diesem allgemeinen Prinzip im Einklang stehen. Ein solches, wegen seiner Allgemeingültigkeit rein formales Prinzip ist das „Rationalprinzip", das Prinzip des kleinsten Mittels, das jedes menschliche Handeln bestimmt. Das Rationalprinzip beinhaltet einmal, daß alles menschliche Handeln final ist und zum anderen, daß jeder Mensch bemüht ist, bei allen seinen Handlungen das von ihm jeweils angestrebte Ziel auf direktem Wege, d. h. unter Einsatz adäquater Mittel, zu erreichen. Wenn man berücksichtigt, daß die menschlichen Zielsetzungen von unendlicher Vielfalt sind, die zur Erreichung dieser Ziele erforderlichen Mittel aber nur begrenzt zur Verfügung stehen, dann gelangt man zu folgender umfassenderen Formulierung des Rationalprinzips: Handle so, daß der Zweck deines Handelns mit dem kleinstmöglichen Mitteleinsatz erreicht wird oder daß mit den gegebenen Mitteln die gesetzten Ziele in möglichst vollkommener Weise erreicht werden.

Überträgt man das Rationalprinzip auf den Bereich der Wirtschaft, dann wird das Rationalprinzip zum Wirtschaftlichkeitsprinzip. Wirtschaftliches Denken und Handeln bedeutet mithin die Anwendung des für jedes menschliche Handeln schlechthin gültigen Rationalprinzips im Bereich der Wirtschaft. Der Begriff „Wirtschaftlichkeit" beinhaltet nichts anderes als besonnenes, vernünftiges, sparsames Handeln bei der Erfüllung wirtschaftlicher Zwecke. Das besagt nicht, daß das Rationalprinzip mit dem Wirtschaftlichkeitsprinzip identisch ist. Das Rationalprinzip ist rein formaler Natur und gilt als solches für jedes menschliche Handeln, nicht aber nur für bestimmte Tätigkeiten. Das Wirtschaftlichkeitsprinzip dagegen ist eine spezifische Maxime für wirtschaftliches Handeln. Mit dem Rationalprinzip hat es nur seine formale Seite gemein, sein Inhalt wird durch die Zielsetzung der wirtschaftlichen Handlungen bestimmt.

Ob ein Krankenhaus wirtschaftlich arbeitet oder nicht, richtet sich also im wesentlichen danach, ob es ihm gelingt, die angestrebte ärztlich-pflegerische Leistung mit dem geringstmöglichen Mitteleinsatz zu erreichen. Man kann mithin sagen, daß die Wirtschaftlichkeit das Verhältnis zwischen der günstigsten Kostensituation und der tatsächlich realisierten Kostensituation ist, und zwar immer bezogen auf eine ganz bestimmte Leistung. Bezeichnet man die tatsächlich erreichte Kostensituation als „Ist-Kosten", die günstigste Kostensituation, die sich im gegebenen Krankenhaus erreichen läßt, als „Soll-Kosten", dann ist bei gegebener Leistung

$$\text{Wirtschaftlichkeit} = \frac{\text{Ist-Kosten}}{\text{Soll-Kosten}}$$

Beispiel: Tägliche Kosten der Geschirreinigung bei 450 Tagesportionen; Ist-Kosten bei dezentraler manueller Reinigung = 712,— DM; Soll-Kosten bei zentraler maschineller Reinigung = 295,— DM.

$$\text{Wirtschaftlichkeit} = \frac{712,- \text{ DM}}{295,- \text{ DM}}$$

Die Differenz zwischen Soll- und Ist-Kosten wird auch als Wirtschaftlichkeitsabweichung bezeichnet. Im obigen Beispiel ist sie negativ und beträgt 417,— DM.

Bei gegebenem Mitteleinsatz (Kosten) ergibt sich dann

$$\text{Wirtschaftlichkeit} = \frac{\text{Soll-Ertrag}}{\text{Ist-Ertrag}}$$

Diese Kennzahl wird in der Praxis jedoch seltener angewandt.

Ein Krankenhaus handelt dann wirtschaftlich, wenn es sich bemüht, die in der ärztlich-pflegerischen Zielsetzung festgelegten Leistungen mit einem möglichst geringen Aufwand an Betriebsmitteln (Bau, Einrichtung und Ausstattung), Personal und Sachgütern zu erreichen. Wirtschaftliches Handeln setzt somit stets die Möglichkeit voraus, daß es für die Lösung einer bestimmten Aufgabe mehrere Alternativen gibt, unter denen man die günstigste auswählt. Nur wenn eine solche Wahlmöglichkeit besteht, kann man nach dem Prinzip der Wirtschaftlichkeit verfahren. — Beispiel: Organisation der innerbetrieblichen Transporte über zentralen Botendienst oder Behälterförderanlage.

So gesehen ist der Begriff der Wirtschaftlichkeit allein dem technisch-organisatorischen Bereich des betrieblichen Geschehens zuzuordnen. Die Ertragssituation bleibt bei der Beurteilung der Wirtschaftlichkeit außer Betracht, Markt- und damit Erfolgsvorgänge fallen nicht unter das Wirtschaftlichkeitskalkül. Obwohl diese Interpretation des Wirtschaftlichkeitsbegriffes allgemein anerkannt ist, findet man immer wieder die Meinung, daß ein Betrieb, dessen Jahresrechnung mit Verlust abschließt, unwirtschaftlich arbeitet. Soweit sich Wirtschaftlichkeitsüberlegungen auf den Bereich der erwerbswirtschaftlichen Betriebe beziehen, könnte es noch zu einer derartigen gedanklichen Verbindung von Wirtschaftlichkeits- und Erfolgsvorstellungen kommen. Für den Bereich der öffentlichen und freigemeinnützigen Betriebe jedoch, bei denen von der Zielsetzung her Kostendeckungs- oder Verlustsituationen die Regel sind, wird offensichtlich, daß es bei Wirtschaftlichkeitsberechnungen nicht möglich ist, die für die Leistungen erzielten Preise in die Überlegungen einzubeziehen, sondern daß man immer von einem gegebenen Ertrag ausgehen muß. Bei nicht kostendeckenden Pflegesätzen, zurückzuführen auf die bestehenden Preisvorschriften für Krankenhausleistungen, ist sehr wohl denkbar, daß ein Krankenhaus ständig mit Verlust arbeitet. Ob die entstandenen Kosten durch die eingegangenen Erträge gedeckt werden, ist jedoch keineswegs entscheidend für die Wirtschaftlichkeit der Krankenhausarbeit. Es ist sehr wohl möglich, daß ein Krankenhaus, das 2 Millionen DM Verlust ausweist, wirtschaftlicher arbeitet als ein anderes Krankenhaus, das mit 1 Million DM Überschuß abschließt. Die Höhe von Gewinn und Verlust bestimmt zwar die Rentabilität, nicht aber die Wirtschaftlichkeit des Krankenhausbetriebes.

Wenn man den Begriff der Wirtschaftlichkeit so betrachtet, wird offensichtlich, daß die Wirtschaftswissenschaft nur dann etwas darüber aussagen kann, ob ein Verhalten wirtschaftlich ist oder nicht, wenn feststeht, worauf es den am Wirtschaften Interessierten letztlich ankommt. Wirtschaftliche Betätigung trägt also ihren Sinn nicht in sich selbst. Das Handeln nach dem Wirtschaftlichkeitsprinzip setzt vielmehr voraus, daß das Ziel der wirtschaftlichen Betätigung vorgegeben ist und daß — davon ausgehend — versucht wird, dieses Ziel unter möglichst sparsamem Mitteleinsatz, d. h. wirtschaftlich zu erreichen.

2. Produktivität

Die „Produktivität" ist ein technischer Begriff. Abgeleitet aus der wörtlichen Bedeutung — „produktiv" ist gleichbedeutend mit „erzeugend", „hervorbringend", „ergiebig" — bezeichnet sie die Ergiebigkeit der Leistungserstellung, nicht dagegen die Produkte, die Leistung selbst. Die Produktivität wird ausgedrückt durch das Mengenverhältnis der erstellten Leistungen zu den eingesetzten Kostengütern (Verhältnis von hervorgebrachten und verbrauchten Leistungen), ohne daß damit ein Werturteil darüber verbunden ist, ob die Erzeugung im Rahmen der Gesamtwirtschaft erwünscht ist oder nicht. Dabei sind Menge und Qualität der Leistungen und der eingesetzten Mittel die Maße für die Produktivität. Diese rein technischen Maße beziehen sich auf die technischen Eigenschaften der Leistungen und der Mittel und sind deshalb in aller Regel untereinander nicht vergleichbar. Ein Einheitsmaß, das alle Erscheinungen technischer Ergiebigkeit der Leistungsprozesse vergleichbar macht, gibt es nicht.

Ausgehend vom betrieblichen Leistungsprozeß benötigt jeder Betrieb und damit auch das Krankenhaus zur Leistungserstellung Bau, Einrichtung und Ausstattung, menschliche Arbeitsleistungen und die verschiedensten Sachgüter. Bezogen auf einen bestimmten Zeitabschnitt bedeutet Produktivität im Betrieb im allgemeinen und Produktivität im Krankenhaus im besonderen demnach also Ergiebigkeit der betrieblichen Faktorkombination:

$$\text{Produktivität} = \frac{\text{Ergebnis der Faktoreinsatzkombination}}{\text{Faktoreinsatzmengen}}$$

Im Zähler des die Produktivität anzeigenden Quotienten stehen die Leistungen des Krankenhauses, angegeben in Anzahl der Patienten, der Pflegetage oder auch der vielen Einzelleistungen im Bereich von Diagnostik, Therapie, Pflege, Versorgung und Verwaltung. Der Nenner enthält als Faktoreinsatz den Verbrauch an menschlicher Arbeit und Sachgütern sowie die Abnutzung von Bau, Einrichtung und Ausstattung. So gesehen bereitet die rechnerische Erfassung der betrieblichen Produktivität große Schwierigkeiten, weil Leistungen und Faktoreinsatzmengen von qualitativ unterschiedlicher Art sind und sich deshalb nicht addieren lassen. Aus diesem Grunde begnügt man sich oft damit, Kennzahlen für Teilproduktivitäten zu berechnen. Solche Kennzahlen sind z. B. die Produktivität des Materialeinsatzes und die Produktivität der Arbeit.

$$\text{Produktivität des Materialeinsatzes} = \frac{\text{Leistungen}}{\text{Materialeinsatz}}$$

$$\text{Produktivität der Arbeit} = \frac{\text{Leistungen}}{\text{Arbeitseinsatz}}$$

Die Produktivität ist also immer ein absoluter Begriff. Sie hat nicht zur Voraussetzung, daß eine Wahlmöglichkeit unter mehreren Verfahren besteht. Vergleicht man in der betrieblichen Praxis verschiedene Anlagen oder Fertigungsverfahren im Hinblick auf ihre Produktivität, dann bezeichnet man einen solchen Verfahrensvergleich unter dem Gesichtspunkt der Produktivität oft auch als „technische Wirtschaftlichkeitsüberlegungen".

3. Rentabilität

Unter Rentabilität versteht man das Verhältnis des Erfolges zum Kapital eines Betriebes. Man kennt mehrere Rentabilitätsbegriffe, je nachdem, welchen Erfolgsbegriff (Betriebserfolg, Gesamterfolg) und welchen Kapitalbegriff (Eigenkapital, Gesamtkapital, betriebsnotwendiges Kapital) man zueinander ins Verhältnis setzt. Dabei versteht man unter dem Erfolg eines Betriebes stets die Differenz zwischen dem wertmäßigen (nicht mengenmäßigen) Ertrag und Aufwand (vgl. dazu Band II dieses Buches, 2. Kapitel, Abschnitt VI, C 7).

Beispiele für Rentabilitätsbegriffe:

$$\frac{\text{Betriebliche Rentabilität des}}{\text{betriebsnotwendigen Kapitals}} = \frac{\text{Betriebserfolg} \times 100}{\text{Betriebsnotwendiges Kapital}}$$

$$\frac{\text{Gesamtrentabilität des}}{\text{Gesamtbetriebes}} = \frac{\text{Gesamterfolg} \times 100}{\text{Gesamtkapital}}$$

Setzt man den Erfolg einer Periode nicht zum Kapital, sondern zum Umsatz der betreffenden Periode ins Verhältnis, dann erhält man die sogenannte Umsatzrentabilität:

$$\text{Umsatzrentabilität} = \frac{\text{Erfolg} \times 100}{\text{Umsatz}}$$

Zur Unterscheidung der beiden Rentabilitätsbegriffe wird das Verhältnis von Erfolg zum Kapital oft auch als Kapitalrentabilität bezeichnet.

Wirtschaftlichkeit und Rentabilität unterscheiden sich also. Während die Wirtschaftlichkeit ein Urteil über die Rationalität der Mittelwahl im Hinblick auf die Deckung eines Bedarfes darstellt, ist die Rentabilität, genauer die Kapitalrentabilität, ein Ausdruck für das Verhältnis von Gewinn zum eingesetzten Kapital. Die Rentabilität betrifft die Relation von Gewinn oder Verlust zum Kapital, die Wirtschaftlichkeit dagegen bezieht sich auf die Optimalgestaltung der Aufwandsseite im Verhältnis zur geforderten Leistung. Wirtschaftliches Handeln kann zwar dazu beitragen, die Rentabilität zu steigern. Aber auch Verlustbetriebe können sparsam und damit auch wirtschaftlich sein, nie dagegen rentabel. Auf der anderen Seite bedeutet ein höchstmöglicher Gewinn noch nicht höchstmögliche Wirtschaftlichkeit. Handelt man bei der Leistungserstellung also nach dem Rentabilitätsprinzip, dann bedeutet das Streben nach Gewinn, bei der schärfsten Fassung des Rentabilitätsprinzips sogar Streben nach höchstmöglichem Gewinn. Möglichst hohe Rentabilität ist auch ein Wirtschaftsziel (vgl. Abschnitt II, F dieses Kapitels). Sämtliche Mittel werden dann auf die Erreichung eines möglichst hohen Gewinnes geordnet und nicht, wie im Krankenhaus, auf die optimale Deckung des anstehenden Bedarfs [6]).

F. Sinn der betrieblichen Betätigung

Dem Wirtschaftlichkeitsprinzip folgend werden Krankenhausträger und Krankenhausleitung stets darum bemüht sein, bei gleicher oder noch besserer ärztlich-pflegerischer Wirksamkeit den Personaleinsatz möglichst niedrig zu halten, Gebäude, Einrichtung und Ausstattung möglichst schonend zu behandeln und den Verbrauch an Medikamenten, Röntgenfilmen, Lebensmitteln, Strom, Gas und Wasser auf ein Minimum zu beschränken. Nun geschieht aber die Leistungserstellung weder im Krankenhaus noch in den anderen Betrieben unserer Wirtschaft nicht nur, um durch eine wirtschaftliche Verhaltensweise das Rationalprinzip als das Grundgesetz allen menschlichen Handelns im Bereich der Wirtschaft oder des Krankenhauswesens zu demonstrieren. Kein Krankenhausträger und auch kein anderer Betriebsinhaber sieht seine Aufgabe darin, in seinem Betrieb Gebäude, Maschinen, Arbeitskräfte und Sachgüter zu kombinieren und damit Güter zu produzieren oder Dienstleistungen bereitzustellen, einzig und allein um zu beweisen, wie sparsam und wirtschaftlich man arbeiten kann. Bewußt oder unbewußt folgt jedes menschliche Handeln ganz bestimmten Motiven. So gibt es auch eine Fülle von Motiven, die das Handeln in den Betrieben bestimmen und dem betrieblichen Geschehen erst den eigentlichen Sinn und Zweck verleihen. Der betriebliche Leistungsprozeß als ein rein technischer Vollzug kombinativer Akte nach dem Prinzip der Wirtschaftlichkeit wird auch im Krankenhaus erst dann zu einem sinnvollen Vorgang, wenn man ihm eine Zielsetzung vorgibt.

Wenngleich der Sinn einer marktwirtschaftlich geordneten Volkswirtschaft letztlich Bedarfsdeckung ist, sind einzelwirtschaftlich gesehen die Intentionen der Betriebe in der Regel unmittelbar auf den Erwerb — Erzielung eines Reingewinnes — ausgerichtet. Die Erstellung einer bestimmten Leistung als Beitrag zur Bedarfsdeckung ist nur Mittel zum Zweck des Erwerbs, Mittel zum Zweck der Gewinnerzielung. Primäreffekt der betrieblichen Betätigung in den erwerbswirtschaftlich orientierten Betrieben unserer Marktwirtschaft, in den sogenannten Unternehmungen, ist die Gewinnerzielung, Sekundäreffekt dagegen die Bedarfsdeckung.

---

[6]) In der Diskussion über die Finanzierung der Krankenhausleistungen werden die Begriffe Wirtschaftlichkeit und Rentabilität vielfach verwechselt. Oft wird behauptet, das Bemühen der Krankenhäuser, von den Krankenkassen die Selbstkosten zu erhalten, führe zu einer völligen Veränderung des Charakters der Krankenhäuser. Krankenhäuser seien früher dem Gesundheitsdienst gewidmete öffentliche oder caritative Einrichtungen gewesen, in denen das Gesetz der Fürsorge für die Kranken vorherrschend war, während sie jetzt dazu übergingen, nur noch rein wirtschaftlich zu denken. — Nicht oft genug kann diesen Unklarheiten über das Wesen der Wirtschaftlichkeit entgegengetreten werden. Das Streben nach größerer Wirtschaftlichkeit im Krankenhaus kann nicht gegen das oberste Gesetz, dem Wohl der Kranken zu dienen, verstoßen. Krankenhäuser müssen vielmehr wirtschaftlich, d. h. in Zweckmäßigkeiten denken, wenn sie die geforderte ärztlich-pflegerische Ergiebigkeit der Krankenhausarbeit unter möglichst sparsamem und schonendem Einsatz von Personal und Sachgütern erreichen wollen. Vgl. Eichhorn, S.: Wirtschaftlichkeit und Rentabilität im Krankenhaus, in: Das Krankenhaus, Heft 6/1954, S. 203 ff.

Sieht man von der kleinen Gruppe der erwerbswirtschaftlich orientierten Privatkrankenhäuser ab, dann kann man feststellen, daß die Krankenhäuser zwar Bestandteil unserer Marktwirtschaft sind, daß aber der Sinn wirtschaftlichen Handelns im Krankenhaus ein völlig anderer ist als in den Unternehmungen. Im Gegensatz zur Unternehmung ist im Krankenhaus sämtliches Betriebsgeschehen unmittelbar auf die Deckung des Bedarfs der Bevölkerung an stationärer Krankenversorgung ausgerichtet. Leistungserstellung und damit Bedarfsdeckung ist unmittelbarer und alleiniger Zweck aller betrieblichen Handlungen sowohl bei volkswirtschaftlicher als auch bei einzelwirtschaftlicher Betrachtungsweise. Eine Stadt, ein Kreis, eine Kirchengemeinde oder eine sonstige Vereinigung gründen ein Krankenhaus nicht um des Erwerbes willen, nicht um mit dem investierten Kapital irgendeine, sei es maximale oder irgendwie begrenzte Rendite zu erzielen, sondern lediglich, um den Bedarf des jeweils in Frage kommenden potentiellen Benutzerkreises an Krankenhausversorgungsleistungen zu decken, und zwar unter den gegebenen Umständen bestmöglich. Der wichtigste Unterschied des Krankenhauses zur Unternehmung besteht also in der Sinngebung und Zweckstellung des Krankenhausbetriebes, deren Besonderheit in Anlehnung an eine Stackelberg'sche Definition mit dem Ausdruck „bedarfswirtschaftlich" im Gegensatz zu „erwerbswirtschaftlich" Rechnung getragen wird (vgl. dazu von Stackelberg, H.: Angebot und Nachfrage in der Produktionswirtschaft, in: Archiv für mathematische Wirtschafts- und Sozialordnung, Bd. 4/1938, S. 94 ff.).

G. Widmung des Betriebsergebnisses

Die wirtschaftlichen Handlungen in den Unternehmungen vollziehen sich in aller Regel zum Wohle einzelner und nicht zum Wohle einer Gemeinschaft. Die Unternehmungen in der freien Marktwirtschaft verhalten sich also privatwirtschaftlich. Sieht man wiederum ab von der kleinen Gruppe erwerbswirtschaftlich orientierter Privatkrankenhäuser, dann entspricht es dem Zielinhalt einer jeden Krankenhausarbeit, unmittelbar öffentlichen Aufgaben zu dienen. Dabei ist es nicht nur die Deckung des Bedarfs an Krankenhausleistungen als das Hauptziel der Krankenhausarbeit mit allen seinen Zwischen- und Unterzielen (vor allem die der räumlichen und zeitlichen Bedarfskongruenz und der bedarfswirtschaftlichen, an der Eigenwirtschaftlichkeit orientierten Preisbildung), das den öffentlichen Charakter seiner Aufgabenstellung ausmacht. Auch mögliche Nebenziele der Krankenhausarbeit (Ausbildung von Krankenhauspersonal, medizinische Forschung, persönliche Caritas für Patienten und Personal usw.) dienen unmittelbar öffentlichen Aufgaben (vgl. Band II dieses Buches, 1. Kapitel, Abschnitt II).

Krankenhäuser stellen ihre Leistungen also zum Wohl einer Gemeinschaft bereit und nicht etwa in der Absicht, sie nur selbst in Anspruch zu nehmen oder Entgelte zu erzielen, um daraus den Aufwand zur Deckung anderer eigener Wünsche bestreiten zu können. Dabei ist die Bereitstellung der Leistungen in der Regel nicht auf die den Träger umfassende Gemeinschaft von Personen beschränkt, sondern meist auf die Allgemeinheit der Bevölkerung ausgedehnt.

So nehmen z. B. Krankenhäuser, deren Träger eine bestimmte religiöse Gemeinschaft ist, sehr wohl auch Patienten anderer Konfessionen auf. Das gleiche trifft im übertragenen Sinne zu, wenn Träger des Krankenhauses eine bestimmte Gebietskörperschaft ist. Im Gegensatz zu der überwiegend privatwirtschaftlichen Betriebsführung der Unternehmungen ist der unmittelbar öffentlichen Aufgaben dienende Krankenhausbetrieb also gemeinnützig (gemeinwirtschaftlich) orientiert.

H. Entscheidungsprozeß als Gegenstand der Betriebsführung — des Managements

Ausgehend von der Grundorientierung der Krankenhausarbeit (Sinn der betrieblichen Betätigung und Widmung des Betriebsergebnisses) treffen die mit der Betriebsführung, mit dem Management[7]), betreuten Personen ihre Entscheidungen und Maßnahmen. Es ist ihre Aufgabe, alle Einzelleistungen der Diagnostik, Therapie, Pflege sowie Unterbringung und Verpflegung planmäßig zu gestalten und für einen geordneten und reibungslosen Ablauf aller Arbeiten in den diagnostisch-therapeutischen Abteilungen, auf den Pflegeeinheiten und im Versorgungsbereich zu sorgen. Die Krankenhausleitung befaßt sich also mit der betrieblichen Menschenführung und mit der Betriebsgestaltung. Aufgabe der betrieblichen Menschenführung ist es, in menschlicher Hinsicht stets positiv auf die Mitarbeiter einzuwirken und fachliche, aber auch persönliche Hilfen zu geben, ferner die notwendigen menschlichen Kontakte zu den Mitarbeitern innerhalb und außerhalb des betrieblichen Führungskreises (human relations) und die Beziehungen zur Öffentlichkeit (public relations) zu schaffen (sozialwissenschaftliche Managementkomponente)[8]). Aufgabe der Betriebsgestaltung ist es, ausgehend von den betriebsinternen und betriebsexternen Möglichkeiten über die Ziele der Krankenhausarbeit zu entscheiden, die für die Errei-

---

[7]) Die Begriffe der Betriebsführung und des Managements werden in zweierlei Bedeutung verwandt, einmal im Zusammenhang mit dem mit der Betriebsführung betrauten Personenkreis, zum anderen zur Kennzeichnung der Aufgaben der Betriebsführung. Im Rahmen dieser „Krankenhausbetriebslehre" wird vorgezogen, den Aufgabenkreis mit Betriebsführung (funktionelles Begriffselement) und den Personenkreis mit Krankenhausleitung (institutionelles Begriffselement) zu bezeichnen.

[8]) Menschenführung beinhaltet alle diejenigen Vorgänge und Maßnahmen, die dazu angetan sind, auf das Verhalten eines oder mehrerer Mitarbeiter in der Weise einzuwirken, daß die dem Krankenhaus gesetzten Ziele durch gemeinschaftliches Handeln erreicht werden. Im Gegensatz zur Menschenbehandlung als dem mehr unbewußten, gefühlsmäßigen Einfluß auf andere Menschen bezweckt die betriebliche Menschenführung die bewußte Beeinflussung der Mitarbeiter im Hinblick auf die optimale Erfüllung der Aufgabenstellung des Krankenhauses. Unter Auswertung der soziologischen und psychologischen Erkenntnisse, Methoden und Erfahrungen muß die Krankenhausleitung im Rahmen der Menschenführung alle diejenigen Mittel einsetzen, die erforderlich sind, um die Mitarbeiter im Hinblick auf die Zielerreichung im positiven Sinne zu beeinflussen. Betriebssoziologie und Betriebspsychologie weisen dabei auf die Möglichkeiten hin, Reibungs- und Spannungsmöglichkeiten zu vermeiden, die Mitarbeiter im Sinne eines guten Betriebsklimas zu lenken und sie so zu motivieren, daß ihre mehr informellen Individual- und Gruppenziele dem autorisierten, formellen Zielsystem des Krankenhauses angeglichen werden. In den letzten Jahren ist dieser Begriff der Menschenführung um einen dynamischen Aspekt erweitert worden. Danach beinhaltet Menschenführung darüber hinaus die Schaffung von Bedingungen, in denen sich die Kreativität der Mitarbeiter entfalten kann. Mit anderen Worten, Management bedeutet nicht nur die Entfaltung eigener Initiative und eigener Kreativität, sondern im Zusammenhang mit der Menschenführung ebenso die Filterung der Initiative anderer und Verwaltung sogenannter kreativer Gruppen.

chung dieser Ziele notwendigen Entscheidungen zu treffen, die getroffenen Entscheidungen durchzusetzen und ihre Ausführung zu kontrollieren (organisatorisch-technische Managementkomponente). Als eine Teilaufgabe der Betriebsführung obliegt es der Krankenhausverwaltung, die Durchführung der eigentlichen Krankenhausarbeit im Bereich von Diagnostik, Therapie, Pflege und Versorgung zu ermöglichen und dann auf Dauer zu sichern. Die Verwaltung hat also für den Personalbestand, für die Vermögenswerte und die Finanzen des Krankenhauses Sorge zu tragen, die Bestände und Werte zu sichern und zu pflegen, damit zu disponieren und darüber Rechnung zu legen (Personalverwaltung, Sachverwaltung, Finanz- und Kassenwesen, Rechnungs- und Informationswesen, Bürowesen, allgemeine Verwaltung). Die Krankenhausverwaltung ist somit ausführendes Organ der Krankenhausleitung.

Ihrem Sachcharakter nach können die betrieblichen Aktivitäten im Krankenhaus die Beschaffungswirtschaft, die Leistungserstellungswirtschaft — Behandlungsdienst (Diagnostik und Therapie), Pflegedienst, Versorgungsdienst — die Angebotswirtschaft und die Verwaltung betreffen. Dabei kann es sich, der Phaseneinteilung folgend, jeweils um Planungs-, Realisierungs- oder Kontrollaufgaben handeln. Ausgehend von der rangmäßigen Gliederung der gesamten Krankenhausarbeit schließlich lassen sich alle diese Einzeltätigkeiten nach „Entscheidung" oder „Ausführung" klassifizieren. Unter „Entscheidung" versteht man das „Sich-endgültige-Festlegen" darauf, was in einer konkreten Situation geschehen soll; der „Ausführung" obliegt dann die Realisierung des durch die Entscheidung Festgelegten in Form von geistiger und körperlicher Arbeit.

Analysiert man das gesamte Krankenhausgeschehen nach dem Sachcharakter, dem prozessualen Zeitablauf und der rangmäßigen Staffelung der Einzelaufgaben, dann wird offensichtlich, daß den Entscheidungstatbeständen nicht nur den Ausführungstätigkeiten gegenüber ein höherer Rang zukommt, sondern daß sämtliches Betriebsgeschehen im Bereich von Diagnostik, Therapie, Pflege, Versorgung und Verwaltung nach Art und Umfang letztlich von den Entscheidungen der Betriebsleitung auf allen Ebenen der betrieblichen Hierarchie abhängt. Hier liegt der Grund dafür, daß die medizinischen, die wirtschaftlichen und die mehr allgemeinen Entscheidungen auch im Krankenhaus immer stärker in den Mittelpunkt betriebswirtschaftlicher Analysen und Überlegungen rücken. Die Erklärung und Gestaltung der menschlichen Entscheidungen auf allen Ebenen der betrieblichen Hierarchie und auf allen Teilbereichen des Krankenhausbetriebes sind es, die den Hauptinhalt der Krankenhausbetriebslehre ausmachen, die sich aus dieser Sicht als eine Lehre vom Entscheidungsprozeß darstellt (vgl. Band II, 1. Kapitel, Abschnitte I und III, D und F).

Betrachtet man die Krankenhausbetriebsführung aus entscheidungsorientierter Sicht, dann besteht ihre Aufgabe nicht nur in der Entscheidungsfällung, die den eigentlichen Entscheidungsakt zum Abschluß bringt. Gegenstand ist vielmehr der gesamte Entscheidungsprozeß, bestehend aus der Entscheidungsvorbereitung, der Entscheidungsfällung, der Anordnung der Realisierung und der Kontrolle. Dabei läßt sich die Entscheidungsvorbereitung wiederum unterteilen in die Problemstellungsphase (Ermittlung der Entscheidungstatbestände), in die Suchphase (Ermittlung der Handlungsalternativen) und die Beurteilungsphase — Optimierungsphase — (Beurteilung der Handlungsalternativen im Hinblick auf eine optimale Erfüllung der jeweils relevanten Ziele)[9].

Ausgehend von der Finalität jedes menschlichen Handelns — im allgemeinen und auch in den Betrieben — läßt sich die Gesamtheit aller Einzelentscheidungen im Krankenhaus nach Zielsetzungsentscheidungen und Zielerreichungsentscheidungen — auch Mittelentscheidung genannt — gruppieren. Zielsetzungsentscheidungen bestimmen, welche Ziele durch die Krankenhausarbeit erreicht werden sollen (Konzipierung des Zielsystems) — (vgl. Band II dieses Buches, 1. Kapitel, Abschnitt II). Zielerreichungsentscheidungen — Mittelentscheidungen — dagegen legen die Art und Weise fest, in der die Ziele erreicht werden sollen. Sie unterteilen sich wiederum in Struktur- und Ablaufentscheidungen. Von dieser Einteilung ausgehend spricht man bei den Zielsetzungsentscheidungen auch von „Willensbildung" und von der Entscheidung über die Struktur und den Ablauf der Krankenhausarbeit von „Willensdurchsetzung".

J. Planung, Organisation und Kontrolle als Instrumentarium der Krankenhausbetriebsführung — des Krankenhausmanagements

Bei der Durchführung ihrer Aufgaben bedient sich die Krankenhausleitung des Instrumentariums der Betriebsführung: Planung, Organisation und Kontrolle.

Straffe Planung aller Tätigkeiten ist die erste Voraussetzung für einen wirtschaftlichen Ablauf der Krankenhausarbeit. Dabei versteht man unter „Planung" jenes System von Entscheidungen, durch welches die Krankenhausarbeit im voraus festgelegt wird. Planungsentscheidungen werden also vor Beginn der Krankenhausarbeit getroffen oder aber vor Eintritt einer neuen Datenkonstellation, an welche die Krankenhausarbeit angepaßt werden soll. So gesehen ist Planen ein Prozeß von Überlegungen und Entscheidungen, wie ein bestimmtes Ziel, das man sich gesetzt hat, erreicht werden kann. Für das Krankenhaus bedeutet Planung also nichts anderes als das Vorwegdenken der betrieblichen Arbeitsprozesse im Behandlungs-, Pflege-, Versorgungs- und Verwaltungsdienst. Die Planung ist ein gestaltender, ordnender Akt, der gedanklich das betriebliche Geschehen in die Bahnen drängt, die

---

[9] Die Phasen der Entscheidungsvorbereitung und Entscheidungsfällung werden nicht selten auch als „Prozeß der Willensbildung", die Realisationsphase und die Kontrollphase zusammen als „Prozeß der Willensdurchsetzung" bezeichnet. Dabei überschneiden sich diese Bezeichnungen mit denen, die Zielsetzungsentscheidungen mit „Willensbildung" und Mittelentscheidungen mit „Willensdurchsetzung" gleichsetzen.

vom Krankenhausträger und von der Krankenhausleitung als wünschenswert und zweckmäßig befunden werden [10]) [11]).

Aufgabe der Organisation ist es, das vom Krankenhausträger und von der Krankenhausleitung Gewollte und in der Planung als möglich Erkannte zu realisieren. Planung ist demnach die Grundvoraussetzung aller organisatorischen Maßnahmen, Organisation wiederum die Bedingung dafür, daß das Geplante realisiert und damit auch praktisches Betriebsgeschehen wird. Davon ausgehend versteht man unter „Organisation" die strukturierende Gestaltung eines Betriebes, so auch des Krankenhauses, wobei mit dem Ausdruck „strukturierend" der Umstand erfaßt werden soll, daß die einzelnen Bereiche und Teilbereiche des Krankenhauses nicht nur additiv miteinander verknüpft sind, sondern immer Teile einer Gesamtheit — einer in sich gegliederten Einheit — darstellen. Organisieren als strukturierende Gestaltung des Krankenhauses bedeutet demnach generelle Regelungen, sogenannte Grundsatz- oder Sammelentscheidungen treffen, die sowohl für den sachlichen und personellen Aufbau des Krankenhauses als auch für den Ablauf aller Arbeiten eine verbindliche Ordnung schaffen und beides in die Richtung lenken, die von Krankenhausträger und Krankenhausleitung bei ihren Planungen fest-

---

[10]) Weitere, weniger glückliche und gebräuchliche Versionen des Planungsbegriffes bestehen darin, daß man unter „Planung" „Entscheidungsvorbereitung" versteht (Ermittlung und Beurteilung von Handlungsalternativen) oder aber auch jegliche Form von „Voranschlägen" oder „Vorschaurechnungen" (besser als „Budgetierung" zu bezeichnen).

[11]) Bei aller Aufgeschlossenheit, die im Krankenhaus dem rationellen Ablauf der Pflege, der Behandlung, der Versorgung und der Verwaltung entgegengebracht wird, steht man nicht selten der Planung ablehnend gegenüber. Man setzt „Planung" mit „Planwirtschaft" und den damit verbundenen Einschränkungen der persönlichen und betrieblichen Handlungsfreiheit gleich. Versteht man „Planung" jedoch so, wie oben dargestellt, dann kann die Notwendigkeit zur Planung nicht bestritten werden. Objekt der Planung ist das wirtschaftliche Geschehen in den Betrieben, im Krankenhaus also die ärztlichen, pflegerischen versorgenden und verwaltenden Tätigkeiten. Auch hiergegen wird von niemandem ein Einwand erhoben. Strittig kann nur die Frage des Planungssubjektes sein, d. h. die Frage, wer das betriebliche Geschehen plant. Bei allen Auseinandersetzungen um die Planung geht es nicht um die Alternative „Planung oder Nichtplanung" oder aber um die Entscheidung darüber, was im einzelnen geplant wird, sondern einzig und allein um die Frage: „Wer plant und nach welchem Verfahren wird geplant?". Hier kennt man zwei grundsätzliche Möglichkeiten:

1. Die Planung der Einzelbetriebe (Krankenhäuser) liegt bei innerbetrieblichen Planungsträgern. Der Betrieb plant selbst und ist in seinen Planungsentscheidungen autonom. Das ist die Art der Planung, die typisch ist für das Wirtschaftssystem der Marktwirtschaft. Dabei sind es die Preise, die die Vielzahl der betrieblichen Einzelplanungen über den Marktpreismechanismus zum Ausgleich bringen.

2. Die Durchführung der einzelbetrieblichen Planung obliegt externen Planungsträgern. Nicht der Betrieb selbst, sondern der Staat plant. Eine staatliche Behörde plant das Geschehen im Einzelbetrieb und koordiniert auch alle Einzelpläne bewußt in einem zentralen, die gesamte Wirtschaft umfassenden Gesamtwirtschaftsplan. Eine so organisierte Volkswirtschaft bezeichnet man mit Planwirtschaft.

So gesehen dürfte also die vielleicht sogar mehr im Unterbewußtsein liegende Abneigung gegenüber dem planerischen Gedanken im Krankenhaus nicht das Planen der Krankenhausarbeit als solches betreffen, sondern vielleicht mehr die das planwirtschaftliche System auszeichnende Beeinflussung und Koordinierung der betrieblichen Einzelpläne durch den Staat. Die Abneigung gilt also einem uns fremden Wirtschaftssystem, nicht dagegen der als allgemein notwendig anerkannten staatlichen Regionalplanung, soweit diese über eine Rahmenplanung der Verteilung des Bettenangebotes nicht hinausgeht, ebenso nicht der **Planung des Betriebes und Baues im einzelnen Krankenhaus, soweit sie von diesem selbst durchgeführt wird.**

gelegt wurde. Zum anderen wird der Begriff „Organisation" auch benutzt, um das Ergebnis dieser strukturierenden Gestaltung selbst zu kennzeichnen[12]).

Beim Organisieren geht es also um die Dauerregelungen und die Dauereinrichtungen, die das Gesamtgefüge des Krankenhauses fixieren und den Ablauf der verschiedenen Tätigkeiten binden. Innerhalb dieser durch die Organisation vorgegebenen Ordnung für die Vielzahl aller möglichen Fälle kann dann im konkreten Einzelfall entschieden und gehandelt werden. Die Organisation schafft mithin durch grundsätzliche und generelle Entscheidungen das Gerüst oder den Rahmen, in dem sich die täglichen Einzelentscheidungen, Dispositionen genannt, abspielen. Das Organisieren ist mithin dem Disponieren vorgelagert. So gesehen bleibt bei einer Überorganisation als einer zu weitgehenden generellen Strukturierung des Krankenhausgeschehens (zu viele und zu starre Dauerregelungen) zu wenig Spielraum für freie, ungebundene Dispositionen im Einzelfall. Im Gegensatz dazu ist die Unterorganisation dadurch gekennzeichnet, daß zu wenig Tatbestände generell strukturiert sind. Als Folge davon wird der Betriebsprozeß im wesentlichen durch Einzeldispositionen fallweise entschieden und damit eine Koordination und Kooperation der Leistungsbereiche und aller Leistungsstellen gefährdet, oder es wird ständig improvisiert, obwohl die Betriebsprozesse bereits organisationsreif geworden sind[13]).

Schließlich bedarf es einer ständigen Kontrolle des Krankenhausbetriebes. Unter „Kontrolle" versteht man die dauernde oder zeitweise Überwachung der betrieblichen Tätigkeiten während der laufenden Arbeitsprozesse oder unmittelbar danach durch Personen, die für den jeweiligen Leistungsbereich verantwortlich sind oder durch deren Untergebene. Aufgabe der Kontrolle ist die Feststellung, ob und inwieweit die Planungen realisiert und die organisatorischen Regelungen eingehalten werden. Sie verfolgen den Zweck, Abweichungen nicht nur nachträglich festzustellen — wie bei der Prüfung —, sondern sie möglichst zu verhindern oder unmittelbar nach Eintritt wieder zu beseitigen[14]). Dabei können Abweichungen von dem geplanten und organisierten Betriebsablauf darauf zurückzuführen sein, daß das vom Krankenhausträger und von der Betriebsleitung Gewollte sich in der Praxis nicht realisie-

---

[12]) In dieser unterschiedlichen Verwendung kommt kein Widerspruch, sondern nur eine unterschiedliche Blickrichtung zum Ausdruck.

[13]) Unter Disponieren versteht man das Treffen von Einzelentscheidungen, die den speziellen Vollzug der Arbeit gestalten. Dispositionen können entweder im Rahmen der Organisation oder der Improvisation getroffen werden (gebundene Dispositionen) oder außerhalb jeglicher Organisation oder Improvisation (freie, ungebundene Dispositionen). — Unter Improvisation versteht man vorübergehende, noch offen bleibende provisorische Strukturregelungen.

[14]) Die zwischen Prüfung und Kontrolle bestehenden Unterschiede sind einmal zeitlich bedingt. Geprüft werden überwiegend abgeschlossene Tatbestände nachträglich, entweder in bestimmten Abständen oder unregelmäßig bei bestimmten Anlässen. Kontrolliert wird der laufende Betriebsprozeß im Sinne einer dauernden oder zeitweiligen Überwachung. Ein weiterer Unterschied besteht in der Prüfungsinstanz. Prüfungen werden durch Personen durchgeführt, die von den zu prüfenden Betriebsbereichen unabhängig sind (unternehmensexterne Prüfung durch Wirtschaftsprüfer oder unternehmensinterne Prüfung durch betriebseigene Prüfungsabteilung). Die Kontrolle des laufenden Betriebsprozesses dagegen obliegt den für den jeweiligen Betriebsbereich verantwortlichen Personen.

ren läßt (Mängel in der Planung oder in der Organisation). Der Grund für die Abweichungen kann aber auch darin liegen, daß die einzelnen Mitarbeiter die Planungen und die organisatorischen Regelungen nicht immer voll beachten. Bei der Kontrolle treten mithin die Vorteile systematischer Planung und eindeutiger organisatorischer Regelungen klar zutage: Je fest umrissener die Planungen, je bestimmter die Organisationen, um so leichter läßt sich ihre Einhaltung kontrollieren, um so leichter lassen sich Planungs- und Organisationsmängel oder aber auch Nichtbeachten durch das Personal feststellen[15]).

K. Betriebliche Autonomie

Die Unternehmungen der freien Marktwirtschaft sind autonome Gebilde, die ihren Produktionsplan selbst bestimmen, Risiko und Chancen zu gleichen Teilen tragen und für deren Handlungen keinerlei Bindungen an irgendwelche staatliche oder wirtschaftliche Verwaltungsstellen und auch keine sonstigen institutionellen oder sozialen Bindungen bestehen. Im Gegensatz zu diesem, die Marktwirtschaft beherrschenden Autonomieprinzip zeichnet sich die Planwirtschaft durch das Organprinzip aus. Dort sind die Betriebe nur Glieder, unselbständige Organe eines übergeordneten Ganzen, der Produktionsplan wird sozusagen von oben vorgegeben.

Ausgehend von einer marktwirtschaftlich organisierten Volkswirtschaft gilt für die Krankenhäuser als Elemente der Gesamtwirtschaft das Autonomieprinzip. Die von der freiwilligen Selbsthilfe kirchlicher oder weltlicher Vereinigungen, einzelner Gebietskörperschaften oder Zweckverbänden unterschiedlicher Struktur getragenen Krankenhäuser sind dem Prinzip nach autonome Gebilde. Trotzdem unterscheidet sich diese für die Krankenhäuser bestehende Autonomie von der für die Unternehmungen gültigen. Bekanntlich können sich auch Erwerbswirtschaften in ihren Verhaltensweisen bestimmten Einschränkungen unterwerfen (z. B. Begrenzung des Gewinnstrebens), die dann aber in allen Fällen individuell bedingt und freiwillig auferlegt sind. Im Krankenhauswesen dagegen sind es fest vorgegebene ethisch humanitäre oder soziale Bindungen, die die Autonomie der Krankenhäuser in gewisser Hinsicht einschränken. In der Regel aber sind sie institutionell verankert und werden im allgemeinen auch von der Öffentlichkeit er-

---

[15]) Die Bezeichnung und Einteilung wirtschaftlicher Betätigung nach dem prozessualen Zeitablauf — nach den Phasen Planung, Realisation durch Organisation und Kontrolle — ist keine neue Erkenntnis. Das Wirtschaften stellt sich dem Bedürfnisse empfindenden Menschen als ein zeitlich ablaufender Prozeß dar. Am Anfang stehen die gedanklichen Überlegungen und Entscheidungen über das „Was" und das „Wie" der Wirtschaftstätigkeit. Dem folgt die eigentliche Verwirklichung, und abgeschlossen wird jede wirtschaftliche Tätigkeit mit einem Vergleich des Erreichten zu dem anfangs Geplanten. Planung, Realisation durch Organisation und nachgehende Kontrolle gehören dem zeitlichen Ablauf nach also zu den Grundmerkmalen jeden Wirtschaftens. Das Verdienst der modernen Betriebswirtschaftslehre aber ist es, in Zusammenarbeit mit der Betriebswissenschaft, der Betriebssoziologie und der Arbeitswissenschaft und nicht zuletzt auch der Technik Planen, Organisieren und Kontrollieren zu einem funktionsfähigen Instrumentarium der Betriebsführung entwickelt zu haben, das auch im Krankenhaus dazu beitragen kann, den ärztlich-pflegerischen Wirkungsgrad zum Wohle der Patienten zu sichern.

wartet. Im Zuge der Neuregelung der Krankenhausfinanzierung sind diese Einschränkungen der Handlungsautonomie gesetzlich fixiert worden mit der Folge, daß der Freiheitsgrad der betrieblichen Autonomie im Krankenhaus vom Organprinzip bestimmt wird.

L. Motive der im Krankenhaus tätigen Personen

Ausgehend von den Verhaltensweisen der Menschen im Rahmen ihrer wirtschaftlichen Betätigung kommt dem Erwerbsstreben eine dominierende Rolle zu, wenn auch in aller Regel daneben eine Reihe anderer Motive bei den wirtschaftlichen Handlungen der Menschen mitspricht und so das Erwerbsstreben in seiner reinen Form als Streben nach maximalem Verdienst nur selten zum Zuge kommt. Unbeschadet dessen gibt es eine Vielzahl von Menschen, die bei ihren wirtschaftlichen Handlungen den Sinn für die Gemeinschaft bewahrt haben und von sich aus den Wunsch und den Willen zur gemeinnützigen Wirtschaftsbetätigung mitbringen. Auch im heutigen Wirtschaftsleben stellt der sogenannte Dienstgedanke noch ein wichtiges persönliches Motiv dar, wenngleich seine Bedeutung als Motor der Wirtschaft gegenüber früheren Zeiten erheblich nachgelassen hat.

Vergleicht man in der Praxis des Betriebslebens den institutionellen Sinn der Betriebe und das Verhalten der darin Tätigen, dann muß man feststellen, daß diese keineswegs immer übereinstimmen. Nicht selten bringen die in einem gemeinnützigen Betrieb tätigen Personen auch den persönlichen Willen zur gemeinnützigen Betätigung mit. Es ist aber durchaus möglich, daß nicht nur in den Unternehmungen, sondern auch in den bedarfswirtschaftlich und gemeinnützig orientierten Betrieben das Personal primär nach möglichst hohem Verdienst strebt und damit nicht mehr den Dienstgedanken in den Vordergrund seiner wirtschaftlichen Handlungen stellt. Das für die Unternehmung typische Streben nach maximalem Verdienst hat in unserer Wirtschaftsordnung eine derartige Bedeutung erlangt, daß sich selbst Personen in anderen Betriebstypen diesem Einfluß nicht entziehen können und ihr Verhalten danach einstellen. Denkt man an die Diskussion um die Arbeitszeitverkürzung und Tarifgestaltung für Ärzte und Pflegepersonal, dann trifft dies auch für das Krankenhaus zu, einen Betrieb, bei dem von den ersten Anfängen an der Dienstgedanke im Vordergrund aller Handlungen gestanden hat. Ungeachtet dessen aber kommt auch im heutigen Krankenhaus dem Dienstgedanken noch eine große Bedeutung zu.

M. Betriebstyp

Eine Analyse der Grundtatbestände und Merkmale des Krankenhausbetriebes zeigt, daß sich das Krankenhaus in vielfacher Hinsicht von der Unternehmung unterscheidet. In Anlehnung an das vorher formulierte bedarfswirtschaftliche Verhalten bezeichnet man einen solchen Betriebstyp wie das Krankenhaus als „Bedarfswirtschaftlichen Betrieb" oder auch als „Bedarfswirtschaft".

II. Arten des Krankenhausbetriebes

A. Ärztlich-pflegerische Zielsetzung

Nach der ärztlich-pflegerischen Zielsetzung werden Allgemeine Krankenhäuser und Fachkrankenhäuser unterschieden.

Allgemeine Krankenhäuser nehmen allgemeinkranke Patienten zur operativen oder konservativen Diagnostik und Therapie auf. Mindestvoraussetzung ist die fachärztliche Versorgung im Bereich der allgemeinen Chirurgie und Inneren Medizin. Hinzu treten, je nach der Zielsetzung im Einzelfall, andere ärztliche Fachdisziplinen und Fachbehandlungen. Entsprechend der Zahl und der Zusammensetzung der Fachdisziplinen lassen sich so gesehen verschiedene Versorgungsstufen von Allgemeinen Krankenhäusern feststellen (vgl. Abschnitt II, E dieses Kapitels).

Fachkrankenhäuser sind entweder auf die Behandlung bestimmter Krankheitsarten oder Gruppen von Krankheitsarten der allgemeinen oder besonderen Disziplinen (Chirurgische Kliniken, Entbindungskliniken, Tuberkulosekliniken, Orthopädische Kliniken usw.) oder auf bestimmte Behandlungsarten (Beobachtungskrankenhäuser, Versorgungskrankenhäuser, Homöopathische Kliniken usw.) ausgerichtet.

Universitätskrankenhäuser, Medizinische Hochschulen, Medizinische Akademien und Akademische Krankenhäuser rechnen zu den Allgemeinen Krankenhäusern. Abgesehen von den Akademischen Krankenhäusern liegt das Schwergewicht der Zielsetzung hier jedoch bei der medizinischen Ausbildung und Forschung, von hier aus bestimmen sich auch Art und Umfang des ärztlich-pflegerischen Leistungsprogramms (Art und Größe der Fachdisziplinen sowie der diagnostischen und therapeutischen Einrichtungen).

B. Ärztliche Besetzung

Nach der Art der ärztlichen Besetzung unterscheidet man sogenannte Anstaltskrankenhäuser und Belegkrankenhäuser. Bei Anstaltskrankenhäusern liegt die ärztliche Versorgung primär bei hauptamtlich angestellten Krankenhausärzten. Die vom Krankenhausträger bereitgestellte Leistung umfaßt also Unterkunft und Beköstigung, pflegerische Betreuung und ärztliche Behandlung. Bei Belegkrankenhäusern dagegen werden die Patienten von freipraktizierenden Fachärzten — sogenannten Belegärzten — versorgt. Der Krankenhausträger bietet dem Patienten nur Unterkunft und Beköstigung sowie Pflege; die ärztliche Behandlung dagegen liegt in den Händen von freipraktizierenden Fachärzten, die überwiegend in freier Praxis und nur zum Teil in der Krankenhausversorgung tätig sind.

Im Zuge der Intensivierung der semistationären und ambulanten Behandlung im Krankenhaus verliert diese Unterscheidung an Bedeutung. Mit zunehmender Integrierung aller Einrichtungen der Krankenversorgung wird künftig die Mehrzahl aller Fachärzte gleichzeitig in der ambulanten, semistationären und vollstationären Versorgung tätig sein.

C. Verweildauer

Für die Fragen des Bettenbedarfs, der regionalen Verteilung des Bettenangebotes, der Trägerschaft der Krankenhäuser und der Zahlungspflicht ist es allgemein üblich und auch zweckmäßig, die Krankenhäuser für die sogenannte Allgemeine Krankenversorgung von denen für die sogenannte Besondere Krankenversorgung (auch als Sonderkrankenhäuser bezeichnet) getrennt zu betrachten. Dabei rechnet man die in den amtlichen bundesdeutschen Statistiken über das Gesundheitswesen ausgewiesenen Krankenhäuser für Tuberkulosekranke, Psychiatrischkranke, Neurologischkranke, Suchtkranke, Rheumakranke, Chronischkranke und für Kurpatienten zur der Besonderen Krankenversorgung. Sie sind dadurch gekennzeichnet, daß sie eine überwiegend lange durchschnittliche Verweildauer und in der Regel eine stark überörtliche Bedeutung haben. Alle anderen Krankenbetten in den Allgemeinen und Fachkrankenhäusern rechnen zur sogenannten Allgemeinen Krankenversorgung. Diese Krankenhäuser sind gekennzeichnet durch eine überwiegend kurze durchschnittliche Verweildauer und eine meist räumlich begrenzte Bedeutung. Zweckmäßig ist diese Unterteilung der Krankenhäuser vor allem

Stationäre Krankenversorgung

Allgemeine Krankenversorgung
(Krankenhäuser mit überwiegend
kurzer Verweildauer)

Besondere Krankenversorgung
(Krankenhäuser mit überwiegend
langer Verweildauer)

deshalb, weil für die Allgemeine Krankenversorgung in der Regel kommunale und örtliche freigemeinnützige Träger in Frage kommen, während für die Besondere Krankenversorgung meist Träger mit überörtlicher Bedeutung zuständig sind (Länder, Landschaftsverbände, Landesversicherungsanstalten, freie gemeinnützige Verbände, wie Landesverband der Inneren Mission, Caritasverband usw.). Von den Fachdisziplinen her gesehen ergibt sich nachstehende Aufteilung:

Stationäre Krankenversorgung

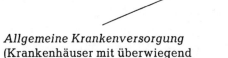

Allgemeine Krankenversorgung
(Krankenhäuser mit überwiegend kurzer Verweildauer)

Allgemeine Krankenhäuser
(Mindestanforderung:
Chirurgie und Innere Medizin)

Ferner Fachkrankenhäuser für
Innere Medizin, Pädiatrie, Dermatologie, Neurologie, Psychiatrie, Pulmologie/Tuberkulose, Strahlenheilkunde, Chirurgie, Gynäkologie und Geburtshilfe, HNO-Krankheiten, Augenkrankheiten, Urologie, Orthopädie, Neurochirurgie, Zahn-, Mund- und Kieferkrankheiten

Besondere Krankenversorgung
(Krankenhäuser mit überwiegend langer Verweildauer)

Fachkrankenhäuser für
Neurologie / Psychiatrie
Tuberkulose
Chronischkranke
Kuraufenthalt
Rehabilitation
Suchtkranke
Sonstige Krankheiten
(wie Rheuma)

Anmerkung: In den Fachabteilungen für Psychiatrie und Pulmologie / Tuberkulose werden im Bereich der Allgemeinen Krankenversorgung nur Akutkranke behandelt (kurze Verweildauer).

D. Zahl der Krankenbetten

Nach der Zahl der Krankenbetten unterscheidet man:
a) Kleinstkrankenhäuser
   Kapazität: bis etwa 50 Krankenbetten
b) Kleinkrankenhäuser
   Kapazität: etwa 50 bis 150 Krankenbetten
c) Mittlere Krankenhäuser
   Kapazität: etwa 150 bis 400 Krankenbetten
d) Größere Krankenhäuser
   Kapazität: etwa 400 bis 650 Krankenbetten
e) Großkrankenhäuser
   Kapazität: mehr als 650 Krankenbetten

E. Versorgungsstufen der Allgemeinen Krankenhäuser

Sowohl der unterschiedlich hohe Bedarf von Fachbetten (Fachdisziplinen und Spezialbehandlungen) als auch die Mindestgröße der ärztlichen Fachabteilungen lassen es notwendig erscheinen, das Gesamtangebot an allgemeinen Krankenbetten nach Versorgungsstufen zu staffeln: örtliche Versorgungsstufe — Grundversorgung und Regelversorgung; überörtliche Versorgungsstufe — Zentralversorgung und Maximalversorgung (Einzelheiten vgl. 2. Kapitel, Abschnitt III, E).

F. Behandlungs- und Pflegeintensität

Die unterschiedliche Intensität von Behandlung und Pflege führt zu einer Einteilung der Krankenbetten nach solchen für Akutkranke, Langzeitkranke und Chronischkranke (vgl. dazu die Empfehlungen der Deutschen Krankenhausgesellschaft für die stationäre Behandlung von Akut-, Langzeit- und Chronischkranken, in: Das Krankenhaus, Heft 2/1965, S. 45 f.).

Akutkranke sind Kranke, die während einer stationären Behandlung intensiv ärztlich behandelt und gepflegt werden. In zeitlich absehbarer, kürzerer Behandlungsdauer wird erstrebt, sie zu heilen oder ihren Zustand so zu bessern, daß ihr körperliches und geistiges Wohlbefinden nicht mehr erheblich beeinträchtigt ist. Ihre stationäre Behandlung dauert in der Regel nicht länger als vier Wochen. Für die stationäre Behandlung der Akutkranken sind die Allgemeinen Krankenhäuser oder, je nach der Krankheitsart, Fachkrankenhäuser zuständig.

Langzeitkranke sind Kranke, die während einer stationären Behandlung intensiv ärztlich behandelt und gepflegt werden müssen. In zeitlich absehbarer, längerer Behandlungsdauer wird erstrebt, sie zu heilen oder ihren Zustand so zu bessern, daß ihr körperliches und geistiges Wohlbefinden nicht mehr erheblich beeinträchtigt ist. Ihre stationäre Behandlung dauert in der Regel nicht länger als zwölf Wochen. Da die Langzeitkranken einer ebenso intensiven ärztlichen Behandlung bedürfen wie die Akutkranken, ist ihre stationäre Behandlung ebenfalls Aufgabe der Allgemeinen Krankenhäuser oder Fachkrankenhäuser. Fachkrankenhäuser kommen nur insoweit in Frage, als in ihnen Akutkranke derselben Fachrichtung behandelt werden.

Chronischkranke sind Kranke, die während einer stationären Behandlung intensiv gepflegt und anhaltend, in der Intensität aber wechselnd ärztlich behandelt werden müssen. In zeitlich nicht abgrenzbarer, langer Behandlungsdauer wird zumindest erstrebt, ihren Organismus so zu aktivieren und anzupassen, daß die Notwendigkeit einer stationären ärztlich-pflegerischen Versorgung entfällt und sie in häusliche Pflege oder in ein die häusliche Pflege ersetzendes Heim entlassen werden können. Auch Chronischkranke sollten im Allgemeinen Krankenhaus oder in einem von der Fachrichtung her zuständigen Fachkrankenhaus versorgt werden, weil nur dort eine ordnungsgemäße, auf Anpassung und Rehabilitation ausgerichtete ärztliche Behandlung gewährleistet erscheint. Steht allerdings fest, daß das aufgeführte Behandlungsziel nicht erreicht werden kann, dann sollten sie in ein Pflegeheim verlegt werden.

Besonderheiten der Erkrankungen des Alters (bestimmte Krankheitsgruppen oder bestimmte Verlaufsformen der Krankheiten in Abhängigkeit vom höheren Lebensalter) können sämtliche Fachdisziplinen betreffen; der überwiegende Teil der Alterskrankheiten fällt in die Zuständigkeit der Inneren Medizin. Die auf Alterskrankheiten spezialisierte innermedizinische Behandlung wird als Geriatrie bezeichnet. Entsprechend der notwendigen Behandlungs- und Pflegeintensität sind Alterskranke dem Bereich der Akut-, Langzeit- oder Chronischkranken zuzuordnen [16]).

---

[16]) Die Besonderheiten der Erkrankungen alter Leute bestehen im folgenden: andersartige Krankheiten, andersartiger Krankheitsverlauf, Polymorbidität, größere Pflegebedürftigkeit, höhere Krankheitshäufigkeit, längere Verweildauer. Während bisher die stationäre Versorgung der Alterskranken im Rahmen der verschiedenen Fachabteilungen des Allgemeinen Krankenhauses erfolgt, überwiegend im Bereich der Inneren Medizin, ist damit zu rechnen, daß sich nach weiterer Zunahme dieses Patientenkreises die Geriatrie zu einer eigenen Fachdisziplin entwickeln wird. Dabei wird sie sich entsprechend der Polymorbidität als eine interdisziplinäre Fachdisziplin für Alterserkrankungen darstellen, vergleichbar mit der Pädiatrie. Für den Bereich der Krankenhausversorgung empfiehlt sich nicht, eigene geriatrische Krankenhäuser zu errichten. Kranke alte Menschen sollten, soweit sie der Krankenhausbehandlung bedürfen, im Allgemeinen Krankenhaus untergebracht werden. Je nach Art der Erkrankung und des zu erwartenden Heilerfolges kommen dafür folgende Bereiche in Frage: Intensivpflegebereich, Normalpflegebereich (vor allem für Chirurgie, Urologie, Gynäkologie), interdisziplinär organisierter, primär geriatrisch ausgerichteter Langzeitpflegebereich (Zusammenarbeit von Geriater und allen anderen in Frage kommenden Fachspezialisten). In Verbindung mit der gerotherapeutischen Prophylaxe und der Rehabilitation werden Alterskranke auch die ambulanten und semistationären Einrichtungen des Allgemeinen Krankenhauses frequentieren. Darüber hinaus ist es zweckmäßig, regional sogenannte Altenzentren zu installieren, die sich um eine Weiterentwicklung und Verbesserung der geriatrischen und alterspsychiatrisch-neurologischen Versorgung bemühen und ihre Erfahrungen an die anderen Allgemeinen Krankenhäuser weitergeben — vgl. 2. Kapitel, Abschnitt IV, G 6.

ZWEITES KAPITEL

BEDARFSERMITTLUNG, PLANUNG UND INTEGRATION IM KRANKENHAUS- UND GESUNDHEITSWESEN

I. Kategorisierung des Bedarfs an medizinischen Leistungen – insbesondere Krankenhausleistungen

Krankheiten, Leiden und Körperschäden können beim Einzelmenschen das subjektive Verlangen auslösen, ärztlich behandelt und/oder gepflegt zu werden, gegebenenfalls semistationär oder auch stationär unter zusätzlicher Inanspruchnahme der Hotelleistung des Krankenhauses. Wirtschaftlich relevant sind solche Bedürfnisse nur insoweit, als sie sich objektiv in einem Bedarf nach dem knappen Gut „medizinische Versorgung — Krankenhausversorgung" niederschlagen. Nur ein Teil dieses als potentielle Nachfrage zu wertenden Bedarfs an allgemeiner medizinischer oder spezieller Krankenhausversorgung braucht auf dem Markt als Nachfrage wirksam zu werden, um damit zu einer Inanspruchnahme von medizinischen Leistungen — Krankenhausleistungen zu führen.

Da immer nur ein Teil der an und für sich unbegrenzten menschlichen Bedürfnisse befriedigt werden kann, bedarf es einer Gruppierung und Rangordnung aller materiellen und immateriellen Bedürfnisse. Die Stellung der Bedürfnisse nach medizinischer Versorgung — Krankenhausversorgung im Rahmen dieser Gesamtbedürfnisstruktur ergibt sich wie nachstehend dargestellt.

A. Bedarfsträger

Alle Bedürfnisse gehen von Einzelmenschen aus. Nach den Trägern des Bedarfs unterscheidet man Individual- und Sozialbedürfnisse. Während die Individualbedürfnisse aus der Sphäre des Einzelmenschen erwachsen, ergeben sich die Sozialbedürfnisse aus dem gesellschaftlichen Zusammenleben der Einzelmenschen. Zu den aus den Erfordernissen der Gemeinschaft folgenden Bedürfnisgruppen zählen u. a. die gemeindliche Verwaltung, die Landesverteidigung, die Rechtsordnung, die Straßenbeleuchtung und Kanalisation, die Verkehrserschließung über Straße, Eisenbahn, Straßenbahn. Soweit diese Bedürfnisse nur in der Gesellschaft denkbar sind oder primär aus ihr entstehen, spricht man von absoluten Sozialbedürfnissen. Sind sie dagegen mit individuellen Elementen vermischt oder beinhalten sie nur eine soziale Parallele zu einem Individualbedürfnis (Sowohl-als-auch-Charakter), dann nennt man sie relative Sozialbedürfnisse. Als gemeinsame Bedürfnisse (auch Sammel- oder Gruppenbedürfnisse genannt) bezeichnet man solche Individual- oder auch Sozialbedürfnisse, die mehreren Personen gemeinsam sind und daher summiert werden können. Die Gemeinsamkeit kann soweit gehen, daß die Bedürfnisse gemeinschaftsbildend wirken (entweder als Zusammenschluß zu einem gemeinsamen Bedarfsträger oder zu einer gemeinschaftlichen Form der Bedürfnisbefriedigung).

Vom Bedarfsträger her gesehen rechnet das Bedürfnis nach medizinischer Versorgung — Krankenhausversorgung zur Gruppe der Individualbedürfnisse. In bestimmten Fällen kann ein relatives Sozialbedürfnis vorliegen, z. B. im Falle der Inanspruchnahme von Infektionsabteilungen oder von Gefängniskrankenhäusern. In jedem Fall liegt ein sogenanntes gemeinsames Bedürfnis vor, da der Wunsch nach der Möglichkeit, im Krankheitsfall ärztlich behandelt und/oder gepflegt zu werden, gegebenenfalls auch semistationär oder stationär in einem Krankenhaus, allen Menschen eines bestimmten Gebietes gemeinsam ist.

B. Bedarfsbestimmer

Bei der Mehrzahl aller Bedürfnisse entscheidet der Bedarfsträger autonom über Art und Umfang der Inanspruchnahme des für die Bedarfsdeckung jeweils zur Verfügung stehenden Angebotes an Gütern oder Dienstleistungen. Dabei werden diese Entscheidungen von der subjektiv empfundenen Dringlichkeit des Bedürfnisses beeinflußt, ferner durch die externen Begrenzungen („constraints"), sowohl andere Bedürfnisse befriedigen zu müssen als auch die für die Bedürfnisbefriedigung insgesamt zur Verfügung stehenden Mittel nicht unbegrenzt erweitern zu können.

Obwohl der Bedarf an medizinischen Leistungen — Krankenhausleistungen vom Einzelmenschen ausgeht, ist dieser nicht in der Lage, von sich aus eine differenzierte Nachfrage nach ärztlichen und/oder pflegerischen Leistungen zu artikulieren und über deren Art und Umfang zu entscheiden. Primär dafür bestimmend sind die mangelnden Kenntnisse des Nichtmediziners über Krankheitsarten, -ursachen und -symptome sowie über die diagnostischen und therapeutischen Möglichkeiten. Darüber hinaus fehlen ihm die Informationen, aber auch die Kenntnisse, das vorhandene Angebot an medizinischen Leistungen — Krankenhausleistungen überblicken und beurteilen zu können. Nur bei geringfügigen Krankheiten (z. B. Erkältungskrankheiten, Hautabschürfungen, Kopfschmerzen) besteht die Möglichkeit, auf dem Wege eines Lernprozesses eigene Erfahrungen über Krankheitsarten, Indikationen und Therapiemöglichkeiten zu sammeln. Bei schwereren Gesundheitsstörungen entfällt diese Möglichkeit; einmal deshalb, weil sie in der Regel selten auftreten, zum anderen aber, weil die Zusammenhänge zwischen Krankheitsart, Indikation und Therapiemöglichkeiten vom Nichtmediziner nicht erfaßt werden können. Ein Zurückgreifen auf die Erfahrungen Dritter ist wegen der höchst subjektiven Komponenten von Krankheiten und Behandlungsmöglichkeiten dabei nur in Ausnahmefällen möglich.

So gesehen kann der Nichtmediziner im Krankheitsfall nur entscheiden, ob er einen Arzt aufsuchen will oder nicht — Initialentscheidung über die Inanspruchnahme medizinischer Leistungen — Krankenhausleistungen. Alle

Einzelheiten über Quantität und Qualität der in Anspruch zu nehmenden Leistungen entscheidet der Arzt, wobei von Bedeutung ist, daß dieser zu einem großen Teil Nachfragebestimmung und Leistungsangebot in seiner Person vereinigt — Sekundärentscheidung über die Inanspruchnahme medizinischer Leistungen — Krankenhausleistungen[1]).

Ob der einzelne im Krankheitsfall einen Arzt aufsucht oder nicht, hängt nicht nur von dem subjektiv höchst unterschiedlich empfundenen Krankheitszustand ab. Die Entscheidung über die Inanspruchnahme einer Arztkonsultation wird ebenso von den individuell höchst unterschiedlichen psycho-soziologischen Faktoren beeinflußt (Bildungsgrad, Lebensstil, Beschäftigung, Wohnung usw.). Dabei sei darauf hingewiesen, daß in einer Reihe von Fällen, vor allen Dingen bei Bewußtseinsstörungen, der einzelne nicht in der Lage ist, die Initialentscheidung über die Inanspruchnahme medizinischer Leistungen — Krankenhausleistungen zu treffen, so daß wiederum Dritte, in der Regel Nichtmediziner, für ihn entscheiden müssen.

Im Bereich des Gesundheitswesens reduziert sich also die Konsumentensouveränität im Sinne einer autonomen Entscheidung über die Inanspruchnahme eines Leistungsangebotes auf die Initialentscheidung über die Notwendigkeit einer Arztkonsultation. Obwohl beim Patienten damit das Gefühl erweckt wird, von sich aus autonom über die Leistungsinanspruchnahme zu befinden, liegt die tatsächliche Entscheidung über Quantität und Qualität der in Anspruch zu nehmenden medizinischen Leistungen — Krankenhausleistungen beim Arzt, der damit zum eigentlichen Bedarfsbestimmer im Bereich des Gesundheitswesens wird. Angemerkt sei, daß diese Reduzierung der Konsumentensouveränität im Bereich des Gesundheitswesens durchaus im Interesse der individuellen Gesundheit eines jeden einzelnen liegt, da die unkontrollierte Inanspruchnahme medizinischer Leistungen — Krankenhausleistungen im Einzelfall durchaus gesundheitsschädigend sein kann[2]).

Die Patientensouveränität bei der Initialentscheidung über die Inanspruchnahme von medizinischen Leistungen — Krankenhausleistungen sowie das Recht zur freien Arztwahl sind es also, die im Verhältnis des einzelnen zum Gesundheitswesen die Tatbestände des Gesundheitsmarktes erfüllen. Dabei liegen die Vorteile der freien Arztwahl nicht nur in der Aufrechterhaltung und Stärkung der Konsumentensouveränität, sondern auch darin, daß beim Patienten mit der aktiven Beteiligung am Entscheidungsprozeß über die Leistungsinanspruchnahme eine wichtige Voraussetzung für den Heilungs-

---

[1]) Die Sekundärentscheidungen des Arztes über den Bedarf an medizinischen Leistungen — Krankenhausleistungen betreffen Art und Umfang der Sekundärleistungen der Institutionen des Gesundheitswesens (Operationen, Laboratoriumsuntersuchungen, physikalisch-therapeutische Leistungen, Grund- und Behandlungspflege usw. — vgl. dazu 1. Kapitel, Abschnitt I, C).

[2]) Medizinische Leistungen — Krankenhausleistungen zählen zu den sogenannten merit wants, deren Nutzen für den Einzelmenschen davon abhängt, daß über Quantität und Qualität der an Anspruch genommenen Menge primär von Dritten oder von der Allgemeinheit entschieden wird. — Vgl. Musgrave, R. A.: The Theory of Public Finance, New York 1959, S. 13 ff.

erfolg geschaffen wird. Berücksichtigt man weiterhin, daß der freien Arztwahl seitens des Patienten die freie Patientenwahl seitens des Arztes entspricht — ausgenommen in Notfällen —, dann eröffnet sich damit für den Arzt gleichzeitig die Möglichkeit, ungerechtfertigte Inanspruchnahme von medizinischen Leistungen abzulehnen und die Verantwortung dafür auf den Patienten abzuwälzen, ohne Gefahr zu laufen, die Gesundheit des einzelnen Patienten zu schädigen; denn dieser hat jederzeit die Möglichkeit, einen anderen Arzt aufzusuchen. Der Nachteil der freien Entscheidung über die Notwendigkeit einer Arztkonsultation besteht allerdings darin, daß der Patient in Einzelfällen zwischen ernstlichen Erkrankungen und Bagatellerkrankungen nicht zu unterscheiden vermag und auf diese Weise eine notwendige Arztkonsultation gegebenenfalls zum Schaden seiner Gesundheit unterläßt.

Unverkennbar ist allerdings, daß die diktatorische Bedeutung ärztlicher Sekundärentscheidungen über diagnostische und therapeutische Maßnahmen in der Vergangenheit abgenommen hat, parallel dazu auch der Einfluß des Arztes als Bedarfsbestimmer im Bereich des Gesundheitswesens. Das Anspruchsbewußtsein des Patienten, die Technisierung der Medizin sowie die allgemeinen Informationen des Patienten über diagnostische und therapeutische Möglichkeiten haben das Arzt/Patient-Verhältnis stark versachlicht. Mit diesem Rechtsanspruch des Patienten auf kostenlose ärztliche Versorgung im Rahmen der Sozialversicherung hat sich die bisher dem Arzt entgegengebrachte „Erwartungshaltung" in eine „Anspruchshaltung" gewandelt. Hinzu kommt, daß mit der zunehmenden Technisierung der Medizin das persönliche Verhältnis zwischen Arzt und Patient zunehmend abgebaut wird und damit auch die Bereitschaft des einzelnen, die Entscheidungen des Arztes bedingungs- und kritiklos hinzunehmen. Weiterhin ist zu berücksichtigen, daß mit zunehmender Spezialisierung der Medizin der Spielraum für die Initialentscheidung des Patienten wächst: Galt es früher, nur zu überlegen, ob der Hausarzt konsultiert wurde oder nicht, so steht heute in sehr vielen Fällen eine Entscheidung darüber an, welcher Spezialarzt aufgesucht werden soll, gegebenenfalls sogar welche Institution des Gesundheitswesens — Allgemeinpraktiker, niedergelassener Facharzt, Krankenhausarzt —. Zur Absicherung der damit verbundenen detaillierteren Selbstdiagnose steht dem Patienten heute eine Vielzahl von Informationsmöglichkeiten zur Verfügung, angefangen von den Illustrierten, Tageszeitungen, allgemeinverständlichen Fachbüchern bis hin zu den audiovisuellen Möglichkeiten des Rundfunks und des Fernsehens. In Verbindung mit dem Anspruchsbewußtsein des Patienten sind alle diese laienhaft dargebotenen und deshalb zum Teil unrealistischen Darstellungen über Heilungsmöglichkeiten und Heilungserfolge sowie das Wissen um die Möglichkeit von Fehlentscheidungen seitens des Arztes und der daraus für den Patienten erwachsenden persönlichen Nachteile die Gründe dafür, daß der einzelne Patient in vielen Fällen heute nicht nur über die Notwendigkeit einer Arztkonsultation entscheidet, sondern zu einem nicht unbeträchtlichen Teil auch über Quantität und Qualität der Inanspruchnahme medizinischer Leistungen — Krankenhausleistungen. Die Bedarfsbestimmungsfunktion des Arztes reduziert sich in vielen Fällen auf eine Bedarfsfilterfunktion.

C. Kaufkraftträger

Nicht nur Bedarfsträger und Bedarfsbestimmer, sondern auch Kaufkraftträger sind in aller Regel in der Person des Konsumenten vereinigt. Über die Befriedigung seiner individuellen Bedürfnisse entscheidet der Konsument in aller Regel souverän im Rahmen der ihm zur Verfügung stehenden Mittel.

Im Bereich des Gesundheitswesens dagegen besteht nicht nur eine Trennung von Bedarfsträger und Bedarfsbestimmer, sondern ebenso eine Trennung von Bedarfsträger und Kaufkraftträger. Bekanntlich steht hinter dem Bedarfsträger nach medizinischen Leistungen — Krankenhausleistungen in rd. 88 % aller Fälle als Kaufkraftträger die gesetzliche Krankenversicherung und in rd. 1 % aller Fälle eine Behörde. Nur bei den restlichen 11 % sind Bedarfsträger und Kaufkraftträger ein und dieselbe Person, wobei allerdings zu berücksichtigen ist, daß bei dem überwiegenden Teil dieses Personenkreises (rd. 90 %) durch den Abschluß von Privatkrankenversicherungen die Kaufkraftbeanspruchung nicht direkt von der Inanspruchnahme medizinischer Leistungen abhängt. In der Mehrzahl aller Fälle wird also die Entscheidung über die Inanspruchnahme medizinischer Leistungen — Krankenhausleistungen im Falle einer beim Bedarfsträger auftretenden Gesundheitsstörung maßgeblich von dem Kaufkraftträger beeinflußt, der in seinen Satzungen und Bestimmungen Art, Umfang und Durchführung der Leistungsinanspruchnahme generell geregelt hat.

Eine Folge dieser Trennung von Bedarfsträger und Kaufkraftträger sind gewisse Unsicherheiten bei der Bedarfsbestimmung im Bereich der Krankenversorgung. Gedacht ist hier an die Möglichkeit, daß Krankenkassen ihren Leistungsbereich erweitern (z. B. Vorsorgeuntersuchung, Rehabilitationsmaßnahmen) oder aber auch Aufgaben von einer Versorgungsstufe in die andere verlagern (z. B. Verlagerung eines Teiles der stationären Diagnostik und Therapie in den Bereich der semistationären oder ambulanten Krankenhausbehandlung). Erwähnt sei weiterhin, daß die gegenwärtige, nichtleistungsgerechte Honorierung (fehlende Abstimmung von entstandenen Kosten und gezahlten Preisen bei den verschiedenen Leistungsarten) ärztlicher Leistungen einen Arzt veranlassen kann, eine durchaus entbehrliche Nachfrage nach medizinischen Leistungen — Krankenhausleistungen zu indizieren. Nicht selten wird im Bereich der ambulanten Krankenversorgung die Überbewertung der Sachleistungen im Rahmen der Gebührenordnung zu einer medizinisch nicht begründeten Erhöhung der Zahl diagnostischer und therapeutischer Leistungen führen. Ebenso ist es bei der gegenwärtig unbefriedigenden Honorierung für Hausbesuche durchaus möglich, daß sich der niedergelassene Arzt unnötig für eine Einweisung des Patienten in das Krankenhaus entscheidet; denn in sehr vielen Fällen besteht die Möglichkeit, das Bedürfnis nach Diagnostik und Therapie sowohl mit Hausbesuchen zu decken als auch stationär im Krankenhaus befriedigen zu lassen. Ähnlich liegen die Verhältnisse bei der Festlegung der Verweildauer durch den behandelnden Arzt im Krankenhaus. Auch hier kann es bei der gegenwärtigen Pflegesatzregelung (überwiegend pflegetagproportionale und pauschale Preisgestaltung) durchaus zu einer ärztlich-pflegerisch nicht notwendigen Erhöhung der Verweildauer und damit zu einem entbehrlichen Bedarf an Krankenhausleistungen kommen.

D. Dringlichkeit der Bedürfnisse

Von der Dringlichkeit der Bedürfnisse her gesehen lassen sich Existenz- und Kulturbedürfnisse unterscheiden. Zu den Existenzbedürfnissen rechnen die zur Erhaltung des körperlichen Daseins. Die Kulturbedürfnisse sind aus der Entwicklung der Gesellschaft und Kultur entstanden; sie gehen zwar über das physische und soziale Existenzminimum hinaus, werden aber nach Sitte und Gewohnheit als durchaus normal und angemessen empfunden. Existenzbedürfnisse haben den Charakter der Notwendigkeit, bei Kulturbedürfnissen überwiegen die Eigenschaften der Entbehrlichkeit. Daneben kennt man noch Luxusbedürfnisse, die sich dadurch auszeichnen, daß sie den Rahmen der normalen Lebensführung übersteigen. Jedes Individuum legt seiner Bedürfnisbefriedigung eine Art Dringlichkeitsskala entsprechend seinen persönlichen Neigungen zugrunde. Obgleich die Verhältnisse von Individuum zu Individuum wechseln, haben die Bedürfnisse der einzelnen Personen nach Art, Menge und Dringlichkeit einen sehr einheitlichen Charakter, verursacht durch die weitgehende Gleichartigkeit der psychologischen, klimatischen und soziologischen Bedingtheit der Individualbedürfnisse.

Abgesehen von den sozialen Bedürfnissen unterliegen auch in der freien Gesellschaftsordnung bestimmte Individualbedürfnisse neben der höchst persönlichen Wertung durch den Einzelmenschen der Beurteilung vom Standpunkt der Lebensnotwendigkeit des Sozialgebildes. Es gibt Fälle, in denen die vom einzelnen subjektiv empfundene Dringlichkeit eines Bedürfnisses nicht mit der Bedeutung übereinstimmt, die dem betreffenden Bedürfnis im öffentlichen Interesse aufgrund ethisch-kultureller Grundsatzentscheidungen zugemessen wird. Dabei kann die subjektive Dringlichkeit gegenüber der von der Gemeinschaft zugemessenen Bedeutung höher oder niedriger liegen. Höher kann sie bei den Luxusbedürfnissen liegen, mit denen eine gesundheitsschädigende und seelische Beeinträchtigung der Menschen verbunden sein kann. Niedriger kann sie bei Existenzbedürfnissen liegen, wie z. B. Wohnung oder Gesundheitsfürsorge, aber auch bei Kulturbedürfnissen, wie z. B. Bildung oder kulturelle Betreuung. In allen diesen Fällen liegt der individuell empfundene Nutzen in der Regel weit unter dem für die Bedarfsdeckung notwendigen Aufwand.

Soweit es sich um lebenswichtige, das Gemeinwohl betreffende Bedürfnisse handelt, führt die Dringlichkeitseinstufung vom Individuum her gesehen zu zwei großen Gruppen: lebenswichtige und nicht-lebenswichtige Bedürfnisse. Von der Gemeinschaft her gesehen lassen sich drei andere Gruppen unterscheiden: objektiv-notwendige, bedingt-notwendige und entbehrliche Bedürfnisse. Objektiv-notwendige Bedürfnisse werden von der Gemeinschaft als für jedes Individuum gleichermaßen notwendig erachtet. Bedingte Notwendigkeit liegt vor, wenn von der Gemeinschaft für einzelne Individuen infolge besonderer individueller Verhältnisse ein Bedürfnis als notwendig angesehen wird. Entbehrliche Bedürfnisse sind solche, die von der Gemeinschaft her gesehen für niemanden als notwendig erachtet werden. Beide Gruppierungen „lebenswichtig — nicht-lebenswichtig" und „objektiv-notwendig — bedingt-notwendig — entbehrlich" weichen oft voneinander ab. Bedarfsträger ist bei Bedürfnissen dieser Art zwar das Individuum, Bedarfsbestimmer aber die Gemeinschaft, in unserer Gesellschaftsordnung in aller Regel artikuliert durch den Staat. Dabei läßt sich die Gemeinschaft — der Staat — bei ihren Entscheidungen über die Dringlichkeit der anstehenden Bedarfsbefriedigung entweder von Mehrheitsvoten der Allgemeinheit oder von Minderheitsvoten einzelner Experten oder Expertengruppen leiten.

Bei einer Einstufung nach der Dringlichkeit rechnet das Bedürfnis nach medizinischer Versorgung — Krankenhausversorgung zu den Existenzbedürfnissen. Gleichzeitig aber gehört es zur Gruppe der das Gemeinwohl betreffenden Bedürfnisse, wobei in vielen Fällen die von der Gemeinschaft zugemessene Bedeutung höher liegt als die vom Einzelmenschen subjektiv empfundene Dringlichkeit.

Vom Einzelmenschen her gesehen ist eine Einteilung des Bedürfnisses nach medizinischer Versorgung — Krankenhausversorgung nach „lebenswichtig" und „nicht-lebenswichtig" möglich. Die Besonderheiten der medizinischen Versorgung — Krankenhausversorgung sind aber der Grund dafür, daß der Einzelmensch sein Bedürfnis nach diesen Leistungen nur unvollkommen artikulieren kann; in der Regel ist er nur dazu in der Lage zu entscheiden, ob er Leistungen des Gesundheitswesens beanspruchen will oder nicht. Es ist Aufgabe des Arztes, das individuelle Bedürfnis des Patienten nach Krankenversorgung in ein konkretes Programm für diagnostische und therapeutische Maßnahmen zu transformieren. Da Nichtmediziner in der Regel nicht in der Lage sind, die Notwendigkeiten ärztlicher Maßnahmen zu beurteilen, erhalten die ärztlichen Entscheidungen über den Bedarf an medizinischen Leistungen — Krankenhausleistungen eine Art von diktatorischer Bedeutung, nicht nur für den Einzelmenschen, sondern auch für die Gemeinschaft. Mit dieser Funktion als Bedarfsbestimmer für die Sekundärleistungen im Bereich des Gesundheitswesens wird die Ärzteschaft zu einer sowohl vom einzelnen Patienten als auch von der Gemeinschaft her anerkannten Instanz, die für die Dringlichkeit der Bedürfnisse an medizinischen Leistungen — Krankenhausleistungen bestimmend ist. Da sich das Leistungsangebot der Medizinbetriebe in aller Regel nach dem von der Ärzteschaft festgelegten Bedarf an medizinischen Leistungen — Krankenhausleistungen richtet, bestimmt die Ärzteschaft über den Bedarf gleichzeitig auch Art und Umfang des Leistungsangebotes im Bereich des Krankenhaus- und Gesundheitswesens (Angebotsbestimmer).

Ausgehend von diesen Entscheidungen der Ärzteschaft als den Bedarfs- und Angebotsbestimmern im Bereich des Gesundheitswesens lassen sich für das

Bedürfnis nach medizinischer Versorgung — Krankenhausversorgung von der Gemeinschaft her gesehen die folgenden drei Gruppen unterscheiden:

1. Objektiv-notwendige Bedürfnisse

Dem Stand der medizinischen Erkenntnisse und den Möglichkeiten der ärztlichen Kunst entsprechend sind zur Heilung, Besserung oder Linderung von Krankheiten und Leiden bestimmte diagnostische und therapeutische Maßnahmen notwendig. Art und Umfang der Behandlungsmaßnahmen sowie die jeweils notwendige Versorgungsstufe (z. B. ambulante oder stationäre Behandlung) hängen von der Art der Krankheit oder des Leidens ab. Dabei sind es oft diagnostische, therapeutische und pflegerische Gründe, die eine Krankenhausversorgung erforderlich machen. In anderen Fällen erfolgt die Einweisung ins Krankenhaus nur wegen der besseren Möglichkeiten für eine intensive Pflege, für eine sichere Diagnostik oder für eine langwierige Therapie. In einigen Fällen läßt sich die ärztliche Behandlung — Krankenhausbehandlung zwar aufschieben. Da sie aber dann nach einer gewissen Zeit doch notwendig wird, handelt es sich nur um eine zeitliche Verlagerung der Inanspruchnahme medizinischer Leistungen — Krankenhausleistungen. Dieses auf objektiven ärztlichen Gründen beruhende Bedürfnis nach medizinischen Leistungen — Krankenhausleistungen rechnet zur Gruppe der „objektiv-notwendigen" Bedürfnisse.

2. Bedingt-notwendige Bedürfnisse

In manchen Krankheitsfällen sind bestimmte diagnostische und therapeutische Maßnahmen objektiv nicht notwendig, sondern allein aus Gründen, die in der Person des Patienten liegen. Nicht selten ist objektiv gesehen selbst die Konsultation des Hausarztes nicht erforderlich; im Einzelfall aber kann sie dazu beitragen, beim Patienten eine bestehende Unsicherheit über mögliche Folgen vorübergehenden Unwohlseins zu beseitigen und damit die Voraussetzungen für eine Behebung der, wenn auch nur geringfügigen, Gesundheitsstörung zu schaffen. In anderen Fällen leichter Erkrankungen fehlen einzelnen Patienten Erfahrung und/oder Eigenverantwortung, um auf dem Wege der Selbstdiagnose die notwendige Selbsttherapie ohne Inanspruchnahme eines Arztes einzuleiten.

Weiterhin kann es aus Gründen, die allein in der Person des Patienten liegen, notwendig sein, höhere und damit kostspieligere Versorgungsstufen des Gesundheitswesens in Anspruch zu nehmen, als objektiv notwendig wäre. Dies trifft vor allem für die Krankenhausversorgung zu. Nicht selten wird für einen Patienten eine Krankenhausversorgung verordnet, obwohl das, objektiv gesehen, nicht notwendig ist. Heilung, Besserung oder Linderung könnten sehr wohl auch durch häusliche Pflege und Behandlung erreicht werden; für einen bestimmten Einzelfall aber kann aus einer Reihe von Gründen eine Krankenhausbehandlung doch notwendig werden. Oftmals z. B. ist es infolge der beengten Wohnungsverhältnisse oder infolge der beruflichen Tätigkeit aller zum Haushalt gehörenden erwachsenen Personen nicht möglich, kranke Familienangehörige im Haus zu pflegen. Dazu kommt, daß in der Großstadt auch zu den Wohnnachbarn in der Regel nur noch geringer Kontakt besteht und so die Möglichkeit nachbarlicher Hilfe in Notfällen vielfach nicht mehr gegeben ist. In anderen Fällen muß die Behandlung des Patienten von einem Facharzt übernommen werden, der nicht am Ort des Patienten wohnt und deshalb keine Hausbesuche machen kann. Auch das kann Anlaß geben, den Patienten in das Krankenhaus, an dem der Facharzt tätig ist, einzuweisen, obwohl er zu Hause hätte gepflegt werden können. Die Gründe für einen nur bedingt-notwendigen Krankenhausaufenthalt können aber auch beim Patienten selbst liegen. Bei einem labilen Patienten z. B. kann im Einzelfall eine Krankenhauseinweisung dazu beitragen, ihm die Furcht vor möglichen Komplikationen seiner Krankheit zu nehmen; denn das geschulte und geübte Krankenhausfachpersonal und die medizinisch-technische Einrichtung und Ausstattung können sehr wohl ein gewisses Gefühl von Sicherheit verleihen. Vielfach wirkt sich gerade bei derartigen Patienten auch schon der Milieuwechsel fördernd auf den Heilungsprozeß aus. Solchen, aber auch vielen anderen Fällen ist gemeinsam, daß objektiv gesehen eine bestimmte Behandlung, zum Beispiel im Krankenhaus, nicht notwendig ist, im Einzelfall aber doch angebracht erscheint. Ein so beschaffenes Bedürfnis nach medizinischen Leistungen — Krankenhausleistungen rechnet zur Gruppe der „bedingt-notwendigen" Bedürfnisse.

3. Entbehrliche Bedürfnisse

Nicht selten kommt es auch zu einer Inanspruchnahme von medizinischen Leistungen — Krankenhausleistungen, obwohl ärztliche Behandlung und/oder Pflege aus medizinischen Gründen weder generell (objektiv) noch im Einzelfall (bedingt) notwendig erscheint. Die Gründe dafür können einmal beim Patienten liegen. Der Glaube an die Güte medizinisch-technischer Hilfsmittel, der durch die Flut der populärwissenschaftlichen medizinischen Veröffentlichungen in Tageszeitungen, Illustrierten und Büchern ständig gefördert wird, veranlaßt viele Menschen, schon bei eindeutigen Bagatellfällen einen Arzt aufzusuchen, obwohl, wie z. B. bei leichten Erkältungskrankheiten, mit einer auf der eigenen Erfahrung aufbauenden Selbstbehandlung der gleiche Erfolg erzielt werden könnte. Weiterhin sind es die Fortschritte der ärztlichen Heilkunde, die es heute ermöglichen, das Leben zu verschönern oder zu erleichtern. Auch hier entsteht in vielen Fällen eine an und für sich entbehrliche Nachfrage nach medizinischen Leistungen — Krankenhausleistungen. Mitbestimmend ist ferner, daß mit steigendem Wohlstand die Ansprüche der Menschen auf eine angenehmere und bessere Ausgestaltung ihres Daseins gewachsen sind. Gleichzeitig ist man bei der vielfach starken Beanspruchung in Beruf und Haushalt geneigt, aus einem Gefühl der persönlichen Bequemlichkeit heraus unangenehmen Dingen auszuweichen. So kommt es, daß sich der Mensch heutzutage leicht der Pflicht zur häuslichen Pflege kranker oder alter Angehöriger entzieht und sich der Einrichtungen des Gesundheitswesens bedient. Schließlich ist es die Nachfrage nach einzelnen Teilleistungen, z. B. Einzelzimmer oder zusätzliche pflegerische Betreuung im Krankenhaus, die als durchaus entbehrlich bezeichnet werden kann.

Zum anderen aber kann auch der Arzt, der den Bedarfsbestimmer und den Anbieter für medizinische Leistungen — Krankenhausleistungen in seiner Person vereinigt, für eine durchaus entbehrliche Nachfrage bestimmend sein. Die bei Ärzten weitverbreitete Risikoaversion kann dazu führen, bei der Anwendung diagnostischer und therapeutischer Maßnahmen über das notwendige Maß hinauszugehen — quantitativ und qualitativ gesehen —, ohne Berücksichtigung der dabei entstehenden Kosten, allein unter Anstrebung des sichersten und des maximal möglichen Behandlungserfolges. Aus diesem Bestreben des Arztes, unter allen Umständen jedes Risiko zu vermeiden und sich bei seinen Entscheidungen nur auf die ihm aufgrund seiner Ausbildung und Erfahrung am besten vertrauten Methoden abzustützen, folgt eine Art von Maximierungstendenz im Bereich von Diagnostik und Therapie. Dabei liegt der Vorteil derartiger Maximierungstendenzen in der Eindeutigkeit und in dem geringen Risiko eines Fehlentscheides, der Nachteil jedoch in der zum Teil unnötigen Erhöhung der mit der Behandlung verbundenen Kosten[3].

Aber auch das im Rahmen einer marktwirtschaftlichen Ordnung an und für sich durchaus legitime Erwerbsstreben der Ärzte kann dazu führen, daß der Arzt seinen Patienten entbehrliche medizinische Leistungen — Krankenhausleistungen verordnet. — Beispiele: Unnötige Krankenhauseinweisungen infolge unzureichender Honorierung von Hausbesuchen; übersetzte Verordnung von finanziell ergiebigen Leistungen, vor allem apparativer Art (von Hilfspersonal ausgeführt).

E. Art und Weise der Bedürfnisbefriedigung

Während für die Unterscheidung zwischen Individual- und Sozialbedürfnissen lediglich das Kriterium der soziologischen Stellung des Bedarfsträgers maßgeblich ist, trennt man nach dem Individual- und Sozialcharakter der Bedürfnisbefriedigung die individuellen von den kollektiven Bedürfnissen. Individuelle Bedürfnisse können unabhängig von der Bedürfnisbefriedigung anderer befriedigt werden, kollektive Bedürfnisse dagegen nur durch eine inter- oder überindividuelle Organisation.

Das Bedürfnis nach Krankenversorgung kann nun sowohl individuell (Ärzte in freier Praxis, Krankenhäuser im Besitz von Privatpersonen oder freien gesellschaftlichen Kräften) als auch kollektiv (staatliche Ambulatorien, Krankenhäuser im Besitz der öffentlichen Hand) befriedigt werden. Beim Gesundheitswesen zeigt sich also, daß Gruppenbedürfnisse nicht unbedingt Kollek-

---

[3] Würde der Arzt bei der Bestimmung von Art und Umfang der diagnostischen und therapeutischen Maßnahmen nicht der Maximierungs-, sondern vielmehr einer Optimierungstendenz folgen, dann müßte er bei seinen Entscheidungen auch nichtmedizinische, zum Teil nur sehr schwer quantifizierbare Einflußfaktoren berücksichtigen. Das ständige Abwägen von Kosten und Erfolg diagnostisch-therapeutischer Maßnahmen hätte zwar den Vorteil, daß unnötige medizinische Leistungen vermieden würden; diesem Vorteil stünden jedoch die Nachteile gegenüber, die sich daraus ergeben, daß der Arzt nichtmedizinische Kriterien in seine Entscheidungen einbeziehen müßte und in relativ großen Ermessensgrenzen entscheiden könnte. Dabei sind es nicht zuletzt ethische Gründe, die den Arzt veranlassen, derartige Optimierungstendenzen bei der Auswahl diagnostischer und therapeutischer Methoden nach Möglichkeit zu meiden.

tivakte erfordern, sondern daß ihre Befriedigung gewissermaßen repräsentativ durch einzelne herbeigeführt werden kann, wobei ethisch-humanitäre und caritative Neigungen oder auch ein Gefühl der Gruppenverantwortung rein oder gemischt mit wirtschaftlichen Überlegungen als Triebfeder wirksam werden können. Die Schwierigkeiten bei der Finanzierung der Krankenhäuser bestätigen aber die Annahme, daß bei solchen gemeinsamen, das Gemeinwohl betreffenden Bedürfnissen, bei denen zwischen dem individuellen Nutzen und dem Aufwand eine Diskrepanz, eine Tendenz zur kollektiven Befriedigung besteht.

F. Umfang der Bedürfnisse

Vom Umfang der Bedürfnisse her gesehen unterscheidet man Massen- und Einzelbedürfnisse. Massenbedürfnisse sind solche, die in großer Zahl und damit zwangsläufig auch gleichzeitig auftreten, Einzelbedürfnisse dagegen vereinzelt und zeitlich gestreut. Berücksichtigt man allein die Zahl der im bundesdeutschen Gesundheitswesen jährlich ambulant und stationär behandelten Patienten (1970: ambulante Behandlungen 177,6 Millionen Patienten im Bereich der kassenärztlichen Versorgung — stationäre Behandlungen 9,3 Millionen Patienten mit 221 Millionen Pflegetagen), dann kann man das Bedürfnis nach Krankenversorgung in die Gruppe der Massenbedürfnisse einstufen.

G. Dauer und Regelmäßigkeit der Bedürfnisse

Nach der Dauer und der Regelmäßigkeit lassen sich kontinuierliche, periodische und aperiodische Bedürfnisse einteilen. Analysiert man das Bedürfnis nach Krankenversorgung, dann zeigt sich, daß der größte Teil kontinuierlich, ein kleiner Teil periodisch und der geringste Teil aperiodisch anfällt. Dabei führen die kontinuierlich und periodisch auftretenden Bedürfnisse zum sogenannten Normalbedarf, die aperiodisch auftretenden zum sogenannten Katastrophenbedarf.

H. Geographische Verbreitung der Bedürfnisse

Auch die geographische Verbreitung kann zu einer Bedürfniseinteilung führen. Dabei gibt es universale, also überall vorkommende, und gebietsmäßig bedingte, also nur in bestimmten Gebieten anzutreffende Bedürfnisse. Das Bedürfnis nach Krankenversorgung ist als universales Bedürfnis zu kategorisieren, wenngleich Art und Umfang zum Teil erheblichen Schwankungen unterworfen sind, nicht nur nach Staaten und Erdteilen, sondern auch bereits nach Regionen innerhalb einzelner Staaten.

J. Anpassungsfähigkeit der Bedürfnisse an Einkommens- und Preisänderungen

Die Lösung einer Vielzahl wichtiger Probleme im Bereich des Krankenhaus- und Gesundheitswesens — vor allem die der Planung, Preisbildung und

Finanzierung — hängt von der detaillierten Kenntnis über die Reaktion der Nachfrage auf Einkommens- und Preisänderungen ab [4]).

Von der Elastizität des Einkommens her gesehen kann man zwei Gruppen von Bedürfnissen einteilen, elastische und unelastische. Unelastische Bedürfnisse sind gegeben, wenn die Nachfrage nach den betreffenden Gütern bei steigendem Einkommen absolut ansteigt, relativ dagegen abnimmt. Zu dieser Gruppe gehören in erster Linie die lebenswichtigen Bedürfnisse. Im Gegensatz dazu schwankt die Nachfrage nach Gütern elastischer Bedürfnisse weitaus erheblicher als das Einkommen (z. B. Luxusbedürfnisse). Vom Preis her betrachtet kann man bei den lebenswichtigen Bedürfnissen eine Elastizität der Nachfrage feststellen, die unter „1" liegt und zum Teil gegen „0" konvergiert. Nicht-lebenswichtige Güter dagegen weisen im Hinblick auf Preisänderungen eine Nachfrageelastizität auf, die in der Regel größer ist als „1".

Die Tatbestände der Einkommens- und der Preiselastizität sind darauf zurückzuführen, daß die Nachfrage nach einem Gut oder nach einer Dienstleistung zu einer Reduktion der insgesamt zur Verfügung stehenden Kaufkraft führt. Obwohl dies auch für die Nachfrage nach medizinischen Leistungen — Krankenhausleistungen gilt, bedarf es im Bereich des Gesundheitswesens bezüglich dieser Feststellung einiger Einschränkungen.

Einmal ist die Konsumentensouveränität bezüglich der Entscheidungen über die Nachfrage nach medizinischen Leistungen — Krankenhausleistungen weitgehend eingeschränkt. Autonom entscheidet der einzelne im Krankheitsfall nur darüber, ob er den Arzt aufsucht oder nicht. Alle anderen Entscheidungen über Art und Umfang der Leistungsnachfrage trifft der Arzt als der eigentliche Bedarfsbestimmer.

Zum anderen ist es das Versicherungsprinzip, das die direkte Einwirkung der Höhe des Einkommens und der Preise auf die Nachfrage nach Gesundheitsleistungen nicht unmittelbar zum Tragen kommen läßt. Für alle in den Versicherungsschutz einbezogenen medizinischen Leistungen — Krankenhausleistungen ist die Nachfrage nach diesen Leistungen nicht direkt mit einer Kaufkrafteinbuße verbunden, sondern nur indirekt über, von der Leistungsinanspruchnahme unabhängige, weitgehend einkommensproportionale Zahlungen von Versicherungsbeiträgen (oder auch Steuern). Dies gilt nicht nur für die sozialversicherten, sondern analog auch für die privatversicherten Patienten. Die Folge davon ist, daß für die sozialversicherten Patienten die Entscheidungen über die In-

---

[4]) Die nach Art und Umfang unzureichenden gesamtwirtschaftlichen Informationen im Bereich des Gesundheits- und Krankenhauswesens (sowohl in der Bundesrepublik Deutschland als auch im Ausland) sind der Grund dafür, daß die Überlegungen über die Einkommens- und Preiselastizitäten für medizinische Leistungen — Krankenhausleistungen bisher nur durch regionale und überregionale Bedarfsanalysen einzelner oder mehrerer Versorgungsgebiete empirisch abgesichert sind. Bei der relativen Gleichläufigkeit der Untersuchungsergebnisse dürften die daraus abgeleiteten theoretischen Aussagen über die Schichtung der Nachfrage nach medizinischen Leistungen — Krankenhausleistungen den tatsächlichen Gegebenheiten weitgehend entsprechen. Auch Untersuchungen über die Preiselastizität der Nachfrage nach Arzneimitteln kommen zu gleichgelagerten Ergebnissen (vgl. Maier-Rigaud, G.: Mehr Wettbewerb wäre angebracht, in: Sozialer Fortschritt, Heft 2/1973, S. 26 ff.).

anspruchnahme medizinischer Leistungen — Krankenhausleistungen im einzelnen Krankheitsfall nicht direkt von der Höhe des Einkommens oder der Preise determiniert werden. Bei den privatversicherten Patienten wirken sich Einkommenshöhe und Preise primär bei der generellen Entscheidung über den Abschluß des Versicherungsvertrages aus, bei der Inspruchnahme der Leistungen im Einzelfall dagegen nur insoweit, als eine Selbstbeteiligung an den jeweiligen Gesamtkosten der Behandlung vereinbart ist. Die Tendenz zur Vollversicherung bewirkt jedoch, daß sich die Privatversicherungen bezüglich ihres Einflusses auf die Einkommens- und Preiselastizität der Nachfrage nach medizinischen Leistungen — Krankenhausleistungen der Sozialversicherung annähern.

Diese auf dem Versicherungsprinzip beruhende zeitliche und quantitative Entkopplung von Leistungsinanspruchnahme und Kaufkraftreduktion im Bereich des Gesundheitswesens hat zur Folge, daß sich direkte Einkommens- und Preiselastizitäten nur für sogenannte Zusatzdienstleistungen feststellen lassen — z. B. zusätzliche Konsultation einer medizinischen Kapazität, zusätzliche Krankenpflege, Kuraufenthalt, prophylaktische gesundheitsfördernde Maßnahmen, Verbrauch von Stärkungsmitteln, zusätzlicher Komfort bei der Hotelleistung des Krankenhauses. Ein Teil dieser Zusatzleistungen läßt sich jedoch ebenfalls über private Zusatzversicherungen finanzieren.

Weiterhin sind es die nicht-monetären Komponenten des Einkommens und der Preise, die die direkten Einflüsse der Einkommens- und Preishöhe auf die Nachfrage nach Gesundheitsleistungen überlagern. Zurückzuführen darauf, daß der Patient bei der Erstellung der Gesundheitsleistung als Humanfaktor und „Bearbeitungsobjekt" unmittelbar in den Betriebsprozeß eingeschaltet ist (vgl. 1. Kapitel, Abschnitt I, C), kann die Leistungsinanspruchnahme — Arztbesuch oder Krankenhausaufenthalt — auf der einen Seite zu mehr indirekten Belastungen in Form von Einkommens- und Freizeiteinbußen führen. Auf der anderen Seite kann sie zu einer Verkürzung der Krankheitsdauer beitragen und damit die mit der Krankheit verbundene Einkommens- und Freizeiteinbuße reduzieren. Dazu kommt, daß bei der Inanspruchnahme medizinischer Leistungen auch direkte nicht-monetäre Belastungen entstehen, z. B. in Form von Zeitkosten für den Arztbesuch, Steigerungen der Arbeitsintensität beim Aufholen von Arbeitsrückständen oder persönlichen Unbequemlichkeiten beim Weg zum Arzt, beim Warten im Wartezimmer oder aber auch bei Diagnostik und Therapie.

Schließlich sei darauf hingewiesen, daß mit steigendem Einkommen der Informationsgrad über das Angebot an medizinischen Leistungen — Krankenhausleistungen und über die diagnostischen und therapeutischen Möglichkeiten steigt. Daraus kann sich sowohl eine stärkere Selektion bei der Inanspruchnahme medizinischer Leistungen — Krankenhausleistungen ergeben, verbunden mit einer Nachfragereduktion, als auch eine Nachfragesteigerung dergestalt, daß im allgemeinen nicht bekannte Speziallleistungen in Anspruch genommen werden.

Soweit das Gesundheitswesen also über die Sozialversicherung oder die Private Krankenversicherung finanziert wird, verlieren die direkten Einflüsse des Einkommens und der Preise auf die Höhe der Nachfrage nach Gesundheitsleistungen an Bedeutung. Sie werden von den indirekten, zum Teil auf nicht-monetären Komponenten des Einkommens und der Preise basierenden Einflüssen überlagert. Dabei ist festzustellen, daß die objektiv-notwendige Nachfrage nach Gesundheitsleistungen weitgehend unabhängig ist von den sowohl mehr indirekten Belastungen durch Einkommens- und Freizeiteinbußen als auch von den direkten nicht-monetären Belastungen, die sich aus der Inanspruchnahme von Gesundheitsleistungen ergeben. Die bedingt-notwendige und entbehrliche Nachfrage dagegen nimmt mit sinkender Einkommens- und Freizeiteinbuße sowie mit sinkenden nicht-monetären Direktbelastungen zu und umgekehrt. Alle zusätzlichen Gesundheitsleistungen erweisen sich als weitgehend einkommens- und preiselastisch.

Aussagen über die Einkommens- und Preiselastizität im Bereich des Gesundheitswesens bei direkter Finanzierung der Gesundheitsleistungen — unter Ausschaltung des Versicherungsprinzips — lassen sich nur aus einer Analyse der verschiedenartigen Gesundheitssysteme ableiten. Bei diesen, mehr theoretischen Überlegungen ist allgemein festzustellen, daß die Nachfrage nach medizinischen Leistungen — Krankenhausleistungen mit steigendem Einkommen absolut ansteigt, relativ dagegen abnimmt. Eine Verbesserung der Einkommenssituation indiziert absoluten und relativen Nachfragezuwachs in der Regel nur für bestimmte Arten oder Teile der Gesundheitsleistungen (z. B. Schönheitsoperationen, spezielle Zahnbehandlungen und Formen des Zahnersatzes, Komfort in Unterbringung und Verpflegung).

Betrachtet man die auf Preisänderung beruhende Reaktion der Nachfrage nach medizinischen Leistungen — Krankenhausleistungen, dann rechnet die Krankenversorgung, als Einheit genommen, zur Gruppe der unelastischen Bedürfnisse. Es zeigt sich jedoch, daß für die verschiedenen Teilbereiche auch unterschiedliche Preiselastizitäten der Nachfrage festzustellen sind. So ist der Teil der Gesamtnachfrage, der einem objektiv-notwendigen Bedürfnis an medizinischen Leistungen — Krankenhausleistungen entspricht, kurzfristig fast konstant und starr, innerhalb gewisser Grenzen also nur bedingt vom Preis abhängig. Für diesen Bereich verläuft die Nachfragekurve fast senkrecht. Das Verhältnis von Nachfrageänderung und Änderung des Angebotspreises konvergiert über weite Bereiche des Preises gegen „0". Wenn auch die auf einem bedingt-notwendigen Bedürfnis beruhende Nachfrage nicht ganz so starr ist, so geht man doch in der Annahme nicht fehl, daß sich auch dieser Nachfrageteil Preisänderungen gegenüber relativ unelastisch verhält. Die Nachfragekurve verläuft relativ steil, die Preiselastizität der Nachfrage liegt zwischen „0" und „1". Die einem entbehrlichen Bedürfnis entsprechende Nachfrage dagegen verhält sich Preisveränderungen gegenüber weitaus elastischer. Für die Nachfragekurve folgt daraus, daß sie relativ flach verläuft, für die Preiselastizität der Nachfrage, daß sie größer als „1" ist.

II. Ermittlung des Bedarfs an Krankenhausleistungen

A. Normative (programmatische) Bedarfsprognose für Krankenhausleistungen

Sinn der betrieblichen Betätigung im Krankenhaus ist, den objektiv- und bedingt-notwendigen Bedarf des jeweils in Frage kommenden potentiellen Benutzerkreises an Krankenhausleistungen zu decken, und zwar unter den gegebenen Umständen bestmöglich. Unter objektiv- und bedingt-notwendigem Bedarf ist derjenige Individualbedarf (Existenz- und Kulturbedarf) zu verstehen, dessen Befriedigung aufgrund ethisch-kultureller, gesundheitspolitischer und gesamtwirtschaftlicher Grundsatzentscheidungen im Hinblick auf das Sozialprodukt und den Wohlstand notwendig erscheint und damit dringlicher ist als die Befriedigung anderer Bedarfe. Tatbestandsmerkmal für diese Grundsatzentscheidungen ist, daß bei einer abgrenzbaren Zahl von Patienten die diagnostischen, therapeutischen, pflegerischen und versorgungstechnischen Mittel des Krankenhauses — personeller und sachlicher Art — die alleinige Voraussetzung für eine Heilung, Besserung oder Linderung bestimmter Krankheiten und Leiden bieten. Dabei basieren die Entscheidungen der Gemeinschaft über die Notwendigkeit der Krankenhausversorgung im Einzelfall auf der sich aus den Feststellungen urteilsfähiger und unbefangener Ärzte ergebenden Dringlichkeitsgruppierung des Bedarfs nach Krankenhausleistungen (objektiv- oder bedingt-notwendig — entbehrlich). Diese Bewertung muß jedoch nicht mit der durch den medizinisch nicht vorgebildeten Einzelmenschen übereinstimmen; die subjektiv empfundene Dringlichkeit kann die von der Gemeinschaft zugemessene Bedeutung übersteigen oder auch darunter liegen. Ist die subjektiv empfundene Dringlichkeit größer als die gesamtwirtschaftlich zugemessene Bedeutung, dann besteht neben dem notwendigen Bedarf auch ein entbehrlicher Bedarf. Angemerkt sei, daß der notwendige Bedarf auch diejenigen Krankenhausleistungen einschließt, die der Befriedung relativer Sozialbedürfnisse an Krankenhausversorgung dienen (z. B. Unterbringung in Infektionsabteilungen, in Gefängniskrankenhäusern).

Prognosen über den künftigen Bedarf an Krankenhausleistungen und alle damit verbundenen Entscheidungen über das künftige Angebot an Krankenbetten betreffen mithin den notwendigen Bedarf an Krankenhausversorgung. Sie berücksichtigen nicht so sehr die individuellen Vorstellungen der Einzelmenschen als vielmehr die Gegebenheiten der medizinischen Wissenschaft sowie die daraus abgeleiteten Ansichten und medizinisch und sozial motivierten Zielvorstellungen über die Notwendigkeit und Dringlichkeit der Krankenhausversorgung bei bestimmten Krankheiten und Leiden. Insofern unterscheiden sich Bedarfsprognosen im Bereich des bedarfswirtschaftlich orientierten Krankenhaus- und Gesundheitswesens von denen der Erwerbsbetriebe, die sich bei ihren Kapazitätsplanungen allein nach der subjektiv motivierten Bedarfsstruktur der Einzelmenschen richten.

Ausgehend davon, daß Überlegungen um das künftig notwendige Bettenangebot von Art und Umfang des Bedarfs ausgehen, der im Hinblick auf das von der Allgemeinheit verfolgte Ziel einer optimalen Gesundheitsfürsorge und Krankenversorgung als notwendig bezeichnet werden muß, empfiehlt es sich, im Bereich des Krankenhaus- und Gesundheitswesens von „normativen" oder auch „programmatischen" Bedarfsprognosen zu sprechen. Angaben über den Bedarf an Krankenhausleistung und, darauf aufbauend, über das notwendige Angebot an Krankenbetten implizieren mithin Norm- oder Programmwerte für die Zahl der Krankenhauspatienten und deren Aufenthaltsdauer im Krankenhaus, abgeleitet aus den Zielvorstellungen der Gemeinschaft über Art und Umfang der notwendigen Krankenhausversorgung. Bei den nachstehenden Ausführungen über die Determinanten des Bettenbedarfs und deren Einflußgrößen geht es also, soweit es sich um Planwerte für Bedarfsprognosen handelt, um Norm- oder Programmvorstellungen über den notwendigen Bedarf an Krankenhausleistungen.

B. Kapazitätsbegriff

Von der Sekundärleistung des Krankenhauses ausgehend ist Leistungseinheit der Krankenhausversorgung der sogenannte Pflegetag als Ausdruck der Tagesleistung für einen Patienten. Dabei setzt sich der Pflegetag aus einer Reihe verschiedenartiger Teilleistungen zusammen, deren Art und Umfang mit der unterschiedlichen Inspruchnahme der Leistungsstellen im Pflege-, Behandlungs- und Versorgungsbereich wechseln. Ausgehend vom Pflegetag wird die Kapazität eines Krankenhauses durch die Zahl der möglichen Unterbringungstage und damit durch die Zahl der Krankenbetten definiert. Im Anschluß daran wird auch der Bedarf an Krankenhausleistungen im allgemeinen durch die Zahl der notwendigen Krankenbetten zur Unterbringung der Patienten beziffert. Diese Übung darf jedoch nicht darüber hinwegtäuschen, daß die Kapazität eines Krankenhauses und der Bedarf an Krankenhausleistungen durch die Zahl der möglichen Unterbringungstage und durch die Zahl der Betten nicht eindeutig bestimmt ist. Erst die Zahl aller notwendigen Einzelleistungen im Pflege-, Behandlungs- und Versorgungsbereich kann die Gesamtkapazität des Krankenhauses und damit auch die Gesamtleistung der Krankenhausversorgung zum Ausdruck bringen. Diese Feststellung gewinnt an Bedeutung, wenn man die Veränderungen in der Leistungsstruktur des Krankenhauses (Intensivierung der semistationären und ambulanten Krankenhausversorgung) berücksichtigt.

Bei der allgemeinen Übung, den Bedarf an Krankenhausleistungen durch die Zahl der Betten zu bestimmen, wird unterstellt, daß die Leistungen im Behandlungs- und Versorgungsbereich (Operationsleistungen, Röntgenleistungen, Küchenleistungen, Wäschereileistungen usw.) eine eindeutige Funktion der Leistung „Unterbringung" sind.

$$KV = u + a(u) + b(u) + c(u) \ldots\ldots + n(u)$$

Sicher läßt sich als Mittelwert für eine Vielzahl von Krankenhäusern eine bestimmte Relation zwischen der Zahl der Betten und der zur ärztlichen Behandlung und zur Versorgung notwendigen Kapazitäten im Behandlungs- und Versorgungsbereich erkennen (z. B. 4,5 Röntgenleistungen/Patient, 30 Laborleistungen/Patient, 3 kg Wäsche/Patient und Tag). Für den Einzelfall aber hängen diese Relationen von dem Typ des Krankenhauses (Art und Schwere der Krankheiten der Patienten), von den Gewohnheiten der Ärzte oder auch vom allgemeinen Standard des Krankenhauses ab. Die sich daraus im einzelnen ergebenden Probleme beeinflussen die Bestimmung der Kapazitäten der Leistungsstellen und sind allen denjenigen bekannt, die sich in der Praxis um die Betriebs- und Bauplanung der Krankenhäuser bemühen.

Man kann also feststellen, daß es bei Kapazitätsüberlegungen bis zu einem gewissen Grade den praktischen Belangen, vor allem denen der Regionalplanung, entsprechen kann, den Bedarf an Krankenhausleistungen durch die Zahl der notwendigen Unterbringungstage und damit der notwendigen Krankenbetten auszudrücken. Auch die nachstehenden Darstellungen zur Bedarfsermittlung und Regionalplanung gehen von diesem Kapazitätsbegriff aus. Man muß sich allerdings dabei bewußt sein, daß die Leistungsstruktur im Krankenhaus vielschichtig ist und daß die Festlegung der notwendigen Bettenzahl die Kapazität des Krankenhauses noch nicht eindeutig definiert. Es bedarf vielmehr ergänzender Feststellungen bezüglich der Kapazitäten im Behandlungs- und Versorgungsbereich; dies um so mehr, als der semistationäre und ambulante Leistungsbereich in der Bettenzahl des Krankenhauses keinen Niederschlag findet.

Erwähnt sei weiterhin, daß, von der Primärleistung des Krankenhauses ausgehend, Leistungseinheit der Patient ist, unabhängig davon, ob er vollstationär, semistationär oder ambulant versorgt wird. Berücksichtigt man die zunehmende Tendenz zur Integration aller ambulanten, semistationären und vollstationären Einrichtungen der Krankenversorgung und Gesundheitsfürsorge (vgl. Abschnitt IV dieses Kapitels), dann empfiehlt sich, bei Kapazitätsüberlegungen im Gesundheitswesen grundsätzlich vom Patienten als Leistungseinheit auszugehen. Dabei bedarf es allerdings ergänzender Angaben zu den Kapazitäten der Sekundärleistungen im Krankenhaus zu Art und Umfang der Unterbringung, Verpflegung, Diagnostik, Therapie, Pflege und allgemeinen Versorgung. Der Vorteil eines derartigen generalisierten und zugleich differenzierten Leistungs- und Kapazitätsbegriffes liegt einmal darin, daß die Leistungen und Kapazitäten aller Betriebe auf sämtlichen Versorgungsstufen des Gesundheitswesens einheitlich, eindeutig und differenziert definiert werden könnten. Zum anderen ist es, ausgehend vom Patienten als Leistungseinheit, möglich, die mit den steigenden Kosten der Gesundheit immer dringender notwendig werdenden interinstitutionellen Kosten-Nutzen-Vergleiche durchzuführen.

Ausgehend von einem bestimmten, zahlenmäßig fixierten Bettenangebot ergibt sich neben der quantitativen Kapazität (Zahl der möglichen Unterbringungstage) eine intensitätsmäßige und eine qualitative Kapazität dieses Bettenangebotes. Dabei wird die intensitätsmäßige Kapazität durch den Patientendurchgang (vgl. dazu Band II dieses Buches, 2. Kapitel, Abschnitt V, E), die qualitative Kapazität durch die Unterbringungsdichte (Zahl der Krankenbetten pro Krankenzimmer) definiert. Zwischen der quantitativen Kapazität auf der einen Seite und der intensitätsmäßigen und/oder qualitativen auf der anderen Seite bestehen Möglichkeiten der peripheren Substitution. So ist sehr wohl denkbar, bei steigender Nachfrage auf eine Erhöhung der quantitativen Kapazität zu verzichten und sich intensitätsmäßig (Verkürzung der Verweildauer — Steigerung des Patientendurchganges) oder auch qualitativ (Überbelegung der Krankenzimmer) an den gestiegenen Bedarf anzupassen, zumindest vorübergehend und bis zu einer gewissen Grenze. Die Erfahrungen der Krankenhauspraxis bestätigen diese Feststellung. In aller Regel entschließt sich ein Krankenhaus erst dann zu einer baulichen Erweiterung seiner Bettenkapazität, wenn die vorhandenen intensitätsmäßigen und qualitativen Reservekapazitäten erschöpft und eine weitere Verkürzung der Verweildauer und/ oder eine Steigerung der Überbelegung ärztlich-pflegerisch nicht mehr vertretbar oder aus anderen Gründen nicht mehr möglich sind.

Mithin implizieren alle Kapazitätsüberlegungen, die von der Zahl der möglichen Unterbringungstage und damit von der Zahl der Krankenbetten ausgehen, gleichzeitig eine bestimmte intensitätsmäßige und qualitative Kapazität. Abweichungen von diesen der Bettenzahl als Kapazitätsbegriff inhärenten Optimalvorstellungen über die intensitätsmäßigen und qualitativen Kapazitäten können zu einer Erhöhung oder auch Verminderung der möglichen Krankenhausleistungen führen[5]).

C. Methoden für die Ermittlung des Bettenbedarfs

1. Bestimmungsfaktoren für den Bettenbedarf

Ausgehend von einem bestimmten Gebiet wird der Bedarf an Krankenbetten (B) von folgenden Faktoren bestimmt:

a) Zahl der Krankenhausfälle (F)

b) Aufenthaltsdauer der einzelnen Patienten im Krankenhaus (Verweildauer = V)

c) Ärztlich-pflegerisch notwendige Kapazitätsreserve (Belegungsgrad = A)

---

[5]) Während eine intensitätsmäßige Anpassung an steigende Nachfrage eine progressive Kostenentwicklung indiziert, hat eine qualitative Anpassung einen degressiven Kostenverlauf zur Folge, dem bei gesamtwirtschaftlicher Betrachtung allerdings Negativerträge auf seiten des Patienten oder in anderen Bereichen des Gesundheitswesens gegenüberstehen können.

Zahlenmäßig errechnet sich aus diesen Faktoren der Bedarf wie folgt:

$$B = \frac{F \cdot \frac{\sum_{F=1}^{F=n} V}{F}}{365 \cdot A} = \frac{\sum_{F=1}^{F=n} V}{365 \cdot A}$$

2. Morbiditätsdeterminierte Bedarfsermittlung

Von den drei Bestimmungsfaktoren für den Bettenbedarf läßt sich die ärztlich-pflegerisch notwendige Kapazitätsreserve (Belegungsgrad) eines Krankenhauses festlegen und für die Bettenbedarfsrechnung normativ vorgeben. Dagegen bereiten sowohl die Ermittlung des Gesamtbedarfs an Krankenhausfällen als auch die Abgrenzung der verschiedenen Bedarfskategorien und die damit verbundene Aussonderung des sogenannten entbehrlichen Bedarfs erhebliche Schwierigkeiten und werfen eine Vielzahl von Problemen auf [6]). Dies trifft gleichermaßen für die Verweildauer zu. Auch hier zeigt die Praxis, daß die Frage der notwendigen (ärztlich-pflegerisch indizierten) Verweildauer nicht

---

[6]) Versucht man, für die Praxis der Bettenbedarfsermittlung Art und Umfang des notwendigen Bedarfs zu bestimmen, dann zeigt sich, daß sich der Dringlichkeitsgrad der drei Bedarfsgruppen im Laufe der Zeit verschiebt. Bei einigen Krankheiten wird mit den Fortschritten in den Behandlungsmethoden und -möglichkeiten eine Krankenhausbehandlung überflüssig, während man sich bei anderen, als unheilbar geltenden Krankheiten durch eine stationäre Krankenhausbehandlung einen Erfolg verspricht. Neben diesen Verlagerungen der Aufgabenverteilung zwischen den verschiedenen Bereichen der Krankenhausversorgung lassen sich Veränderungen in der Häufigkeit und/oder Heftigkeit des Auftretens bestimmter Krankheiten feststellen. Viele dieser Veränderungen verlaufen stetig, einige mutativ. Aber auch der Übergang vom bedingt-notwendigen zum objektiv-notwendigen Bedarf ist fließend. Die zunehmende Zahl der Krankenhausbindungen ist ein Beispiel dafür. Dabei kann eine solche Veränderung der Dringlichkeitsgrades mit dem Fortschritt der medizinischen Wissenschaft, mit sozialpolitischen oder mit gesundheitspolitischen Entscheidungen im Zusammenhang stehen. Ebenso kann ein Wandel in den gesellschaftlichen Anschauungen und in der öffentlichen Meinung eine Rolle spielen. So z. B. zeigen alle die Fälle, die wegen fehlender häuslicher Pflege (alle erwachsenen Familienangehörigen sind berufstätig) ins Krankenhaus eingewiesen werden, eine wachsende Dringlichkeit des Bedarfs, und zwar nicht nur aus der subjektiven Sicht der Einzelmenschen, sondern, als Folge der Veränderung der Familienstruktur, auch aus der mehr objektiven Sicht der Gemeinschaft. Ähnlich verschieben sich die Grenzen zwischen dem bedingt-notwendigen und dem entbehrlichen Bedarf. Früher war es selbstverständlich, kranke alte Menschen zu Hause zu pflegen. Ihre Krankenhauspflege rechnete also zum entbehrlichen Bedarf. Unter den heutigen Verhältnissen kann die persönliche Belastung der Angehörigen durch die Pflege kranker alter Menschen in vielen Fällen das objektiv zumutbare Maß übersteigen, so daß man die Altenpflege durchaus zur Kategorie des bedingt-notwendigen Bedarfs rechnen kann.

Mit der Ausweitung der beiden Bedarfskategorien objektiv-notwendig und bedingt-notwendig geht beinahe zwangsläufig eine Ausweitung des entbehrlichen Bedarfs einher. Die subjektive Überschätzung der medizinisch-technischen Hilfsmittel des Krankenhauses, die persönliche Bequemlichkeit und auch andere subjektive Gründe, die einen von der Gemeinschaft her als entbehrlich einzustufenden Bedarf an Krankenhausleistungen entstehen lassen, nehmen laufend zu. Nach Harych hat eine Überprüfung der Krankenhauseinweisungen in vier Kreisen der DDR ergeben, daß in 88,82% ein objektiv-notwendiger Bedarf vorlag, in 10,43% ein bedingt-notwendiger und daß in 0,75% die Einweisung unbegründet (entbehrlich) war (Vortrag von Harych, H., Berlin, über: Grundlagen für die Ermittlung des Bedarfs an Krankenhausbetten aus ambulanter Sicht, anläßlich des II. Internationalen Symposions „Organisation und Bau von Gesundheitseinrichtungen", Oktober 1966 in Rostock-Warnemünde, in: Das stationäre und ambulante Gesundheitswesen — Planung, Organisation, Bau und Betrieb, Band 10, Berlin 1967).

leicht beantwortet werden kann. Den tatsächlichen Gegebenheiten und Notwendigkeiten entsprechende Angaben lassen sich nur aus der Morbiditätsstruktur der Bevölkerung ableiten.

Voraussetzung für eine von der Morbiditätsstruktur der Bevölkerung ausgehende Ermittlung des notwendigen Gesamtbedarfs an Krankenhausleistungen (Zahl der Krankenhausfälle und deren Verweildauer) — morbiditätsdeterminierte Bedarfsermittlung — ist eine aussagefähige, die Gesamtbevölkerung umfassende Morbiditätsstatistik. Aufgrund der daraus gewonnenen Informationen über das Auftreten der verschiedenen Krankheiten müssen Art und Umfang der für den einzelnen Krankheitsfall notwendigen Krankenversorgung (vor allem Behandlungskategorie — ambulante, semistationäre, stationäre Behandlung — und Verweildauer) fixiert und, unter Korrelation mit der Einwohnerzahl zur Gesamtzahl der Behandlungsfälle — Krankenhausfälle, differenziert nach Behandlungskategorien und Krankheitsarten, hochgerechnet werden. Dabei sind künftige Entwicklungen im Krankengut und in den medizinischen, technischen und organisatorischen Möglichkeiten der Diagnostik und Therapie entsprechend zu berücksichtigen. Sowohl Durchführungsschwierigkeiten und Aufwendigkeit der Morbiditätsstatistik als auch die Problematik der Koordinierung der verschiedenen ärztlichen Lehrmeinungen bezüglich Art und Umfang der notwendigen Krankenversorgung und Behandlungskategorien im Einzelfall sind der Grund dafür, daß die morbiditätsdeterminierte Bedarfsermittlung bisher noch nicht angewendet wird, abgesehen von regional begrenzten pilot studies in den USA, Großbritannien[7], UdSSR sowie von Untersuchungen auf Teilgebieten der Krankenversorgung (z. B. psychiatrische Krankenversorgung). Es ist jedoch damit zu rechnen, daß künftig die mit den Mitteln und Möglichkeiten der EDV erstellten medizinischen Datenbänke alle Morbiditätsinformationen für die Gesamtbevölkerung zur Verfügung stellen können und auf diese Weise die Voraussetzungen für die Anwendung der morbiditätsdeterminierten Bedarfsermittlung im Bereich des Krankenhaus- und Gesundheitswesens schaffen[8].

3. Mortalitätsorientierte Bedarfsermittlung

Die in den USA vereinzelt angewendete Methode der mortalitätsorientierten Bedarfsermittlung geht davon aus, daß eine feste Relation zwischen der Zahl der Krankenhaussterbefälle und dem Bettenbedarf besteht. Statistische Untersuchungen über längere Zeiträume zeigen, daß auf einen Krankenhaussterbefall ein Bedarf von 0,5 Krankenhausbetten der Allgemeinen Krankenversorgung entfallen. Diese Methode hat zwar gegenüber der morbiditätsdeter-

---

[7]) Besonders aufschlußreich sind in diesem Zusammenhang die vom Department of Clinical Epidemiology and Social Medicine, St. Thomas's Hospital Medical School, London, S. E. 1., durchgeführten Untersuchungen — „Lambeth Health Survey" —.

[8]) Mit Ausbau und Intensivierung der Statistik im Bereich des Gesundheitswesens hat sich ausführlich die Weltgesundheitsorganisation auf einer Europäischen Konferenz zum Thema „A System of Demographic, Manpower and Social Statistics" im März 1971 befaßt (vgl. Conf. Eur. Stats./WG. 36/3 — EURO 4913/3).

minierten den Vorteil, daß Mortalitätsdaten besser erreichbar sind. Sie dürfte jedoch der Vielzahl der Einflußfaktoren auf den Bettenbedarf, vor allem aber der künftigen medizinischen, technologischen, demographischen und sozioökonomischen Entwicklung kaum gerecht werden.

4. Angebotsorientierte Bedarfsermittlung

Auf den Mangel an umfassenden und detaillierten Informationen über die Morbidität der Bevölkerung ist zurückzuführen, daß bis heute noch keine medizinisch begründeten und allgemeingültigen Vorstellungen über den tatsächlich notwendigen Bedarf an Krankenhausleistungen bestehen. Aus diesen Gründen hat man bei Überlegungen über den Bettenbedarf immer wieder versucht, vom Angebot an Krankenbetten in der Vergangenheit Rückschlüsse auf den künftigen Bedarf zu ziehen. Dabei liegt es in der Vielschichtigkeit der Bedarfsstruktur begründet, daß derartige Rechnungen meist schon im Ansatzpunkt fehlerhaft sind; denn Angebot an Krankenbetten in der Vergangenheit und notwendiger künftiger Bedarf dürften nur in Ausnahmefällen identisch sein.

Viele heute noch übliche Methoden der Bettenbedarfsermittlung gehen von makroökonomischen Zahlen über das Bettenangebot in der Vergangenheit aus. Welche Zahlen den Berechnungen im einzelnen zugrunde gelegt werden, ist dabei verschieden. Unterschiedlich ist auch der Grad der möglichen Übereinstimmung des sich aus solchen Berechnungen ergebenden Bedarfs mit dem tatsächlichen Bedarf.

Ein immer wieder herangezogener Anhaltswert für den Bedarf an Krankenhausleistungen ist die sogenannte Bettenziffer, die Zahl der vorhandenen Krankenbetten, bezogen auf die Zahl der Einwohner eines bestimmten Gebietes (in der Regel auf 1000 Einwohner).

Die primitivste Form der Bettenziffernrechnung stellt sich wie folgt dar:
In der BRD errechnet sich für 1970 bei 61,5 Millionen Einwohnern und einem Gesamtangebot von 683 254 Krankenbetten eine Bettenziffer von 11,1. Mit anderen Worten, für 1000 Einwohner im Bundesgebiet stehen im Mittel 11,1 Krankenbetten zur Verfügung. Beträgt die Einwohnerzahl einer Region 1,5 Millionen, dann errechnet sich unter Zugrundelegung der Bettenziffer von 11,1 ein Bedarf von 16 650 Krankenbetten. Sind zur Zeit nur 10 500 Krankenbetten vorhanden, dann macht der Fehlbetrag also 6150 Krankenbetten aus.

Diese bis vor wenigen Jahren im In- und Ausland am häufigsten angewandte und auch heute in einer Reihe von Bedarfsermittlungen noch praktizierte sogenannte „einfache Bettenziffernrechnung" ist für die Praxis der Bettenbedarfsermittlung völlig unzureichend. Einmal werden die Faktoren „Verweildauer", „Belegung" und „regionale Unterschiede in der Krankenhaushäufigkeit" außer acht gelassen. Auch die Frage, ob das bisherige Bettenangebot im Bundesgebiet ausreichend oder übersetzt war, bleibt völlig unberücksichtigt, vor allem aber der Umstand, daß die Gesamtbettenziffer sowohl die Betten für die Allgemeine als auch für die Besondere Krankenversorgung einschließt. Da der Bettenbedarf in der Regel jedoch entweder für die Allgemeine Krankenversorgung oder für einzelne Gruppen der Besonderen Krankenversorgung ermittelt wird, ist die Gesamtbettenziffer ohne großen Aussagewert. Nimmt man sie trotzdem als Maßstab für den Bedarf an allgemeinen Krankenbetten (wie das oft geschehen ist und vielfach noch geschieht), dann kommt man zwangsläufig zu einer Überhöhung des Bettenangebotes. Wenn eine solche Rechnung in der Vergangenheit nur selten zu Fehlinvestitionen geführt hat, so ist das allein darauf zurückzuführen, daß entweder nur ein Teil des ermittelten Gesamtbedarfs baulich realisiert wurde, die Bevölkerung im Laufe der Zeit angestiegen ist oder umliegende Gebiete mitversorgt werden.

In Erkenntnis dieser Mängel wurde die „verfeinerte Bettenziffernrechnung" entwickelt, die heute im In- und Ausland in den verschiedensten Variationen angewendet wird. In dieser Rechnung wird das Gesamtangebot an Krankenbetten bereits aufgegliedert nach den Krankenhäusern, die der Allgemeinen Krankenversorgung dienen und überwiegend kurze Verweildauer haben, und nach den Sonderkrankenhäusern mit überwiegend langer Verweildauer.

Geht man so vor, dann errechnet sich 1970 für die Allgemeine Krankenversorgung im Bundesgebiet eine Bettenziffer von 7,43. In dem oben angeführten Beispiel ergibt sich danach ein Gesamtbedarf von 11 145 Krankenbetten, mithin ein Fehlbedarf von nur 645 Krankenbetten.

Eine weitere Verfeinerung bringt die Orientierung an einer nach Bundesländern differenzierten Bettenziffer (vgl. Tabelle 1), die der regionalen Streuung der Krankenhaushäufigkeit und Krankenhausfreudigkeit Ausdruck geben soll.

In Einzelfällen gliedert man die Bettenziffern auch nach den wichtigsten Fachdisziplinen auf, vor allem innerhalb der Gruppe der Allgemeinen Krankenversorgung. Eine weitere Verfeinerung wird dadurch erzielt, daß man unter Berücksichtigung des gegenwärtigen Belegungsgrades das notwendige Bettenangebot bei Normalbelegung festlegt und dann die Bettenziffer errechnet.

Beispiel: Bettenangebot — 9750 Betten; Belegungsgrad — 90,5 %; Bevölkerung 1,5 Millionen Einwohner; Bettenziffer — 6,5; notwendiges Bettenangebot bei Normalbelegung (85 %) 10 650 Betten; berichtigte Bettenziffer 7,075.

Weitere Verfeinerungen dieser Methode bestehen darin, die Bettenziffern getrennt nach Altersgruppen, Geschlecht und den hauptsächlichen ärztlichen Fachdisziplinen der Allgemeinen Krankenversorgung (Innere Medizin, Chirurgie, Geburtshilfe und Pädiatrie) zu ermitteln oder nach der Art der Besiedlung (unterschiedliche Bettenziffern für Stadt-, Land- oder Vorortsbevölkerung) zu differenzieren.

In Großbritannien geht man von der sogenannten „kritischen Bettenziffer" aus, abgeleitet aus dem gegenwärtigen Bettenangebot und dem sich aus der „Warteliste" nach Krankenbetten ergebenden latenten Bedarf.

Die sogenannte „vergleichende Bettenziffernrechnung" schließlich basiert auf einem Bettenziffernrichtwert, der in einer Region, in der nach allgemeiner Erfahrung und Anschauung zwischen Bedarf und Angebot an Krankenbetten ein ausgewogenes Verhältnis besteht, ermittelt worden ist.

Tabelle 1: Bettenziffern (planmäßige Krankenbetten je 1000 Einwohner) nach Bundesländern (1969 und 1970)

Bundesland	Bettenziffern					
	Insgesamt		Allgemeine Krankenversorgung		Besondere Krankenversorgung	
	1969	1970	1969	1970	1969	1970
Schleswig-Holstein	10,3	10,4	5,4	5,6	4,9	4,8
Hamburg	10,8	11,2	9,0	9,4	1,8	1,8
Niedersachsen	9,8	9,8	6,6	6,7	3,2	3,1
Bremen	10,9	11,4	9,3	9,3	1,6	2,1
Nordrhein-Westfalen	10,9	11,1	9,4	8,2	1,5	2,9
Hessen	11,5	11,6	6,6	6,6	4,9	4,0
Rheinland-Pfalz	11,5	11,6	7,4	7,4	4,1	4,2
Baden-Württemberg	11,2	11,1	6,9	6,7	4,3	4,4
Bayern	11,0	11,2	7,1	7,6	3,9	3,6
Saarland	11,1	11,1	8,9	9,0	2,2	2,1
Berlin-West	15,8	16,3	10,8	10,9	5,0	5,4
Bundesgebiet mit Berlin-West	11,1	11,2	7,4	7,5	3,7	3,7

Bei näherer Betrachtung kann die Bettenziffernrechnung weder in der einfachen Form noch mit allen ihren Varianten methodisch befriedigen. Ausgehend von der gegenwärtigen Relation der Krankenbetten zur Bevölkerung berücksichtigt sie von der Vielzahl der Determinanten für den künftigen Bedarf allein die demographischen Veränderungen. Abgesehen davon, daß die gegenwärtige Situation der Verweildauer und meist auch der Belegung nicht untersucht und in die Extrapolation für die Zukunft einbezogen werden, läßt sie die Frage außer acht, inwieweit das Angebot in der Vergangenheit ausreichend oder übersetzt war. Vor allem aber bleibt völlig unberücksichtigt, daß Bettenbedarfsüberlegungen immer in die Zukunft gerichtet sind und daß das gegenwärtige Bettenangebot keinerlei Rückschlüsse auf die Entwicklungstendenzen der Determinanten des Bettenbedarfs erlaubt. Schließlich wird bei diesen Methoden auch noch übersehen, daß sich das Bettenangebot in der Allgemeinen Krankenversorgung nicht gleichmäßig über eine Region verteilt, sondern daß bestimmte Krankenbetten (für bestimmte ärztliche Fachabteilungen oder bestimmte Spezialbehandlungen) zentral vorgehalten werden. Das aber bedeutet, daß je nach der Zielsetzung der Krankenhäuser die Abwanderung in überörtliche Krankenhäuser oder auch die Zuwanderung aus anderen Regionen berücksichtigt werden müssen. Für eine solche gebietsmäßige Staffelung des Bettenangebotes generelle Bettenziffern ableiten zu wollen (etwa abgestuft nach dem Grad der Industrialisierung), wie dies im Bundesgebiet bei

Regionalplanungen auf Landesebene zum Teil versucht worden ist, dürfte in jedem Fall zu Fehlschlüssen verleiten; denn einmal hängt die sinnvolle Staffelung des Bettenangebotes von der gebietsmäßig recht unterschiedlichen Bevölkerungsdichte, Verkehrsverbindung, Struktur der Krankenhausträger usw. ab, vor allem aber von dem im allgemeinen bereits bestehenden System der Krankenhausversorgung.

5. Inanspruchnahmeorientierte Bedarfsermittlung

Die Bettenziffernrechnung, sowohl in der einfachen Form als auch in den verschiedenen Variationen, kann nur recht globale Aussagen über Art und Umfang der bisher in Anspruch genommenen Krankenhausleistungen vermitteln. Meist bringt sie nur die gegenwärtige Angebotsstruktur an Krankenbetten zum Ausdruck, ungeachtet der Tatsache, daß jede Bedarfsermittlung eine in die Zukunft gerichtete Rechnung sein soll. In Erkenntnis dieser Mängel ist die inanspruchnahmeorientierte Bedarfsermittlung — analytische Bettenbedarfsrechnung genannt — entwickelt worden. Anstelle der Bettenziffern werden hierbei die tatsächlichen Leistungen in der Vergangenheit anhand der Zahl der Krankenhausfälle, den Verweildauern und Belegungen analysiert und zum vorhandenen Bettenangebot und zur Bevölkerung in Beziehung gebracht. Gleichzeitig werden die Entwicklungstendenzen der den Bettenbedarf beeinflussenden Faktoren verfolgt, auch unter Beachtung gesundheits- oder sozialpolitischer Grundsatzentscheidungen, und damit ihre voraussichtliche Entwicklung für die Zukunft soweit wie möglich berücksichtigt. Nur eine solche, mehr analytische Rechnung kann den Einflußfaktoren des Bettenbedarfs der Struktur und Entwicklung nach gerecht werden.

Gerade der Umstand, daß die Entwicklung des notwendigen Bedarfs an Krankenhausleistungen von einer Vielzahl von Imponderabilien abhängt, rechtfertigt die Forderung nach totaler Information über die Inanspruchnahme der Krankenhausleistungen in der Vergangenheit und Gegenwart und über die Entwicklung der Einflußfaktoren in der Zukunft. Alle den Bettenbedarf beeinflussenden Faktoren primärer und sekundärer Art sollten soweit wie möglich erfaßt, quantifiziert und in die Überlegungen einbezogen werden. Vielfach werden Ansätze zur Verfeinerung der Bettenbedarfsberechnung heute noch mit der Begründung abgelehnt, das Unwägbare beim Bettenbedarf sei gegenüber dem Rechenbaren so groß, daß sich eine eingehende Analyse aller erfaßbaren Faktoren nicht lohne; außerdem wird in Unkenntnis der Bedarfsstruktur und der bedarfstheoretischen Zusammenhänge immer wieder angeführt, daß der Bedarf an Krankenhausleistungen allein vom Angebot an Krankenbetten bestimmt wird. Die Praxis der analytischen Bedarfsermittlung, die in ihren Grundzügen im folgenden Abschnitt dargestellt wird, zeigt jedoch, daß sich ein Großteil der Einflußfaktoren sehr wohl erfassen, berechnen und damit auch berücksichtigen läßt. Wenn bei den bisherigen Methoden die Fehlüberlegungen nur selten offensichtlich geworden sind, dann nur deshalb, weil für die meisten Großräume des Bundesgebietes das Gesamtangebot an Krankenbetten dem ständig zunehmenden Bedarf kaum folgen konnte. Außerdem zeigt eine genaue Analyse des heutigen Bettenangebotes, daß zum Teil bereits strukturelle Fehlleitungen vorliegen, zum Teil auch mangelnde Voraussicht zu unorganischen Erweiterungen, Umdispositionen oder auch Überhöhungen des Bettenangebotes geführt hat. Dabei ist die Gefahr, die von fehlgeleiteten Einzelplanungen ausgeht, noch nicht so groß, wie die der fehlgeleiteten Regional- oder Landesplanungen.

D. Inanspruchnahmeorientierte Bedarfsermittlung

1. Phasen der Bedarfsermittlung

Im Gegensatz zur Bettenziffernrechnung baut die analytische Bettenbedarfsrechnung auf einer Detailanalyse der Inanspruchnahme der Krankenhäuser in der Vergangenheit und Gegenwart auf[9]). Ausgehend von den Krankenhausfällen, der Verweildauer und der Belegung in der Vergangenheit wird versucht, die voraussichtliche Entwicklung dieser drei Determinanten des Bettenbedarfs zu erfassen und in die Überlegungen einzubeziehen, um auf diese Weise dem tatsächlich in Zukunft notwendigen Bedarf näherzukommen. Wenn man so will, wird man bei einer solchen Rechnung vier Phasen der Bedarfsermittlung unterscheiden müssen:

a) Totale Information über die Inanspruchnahme der Krankenhäuser in der Vergangenheit und Gegenwart (Analyse des Bettenangebotes, der Krankenhausfälle, der Verweildauer, der Belegung, der Patientenwanderungen — Zu- und Abwanderungen — usw.).

b) Totale Information über die Entwicklungstendenzen der Determinanten des Bettenbedarfs.

c) Berücksichtigung nichtquantifizierbarer Unwägbarkeiten für den künftigen Bettenbedarf und Beachtung gesundheits- und sozialpolitischer Grundsatzentscheidungen.

d) Endgültige Entscheidung über das als notwendig erachtete Angebot.

Rein rechenbar sind nur die ersten beiden Phasen. Die Überlegungen der Phasen drei und vier entziehen sich der strengen Berechenbarkeit. Aus diesem Grunde schalten hier auch mathematische Formulierungen aus.

2. Ärztlich-pflegerisch notwendige Kapazitätsreserve (Belegungsgrad)

Von den drei Determinanten des Bettenbedarfs läßt sich nur der Belegungsgrad (ärztlich-pflegerisch notwendige Kapazitätsreserve) normativ vorgeben. Erfahrungsgemäß wird ein Krankenhaus im Verlaufe eines Jahres nicht immer in gleichem Maße in Anspruch genommen. Es liegt in der Natur der Krankheiten, daß sich die jährliche Zahl der Krankenhausfälle nicht gleichmäßig auf

---

[9]) Die folgenden Ausführungen über die Methodik der Bettenbedarfsermittlung und über die Grundsätze der Regionalplanung gehen vom Bereich der Allgemeinen Krankenversorgung aus; sie gelten im übertragenen Sinne aber auch für Einzelbereiche oder den Gesamtbereich der Besonderen Krankenversorgung.

die Monate, Wochen und Tage verteilt. Krankheiten treten nicht kontinuierlich in gleichem Umfang auf. Zu diesem normalen Oszillieren kommen die stärkeren saisonalen Schwankungen (z. B. Grippeepidemien im Frühjahr und Herbst). Vor allem Infektionskrankheiten sind in der Häufigkeit ihres Auftretens starken, meist aperiodischen Schwankungen unterworfen. In manchen Fällen läßt sich die Krankenhausaufnahme zwar zeitlich disponieren, in der Regel aber ist sie nicht aufschiebbar. Auch die durchaus verständliche Unterbelegung der Krankenhäuser während der Feiertage hat bereits einige Leerstehtage zur Folge. (Setzt man die Feiertage zu Ostern mit sechs Tagen, zu Pfingsten mit fünf Tagen und zu Weihnachten und Neujahr mit elf Tagen an und rechnet für diese Zeiten mit einer 60%igen Belegung, dann sind allein dadurch etwa neun Leerstehtage je Krankenbett und Jahr bedingt.) Schließlich ist es die Leerstehzeit bei Patientenwechsel, die es verhindert, daß jedes Krankenhausbett an jedem Tag im Jahr belegt sein kann. So kommt es, daß ein Krankenhaus, ausgehend von der Belegung im Jahresdurchschnitt, sowohl bei der Bemessung der Bettenkapazität als auch der Kapazität der Behandlungs- und Versorgungseinrichtungen eine bestimmte Reserve vorsehen muß, um die Schwankungen der Inanspruchnahme auffangen zu können. Würde man darauf verzichten, dann könnte man die über den Durchschnitt hinausgehende Inanspruchnahme im Pflegebereich nur durch eine räumliche Überbelegung ausgleichen (Aufstellen zusätzlicher Betten in den Krankenzimmern, Tagesräumen und Fluren, sogar in den Betriebsräumen der Pflegeeinheiten, z. B. im Bad, im Schwesterndienstzimmer), ein Verfahren, das infolge der Bettennot zwar oft praktiziert wurde und auch noch praktiziert wird, im Interesse einer ordnungsmäßigen Krankenversorgung aber abzulehnen ist.

Lange Zeit war man der Ansicht, daß die Normalbelegung mit etwa 80% der Maximalbelegung angesetzt werden sollte, d. h. eine Kapazitätsreserve von rd. 20% vorzuhalten sei. (Das entspricht einem Zuschlag von 25% auf die durchschnittliche Belegung.) Eine solche Kapazitätsreserve war unter den früheren betrieblichen und baulichen Gegebenheiten sicherlich angemessen. Die starre bauliche Gliederung des Krankenhauses nach ärztlichen Fachabteilungen und innerhalb der Fachabteilungen nach verschiedenen Patientengruppen (z. B. Männer und Frauen; septisch und aseptisch) verbot eine flexible Belegung und machte für jede Patientengruppe eine Kapazitätsreserve notwendig. Die heutige Organisation des Pflegedienstes und die modernen baulichen Lösungen des Pflegebereiches vermeiden jedoch eine derartig starre Einteilung nach Patientengruppen und ermöglichen eine weitgehend flexible Nutzung. Vor allem bei zentraler Steuerung der Belegung über Aufnahmeabteilung und Bettenbuchungszentrale können auf diese Weise Belegungsschwankungen zum Teil schon innerhalb des Krankenhauses ausgeglichen werden, da ja die Veränderungen in der Inanspruchnahme nicht für alle Patientengruppen parallel verlaufen. Und auch die Leerstehzeit bei Patientenwechsel kann durch Einrichtung einer Bettenzentrale verkürzt werden, eine Feststellung, die mit sinkender Verweildauer und steigender Patientenfrequenz an Bedeutung gewinnt. So kommt es, daß man heute die Normalbelegung mindestens mit 85%, meist mit 87,5% oder sogar mit 90% der Maximalbelegung ansetzt, mit anderen Worten davon ausgeht, daß ein Krankenbett im Jahresdurchschnitt an 310 bis 320 Tagen belegt sein kann. Berücksichtigt man auf der anderen Seite den mit der künftig zu erwartenden Verweildauerverkürzung verbundenen häufigeren Patientenwechsel, die notwendigen Bettenreserven im Intensivpflegebereich sowie zur Unterbringung von Patienten in Einzelzimmern, so ergibt sich daraus wiederum eine gewisse Einschränkung der Belegungsmöglichkeiten. So gesehen wird man künftig mit einer Normalbelegung von 85 bis 87,5% rechnen können, ohne daß es in Zeiten starker Inanspruchnahme zu einer räumlichen Überbelegung kommen muß [10]).

In rein landwirtschaftlichen Gebieten kann allerdings auch heute noch eine größere Kapazitätsreserve notwendig sein. Die hohe Arbeitsbelastung der landwirtschaftlichen Bevölkerung in der Zeit der Feldbestellung und der Ernte führt dazu, daß man alle Krankenhausaufnahmen, soweit sie zeitlich disponierbar sind, in die arbeitsschwachen Zeiten verlegt. Dadurch wird die überdurchschnittliche Inanspruchnahme der Krankenhäuser im Spätherbst, im Winter und im frühen Frühjahr noch verstärkt.

Im Rahmen der Bettenbedarfsberechnung kommt es nun nicht nur darauf an, den Normalbelegungsgrad normativ vorzugeben; vielmehr sollten aus der durchschnittlichen Belegung in der Vergangenheit Rückschlüsse auf den tatsächlichen Bedarf gezogen werden. Eine genaue Analyse des Belegungsgrades in der Vergangenheit und Gegenwart kann wichtige Hinweise für die Bettenbedarfsberechnung vermitteln; läßt doch eine Überbelegung meist auf einen latenten Bedarf schließen, während umgekehrt bei einer nicht nur vorübergehenden Minderbelegung die Vermutung besteht, daß das Bettenangebot übersetzt ist.

3. Zahl der Krankenhausfälle

a) Informationsquellen

Grundlage für den Bedarf an Krankenhausleistungen eines bestimmten Gebietes ist die Zahl der Krankenhausfälle, d. h. derjenigen Patienten, die innerhalb eines bestimmten Zeitraumes (in der Regel innerhalb eines Kalenderjahres) ein Krankenhaus aufsuchen. Zur Zahl der Einwohner (in Tausend) ins Verhältnis gesetzt, ergibt sich als Meßziffer die sogenannte „Krankenhaushäufigkeit", auch „stationäre Morbidität" genannt [11]). Es gibt zwei Möglichkeiten, die Krankenhaushäufigkeit für die Vergangenheit statistisch zu ermitteln.

---

[10]) Angemerkt sei, daß den Notwendigkeiten oder Wünschen zur Unterbringung der Patienten in Ein- oder Zweibettzimmern nicht primär durch eine Unterbelegung von Mehrbettzimmern und damit durch eine Senkung des Belegungsgrades Rechnung getragen werden muß, sondern vielmehr durch eine allgemeine Reduzierung der Bettenzahl je Krankenzimmer.

[11]) Bei den Angaben der Krankenhäuser über die Zahl der Patienten handelt es sich um eine „Fallstatistik", d. h. es werden entweder die Aufnahmen oder die Entlassungen registriert. Berücksichtigt man, daß ein Patient von einem Krankenhaus in ein anderes verlegt werden kann, dann zeigt sich, daß die „personenbezogene" Krankenhaushäufigkeit kleiner ist als die „fallbezogene". Umgekehrt gilt dasselbe für die „personenbezogene" Verweildauer im Vergleich zur „fallbezogenen". Bei den nachstehenden Ausführungen wird von der fallbezogenen Krankenhaushäufigkeit und Verweildauer ausgegangen.

Tabelle 2: Krankenhaushäufigkeit im Lande Hessen nach Kreisen für die Jahre 1968 und 1970

	Zahl der Krankenhaushäufigkeit je 1000 Einwohner	
	1968	1970
Darmstadt, St.	100,7	108,7
Frankfurt a. M. St.	130,6	138,2
Gießen, St.	112,8	121,0
Hanau, St.	121,2	127,0
Offenbach a. M., St.	121,7	132,9
Wiesbaden, St.	105,5	113,1
Alsfeld	103,8	114,6
Bergstraße	66,7	68,9
Biedenkopf	98,2	110,9
Büdingen	102,6	127,9
Darmstadt	94,4	110,5
Dieburg	96,3	114,5
Dillkreis	111,2	110,2
Erbach	79,9	87,1
Friedberg	102,7	106,7
Gelnhausen	97,4	114,2
Gießen	105,4	115,4
Groß-Gerau	98,8	102,7
Hanau	101,3	103,5
Lauterbach	132,8	134,0
Limburg	105,2	124,5
Main-Taunus-Kreis	109,9	119,0
Oberlahnkreis	109,1	94,3
Obertaunuskreis	118,6	122,7
Offenbach	109,0	114,8
Rheingaukreis	117,1	124,0
Schlüchtern	114,8	124,7
Untertaunuskreis	118,3	119,2
Usingen	109,5	111,4
Wetzlar	110,4	116,1
Reg.-Bez. Darmstadt	108,2	115,6
Fulda, St.	138,5	134,4
Kassel, St.	136,2	142,4
Marburg a. d. Lahn, St.	122,9	125,7
Eschwege	97,1	105,8
Frankenberg	110,2	114,6
Fritzlar-Homberg	122,2	136,3
Fulda	115,8	114,6
Hersfeld	130,0	130,4
Hofgeismar	108,7	108,7
Hünfeld	109,9	122,1
Kassel	124,7	127,9
Marburg	100,3	121,9
Melsungen	115,7	127,1
Rotenburg	108,3	116,0
Waldeck	127,1	142,6
Witzenhausen	111,3	120,8
Wolfhagen	103,2	110,1
Ziegenhain	117,8	111,2
Reg.-Bez. Kassel	118,9	125,8
Land Hessen	110,9	118,2

1) Ein erster Anhaltspunkt sind die statistischen Angaben der Krankenhäuser des betreffenden Gebietes und aller benachbarten Krankenhäuser, die erfahrungsgemäß von den Bewohnern dieses Gebietes aufgesucht werden. Mühelos lassen sich diese Angaben dann ermitteln, wenn, wie in einigen Bundesländern, in allen Krankenhäusern die Wohnorte der Patienten registriert und diese Aufzeichnungen später auf Landesebene ausgewertet werden (vgl. Tabelle 2). Wird eine derartige Wohnortstatistik nicht laufend geführt, dann kann das Einholen der Angaben aus den benachbarten Krankenhäusern zum Teil Schwierigkeiten bereiten, allein schon deshalb, weil in vielen Fällen vorab geklärt werden muß, in welche Krankenhäuser die Patienten abwandern.

2) Die auf diese Weise ermittelten Werte können an den vorliegenden Angaben der Sozialen Krankenversicherung über die stationäre Behandlung ihrer Mitglieder und deren Familienangehörigen kontrolliert und gegebenenfalls korrigiert werden (vgl. Tabelle 3). Die Statistiken der Sozialen Krankenversicherung erweisen sich in mehrfacher Hinsicht als gut verwendbar. Einmal sind

Tabelle 3: Krankenhausfälle je 1000 Mitglieder der Sozialen Krankenversicherung nach dem Versicherungsverhältnis (1969 bis 1971)

Personenkreis	Krankenhausfälle je 1000 Mitglieder		
	1969	1970	1971
Mitglieder insgesamt	92	90	96
Versicherungspflichtige Mitglieder	94	92	98
Freiwillig Versicherte	80	75	80

sie relativ genau; zum anderen beschränken sie sich auf den Bereich der Allgemeinen Krankenversorgung, um die es sich bei den meisten Bettenbedarfsermittlungen handelt; für Krankenhausfälle mit überwiegend langer Verweildauer sind nämlich in der Regel andere Versicherungsträger (wie Landesversicherungsanstalten, Berufsgenossenschaften, Versorgungsbehörden) zuständig. Aber auch der Ausschnitt aus der Gesamtbevölkerung, der von der Sozialen Krankenversicherung erfaßt wird, ist durchaus repräsentativ: Es sind erwerbstätige Männer und Frauen von 15 bis 65 Jahren, es sind deren Familienangehörige aller Altersklassen, und es sind die Rentner über 65 Jahre und deren Familienangehörige. Mit anderen Worten, der Mitgliederkreis der Sozialen Krankenversicherung streut entsprechend Alter, Geschlecht, Beruf. Bei den Mitgliedern werden die versicherungspflichtigen und versicherungsberechtigten (freiwilligen) Mitglieder erfaßt, also auch nach der Höhe der Einkommen liegt eine Streuung vor. Daß die Krankenhaushäufigkeit des nichterfaßten Personenkreises, vor allem die der Privatpatienten, noch sehr nach oben abweicht, ist nicht anzunehmen. Man kann also sagen, daß mit den Angaben der Sozialen Krankenversicherung ein guter Anhalt über die Inanspruchnahme stationärer Krankenhausleistungen gegeben ist. Korrigiert werden müssen diese Werte allerdings um die Zahl der stationären Entbindungen, soweit diese von der Sozialen Krankenversicherung nicht als Krankenhausfälle ausgewiesen werden. Weiterhin ist zu berücksichtigen, daß die von der Sozialen Krankenversicherung für die Familienangehörigen ausgewiesene Krankenhaushäufigkeit die Zahl der Krankenhausfälle der Familienangehörigen zur Mitgliederzahl ins Verhältnis setzt. Zur Ermittlung der tatsächlichen Krankenhaushäufigkeit der Familienangehörigen bedarf es folgender Umrechnung:

$$\frac{\text{ausgewiesene Krankenhaushäufigkeit für Angehörige} \times \text{Zahl der Mitglieder}}{\text{Zahl der Familienangehörigen}}$$

Setzt man die so ermittelte Zahl der Krankenhausfälle zur Bevölkerungszahl ins Verhältnis, dann erhält man als Relation einen Wert, den man als Krankenhaushäufigkeit bezeichnet.

b) Analyse der Determinanten

Eine Analyse der Krankenhaushäufigkeit nach Regionen zeigt, daß erhebliche regionale Differenzen zu verzeichnen sind (vgl. Tabellen 2, 4 und 5). Sicherlich gibt es geographische Unterschiede in der Art und Häufigkeit des Auftretens einzelner Krankheitsarten. Erfahrungsgemäß fallen die dadurch bedingten Unterschiede aber nicht so sehr ins Gewicht. Es liegt vielmehr die Vermutung nahe, daß es nicht nur medizinische Gründe sind, die die regionalen Unter-

Tabelle 4: Krankenhausfälle je 1000 Mitglieder der Ortskrankenkassen nach Bundesländern (1968 bis 1970)

Land	Krankenhausfälle je 1000 Mitglieder		
	1970	1969	1968
Schleswig-Holstein	78	78	79
Hamburg	88	84	85
Niedersachsen	92	86	82
Bremen	87	81	81
Nordrhein-Westfalen	91	96	93
Hessen	81	85	83
Bayern	98	101	96
Rheinland-Pfalz	91	96	93
Baden-Württemberg	84	86	84
Saarland	81	91	85
Bundesgebiet mit Berlin-West	90	92	89
Berlin-West	102	102	99

schiede in der Krankenhaushäufigkeit bedingen. Dies läßt sich vor allem daraus ableiten, daß Unterschiede selbst innerhalb eines kleinen Gebietes (Land, Regierungsbezirk) auftreten.

Tabelle 5: Krankenhausfälle je 1000 Mitglieder der nordwürttembergischen Ortskrankenkassen (1968 und 1970)

Ortskrankenkasse	Krankenhausfälle je 1000 Mitglieder					
	Mitglieder		Familienangehörige		Rentner	
	1968	1970	1968	1970	1968	1970
Aalen	82	68	78	75	89	131
Backnang	72	80	80	79	114	118
Bad Mergentheim	99	100	102	92	199	179
Bietigheim	78	77	67	68	111	121
Blaubeuren	76	78	74	59	140	132
Crailsheim	89	96	81	95	125	129
Ellwangen	87	88	107	111	157	159
Eßlingen	77	84	69	65	132	146
Graildorf	75	113	83	81	109	118
Gerabronn	96	99	108	105	200	228
Göppingen	69	70	55	60	110	114
Heidenheim	83	80	76	72	115	120
Heilbronn	82	70	82	85	120	131
Kirchheim/Teck	70	57	58	30	109	64
Künzelsau	70	85	82	89	109	127
Leonberg	79	84	66	69	128	158
Lorch	80	65	67	58	141	116
Ludwigsburg	75	71	61	58	112	113
Mühlacker	97	96	83	73	161	147
Neckarsulm	76	72	94	87	130	133
Öhringen	82	82	92	93	116	132
Schorndorf	71	83	68	62	121	115
Schwäbisch Gmünd	89	87	76	75	145	139
Schwäbisch Hall	92	85	106	108	135	131
Sindelfingen	89	83	97	91	142	140
Stuttgart	89	90	66	67	140	165
Ulm	87	76	71	61	125	138
Vaihingen-Enz	72	53	53	56	118	104
Waiblingen	69	72	69	74	126	128
Nordwürttemberg	82	81	73	71	128	136

Versucht man, die starken regionalen Unterschiede zu begründen, dann zeigt sich, daß die Krankenhaushäufigkeit von folgenden Faktoren maßgeblich bestimmt wird:

1) Stand, Organisation und Technik der Medizin

Die Zahl der Krankenhauseinweisungen wird primär von den medizinischen, technischen und organisatorischen Möglichkeiten der Krankenhausversorgung bestimmt. Das aber bedeutet, daß sich Art und Zahl der Krankheiten und Leiden, bei denen eine Krankenhausbehandlung für notwendig gehalten wird, je nach der Entwicklung der medizinischen Wissenschaft und Technik ändern. Es entspricht der Erwartungshaltung der Bevölkerung, daß Quantität und Qualität der medizinischen Leistungen — Krankenhausleistungen stets den Mitteln und Möglichkeiten der Medizin, der Medizintechnik und der allgemeinen Technik folgen. Nur auf diese Weise kann verhindert werden, daß der Abstand zwischen dem wissenschaftlich möglichen und dem tatsächlich vorhandenen Leistungsangebot nicht vergrößert wird. Dabei wird bereits ein Stillstand der jährlichen Leistungssteigerungsquote (quantitativ oder qualitativ gesehen) von der Bevölkerung als negativ empfunden.

Hinzu kommt auf seiten des Leistungsangebotes, daß der Arzt als der Bedarfsbestimmer und Anbieter von medizinischen Leistungen — Krankenhausleistungen aufgrund der seine Entscheidungen maßgeblich beeinflussenden Maximierungstendenzen nicht nur nach einer maximalen Ausnutzung der vorhandenen Möglichkeiten strebt, sondern darüber hinaus noch bemüht ist, diese Möglichkeiten unter Ausnutzung des technischen Fortschrittes zu erweitern. Mögliche Einwendungen und Hinweisen auf die Notwendigkeit zur Beachtung von Optimierungstendenzen wird in der Regel dadurch begegnet, daß von ärztlicher Seite auf die Besonderheiten des Gutes „Gesundheit" hingewiesen wird, dem erste Priorität im Rahmen der Infrastruktursektoren einzuräumen ist.

Wenn auch in der BRD wissenschaftlich fundierte Studien über die zu erwartenden medizinischen Entwicklungen fehlen, so lassen sich doch, gestützt auf die Untersuchungen in Großbritannien und den USA, folgende Entwicklungstendenzen für die nächsten 30 Jahre vorhersagen:

zunehmende Bedeutung der Präventivmedizin (Prophylaxe und Früherkennung) und der arbeitsmedizinischen Betreuung — Integration sozialmedizinischer Erfordernisse in die Diagnostik und Therapie;

Zunahme der Herz- und Kreislauferkrankungen — Möglichkeiten der Krankheitsfrüherkennung sowie der Präventiv- und Dauermedikation bei Herz- und Kreislaufgefährdeten;

steigende Bedeutung der Nuklearmedizin;

Transplantation der meisten Organe — Verbesserung der künstlichen Herzen — Erleichterung der Rehabilitation durch leistungsfähige, bioelektrisch gesteuerte Gliedmaßen und Organe;

künstlicher Organersatz, vor allem vollimplantierbare Herzen;

Heilbarkeit bis zu 70 % aller Krebserkrankungen — Rückgang der Krebserkrankungen durch Verbesserung der primären Krebsprävention;

Fortschritte in der Diagnostik und Therapie von Autoaggressionskrankheiten durch die Erkenntnisse der immunbiologischen Forschung;

Verbesserung der antibakteriellen Therapie, damit Vermeidung von Lungenschäden infolge Bronchialeffekten und Nierenkrankheiten infolge chronischer Harnweginfektionen;

Ergänzung der Schutzimpfung durch antivirale Medikamente — Möglichkeiten der Schluckimpfung gegen banalen Schnupfen und grippale Infektionen;

Möglichkeiten der Manipulation des Alterungsprozesses — Steigerung der durchschnittlichen Lebenserwartung;

Zunahme der Neurosen — Möglichkeiten der medikamentösen Behandlung von Psychosen und Neurosen;

verbesserte und vermehrte Möglichkeiten der medizinischen Technik — Technisierung und Automatisierung diagnostisch-therapeutischer Maßnahmen — Einsatz des Computers auf allen Bereichen der Medizin — Einrichtung medizinischer Datenbänke — Fortschritte der biomedizinischen Technik;

Beiträge der Humangenetik zu den Kenntnissen von Gesundheit und Krankheit und zur Prävention von genetisch bedingten Krankheiten;

Gesundheitsbezogenheit der Ernährung.

Wenn es sich bei diesen Angaben auch zum großen Teil um Behauptungen, unbewiesene oder unbeweisbare Prognosen handelt, so läßt sich doch feststellen (vgl. Gesundheitsbericht 1971 des Bundesministeriums für Jugend, Familie und Gesundheit), daß die Medizin von morgen weitaus leistungsfähiger sein wird. Berücksichtigt man, daß es bis heute noch nicht möglich war, die Fortschritte der medizinischen Wissenschaft aus den letzten Jahren allen Menschen zugute kommen zu lassen, dann werden sich die künftigen Errungenschaften allerdings nur dann nutzbar machen lassen, wenn die Gesellschaft bereit ist, einen weitaus größeren Teil ihres Sozialproduktes für das Gesundheitswesen bereitzustellen als bisher.

Ausgehend von der bisherigen Entwicklung und den Prognosen für die Zukunft ist damit zu rechnen, daß auch künftig die „Entlastungsfaktoren" den „Belastungsfaktoren" nicht voll entsprechen werden; mit anderen Worten, die Krankenhaushäufigkeit wird auch weiterhin infolge der verbesserten und vermehrten Möglichkeiten der Krankenhausbehandlung zunehmen, wenn auch vielleicht nicht in dem Ausmaß wie bisher [12]).

---

[12]) Bei linearer Fortschreibung der bisherigen Entwicklung der Krankenhaushäufigkeit im Bereich der Allgemeinen Krankenhausversorgung — im Bundesdurchschnitt gerechnet — wäre für 1985 mit 155 Krankenhauspatienten je 1000 Einwohner zu rechnen.

2) Altersstruktur der Bevölkerung

Ein Faktor, der die Krankenhaushäufigkeit in starkem Maße beeinflußt, ist die Altersstruktur der Bevölkerung. Sowohl die Häufigkeit der Krankenhauseinweisung als auch die Länge der Aufenthaltsdauer (dies ist später bei der Verweildauer zu berücksichtigen) wird maßgeblich vom Lebensalter bestimmt, eine Feststellung, die durch die vorliegenden Statistiken und Untersuchungen in der BRD und im Ausland bestätigt wird (vgl. Tabellen 6 bis 10). Sowohl in den Altersgruppen von 0 bis 10 Jahren als auch in den Altersgruppen über 65 Jahre liegt die Krankenhaushäufigkeit über dem Durchschnitt aller Jahrgänge. Dabei weisen die Altersgruppen über 65 Jahre die höchsten Werte auf.

Tabelle 6: Krankenhausfälle je 1000 Mitglieder und Rentner der Sozialen Krankenversicherung nach Kassenarten 1968

Kassenart	Krankenhausfälle je 1000 Mitglieder			Krankenhausfälle je 1000 Rentner	Krankenhausfälle der Familienangehörigen je 1000 Mitglieder
	Männer und Frauen	Männer	Frauen		
Ortskrankenkassen	89	79	111	155	89
Landkrankenkassen	80	—	—	137	90
Betriebskrankenkassen	81	75	100	165	92
Innungskrankenkassen	72	—	—	156	90
See-Krankenkassen	64	—	—	172	71
Knappschaftskrankenkassen	101	103	71	136	183
Ersatzkassen der Arbeiter	70	63	97	143	97
Ersatzkassen der Angestellten	81	63	98	150	68
Alle Kassen	85	—	—	154	86

Tabelle 7: Krankenhaushäufigkeit nach Altersgruppen — Ergebnisse von Regionalerhebungen in der Bundesrepublik Deutschland und in Österreich (Erhebungsjahr 1970)

Gebietsbevölkerung / Einwohnerzahl	Zahl der Krankenhausfälle auf 1000 Einwohner			
	bis 14/15 Jahre	von 14/15 bis 65 Jahre	über 65 Jahre	Insgesamt
Hamburg / 1,80 Millionen	70 (bis 14 Jahre)	109	236	123
Steiermark / 1,20 Millionen	94 (bis 15 Jahre)	139	203	135
München / 1,37 Millionen	97 (bis 15 Jahre)	109	250	124

Tabelle 8: Krankenhausfälle und Verweildauer nach Altersgruppen und Geschlecht je 1000 Einwohner in der DDR im Jahre 1970

Altersgruppe (Jahre)	Krankenhausfälle					
	je 1000 der Bevölkerung			durchschnittl. Verweildauer		
	männlich	weiblich	insges.	männlich	weiblich	insges.
unter 1	430,79	364,08	398,30	22,2	23,3	22,7
1 bis 4	155,29	118,11	137,19	15,6	16,8	16,1
5 bis 9	119,20	94,41	107,11	17,7	17,0	17,4
10 bis 14	75,30	70,68	73,05	19,7	17,9	18,8
15 bis 19	82,93	173,57	127,03	18,7	12,9	14,8
20 bis 29	80,96	275,48	177,04	20,5	11,5	13,6
30 bis 39	79,75	169,05	124,14	22,3	14,8	17,3
40 bis 44	94,82	134,27	116,20	24,2	19,5	21,3
45 bis 49	112,25	139,40	128,97	25,2	21,3	22,6
50 bis 59	141,98	132,09	135,84	27,9	26,5	27,0
60 bis 64	166,21	111,38	133,43	29,3	30,9	30,1
65 bis 69	164,03	124,51	141,05	29,4	32,8	31,2
70 bis 79	174,48	141,62	153,56	29,5	35,6	33,0
80 und darüber	153,12	127,01	136,06	28,8	38,6	34,8
ohne näh. Angaben	—	—	—	—	26,1	26,1
Zusammen	117,26	150,11	134,99	23,4	20,3	21,5

Tabelle 9: Krankenhaushäufigkeit in England und Wales nach Altersgruppen (Zahl der stationär behandelten Patienten auf 1000 Einwohner) im Jahre 1967

Altersgruppe / Geschlecht	0-4	5-14	15-44	45-64	65 u. älter	Insgesamt
Männer	105,71	67,13	49,15	85,68	163,79	77,24
Frauen insgesamt	75,45	51,41	157,05	79,10	121,86	110,97
ohne Geburtshilfe	—	—	75,47	78,49	—	79,74
nur Geburtshilfe	—	—	81,58	0,61	—	31,23
Insgesamt	91,24	59,64	102,36	82,49	138,13	94,74
ohne Geburtshilfe	—	—	62,10	81,96	—	78,52
nur Geburtshilfe	—	—	40,26	0,53	—	14,22

Quelle: Report on Hospital In-Patient Enquiry for the Year 1967, Department of Health and Social Security and Office of Population Censuses and Surveys, London 1970

Tabelle 10: Kranke nach Behandlungsart und Altersgruppen in der Bundesrepublik Deutschland — Ergebnisse des Mikrozensus von April 1966

Alter von... bis unter... Jahren	Insgesamt	Kranke je 1000 Einwohner		
		mit ärztlicher Behandlung	mit Bettlägerigkeit	mit Krankenhausaufenthalt
unter 5	66,7	62,1	49,5	5,9
5 bis 10	63,0	57,5	48,4	6,6
10 bis 15	36,3	31,6	27,7	4,9
15 bis 20	37,6	34,5	24,2	5,9
20 bis 25	48,5	45,1	28,0	8,7
25 bis 30	50,8	46,6	27,5	8,9
30 bis 35	56,2	52,2	27,6	11,0
35 bis 40	58,6	54,6	29,1	11,6
40 bis 45	61,3	57,4	29,6	13,0
45 bis 50	66,6	62,1	30,1	15,5
50 bis 55	79,4	73,4	35,4	19,4
55 bis 60	80,5	73,9	35,2	18,6
60 bis 65	97,5	89,2	41,8	18,5
65 bis 70	95,0	86,4	39,7	17,5
70 bis 75	90,3	82,0	43,8	18,4
75 und älter	104,4	94,6	54,1	17,7
Insgesamt	66,0	60,7	35,2	12,0

Tabelle 11: Voraussichtliche Entwicklung der Bevölkerung nach Altersgruppen und Geschlecht bis 1985

Alter von... bis unter... Jahren	Geschlecht	Bevölkerung am Jahresanfang							
		mit Wanderungen				ohne Wanderungen			
		1970	1975	1980	1985	1970	1975	1980	1985
0 — 5	männlich	2 493	2 139	2 190	2 315	2 493	2 065	2 065	2 170
	weiblich	2 375	2 032	2 080	2 200	2 375	1 962	1 962	2 062
5 — 9	männlich	2 077	1 982	1 717	1 757	2 077	1 962	1 641	1 648
	weiblich	1 979	1 889	1 632	1 670	1 979	1 872	1 561	1 568
9 — 16	männlich	3 117	3 592	3 485	3 038	3 117	3 552	3 421	2 905
	weiblich	2 965	3 420	3 319	2 890	2 965	3 385	3 264	2 767
16 — 19	männlich	1 222	1 345	1 563	1 536	1 222	1 323	1 533	1 502
	weiblich	1 166	1 280	1 492	1 468	1 166	1 260	1 466	1 438
19 — 30	männlich	4 822	4 777	5 099	5 543	4 822	4 393	4 702	5 217
	weiblich	4 438	4 444	4 827	5 274	4 438	4 186	4 516	5 012
30 — 45	männlich	6 555	7 422	7 034	7 307	6 555	6 980	6 827	6 278
	weiblich	6 204	6 496	6 595	6 393	6 204	6 346	6 286	5 911
45 — 65	männlich	5 838	5 954	6 353	7 795	5 838	5 885	6 165	7 412
	weiblich	8 006	7 688	7 283	8 072	8 006	7 655	7 207	7 929
65 u. mehr	männlich	3 056	3 316	3 355	2 879	3 056	3 313	3 349	2 868
	weiblich	4 883	5 452	5 793	5 283	4 883	5 445	5 781	5 265
Insgesamt	männlich	29 180	30 528	31 396	32 171	29 180	29 473	29 704	30 000
	weiblich	32 015	32 700	33 020	33 249	32 015	32 112	32 041	31 951

Diese altersspezifischen Differenzierungen werden noch deutlicher, wenn man die Krankenhausentbindungen außer Betracht läßt.

Wie bedeutsam diese Unterschiede der Krankenhaushäufigkeit für den künftigen Bedarf an Krankenbetten sind, wird offensichtlich, wenn man an die sich ändernde Altersstruktur der Bevölkerung in der BRD denkt. Nach den vorliegenden Berechnungen wird der Anteil der Personen über 65 Jahre von 12,9 % in 1970 auf 14,2 % in 1980 anwachsen und dann auf 12,5 % in 1985 zurückgehen (vgl. Tabelle 11). So gesehen ist es für die Vorausberechnung der Krankenhaushäufigkeit innerhalb eines bestimmten Gebietes von ganz besonderer Bedeutung, die Altersstruktur der Bevölkerung in die Überlegungen einzubeziehen; denn Änderungen in der Altersstruktur der Bevölkerung beeinflussen die durchschnittliche Krankenhaushäufigkeit. Dabei ist damit zu rechnen, daß die mit der Weiterentwicklung der Medizin verbundene erhöhte Lebenserwartung die Krankenhaushäufigkeit der alten Leute noch weiter ansteigen lassen wird. Auf der anderen Seite ist zu berücksichtigen, daß nahezu im gesamten Bundesgebiet — ebenso wie im Ausland — ein Mangel an Pflegebetten für alte Leute und Chroniker in gewissen Grenzen zu einer unnötigen Inanspruchnahme der Krankenhäuser führt. Einmal werden alte Leute und Chroniker ins Krankenhaus eingewiesen, obwohl sie nur der Pflege in einem Pflegeheim bedürfen. Zum anderen wird ihre Verweildauer dadurch verlängert werden, daß nach Abschluß der ärztlichen Behandlung im Krankenhaus eine Überweisung ins Pflegeheim verzögert wird oder unterbleibt. Es dürfte also damit zu rechnen sein, daß ein Ausbau der Altenpflegeeinrichtungen zu einer Entlastung der Krankenhausversorgung führt, sowohl im Hinblick auf die Krankenhaushäufigkeit der alten Leute als auch im Hinblick auf deren Verweildauer.

3) Zusammensetzung der Bevölkerung nach dem Geschlecht

Die vorliegenden Untersuchungen und Statistiken des In- und Auslandes zeigen weiterhin, daß die Krankenhaushäufigkeit auch für Männer und Frauen unterschiedlich ist (vgl. Tabellen 6, 8 und 9). Im Durchschnitt aller Altersgruppen liegt die Krankenhaushäufigkeit der Frauen höher als die der Männer, selbst dann, wenn man die Krankenhausentbindungen außer Betracht läßt.

Für die Bedarfsprognose an Krankenhausleistungen ist also die Entwicklung der geschlechtsspezifischen Zusammensetzung der Bevölkerung von Bedeutung, wobei zu berücksichtigen ist, daß der Frauenüberschuß in der BRD bis 1985 langsam zurückgeht (1970 = 110,5 : 100; 1985 = 107 : 100 — vgl. Tabelle 11). Darüber hinaus sind für einzelne Versorgungsgebiete größere Abweichungen von dieser relativ konstanten Geschlechtergruppierung durchaus denkbar. Auch die dadurch bedingten Unterschiede in der Krankenhaushäufigkeit, ferner der Trend zu einer Verlagerung der Geburten ins Krankenhaus und die Veränderungen in der Geburtenziffer können bei Bettenbedarfsüberlegungen nicht unberücksichtigt bleiben.

4) Art und Umfang der Erwerbstätigkeit der Bevölkerung
Die Unterschiede in der Krankenhaushäufigkeit für Männer und Frauen beruhen nicht nur auf den Unterschieden im Geschlecht, sondern auch darauf, daß die Männer überwiegend erwerbstätig, Frauen, Kinder und alte Leute dagegen weitgehend zu Hause sind. Dies zeigt sich deutlich an den Angaben über die Krankenhaushäufigkeit der bei den RVO-Kassen weiterversicherten Familienangehörigen (vgl. Tabelle 6). Zweifellos bringt die Erwerbstätigkeit eine starke physische und psychische Belastung für die arbeitende Bevölkerung, ein Umstand, der sich zwangsläufig in einer Erhöhung der Krankenhaushäufigkeit auswirken muß. Dazu kommen die immer größer werdenden Unfallgefahren infolge zunehmender Technisierung und Automatisierung[13]), in einigen Fällen auch Berufskrankheiten. Demgegenüber steht auf der anderen Seite der Umstand, daß die Hausfrau als Kern der Familie diese ungern verläßt und so einen Krankenhausaufenthalt nach Möglichkeit vermeidet. Es besteht die dringende Vermutung, daß in allen den Fällen, wo ambulante, semistationäre und stationäre Behandlung zur Wahl stehen, eine Hausfrau stärker auf ambulante oder semistationäre Behandlung drängen wird als ein Erwerbstätiger. So gesehen spielt der Umfang der Frauenarbeit (erwerbstätige Ehefrauen) bei der Beurteilung der Krankenhaushäufigkeit eine wesentliche Rolle. Mit Zunahme der Erwerbstätigkeit der Ehefrauen wird auch die Krankenhaushäufigkeit der Frauen ansteigen und umgekehrt. Mithin ist also der Anteil der erwerbstätigen Personen an der Gesamtheit der Bevölkerung eine wichtige Determinante des Bettenbedarfs. Vermutlich wird die Krankenhaushäufigkeit auch noch nach den verschiedenen Berufszweigen streuen (unterschiedliche Belastungen, Unfallgefahren, Berufskrankheiten). Leider lassen die heute noch so mangelhaften Statistiken diesen zwar interessanten und gewichtigen Einfluß nicht erkennen.

5) Wohnverhältnisse der Bevölkerung
Eng verbunden mit der Erwerbstätigkeit ist die Frage der aus der Wohngemeinschaft folgenden Möglichkeit zur Hauspflege im Krankheitsfall. Es ist anzunehmen, daß alleinstehende Personen infolge mangelnder Hauspflege nicht nur eine höhere Verweildauer haben (vgl. Abschnitt II, D 4 dieses Kapitels), sondern auch eine höhere Krankenhaushäufigkeit. Selbst leichtere Erkrankungen, die im allgemeinen bei guter Hauspflege nur den Hausbesuch des Praktischen Arztes oder des niedergelassenen Facharztes erfordern, können bei alleinstehenden Personen schon zur Krankenhausaufnahme führen. Der sich auch in Zukunft noch fortsetzende Trend von der Großfamilie zum Ein- und Zweipersonenhaushalt (1969 = rd. 53 % — 1980 = 57 % aller Haushaltstypen; Zunahme der Zahl der Einpersonenhaushalte von 1969 bis 1980 = 25 %) wird also zur Folge haben, daß die Hauspflegemöglichkeiten immer schwieriger werden, die Krankenhaushäufigkeit mithin ansteigt.

---

[13]) Nach den Ergebnissen des Mikrozensus vom April 1966 betrug die Zahl der Arbeitsunfälle in der BRD in diesem Monat 2,4 je 1000 Einwohner. Davon wurden 27 % stationär in einem Krankenhaus versorgt (vgl. Statistisches Bundesamt, Kranke und unfallverletzte Personen — Ergebnisse des Mikrozensus 1966 —, Sonderbeitrag zur Statistik des Gesundheitswesens). Hochgerechnet auf zwölf Monate ergibt sich, daß jährlich etwa sieben bis acht Krankenhauseinweisungen je 1000 Einwohner aufgrund von Arbeitsunfällen erfolgen.

In diesem Zusammenhang sei auf eine interessante Entwicklung verwiesen. Man war lange Zeit der Ansicht, daß die Krankenhaushäufigkeit der ländlichen Bevölkerung weit unter der der großstädtischen liegt. Bestärkt wurde diese Annahme durch das relativ geringe Bettenangebot in rein ländlichen Gebieten. Wenn auch das örtliche Bettenangebot noch keineswegs endgültige Aussagen über die tatsächliche Krankenhaushäufigkeit zuläßt, da in der Regel gerade die ländliche Bevölkerung die Krankenhäuser der benachbarten Großstädte aufsucht, so wird in der Vergangenheit die Krankenhaushäufigkeit der ländlichen Bevölkerung sicherlich unter der der Großstädte gelegen haben. Der Mangel an Arbeitskräften aber hat dazu geführt, daß heute auch der landwirtschaftliche Betrieb stark mechanisiert ist und die Familie mitarbeiten muß. Während früher im bäuerlichen Haushalt die Hauspflege eines kranken Familienmitglieds selbstverständlich war, fehlen heute auch hier die notwendigen Voraussetzungen. Hinzu treten die mit der Mechanisierung verbundene erhöhte Unfallgefahr und die mit der Nivellierung der Lebensbedingungen gestiegene psychische Bereitschaft, ein Krankenhaus aufzusuchen (Krankenhausfreudigkeit). Alle diese Umstände zusammengenommen dürften erklären, warum die Krankenhaushäufigkeit, die die Landkrankenkassen für ihre Mitglieder und deren Familienangehörige ausweisen, nicht mehr unter der anderer RVO-Krankenkassen (vgl. Tabelle 6) liegt. Auch die in der Wohnortstatistik des Landes Hessen getrennt ausgewiesene Krankenhaushäufigkeit für ländliche und industrialisierte Gebiete bestätigt diese Feststellung (vgl. Tabelle 2).

Ausgehend von den relativ wenigen Krankenhäusern in ländlichen Gebieten hatte man lange Zeit angenommen, daß eine Differenzierung des Bettenbedarfs nach dem Grad der Industrialisierung möglich ist. Tatsächlich aber sind die Unterschiede in der Bettenziffer heute primär darauf zurückzuführen, daß in dünn besiedelten und landwirtschaftlich orientierten Gebieten meist nur Krankenhäuser mit örtlich begrenztem Wirkungskreis vorgehalten werden, während sich die Spezialbehandlungen auf die großstädtischen Ballungsräume konzentrieren. Es kann also nur davor gewarnt werden, vom vorhandenen Bettenangebot in einem bestimmten Gebiet auf den tatsächlich bestehenden Eigenbedarf zu schließen; denn in der Großstadt liegt der Eigenbedarf in der Regel weit unter dem Bettenangebot, während in den Landgemeinden die Verhältnisse gerade umgekehrt sind. Bedauerlicherweise aber versucht man auch heute noch, den Eigenbedarf an Krankenbetten aus dem vorhandenen Bettenangebot abzuleiten, ohne Rücksicht darauf, ob das Bettenangebot entweder durch Abwanderungen in benachbarte Krankenhäuser unter dem Eigenbedarf oder aber durch Zuwanderungen aus benachbarten Gebieten über dem tatsächlichen Eigenbedarf liegt. So gesehen müssen Bettenbedarfsüberlegungen auf Länderebene, die im Durchschnitt ihres Landes hochindustrialisierte Struktur feststellen und dann das notwendige Bettenangebot anhand von globalen Bettenziffern ermitteln, abgeleitet aus dem Bettenangebot von Großstädten, auf jeden Fall zu einer Überhöhung des Bettenangebotes führen. Sie lassen nämlich außer acht, daß auch in einem durchschnittlich stark industrialisierten Bundesland der normale Eigenbedarf weit unter dem in einer Großstadt üblicherweise zentralisierten Bettenangebot liegt.

6) *Wohlstandsentwicklung*

Mit zunehmendem Wohlstand wachsen die Wertschätzungen der Bevölkerung für die Gesundheit, gleichzeitig aber auch die Inanspruchnahme medizinischer Leistungen im Bereich der Präventivmedizin, der Curativmedizin und der Rehabilitation. Parallel dazu nehmen die Zivilisationserkrankungen zu, auch diejenigen Erkrankungen, die auf sich zunehmend verstärkende Umweltverschmutzung zurückzuführen sind. Alle diese Entwicklungen können künftig zu einer erhöhten Inanspruchnahme von Krankenhausleistungen führen.

7) *Verkehrsdichte im Straßenverkehr*

Besondere Aufmerksamkeit verdient bei der Untersuchung der Krankenhaushäufigkeit die mit der Verkehrsdichte zusammenhängende Unfallziffer im Straßenverkehr. Nach den Ergebnissen des Mikrozensus vom April 1966 betrug die Zahl der Straßenverkehrsunfälle in der BRD in diesem Monat 0,9 je 1000 Einwohner. Davon wurden etwa 30 % stationär in einem Krankenhaus versorgt (vgl. Statistisches Bundesamt, Kranke und unfallverletzte Personen — Ergebnisse des Mikrozensus April 1966 — Sonderbeitrag zur Statistik des Gesundheitswesens). Hochgerechnet auf zwölf Monate ergibt sich, daß jährlich etwa drei bis vier Krankenhauseinweisungen je 1000 Einwohner aufgrund eines Straßenverkehrsunfalles erfolgen. Berücksichtigt man die zunehmende Verkehrsdichte (Pkw-Bestand 1971 = 15,5 Millionen, 1980 = 20 Millionen; vgl. dazu die Prognosen der Deutschen Shell AG — Aktuelle Wirtschaftsanalysen vom September 1971 — sowie des Deutschen Instituts für Wirtschaftsforschung — Wochenbericht 12/72), dann ist damit zu rechnen, daß sich die Zahl der auf einen Straßenverkehrsunfall zurückgehenden Krankenhauseinweisungen künftig erhöhen wird.

8) *Angebot an Krankenhausleistungen*

Ein entscheidender Faktor, der bei der Beurteilung der regionalen Unterschiede der Krankenhaushäufigkeit berücksichtigt werden muß, ist das gegenwärtige Angebot an Krankenbetten. Naturgemäß wird die Inanspruchnahme nach oben durch das vorhandene Angebot begrenzt. Sicherlich kann ein nicht ausreichendes Bettenangebot durch Überbelegung oder durch Verkürzung der Verweildauer zum Teil ausgeglichen werden. Beiden Möglichkeiten sind jedoch enge Grenzen gesetzt. Umgekehrt liegen die Verhältnisse bei einem überdimensionierten Bettenangebot. Dies läßt sich bei Bettenbedarfsanalysen in solchen Gebieten erkennen, in denen aus irgendwelchen, meist gewachsenen Verhältnissen eine Grundfachabteilung unterdimensioniert ist oder völlig fehlt. So z. B. können bei einem in manchen ländlichen Gebieten anzutreffenden Mangel an Krankenbetten für Innere Medizin in dieser Fachabteilung nur die dringendsten Fälle aufgenommen werden. Ein Teil der Patienten liegt in anderen Fachabteilungen, während andere zu Hause behandelt werden müssen, ein Zustand, an den sich die Bevölkerung in der Regel gezwungenermaßen gewöhnt hat. Ähnlich liegen die Verhältnisse beim Fehlen von Kinderbetten oder von geburtshilflichen Betten. Erhöht man jedoch in allen diesen Fällen das Bettenangebot auf den Durchschnittswert anderer Gebiete, dann zeigt sich, daß die Inspruchnahme dem erhöhten Angebot unmittelbar folgt, die bisher geringere Inanspruchnahme also nicht etwa einem geringen Bedarf entspricht. So kommt es, daß andererseits auch ein zu hohes Bettenangebot, soweit nicht völlig überdimensioniert, meist auch in Anspruch genommen wird (gegebenenfalls über das ärztlich-pflegerisch notwendige Maß hinaus). Verständlich wird diese Abhängigkeit von Angebot und Inanspruchnahme, wenn man bedenkt, daß die Ärzte über die Dimensionierung des Angebotes an Krankenhausleistungen und über seine Inanspruchnahme weitgehend autonom entscheiden. Sie werden also von sich aus die Zahl der Einweisungen entweder begrenzen oder auch erhöhen, je nachdem, wie sich Angebot und Inanspruchnahme bisher verhalten haben. Ähnliche Variationsmöglichkeiten bieten sich bei der Verweildauer (vgl. Abschnitt II, D 4 dieses Kapitels) [14]).

9) Gestaltung der Sozialgesetzgebung und Organisation der medizinischen Versorgung

Eine entscheidende Rolle für die Inanspruchnahme des Krankenhauses spielt der Umstand, ob und inwieweit im Einzelfall Bedarfsträger und Kaufkraftträger übereinstimmen. Die unmittelbare finanzielle Belastung durch den Krankenhausaufenthalt wirkt sich wie ein Filter bei der Überlegung aus, ob im Einzelfall ein Krankenhaus aufgesucht werden soll oder nicht. Soweit die Kosten von einem anonymen Zahlungspflichtigen übernommen werden, spricht die Vermutung für ein Ansteigen der bedingt-notwendigen und entbehrlichen Inanspruchnahme gegenüber allen den Fällen, in denen der Bedarfsträger die Kosten ganz oder auch nur teilweise selbst tragen muß. Dies läßt sich deutlich an der geringeren Krankenhaushäufigkeit der freiwilligen (versicherungsberechtigten) Mitglieder aller RVO-Krankenkassen ablesen, die sicherlich zum Teil Zu- oder Selbstzahler sind (vgl. Tabelle 3). Eindeutige statistische Zahlen hierüber gibt es leider nur für die Verweildauer. Von Einfluß

---

[14]) Immer wieder findet man im Zusammenhang mit Bedarfsüberlegungen im Bereich des Krankenhauswesens die Feststellung, daß die Inanspruchnahme von Krankenhausleistungen weniger vom Bedarf der Bevölkerung nach Krankenhausleistungen als vielmehr vom Angebot an Krankenhausbetten bestimmt wird. Alle diese Überlegungen lassen außer acht, daß es im Bereich des Krankenhauswesens nicht der Patient als der Bedarfsträger ist, der über Art und Umfang der Inanspruchnahme von Krankenhausleistungen entscheidet, sondern vielmehr der Arzt als der Bedarfsbestimmer. Der Arzt entscheidet sowohl über Art und Umfang des notwendigen Bettenangebotes als auch über die Inanspruchnahme des aufgrund seiner Grundsatzentscheidung vorgehaltenen Bettenangebotes, mit der zwangsläufigen Folge, daß Bettenangebot und Inanspruchnahme weitgehend übereinstimmen. (Bei Fehlschätzungen des notwendigen Bedarfs ergeben sich Manipulierungsmöglichkeiten im Bereich der Krankenhaushäufigkeit und der Verweildauer.)

Die Feststellung, daß ein Angebot an Gütern und Dienstleistungen Bedürfnisse wecken und Nachfrage erzeugen kann, trifft für die gesamte Volkswirtschaft zu. In den erwerbswirtschaftlich orientierten Bereichen unserer Volkswirtschaft entscheidet der Unternehmer autonom über Art und Umfang des Angebotes und der Konsument ebenso autonom über die Inanspruchnahme dieses Angebotes, mit der Folge, daß Angebot und Nachfrage nicht immer übereinstimmen müssen, sondern auch stark auseinanderfallen können. Im bedarfswirtschaftlich orientierten Krankenhauswesen dagegen entscheidet der Arzt sowohl über das Angebot als auch über die Inanspruchnahme von Krankenhausleistungen, mit der oben erwähnten Folge, daß Angebot und Nachfrage weitgehend übereinstimmen.

ist sicherlich auch der Umstand, inwieweit der Krankenhausaufenthalt zum Verdienstausfall führt. — Änderungen in der Sozialgesetzgebung, die zum Beispiel auf eine finanzielle Eigenverantwortlichkeit der Versicherten hinauslaufen, können also die Krankenhaushäufigkeit wesentlich begrenzen. Umgekehrt werden Maßnahmen, die den Versicherten im Krankheitsfall jegliche finanzielle Belastungen abnehmen, zu einer Erhöhung der Krankenhaushäufigkeit und zu einer Verlängerung der Verweildauer führen.

Ähnlich liegen die Verhältnisse im Hinblick auf den einweisenden Arzt als Bedarfsbestimmer. Auch hier könnte eine Änderung der Gesetzgebung (verbesserte Möglichkeiten der ambulanten und semistationären Diagnostik, Therapie und Rehabilitation im Krankenhaus oder in Behandlungszentren, höhere Honorierung der niedergelassenen Ärzte für Hausbesuche) eine Änderung der Einweisungshäufigkeit nach sich ziehen.

Art und Umfang der bedingt-notwendigen und entbehrlichen Inanspruchnahme von Krankenhausleistungen hängen also sehr von der Gestaltung der Sozialgesetzgebung und von der Organisation der medizinischen Versorgung ab.

10) Stand der Gesundheits- und Sozialpolitik

Nimmt man bei den Überlegungen um den künftigen Bettenbedarf die gegenwärtige Situation als Ausgangspunkt, dann bedarf es gesundheits- und sozialpolitischer Grundsatzentscheidungen darüber, ob und inwieweit künftig eine Ausweitung oder Begrenzung des notwendigen Bedarfs an Krankenhausleistungen angestrebt werden soll (Intensivierung der stationären Rehabilitation — Verlagerung eines Teiles der stationären Behandlung in den Bereich der semistationären Diagnostik und Therapie). Soweit ein gegenwärtig als notwendig angesehener Bedarf künftig von der Gemeinschaft her als entbehrlich erachtet wird, braucht er bei Bettenbedarfsprognosen nicht berücksichtigt zu werden. Umgekehrt können Entscheidungen über Art und Umfang der notwendigen Krankenhausleistungen auch zu einer Ausweitung des prognostizierten Bettenbedarfs führen. Es zeigt sich also, daß bei den Überlegungen über die künftig zu erwartende Zahl von Krankenhausfällen auch gesundheits- und sozialpolitische Grundsatzentscheidungen maßgebend sind. Dabei wird das wachsende Spannungsverhältnis zwischen den Aufgaben und den zur Verfügung stehenden personellen und finanziellen Mitteln im Gesamtbereich des Gesundheitswesens zu Maßnahmen zwingen, sowohl die Zahl der Krankenhauspatienten als auch deren Verweildauer nachhaltig zu begrenzen oder sogar zu senken (vgl. dazu Abschnitt IV dieses Kapitels).

Wenn man die Dinge so sieht, wird offensichtlich, daß die Inanspruchnahme des gegenwärtigen Bettenangebotes nur einen ganz begrenzten Anhalt für die Entwicklung von Norm- oder Programmvorstellungen über die künftig (objektiv und bedingt) notwendige Zahl an Krankenhausaufnahmen bietet. Bettenbedarfsberechungen, die allein die Zahl der Krankenhausfälle der Vergangenheit berücksichtigen, werden daher leicht zu Fehlschlüssen verleiten. Einmal erheben sie die von den gegenwärtigen Gepflogenheiten der einweisenden

Ärzte bestimmte Inanspruchnahme unbesehen zur Norm für den künftig notwendigen Bedarf. Zum anderen aber lassen sie die künftige Entwicklung der Einflußfaktoren für die Krankenhaushäufigkeit außer acht. Eine richtig verstandene normative (programmatische) Bedarfsprognose dagegen muß versuchen, die gegenwärtige Zahl der Krankenhausfälle im Hinblick auf ihre Notwendigkeit zu analysieren und dann bei der Prognostizierung die Entwicklung aller derjenigen medizinischen, technischen, demographischen, sozialen, psycho-soziologischen, sozio-medizinischen, gesundheits-, sozial- und wirtschaftspolitischen Faktoren zu berücksichtigen, die die notwendige Krankenhaushäufigkeit künftig verändern werden.

4. Verweildauer

a) Informationsquellen

Neben der Zahl der Krankenhausfälle ist es die Aufenthaltsdauer der Patienten im Krankenhaus, die den Bedarf an Krankenhausleistungen bestimmt. Gegenüber der Krankenhaushäufigkeit ist der Grad der Information über die Länge und die Struktur der Verweildauer in der Vergangenheit und Gegenwart weitaus größer. Darüber hinaus lassen Vergleiche mit den Verhältnissen im Ausland für die Zukunft eine bestimmte Entwicklungstendenz vermuten. Für Bettenbedarfsermittlungen stehen im Einzelfall folgende statistische Unterlagen zur Verfügung:

1) Statistiken der Krankenbewegung der einzelnen Krankenhäuser.

2) Veröffentlichungen der Statistischen Landesämter und des Statistischen Bundesamtes.

3) Ergebnis von Partialanalysen über die Verweildauer (Betriebsvergleiche regionaler Arbeitsgemeinschaften oder auch einzelner Krankenhausträgergruppen; Repräsentativerhebungen — wie z. B. Untersuchungen des Deutschen Krankenhausinstituts über die Verweildauer in Allgemeinen Krankenhäusern — usw.).

b) Analyse der Determinanten

Ein Vergleich der Verweildauer in den verschiedenen Krankenhäusern zeigt nun, daß die Verweildauer ebenso wie die Krankenhaushäufigkeit erheblichen Schwankungen unterworfen ist. Im Gegensatz zur Krankenhaushäufigkeit sind die Determinanten der Verweildauer in ausführlichen Untersuchungen bereits weitgehend geklärt[15]). Interessant ist die Feststellung, daß die Determinanten der Verweildauer mit denen der Krankenhaushäufigkeit zum großen Teil übereinstimmen. — Im einzelnen wird die Verweildauer von folgenden Faktoren maßgeblich bestimmt:

---

[15]) Aus diesem Grunde sind nachstehend die Einflußfaktoren nur kurz aufgezeigt.

1) Krankheitsarten und Behandlungsmethoden

In erster Linie hängt die Verweildauer im Krankenhaus von der Art und Schwere der Krankheit ab. Da Krankheitsarten und ärztliche Fachdisziplinen in bestimmtem Zusammenhang stehen, lassen sich den einzelnen ärztlichen Fachdisziplinen jeweils bestimmte Verweildauertypen zuordnen. In vielen Fällen ist es so, daß die Art der Krankheit mit anderen Einflußfaktoren in wechselseitiger Beziehung steht, z. B. mit dem Lebensalter und dem Geschlecht.

Die Entwicklung in der Vergangenheit zeigt, daß sich die Bemühungen der medizinischen Wissenschaft und Technik darauf konzentrieren, durch Weiterentwicklung der Behandlungsmethoden und -möglichkeiten den Gesundungsprozeß und damit auch den Krankenhausaufenthalt möglichst zu verkürzen, dies auch bei neu auftretenden Erkrankungen. Auf der anderen Seite ist die Behandlung bisher als unheilbar angesehener Erkrankungen oft mit einer relativ langen Verweildauer verbunden. Es ist damit zu rechnen, daß sich dieser Trend auch in Zukunft fortsetzen wird.

2) Organisation der ärztlichen und pflegerischen Versorgung

Die Organisation der ärztlichen und pflegerischen Versorgung im Krankenhaus, aber auch Kommunikation und Integration mit anderen Einrichtungen der Krankenversorgung können wesentlich zu einer Verkürzung der Verweildauer beitragen. Erwähnt seien hier vor allem folgende Möglichkeiten: semistationäre Behandlung im Rahmen von Hostels sowie Tages- und Nachtkliniken, zeitliche Intensivierung von Diagnostik, Therapie und Pflege (24-Stunden-Dienst und stärkere Arbeitsintensität auch am Wochenende), Durchgängigkeit der Informationen zwischen freipraktizierendem Arzt und Krankenhausarzt mit Hilfe der EDV, vorstationäre Diagnostik und nachstationäre Behandlung (ambulant oder semistationär). Einzelne Feldstudien haben gezeigt, daß durch derartige organisatorische Maßnahmen die Verweildauer je nach Art der Erkrankung in ihrem ersten Abschnitt bis zu 30 % verkürzt werden kann. Die Begrenzung der personellen und finanziellen Mittel bei gleichzeitiger Zunahme der Aufgaben im Bereich der Krankenversorgung werden dazu zwingen, alle diese Möglichkeiten zur Verkürzung der Verweildauer zu nutzen.

3) Alter der Patienten

Auch das Alter der Patienten beeinflußt stark die Verweildauer. Dies kann einmal darauf zurückzuführen sein, daß es für einzelne Altersgruppen bestimmte typische Krankheiten (z. B. Säuglings- und Kinderkrankheiten, Berufskrankheiten, Alterskrankheiten) mit unterschiedlich langer Verweildauer gibt, zum anderen aber auch darauf, daß die Verweildauer für einige Krankheiten mit dem Lebensalter der Patienten variiert. Im allgemeinen ist zu beobachten, daß die Verweildauer mit steigendem Lebensalter der Patienten zunimmt.

4) Geschlecht der Patienten

Ein weiterer Einflußfaktor ist das Geschlecht. Im Durchschnitt aller Krankenhausfälle liegen Männer länger im Krankenhaus als Frauen. (Verweildaueruntersuchungen des Deutschen Krankenhausinstituts weisen einen Unterschied von rd. 10% aus.) Ohne die gynäkologisch-geburtshilflichen Fälle jedoch entsprechen sich die Verweildauern von Männern und Frauen.

5) Wohnverhältnisse der Patienten und Hauspflegemöglichkeiten

Im allgemeinen verweilen alleinstehende Personen länger im Krankenhaus als solche, die in Wohngemeinschaft mit Angehörigen leben. Grund dafür dürfte in erster Linie der Mangel an häuslicher Pflege und Schonungsmöglichkeit bei alleinstehenden Personen im Anschluß an den Krankenhausaufenthalt sein. Ebenso zeigt sich, daß die Erwerbstätigen länger im Krankenhaus bleiben als die Familienangehörigen. Man kann annehmen, daß Ehefrauen unter Umständen auf schnelle Entlassung drängen, weil in vielen Fällen die Familie nur notdürftig versorgt ist.

Bei Ausbau der Hauspflege, der ambulanten Nachbehandlung und Rehabilitation sowie bei einer weiteren Verbesserung der Wohnverhältnisse läßt sich die Verweildauer also weiter senken. Auf der anderen Seite ist zu berücksichtigen, daß mit Zunahme der Erwerbstätigkeit der verheirateten Frauen die Möglichkeit der Familienpflege abnimmt, was im Krankheitsfall der übrigen Familienmitglieder zu einer Zunahme deren Verweildauer führen kann.

6) Gestaltung der Sozialgesetzgebung

Die Verweildauer für Selbstzahlerpatienten liegt in aller Regel unter der für Sozialversicherungspatienten. Dies trifft in besonderem Maße auch für die Selbstzahler der allgemeinen Pflegeklasse zu, deren soziales Milieu mit dem der Sozialversicherungspatienten am besten vergleichbar ist. Es bestätigt sich also die Vermutung, daß diejenigen Patienten, die durch eine Krankenhausaufnahme nicht unmittelbar finanziell belastet werden, leichter geneigt sind oder bewogen werden können, länger im Krankenhaus zu bleiben, das für sie möglicherweise nicht nur der Behandlungsort ihrer Krankheit, sondern auch ein Genesungsplatz ist. Genesungstage im Krankenhaus können zwar ärztlich begründet, aber auch sozial indiziert oder mißbräuchlich sein. Eine finanzielle Belastung der Patienten durch die Krankenhausaufnahme könnte also dazu führen, daß der Patient von sich aus darauf drängt, die Verweildauer auf das ärztlich-pflegerisch notwendige Maß zu begrenzen. In diesem Zusammenhang sei jedoch noch auf folgendes hingewiesen: Eine wichtige Voraussetzung für eine Begrenzung der Verweildauer wäre bereits eine Änderung der Pflegesatzgestaltung in der Richtung, daß Kosten- und Preisstruktur einander angepaßt werden und damit für das Krankenhaus jeglicher Anreiz entfällt, die Verweildauer aus finanziellen Gründen zu verlängern (Möglichkeiten für eine Veränderung der Preisgestaltung: degressiver Pflegesatz — Fallpauschalierung — Fallpauschale zuzüglich eines geringeren pflegetagproportionalen Satzes — Pflegetagpauschale für die Hotelleistung, Einzelhonorierung aller ärztlichen und pflegerischen Leistungen; vgl. dazu Band II, 4. Kapitel, Abschnitt III, C 4).

7) Angebot an Krankenhausleistungen

Ebenso wie die Krankenhaushäufigkeit wird auch die Verweildauer vom vorhandenen Bettenangebot bestimmt. Im Bestreben, die Inanspruchnahme dem Angebot an Krankenbetten anzupassen, führt ein überhöhtes Bettenangebot zu einer Verlängerung der Verweildauer. Das bedeutet auf der anderen Seite, daß durch eine Reduzierung der Bettenzahl die Verweildauer auf das ärztlich-pflegerisch notwendige Maß begrenzt werden kann.

Es sind also eine Reihe wichtiger Faktoren, die die Länge des Aufenthaltes der Patienten im Krankenhaus beeinflussen. Analog zur Krankenhaushäufigkeit zeigt sich, daß es nicht nur medizinische Gründe sind, die heute die Verweildauer im Krankenhaus bestimmen. So gesehen darf man bei Bettenbedarfsüberlegungen die gegenwärtige Verweildauersituation in den Krankenhäusern des betreffenden Gebietes nicht unbesehen in die normative (programmatische) Bedarfsprognose übernehmen. Es bedarf vielmehr einer eingehenden Untersuchung, ob die angetroffenen, von den gegenwärtigen Gepflogenheiten der Krankenhäuser und der Krankenhausärzte determinierten

Tabelle 12: Normalwerte für die Verweildauer

Fachdisziplinen	Verweildauer in Tagen	
Innere Medizin	17	15
Infektionskrankheiten	17	15
Pädiatrie	18	16
Neurologie	26	23
Psychiatrie	50	43
Dermatologie	13	11
Radiologie	17	15
Chirurgie	13	11
HNO-Krankheiten	7	6
Urologie	16	14
Orthopädie	17	15
Augenkrankheiten	14	12
Neurochirurgie	14	12
Kieferchirurgie	8	7
Gynäkologie/Geburtshilfe	10	9
Insgesamt	15	13 [16])

[16]) Eine Reduzierung der durchschnittlichen Verweildauer auf 13 Tage setzt voraus, daß strukturelle Änderungen in der Organisation der medizinischen Versorgung sowie in der Organisation des einzelnen Krankenhausbetriebes durchgeführt werden (vgl. Abschnitt IV dieses Kapitels).

Verweildauern durch irgendwelche nichtmedizinische Einflußfaktoren unnötig überhöht oder verkürzt sind. Da die Bettenbedarfsermittlung auf die Zukunft ausgerichtet ist, muß darüber hinaus auch die künftige Entwicklung der Einflußfaktoren in die Überlegungen einbezogen werden. — Im allgemeinen wird man bei Verweildauerüberlegungen von den in Tabelle 12 dargestellten Normalwerten ausgehen können.

5. Gliederung des Bettenbedarfs nach ärztlichen Fachdisziplinen und Fachbereichen

a) Krankheitsart und ärztliche Fachdisziplin

Eine Analyse des Gesamtbedarfs an Krankenhausleistungen zeigt nun, daß sich der Gesamtbedarf an allgemeinen Krankenbetten keineswegs gleichmäßig auf die verschiedenen ärztlichen Fachdisziplinen und Fachbehandlungen verteilt, sondern höchst unterschiedlich ist. Bei dem gegenwärtigen Stand der Krankenhausstatistik ist jedoch der Grad der Information über den notwendigen Bedarf in den verschiedenen ärztlichen Disziplinen noch relativ gering. Während man den Gesamtbedarf an allgemeinen Krankenbetten über die Krankenhaushäufigkeit, die Verweildauer und die Belegung noch ermitteln kann, fehlt für den Bedarf an Fachbetten Aufschluß darüber, welchen ärztlichen Fachdisziplinen die einzelnen Krankenhausfälle unter ärztlich-pflege-

Tabelle 13: Bettenziffern (Krankenbetten je 1000 Einwohner) für die nordrhein-westfälischen Regierungsbezirke nach ärztlichen Fachrichtungen am 31. 12. 1971

Fachrichtung	Regierungsbezirk						NRW
	Düsseldorf	Köln	Aachen	Münster	Detmold	Arnsberg	
Allgemeine Chirurgie	2,26	2,26	2,09	2,28	1,90	2,67	2,30
Kieferchirurgie	0,02	0,02	0,02	0,02	—	0,01	0,02
Unfallchirurgie	0,09	0,08	0,13	0,24	0,15	0,12	0,12
Neurochirurgie	0,04	0,06	—	—	—	0,03	0,03
Orthopädie	0,17	0,36	0,23	0,40	0,29	0,18	0,25
Urologie	0,21	0,20	0,17	0,34	0,17	0,23	0,23
Innere Medizin	2,58	2,48	2,56	2,76	3,74	3,31	2,97
Tbc	0,31	0,38	0,14	0,12	0,63	0,52	0,36
Gynäkologie	0,67	0,66	0,59	0,57	0,66	0,60	0,63
Geburtshilfe	0,46	0,45	0,44	0,54	0,46	0,50	0,48
Pädiatrie	0,62	0,51	0,42	0,71	0,42	0,56	0,57
Hals-Nase-Ohrenkrankheiten	0,36	0,36	0,33	0,36	0,26	0,32	0,34
Zahn-, Mund- u. Kieferkrankheiten	0,02	0,02	—	0,02	0,03	0,01	0,02
Augenkrankheiten	0,14	0,20	0,10	0,13	0,08	0,14	0,14
Haut- u. Geschlechtskrankheiten	0,12	0,11	0,12	0,15	0,07	0,09	0,11
Geriatrie	0,06	0,12	0,03	—	0,08	—	0,05
Psychiatrie	2,03	1,20	2,28	2,14	4,88	2,23	2,28
Neurologie	0,14	0,15	0,15	0,14	0,26	0,21	0,17
Radiologie	0,05	0,09	0,05	0,05	0,06	0,11	0,07
Allgemeine Betten	0,27	0,20	0,18	1,21	0,71	0,37	0,46
Insgesamt	10,62	9,91	10,03	12,18	14,85	12,21	11,50

rischen Gesichtspunkten zuzuordnen sind. Dabei ist gerade die Gliederung des Gesamtbedarfs nach Fachbetten von besonderer Bedeutung; denn in der Regel zeigt sich bei Bettenbedarfsanalysen, daß Fehlbedarf oder Überschuß an Krankenbetten insgesamt gar nicht so bedeutsam sind wie die Verzerrungen im Gefüge der Fachbetten.

Bedarfsgerechte Informationen lassen sich nur aus einer umfassenden Morbiditätsstatistik ableiten (vgl. Abschnitt II, C 2 dieses Kapitels). Solange eine solche in der BRD nicht geführt wird, ist man für die Praxis der Bedarfsermittlung gezwungen, auf die vergangene und gegenwärtige Gliederung des Bettenangebotes nach ärztlichen Fachabteilungen und dessen Inanspruchnahme zurückzugehen, die für einzelne Gebiete, Bundesländer und auch für das ge-

Tabelle 14: Krankenhausfälle je 1000 Einwohner und durchschnittliche Verweildauer der Krankenhausfälle nach Fachabteilungen in der DDR im Jahre 1970

Fachabteilung	Krankenhausfälle je 1000 Einwohner	Durchschnittliche Verweildauer
Innere Medizin	30,54	26,0
Infektion	3,36	20,1
Chirurgie	34,62	17,7
Urologie	1,36	25,7
Orthopädie	2,13	39,6
Pädiatrie	11,63	19,9
Gynäkologie	14,62	11,6
Geburtshilfe	14,00	8,5
Dermatologie	2,56	26,4
Oto-Rhino-Laryngologie	7,60	9,0
Ophtalmologie	2,78	17,1
Stomatologie	0,67	14,3
Neurologie	1,58	34,5
Psychiatrie	2,48	122,0
Kliniken für Tbc und Lungenkrankheiten	2,57	72,6
Radiologie	0,88	24,3
Onkologische Abteilung	0,28	30,9
Sonstige	0,16	78,6
Ambulante Einrichtungen mit Betten	1,09	16,2
Insgesamt	134,92	21,6

Tabelle 15: Beteiligung der Fachabteilungen an der stationären Versorgung in der DDR im Jahre 1970

Fachabteilung	Anteil in %	
	Krankenhaus-häufigkeit	Verweildauer-summe
Innere Medizin	22,6	27,3
Infektion	2,5	2,3
Chirurgie	25,7	21,0
Urologie	1,0	1,2
Orthopädie	1,6	2,9
Pädiatrie	8,6	8,0
Gynäkologie	10,8	5,8
Geburtshilfe	10,4	4,1
Dermatologie	1,9	2,3
Oto-Rhino-Laryngologie	5,6	2,3
Ophthalmologie	2,1	1,6
Stomatologie	0,5	0,3
Neurologie	1,2	1,9
Psychiatrie	1,8	10,4
Tuberkulose	1,9	6,4
Radiologie	0,7	0,7
Onkologie	0,2	0,3
Sonstige	0,1	0,4
„Ambulante"	0,8	0,6
Insgesamt	100	100

samte Bundesgebiet zum Teil genau, zum Teil aber nur annäherungsweise zu ermitteln ist (vgl. Tabelle 13) [17]).

Bei der Auswertung der Informationen über die fachspezifische Inanspruchnahme des Bettenangebotes ist allerdings zu berücksichtigen, daß die Verteilung der Gesamtzahl der Patienten auf die verschiedenen Fachabteilungen und Fachbetten nicht immer mit den diagnostisch-therapeutischen Notwendigkeiten übereinstimmen muß. So können z. B. Gewohnheit oder besondere Begabung einzelner Ärzte der Grund dafür sein, daß bestimmte Krankheiten in anderen Fachabteilungen behandelt werden als allgemein üblich. Dies findet man vor allem in den Fällen, wo die Gliederung nach Fachabteilungen der zunehmenden Spezialisierung noch nicht gefolgt ist (Chirurgie — Urologie,

---

[17]) Aussagefähige Informationen über die fachspezifische und morbiditätsdeterminierte Inanspruchnahme des Bettenangebotes (vgl. Tabellen 14 und 15) bringt die Auswertung des allgemeinen dokumentationsgerechten Krankenblattes für die DDR 1970 (vgl. Mitteilungen der Akademie für ärztliche Fortbildung der DDR vom Februar 1972).

Innere Medizin — Neurologie usw.). Genaue Anhaltspunkte über den notwendigen Bedarf an Fachbetten bekommt man nur dann, wenn man in einem größeren, in sich geschlossenen Gebiet über einen längeren Zeitraum alle Krankenhausfälle entsprechend der Art ihrer Krankheit den jeweils zuständigen ärztlichen Fachdisziplinen statistisch zuordnen würde, ohne Rücksicht darauf, in welche Fachabteilung der Patient im Einzelfall aufgenommen wird. Diese Aufschlüsse kann man einmal dadurch erhalten, daß man auf dem Wege der medizinischen Dokumentation für einen bestimmten Zeitraum die notwendigen Daten je Patient festhält und später auswertet. Eine andere, einfachere, aber auch nicht so genaue Methode ist die, daß man an mehreren Stichtagen eine derartige Sichtung des Patientengutes in den Krankenhäusern vornimmt und auf diesem Wege zu einer Umdisposition des Patientengutes nach Fachabteilungen kommt[18]). Sicherlich aber könnten beide Methoden gute Aufschlüsse über die Struktur des Bettenbedarfs nach ärztlichen Fachdisziplinen liefern.

b) Informationsquellen

Solange für die Bettenbedarfsermittlung im Einzelfall diese Angaben zur Orientierung noch nicht vorliegen, gibt es für die Praxis der Bedarfsplanung nur zwei Informationsquellen, den Gesamtbedarf an allgemeinen Krankenbetten nach Fachbetten aufzugliedern:

1) Normalisierung des gegenwärtigen Bettenangebotes in den Fachabteilungen über Verweildauer und Belegung.

Man nimmt die gegenwärtige Zahl der in den bestehenden ärztlichen Fachabteilungen behandelten Patienten als gegeben an und errechnet unter Zugrundelegung von Normalwerten für die Verweildauer und die Belegung eine Art von Näherungsbedarf an Fachbetten. Werden die Aufgaben einzelner Fachabteilungen von anderen wahrgenommen, dann muß dies natürlich berücksichtigt werden (Beispiel: Die vom Chirurgen behandelten speziellen urologischen Fälle dürfen nicht der Chirurgie zugerechnet werden).

2) Kontrolle und Berichtigung der sich auf diese Weise ergebenden Gliederung des Gesamtbedarfes nach Fachbetten an den Durchschnittswerten für ein größeres Gebiet (Bundesland oder Bundesgebiet) und/oder anhand einer sich aus vergleichenden Analysen ergebenden Normalgliederung.

Aus Tabelle 16 ist die Normalgliederung aller Krankenhausfälle und des Gesamtbedarfs an allgemeinen Krankenbetten nach ärztlichen Fachdisziplinen zu ersehen, so wie sie sich nach dem heutigen Stand der Erkenntnisse aus dem erreichbaren statistischen Zahlenmaterial ableiten läßt. Rd. 69 % des Gesamtbedarfs entfallen auf die Grunddisziplinen Innere Medizin (einschließ-

---

[18]) Ansätze dazu zeigt z. B. eine aus dem Jahre 1960 stammende Bettenbedarfsermittlung für Berlin; vgl. dazu Freudenberg, K.: Gutachten über den Bedarf an Betten in Krankenanstalten in West-Berlin, in: Denkschrift über eine Zielplanung für die Berliner Krankenanstalten vom Senator für Gesundheitswesen der Stadt Berlin, Anlage zur Drucksache Nr. 957/1962.

Tabelle 16: Normalwerte für die Gliederung des Eigenbedarfs an Krankenhausfällen nach Fachbetten

Fachdisziplin	Gliederung des Eigenbedarfs in %		
	Patienten (Krankenhaushäufigkeit = 140)	Fachbetten - durchschnittl. Verweildauer = 15 Tage	Fachbetten - durchschnittl. Verweildauer = 13 Tage
Innere Medizin	28,0	} 33,4	} 33,5
Infektionskrankheiten	1,0		
Pädiatrie	6,0	6,3	6,3
Neurologie	2,0	3,6	3,5
Psychiatrie	2,0	6,7	6,6
Dermatologie	1,0	1,5	1,3
Radiologie	1,0	1,6	2,0
	41,0	53,1	53,2
Chirurgie	27,0	23,1	23,0
HNO-Krankheiten	3,5	2,1	2,1
Urologie	3,5	2,9	2,8
Orthopädie	3,5	2,8	3,0
Augenkrankheiten	2,5	2,3	2,3
Neurochirurgie	0,5	0,9	0,8
Kieferchirurgie	0,5	0,5	0,5
	41,0	34,6	34,5
Gynäkologie/	} 18,0	6,8	6,8
Geburtshilfe		5,5	5,5
Insgesamt	100,0	100,0	100,0

lich Infektion), Chirurgie und Gynäkologie/Geburtshilfe, weitere rd. 26,5 % auf die Fächer Pädiatrie, Neurologie, Psychiatrie, Hals-Nasen-Ohren-Krankheiten, Urologie, Orthopädie, Augenkrankheiten, die restlichen rd. 4,5 % auf die Fächer Dermatologie, Radiologie, Neurochirurgie und Kieferchirurgie.

c) Gliederung nach Fachbereichen

Die Daten, von denen bei der Bedarfsermittlung für Krankenhausleistungen ausgegangen wurde, sind Vergangenheitswerte. Stand und Entwicklungstendenzen der Medizin und ihrer personellen, betriebsorganisatorischen und technischen Mittel und Möglichkeiten weisen eine Dynamik auf, die bei der Festlegung der zu erwartenden Krankenhaushäufigkeit und Verweildauer zu einem Teil zwar berücksichtigt werden kann, der man zu einem anderen

Teil durch eine weitgehende Flexibilität bei der Regionalplanung des Bettenangebotes und bei der Planung und Organisation des einzelnen Krankenhauses Rechnung tragen muß. Es empfiehlt sich daher, für den Gesamtbedarf an Krankenhausleistungen einen Rahmen zu schaffen, der zwar soweit wie möglich sinnvoll quantifiziert und fachlich gegliedert ist, der zugleich aber auch der weiteren Entwicklung genügend Möglichkeiten läßt. Dabei dürfte es vor allem um den Spielraum gehen, der für die mit Sicherheit zu erwartende Spezialisierung, Superspezialisierung und System-(Problem-)Orientierung der ärztlichen Tätigkeit eine zweckmäßige Lösung erlaubt.

Unter diesem Gesichtspunkt ist es ratsam, bei der fachlichen Gliederung des für die Zukunft als notwendig erachteten Gesamtbettenangebots die heutigen ärztlichen Fachdisziplinen zu größeren Fachbereichen zusammenzufassen, innerhalb derer die notwendige Spezialisierung, Superspezialisierung und System-(Problem-)Orientierung möglich ist. Dabei ist heute üblich, von folgenden Fachbereichsgliederungen auszugehen:

Variante 1: Operativer (chirurgischer) Fachbereich
konservativer (innermedizinischer) Fachbereich

Variante 2: Operativer (chirurgischer) Fachbereich
gynäkologisch-geburtshilflicher Fachbereich
konservativer (innermedizinischer) Fachbereich

Vielfach wird die kinderspezifische Versorgung jeweils gesondert ausgewiesen.

Eine weitere Unterteilung dieser Fachbereiche in Fachdisziplinen, Fachteilgebiete und Spezialgebiete ist jederzeit möglich; in ihrer Detaillierung richtet sie sich nach den Bedürfnissen im Einzelfall (Zunahme der Detaillierung mit steigender Anforderungsstufe der Krankenversorgung) — vgl. Abb. 2.

Abb. 2: Gliederung der Fachbereiche nach Fachdisziplinen, Fachteilgebieten und Spezialgebieten

Behandlung innerhalb des	
konservativen Fachbereiches	operativen Fachbereiches
Innere Medizin — allgemein —	Chirurgie — allgemein —
Infektionskrankheiten	Abdominale und Endokrinologische Chirurgie
TBC	
Kardiologie	Unfallchirurgie
Angiologie	Thoraxchirurgie
Pulmologie	Kardiochirurgie
Stoffwechselkrankheiten und Ernährung	Gefäßchirurgie
	Plastische Chirurgie
Gastroenterologie	Zahn-, Mund-, Kieferchirurgie
Hepatologie	Neurochirurgie
Endokrinologie	Urologie
Nephrologie	Hals-, Nasen-, Ohrenheilkunde
Hämatologie	Phoniatrie-Logopädie
Diabetologie	Augenheilkunde
Klinische Immunologie	Pleoptik-Orthoptik
Rheumatologie	Neuroophthalmologie
Allergologie	Operative Orthopädie
Onkologie	Technische Orthopädie
Dermatologie	
Andrologie	
Physikalische funktionelle Orthopädie	gynäkologisch-geburtshilflichen Fachbereiches
Neurologie	Operative Gynäkologie
Neuroophthalmologie	Gynäkologie — allgemein —
Psychiatrie	Gastroenterologie
Psychotherapie	Hepatologie
Psychiatrie des alten Menschen	Endokrinologie
Geriatrie	Hämatologie
Rehabilitation	Klinische Immunologie
Radiologie	Psychotherapie
Anästhesiologie und Intensivmedizin	Geburtshilfe
	Perinatologie
	Radiologie

III. Regionale Krankenhausplanung

A. Krankenhauswesen als Teil der sozialen Infrastruktur

Ausgehend von dem Anspruch der Bevölkerung auf Gesundheitsfürsorge und Krankenversorgung hat der Staat ein berechtigtes Interesse daran, daß der Bedarf an Krankenversorgung jederzeit gedeckt wird, und zwar insoweit, wie man diesen Bedarf aus der Sicht der Allgemeinheit als notwendig bezeichnen kann. So gesehen rechnen auch die Krankenhäuser, zusammen mit den anderen Medizinbetrieben, zum Bereich der Infrastruktur als der Ausstattung einer Region mit Einrichtungen, die der Befriedigung der Individual- und/oder Sozialbedürfnisse auf dem Wege einer inter- oder überindividuellen Organisation dienen, deren Investitionen primär aus öffentlichen Mitteln finanziert werden und die Grundvoraussetzung für das wirtschaftliche und soziale Leben der Region geworden sind.

Innerhalb des Gesamtbereichs der Infrastruktur gehört das Krankenhauswesen zur sogenannten sozialen Infrastruktur, die neben dem Gesundheitswesen als Ganzes gesehen auch das Wohnungs-, Bildungs- und Erholungswesen einschließt.

Bei der Infrastruktur geht es also um die Bereitstellung von Leistungen für die Allgemeinheit zu Gunsten einer Verbesserung der wirtschaftlichen und gesellschaftlichen Struktur durch ein gegliedertes System von Investitionen aus Mitteln des Sozialkapitals. Der Begriff der Infrastruktur beinhaltet mithin wirtschaftliche, regionalplanerische und soziale Elemente, wobei die Kapitalintensität infrastruktureller Einrichtungen der Grund dafür ist, daß man die Befriedigung des Infrastrukturbedarfs nicht dem Zufall überlassen darf. Es bedarf vielmehr einer zielgerichteten, nach Kosten-Nutzen-Überlegungen orientierten Planung, in welcher Weise und in welchem Umfang Sozialkapital im Bereich der Infrastruktur — insgesamt gesehen und differenziert nach ihren verschiedenen Bereichen — investiert werden soll.

Mit der Einbeziehung in die Infrastruktur im allgemeinen und in die soziale Infrastruktur im besonderen ist die Vorhaltung von Krankenbetten zu einer öffentlichen Aufgabe geworden. Die Gebietskörperschaften sind jedoch nur insoweit durch Gesetz verpflichtet, Krankenhäuser zu errichten und zu betreiben, wie die gemeinnützige Initiative der freiwilligen Selbsthilfe (Verbände der freien Wohlfahrtspflege oder anderer Krankenhausträger) nicht ausreicht. Unbeschadet dieser Regelung für die Krankenhausvorhaltung ist es Aufgabe des Staates, dafür Sorge zu tragen, daß der gesamten Bevölkerung Krankenhausleistungen jederzeit zu möglichst gleichen Bedingungen angeboten werden. Diese Forderung schließt nicht nur die Frage der finanziellen Erschwinglichkeit, sondern auch die der räumlichen Erreichbarkeit der Krankenhausleistungen ein. Während die Forderung nach gleichwertiger finanzieller Erreichbarkeit in den Überlegungen zur „Krankenhausfinanzierung" ihren

Niederschlag findet[19]), machen die mit der gleichwertigen räumlichen Erreichbarkeit der Krankenhausleistungen verbundenen Fragen den Gesamtkomplex der „Regionalen Krankenhausplanung" aus.

B. Zielsetzung der regionalen Krankenhausplanung

Unter Berücksichtigung der infrastrukturellen Forderung nach einer gleichwertigen räumlichen Erreichbarkeit der Krankenhausleistungen bestehen die Zielvorstellungen einer jeden regionalen Krankenhausplanung in folgendem:

(1) Das Angebot an Krankenbetten soll regional dergestalt verteilt werden, daß die verschiedenartigen Leistungen der Krankenhausversorgung für alle Bewohner der Region gleichermaßen gut und schnell erreichbar sind.

(2) Die sich bei der regionalen Verteilung des Gesamtbettenangebotes ergebenden Betriebseinheiten — Krankenhäuser — sollen so strukturiert werden, daß sie ärztlich-pflegerisch voll effizient sind, gleichzeitig aber auch einen wirtschaftlichen Betrieb erlauben.

Abgeleitet aus dieser Zielsetzung und unter Berücksichtigung der fachlichen Strukturierung des Gesamtbedarfs an Krankenhausleistungen ergibt sich als Aufgabenstellung der regionalen Krankenhausplanung:

(1) Entwicklung von Betriebstypen der Krankenhausversorgung — Krankenhaustypen —, determiniert primär durch die ärztlich-pflegerische Zielsetzung und die Bettenkapazität.

(2) Ermittlung der zweckmäßigen Größe der Krankenhausregion — Versorgungsgebiet — sowie deren Unterteilung nach Versorgungsräumen und Versorgungssektoren.

(3) Entwicklung eines Krankenhaussystems — Krankenhausnetz — durch Integration aller für die Versorgung einer Krankenhausregion erforderlichen Krankenhauseinheiten[20]).

(4) Anpassung des Krankenhaussystems an die Krankenhausregion, d. h. regionale Verteilung — regionale Standortbestimmung — für die einzelnen Krankenhauseinheiten.

---

[19]) Die bundesdeutsche Krankenhausfinanzierung wurde in den Jahren 1972/73 durch das Gesetz zur wirtschaftlichen Sicherung der Krankenhäuser und zur Regelung der Krankenhauspflegesätze — KHG — vom 29. Juni 1972 (Bundesgesetzblatt Teil I, Nr. 60 vom 1. Juli 1972) und durch die Verordnung zur Regelung der Krankenhauspflegesätze (Bundespflegesatzverordnung — BPflV —) neu geregelt. Danach werden die Investitionskosten (Kosten der Wiederbeschaffung der zum Krankenhaus gehörenden mittel- und kurzfristig nutzbaren Anlagegüter) von der öffentlichen Hand finanziert (Bund, Länder und Gemeinden), während die laufenden Betriebskosten von den Benutzern (Patienten) oder deren Krankenkassen getragen werden. Dabei müssen die Investitionskostenförderung der öffentlichen Hand und die Entgelte der Benutzer zusammen die Selbstkosten eines sparsam wirtschaftenden und leistungsfähigen Krankenhauses decken.

[20]) Eine Gruppierung der Krankenhäuser nach den Merkmalen der ärztlich-pflegerischen Zielsetzung, kombiniert mit den Merkmalen der Betriebsgröße und des räumlichen Wirkungsbereiches, führt zur Bildung von Betriebstypen der Krankenhausversorgung, auch Krankenhaustypen genannt. Dabei können die Versorgungsaufgaben eines Betriebstyps von einer oder mehreren Betriebseinheiten (Krankenhauseinheiten) wahrgenommen werden. Das sich aus den Betriebstypen der Krankenhausversorgung ergebende Typensystem wird als Krankenhausversorgungssystem (Krankenhausnetz) bezeichnet.

C. Horizontale und vertikale Strukturierung des Krankenhaussystems

Alle Überlegungen über den Bedarf an Krankenhausleistungen sind gebietsbezogen. Wenn man vom Bettenbedarf spricht, dann versteht man darunter immer den Bedarf der Bevölkerung einer Region an Krankenhausleistungen. Ausgehend von einer bestimmten Region wird der Eigenbedarf dieser Region an Krankenbetten, wie in Abschnitt II, C und D dieses Kapitels dargelegt, von folgenden Faktoren bestimmt: von der Zahl der Krankenhausfälle, von der Aufenthaltsdauer der Patienten im Krankenhaus sowie von der ärztlich-pflegerisch notwendigen Kapazitätsreserve. Dabei steht fest, daß sich dieser Eigenbedarf an Krankenbetten nicht gleichmäßig, sondern höchst unterschiedlich auf die verschiedenartigen Fachbereiche und Fachdisziplinen verteilt. Aber auch innerhalb der einzelnen Fachdisziplinen besteht für bestimmte Fachbehandlungen ein großer, für andere wiederum ein geringer Bedarf.

Ausgehend von einem dergestalt dimensionierten und strukturierten Eigenbedarf einer Region muß die regionale Krankenhausplanung Sorge tragen für:

(1) Verteilung des Gesamtangebotes an Krankenbetten auf Betriebstypen und Betriebseinheiten

(2) Regionale Streuung der Betriebstypen und Betriebseinheiten

Dabei müssen Verteilung des Gesamtbettenangebotes und Streuung der Betriebseinheiten in einer solchen Art und Weise erfolgen, daß den Erfordernissen der gleichwertigen räumlichen Erreichbarkeit sowie der optimalen ärztlich-pflegerischen Effizienz und Wirtschaftlichkeit der Betriebseinheiten Rechnung getragen wird.

Für die Entwicklung der Betriebstypen als Elemente des Krankenhaussystems und für deren regionale Streuung — Strukturierung des Krankenhaussystems — bieten sich vom Prinzip her gesehen zwei Alternativen:

(1) Entwicklung nur eines Krankenhaustyps, der sämtliche Fachbereiche, Fachdisziplinen und Fachbehandlungen einschließt; Ermittlung der notwendigen Zahl von Betriebseinheiten primär unter Berücksichtigung der Wirtschaftlichkeit des einzelnen Krankenhauses und weitgehend unabhängig von seiner räumlichen Erreichbarkeit; proportionale Aufteilung des Eigenbedarfs — nach Fachbereichen, Fachdisziplinen und Fachbehandlungen — auf die Betriebseinheiten.

Bei einem derartigen Netz gleichartiger, gleichwertiger und gleichgroßer Krankenhäuser spricht man von einem horizontal strukturierten Kankenhaussystem.

(2) Entwicklung von verschiedenartigen Krankenhaustypen unterschiedlicher Versorgungsstufen, differenziert nach Art und Zahl der Fachbereiche, Fachdisziplinen und Fachbehandlungen sowie nach Bettenkapazitäten; Zusammenfassung der speziellen Fachdisziplinen und Spezialbehandlungen in den Krankenhaustypen der oberen und mittleren Versorgungsstufe — Streuung der allgemeinen Fachdisziplinen und Fachbehandlungen in den Krankenhaustypen der unteren Versorgungsstufe; nach Fachbereichen, Fachdisziplinen und Fach-

behandlungen differenzierte Aufteilung des Eigenbedarfs auf die verschiedenen Krankenhaustypen; Ermittlung der notwendigen Zahl der Betriebseinheiten für die verschiedenen Krankenhaustypen unter Berücksichtigung der ärztlich-pflegerischen Effizienz, der gleichwertigen räumlichen Erreichbarkeit sowie der Wirtschaftlichkeit des einzelnen Krankenhauses.

Bei einem derartigen Netz verschiedenartiger Krankenhäuser unterschiedlicher Versorgungsstufen und Bettenkapazitäten spricht man von einem vertikal strukturierten Krankenhaussystem.

Analysiert man die beiden theoretischen Planungsalternativen für die regionale Verteilung des Angebotes an Krankenhausleistungen, dann ergibt sich folgendes:

Grundgedanke der horizontal strukturierten Krankenhausversorgung ist die Bildung gleichartiger Krankenhaustypen primär unter dem Gesichtspunkt der Wirtschaftlichkeit. Dabei wird die Kapazität der Betriebseinheit in erster Linie von der absolut optimalen Kostenstruktur des Krankenhauses bestimmt, während die fachliche Strukturierung des Bettenangebotes von nachgeordneter Bedeutung ist. Den auf diese Weise gebildeten Krankenhauseinheiten werden einwohnerzahlmäßig gleichgroße Versorgungssektoren zugeordnet, weitgehend unabhängig von der regional unterschiedlichen Bevölkerungsdichte und der Forderung nach gleichwertiger räumlicher Erreichbarkeit.

Im Gegensatz zu dieser in erster Linie wirtschaftlich orientierten Systemstrukturierung geht die zweite Planungsalternative von dem Primärziel der ärztlich-pflegerischen Optimierung des Krankenhaussystems aus. Daneben wird die Forderung nach gleichwertiger räumlicher Erreichbarkeit der verschiedenartigen Krankenhausleistungen für sämtliche Einwohner der Region soweit wie möglich berücksichtigt. Bei dieser Planungsalternative tritt das absolute Kostendenken hinter die auf den wahren Sinn der Krankenhausversorgung bezogenen Wirtschaftlichkeitsüberlegungen zurück. Ausgangspunkt für die Bildung verschiedenartiger Krankenhaustypen unterschiedlicher Versorgungsstufen ist der Tatbestand, daß die Qualität diagnostischer und therapeutischer Maßnahmen mit dem Leistungsumfang zunimmt. Jeder Arzt bedarf einer bestimmten Routine, wenn er seine Diagnostik und Therapie optimal ausführen und die dafür notwendige Erfahrung sammeln will. Das aber ist nur dann möglich, wenn er einen entsprechend großen Patientenkreis betreut. Berücksichtigt man weiterhin den unterschiedlichen Bedarf an Fachbetten der verschiedensten Art und versucht daneben, der Forderung nach gleichwertiger räumlicher Erreichbarkeit der Krankenhausleistungen möglichst gerecht zu werden, dann ergibt sich daraus die Forderung nach Zentralisierung der speziellen und Dezentralisierung der allgemeinen Krankenhausleistungen, mithin nach einer Staffelung des Bettenangebotes nach Versorgungsstufen. Auf einer unteren Ebene werden Krankenbetten für diejenige Versorgung vorgehalten, bei der von dem relativ großen Bedarf her gesehen eine regionale Streuung möglich ist. Krankenhäuser dieser örtlich orientierten Versorgungsstufe dienen also der Versorgung mit allgemeinen Krankenhausleistungen. Auf der obersten

Ebene werden regional zentralisiert diejenigen Fachbetten und Facheinrichtungen vorgesehen, bei denen von dem relativ geringen Bedarf her gesehen die notwendige Bettenzahl nicht mehr auf alle Allgemeinen Krankenhäuser verteilt werden kann und aus den oben dargelegten ärztlich-pflegerischen Gründen zentralisiert werden muß. Krankenhäuser dieser überörtlich orientierten Versorgungsstufe bieten neben den allgemeinen und spezialisierten Leistungen die personellen und apparativen Möglichkeiten für jegliche Form der Superspezialisierung von Diagnostik und Therapie.

Primäres Strukturierungsprinzip für das vertikal strukturierte Krankenhaussystem ist also die ärztlich-pflegerische Effizienz, ergänzt durch das Prinzip der gleichwertigen räumlichen Erreichbarkeit der Krankenhauseinheiten. Hinzu tritt als sekundäres Strukturierungsprinzip das der optimalen, auf den Sinn der Krankenhausversorgung bezogenen Wirtschaftlichkeit der Betriebseinheiten, wonach aus Gründen der Kostenstruktur (Personalbesetzung, Auslastung der Räume, der Einrichtung und Ausstattung) die einzelnen Fachbettenbereiche innerhalb der Betriebseinheiten eine untere Grenze nicht unterschreiten dürfen. Diese wirtschaftliche Komponente des Strukturierungsprinzips unterstützt auf der einen Seite die Forderung nach Zentralisierung bestimmter Fachbehandlungen. Auf der anderen Seite begrenzt sie die Dezentralisierung der allgemeinen Krankenhausleistungen nach unten und ergänzt damit die primär ärztlich-pflegerisch begründete Forderung, für die Krankenhäuser der unteren Versorgungsstufe eine Mindestgröße festzusetzen, die zu unterschreiten die Leistungsfähigkeit und die Wirtschaftlichkeit des einzelnen Krankenhauses, aber auch der gesamten Krankenhausversorgung gefährden würde.

Den Kostenvorteilen der Planungsalternative 1 stehen mithin die Nutzenvorteile der Planungsalternative 2 gegenüber. Dabei sprechen Kosten-Nutzen-Vergleiche eindeutig für das vertikal strukturierte Krankenhaussystem. Will man nämlich der Forderung nach gleichwertiger räumlicher Erreichbarkeit der Krankenhausleistungen nur annähernd entsprechen, dann führt das horizontal strukturierte Krankenhaussystem zu einer ärztlich-pflegerisch, dann aber auch wirtschaftlich nicht zu verantwortenden Dezentralisierung und damit Aufsplitterung der Fachbetten und Fachbehandlungen.

D. Strukturierungsprinzipien für die Praxis der regionalen Krankenhausplanung

Unter Berücksichtigung der Vor- und Nachteile der beiden theoretischen Planungsalternativen empfiehlt es sich, für die Praxis der regionalen Krankenhausplanung und für die sich daraus ergebende Struktur des Krankenhaussystems von drei Strukturierungsprinzipien in der nachstehenden Rangordnung auszugehen:

(1) Medizinisches Strukturierungsprinzip: Zentralisierung der Fachbehandlungen soweit wie nötig, Dezentralisierung der allgemeinen Behandlungen soweit wie möglich.

(2) Soziales Strukturierungsprinzip: Dezentralisierung des Bettenangebotes soweit wie möglich.

(3) Wirtschaftliches Strukturierungsprinzip: Zentralisierung der Fachbehandlungen soweit wie möglich, Dezentralisierung der allgemeinen Behandlungen soweit wie nötig.

Je nach der Bevölkerungsdichte und den Verkehrsverbindungen können zwischen den Strukturierungsprinzipien 1 und 3 sowie dem Strukturierungsprinzip 2 dadurch Konflikte auftreten, daß bei geringerer Bevölkerungsdichte die Zentralisierung der Fachbehandlungen und die Konzentration der allgemeinen Behandlungen auf leistungsfähige Krankenhäuser der unteren Anforderungsstufe zu einer Vergrößerung der sogenannten „Weg-Zeit-Komponente"[21]) führen. Es leuchtet jedoch ein, daß in dünn besiedelten Gebieten bei schlechter Verkehrsaufschließung hinsichtlich der Prioritäten der Strukturierungsprinzipien bestimmte Einschränkungen zu machen sind. Dabei spricht vieles dafür, längere und umständlichere Krankentransporte in Kauf zu nehmen, als bestimmte Fachbetten und Fachbehandlungen in einer ärztlich-pflegerisch nicht zu verantwortenden Weise zu dezentralisieren. Es ist eine Frage der Organisation und Technik des Krankentransportes, auch in solchen Fällen die Weg-Zeit-Komponente möglichst nicht über 30 Transportminuten (bei normalen Verkehrsverhältnissen) anwachsen zu lassen.

Im Gegensatz dazu werden sich in Ballungsräumen alle drei Strukturierungsprinzipien für das Krankenhaussystem leichter in Einklang bringen lassen. Angemerkt sei in diesem Zusammenhang, daß auch in Ballungsräumen von der vertikalen Strukturierung des Krankenhaussystems nicht abgewichen werden sollte. Bei großer Bevölkerungsdichte wäre zwar denkbar, das Gesamtbettenangebot auf einige wenige Krankenhauseinheiten zu konzentrieren, ohne daß dadurch die Forderung nach gleichwertiger räumlicher Erreichbarkeit beeinträchtigt würde. Die Erfahrungen der Krankenhauspraxis zeigen jedoch, daß sich die ärztlich-pflegerischen Tätigkeiten im Großkrankenhaus nur schwer auf Leistungen der örtlichen Versorgungsstufe begrenzen lassen, sondern sich infolge der Eigendynamik automatisch in Richtung auf die überörtliche Versorgungsstufe entwickeln. Die Folge davon wäre eine Überversorgung mit spezialisierten und eine Unterversorgung mit allgemeinen Krankenhausleistungen, die nur durch weitgehende Reglementierung der Krankenhausbetriebe vermieden werden könnten (z. B. auf dem Wege einer Finanzierungsregelung dergestalt, daß nur diejenigen Leistungen, die in der ärztlich-pflegerischen Zielsetzung des jeweiligen Krankenhauses festgelegt sind, von den Zahlungspflichtigen finanziert würden). Berücksichtigt man, daß auch in Ballungsräumen eine ideelle Bindung der Bevölkerung zu „ihrem" Krankenhaus wünschenswert ist, dann empfiehlt sich auch hier, das Bettenangebot nach Versorgungsstufen zu staffeln. Im Gegensatz zu dünn besiedelten Gebieten sollten jedoch in Ballungsräumen die Kapazitätsgrenzen der verschiedenen Krankenhaustypen soweit wie möglich nach oben verschoben werden[22]).

---

[21]) Unter dem Begriff „Weg-Zeit-Komponente" versteht man den sich aus räumlicher Entfernung und Transportmöglichkeiten ergebenden Zeitaufwand für den Transport des Patienten in das in Frage kommende Krankenhaus.

[22]) Davon ausgehend kann es durchaus zweckmäßig sein, daß in einem Ballungsgebiet die Betriebsgröße eines Krankenhauses der örtlichen Versorgungsstufe über die Mindestbettenzahl eines Krankenhauses der überörtlichen Versorgungsstufe hinausgeht.

E. Versorgungsstufen und Betriebstypen der Krankenhausversorgung

Ausgehend von den drei Strukturierungsprinzipien des Krankenhaussystems läßt sich der Bedarf an allgemeinen Krankenbetten wie folgt staffeln:

örtliche Versorgungsstufe — Grundversorgung und Regelversorgung

überörtliche Versorgungsstufe — Zentralversorgung und Maximalversorgung

Dabei stellt sich die ärztlich-pflegerische Zielsetzung dieser vier Betriebstypen der Allgemeinen Krankenversorgung — Krankenhaustypen — wie folgt dar:

Abb. 3: Elemente einer koordinierten Allgemeinen Krankenhausversorgung

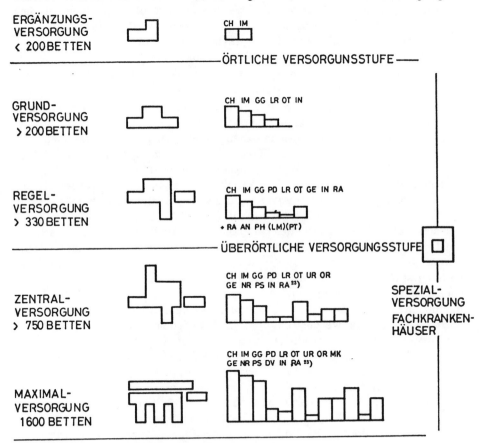

CH = Chirurgie, IM = Innere Medizin/Infektion, GG = Gynäkologie/Geburtshilfe, PD = Pädiatrie, LR = Hals-Nase-Ohren, OT = Augen, GE = Geriatrie, UR = Urologie, OR = Orthopädie, NR = Neurologie, PS = Psychiatrie, MK = Kiefer-Chirurgie, DV = Dermatologie/Venerologie, IN = Intensivmedizin, AN = Anästhesie, RA = Radiologie, PH = Pharmazie, LM = Labor-Medizin, PT = Pathologie.

[23]) Ferner die übrigen Fächer (z. B. Neurochirurgie), Spezialbehandlungen z. B. Gastroenterologie) und Institute (z. B. Institut für Mikrobiologie).

Grundversorgung

Allgemeine Versorgung in den Grunddisziplinen Chirurgie, Innere Medizin und Gynäkologie/Geburtshilfe, ferner in den Spezialdisziplinen Hals-Nasen-Ohrenheilkunde, Augenheilkunde, Intensivmedizin und Anaesthesie. Dabei wird die Versorgung im Bereich der Gynäkologie/Geburtshilfe, der Hals-Nasen-Ohrenheilkunde und Augenheilkunde sowie der Intensivmedizin und Anaesthesie in der Regel als Neben-, Beleg- oder Konsiliarfach geführt.

Die Mindestbettenzahl der Grundversorgung liegt bei rd. 200 Betten.

Regelversorgung

Allgemeine Versorgung in den Grunddisziplinen Innere Medizin, Chirurgie, Gynäkologie/Geburtshilfe und Pädiatrie, ferner in den Spezialdisziplinen Hals-Nasen-Ohrenheilkunde, Augenheilkunde, Geriatrie, Intensivmedizin und Anaesthesie. Hinzu treten besondere Dienste und technische Einrichtungen, wie fachärztliche Strahlendiagnostik und Apotheke. Dabei kann die Versorgung in den Spezialdisziplinen Hals-Nasen-Ohrenheilkunde und Augenheilkunde auch als Neben-, Beleg- oder Konsiliarfach geführt werden.

Geht in größeren Krankenhäusern der Regelversorgung die Bettenzahl in den Grunddisziplinen Chirurgie und Innere Medizin über eine bestimmte Bettenzahl hinaus — etwa ab vier Pflegegruppen oder zwei Stationen —, dann wird die Versorgung weiter differenziert und auf einzelne Teilgebiete der Chirurgie und der Inneren Medizin ausgedehnt (z. B. Unfallchirurgie, Bauchchirurgie oder Stoffwechselerkrankungen, Herz- und Kreislauferkrankungen). Denkbar ist auch hierbei eine neben-, beleg- oder konsiliarärztliche Versorgung.

Die Mindestbettenzahl der differenzierten Regelversorgung (einschließlich Pädiatrie) sollte rd. 400 Betten betragen, die der normalen Regelversorgung (ohne Pädiatrie) rd. 330 Betten.

Zentralversorgung

Allgemeine und spezielle Versorgung in den Grunddisziplinen Chirurgie, Innere Medizin, Gynäkologie/Geburtshilfe und Pädiatrie, ferner allgemeine Versorgung in den Spezialdisziplinen Hals-Nasen-Ohrenheilkunde, Augenheilkunde, Urologie, Orthopädie, Geriatrie, Neurologie, Psychiatrie sowie Intensivmedizin und Anaesthesie. Dabei wird in den Grunddisziplinen eine nach Teilgebieten und Spezialbehandlungen differenzierte Versorgung angeboten (z. B. Gastroenterologie, Stoffwechselerkrankungen, Rheumatologie, Kardiologie, Kreislauferkrankungen, Unfallchirurgie, Bauchchirurgie, Thoraxchirurgie, Gefäßchirurgie). Denkbar sind auch interdisziplinäre problemorientierte Spezialisierungen (z. B. Pulmologie, Onkologie, Herz/Kreislaufsystem). Hinzu treten zusätzliche Dienste und technische Einrichtungen, wie fachärztliche Strahlendiagnostik und Strahlentherapie, Laboratoriumsmedizin, Pathologie und Apotheke. Dabei kann die Versorgung einzelner Teil- oder Spezialgebiete der Grunddisziplinen auch als Neben-, Beleg- oder Konsiliarfach geführt werden. Je nach der fachlichen Differenzierung und der Betriebsgröße kann man gegebenenfalls auch nach normaler und differenzierter Zentralversorgung unterscheiden.

Krankenhäuser der Zentralversorgung übernehmen für ihr engeres Einzugsgebiet auch Aufgaben der Regelversorgung.

Die Mindestbettenzahl der Zentralversorgung liegt bei rd. 750 Betten.

Maximalversorgung

Allgemeine und spezielle Versorgung in allen Grunddisziplinen und in der Mehrzahl der Spezialdisziplinen — nach Teilgebieten und Spezialbehandlungen spezialisiert und differenziert, zum Teil auch interdisziplinär problemorientiert. Hinzu treten sämtliche besonderen Dienste und technischen Einrichtungen, die eine moderne Diagnostik und Therapie erfordern.

Krankenhäuser der Maximalversorgung übernehmen für ihr engeres Einzugsgebiet auch Aufgaben der Zentral- und Regelversorgung.

Die Mindestbettenzahl der Maximalversorgung liegt bei rd. 1000 Betten.

Hinzu treten als Ergänzungsversorgung alle kleinen Allgemeinen Krankenhäuser unter 200 Betten.

Mindestanforderung für Allgemeine Krankenhäuser der Ergänzungsversorgung ist die fachärztliche Versorgung in den Grunddisziplinen Innere Medizin und Chirurgie, und zwar im stationären, semistationären und ambulanten Bereich. Empfehlenswert kann die organisatorische Anbindung der ambulanten pflegerischen Versorgung von kranken und alten Menschen sein (vom Krankenhaus organisierte Hauspflege). Die Vorhaltung von Krankenhäusern der Ergänzungsversorgung kann in schwach besiedelten Gebieten erforderlich und zweckmäßig sein, einmal um für die Einwohner unzumutbare und nicht zu vertretende Entfernungen zum Krankenhaus zu vermeiden, zum anderen, um Lücken in der ambulanten allgemeinen und fachärztlichen Krankenversorgung, in der hauspflegerischen Betreuung von Kranken sowie in der häuslichen Altenpflege zu schließen, die gerade in dünn besiedelten Gebieten besonders leicht auftreten können.

Fachkrankenhäuser rechnen zur Spezialversorgung. Sie sind je nach Zielsetzung, Größe und Struktur im Einzelfall einem dieser fünf Betriebstypen zuzuordnen.

Während im Bereich der Grund- und Regelversorgung Betriebstyp und Betriebseinheit identisch sind, ist es im Bereich der Zentral- und Maximalversorgung möglich, das Leistungsangebot eines Betriebstyps auf mehrere Betriebseinheiten — Krankenhäuser — zu verteilen, die dann die Zentral- oder Maximalversorgung unter Koordination der ärztlich-pflegerischen Zielsetzung und laufender betrieblicher Kooperation gemeinsam erbringen.

Im Bereich der Zentral- und Maximalversorgung wird die kinderspezifische Versorgung — Diagnostik, Therapie und Pflege kranker Kinder aller Fachbereiche und Fachdisziplinen, nicht nur der Pädiatrie — in der Regel organisatorisch und räumlich zusammengefaßt, entweder als Teilbereich eines Allgemeinen Krankenhauses oder als gesondertes Kinderkrankenhaus [24]).

Im Bereich der Maximalversorgung wird in der Regel medizinische Aus- und Fortbildung sowie Forschung betrieben. Dabei ist die Regelversorgung in den Grunddisziplinen eine wesentliche Voraussetzung für die medizinische Ausund Fortbildung. — Krankenhäuser der Regel- und Zentralversorgung beschränken sich im allgemeinen auf die medizinische Fortbildung (Facharztausbildung). Soweit es den praktischen Teil der medizinischen Ausbildung am Krankenbett betrifft, können sie jedoch auch als Lehrkrankenhäuser — Akademische Krankenhäuser — in die medizinische Ausbildung einbezogen werden [25]).

F. Krankenhausregion — Versorgungsgebiete und Einzugsgebiete

Der Begriff der Krankenhausregion beinhaltet zunächst nur eine geographisch bestimmbare, abgegrenzte räumliche Einheit, charakterisiert durch überörtliche Wechselbeziehungen im Bereich der Krankenhausversorgung und durch Orientierung auf ein Krankenhauszentrum. Entsprechend Art und Umfang der von einem Krankenhauszentrum angebotenen Leistungen und deren Inanspruchnahme werden also verschiedene Raumbereiche einander funktional zur Krankenhausregion zugeordnet. Dabei ändert sich der Begriffsinhalt für die Krankenhausregion, je nachdem, ob man sie aus der Sicht der regionalen Krankenhausplanung oder aus der Sicht des einzelnen Krankenhauses sieht. Aus der Sicht der regionalen Krankenhausplanung unterscheidet man Versorgungsgebiete, Versorgungsräume und Versorgungssektoren, aus der Sicht des einzelnen Krankenhauses dagegen das engere und das weitere Einzugsgebiet.

1. Versorgungsgebiet — Versorgungsraum — Versorgungssektor

Unter Berücksichtigung von Art und Umfang des Leistungsangebotes läßt sich den zwei Versorgungsstufen der Allgemeinen Krankenhausversorgung —

---

[24]) Im Gegensatz dazu sind die älteren Patienten während der Akutphase ihres Krankenhausaufenthaltes entsprechend der sich aus ihrem Grundleiden ergebenden Facharztzuständigkeit räumlich über den Intensiv- und Normalpflegebereich verteilt. In der Langzeitphase dagegen werden die älteren Patienten räumlich im Langzeitpflegebereich zusammengefaßt, ärztlich betreut von den für das Grundleiden sowie für die geriatrische Versorgung zuständigen Fachärzten.

[25]) Die im Gesetz zur wirtschaftlichen Sicherung der Krankenhäuser und zur Regelung der Krankenhauspflegesätze — KHG — (vgl. Bundesgesetzblatt Teil I vom 1. Juli 1972, S. 1009 ff.) im § 10 ausgewiesenen Versorgungsstufen der Krankenhäuser entsprechen wie folgt den Betriebstypen der Allgemeinen Krankenversorgung:
Anforderungsstufe 1 — Grundversorgung
Anforderungsstufe 2 — Normale Regelversorgung
Anforderungsstufe 3 — Differenzierte Regelversorgung
Anforderungsstufe 4 — Zentralversorgung
Dabei sei darauf hingewiesen, daß die im KHG für jede Versorgungsstufe ausgewiesene Planbettenzahl keineswegs ausreicht, den Betriebstyp zu definieren. Es ist primär die ärztlich-pflegerische Zielsetzung, die Versorgungsstufe und Betriebstyp des jeweiligen Krankenhauses bestimmt.

Grund- und Regelversorgung, Zentral- und Maximalversorgung — jeweils eine bestimmte Einwohnerzahl zuordnen, die erforderlich ist, um das vorhandene Leistungsangebot optimal zu nutzen. Dabei hängt die Größe der Basisbevölkerung sowohl vom Umfang des Leistungsangebotes — Zahl der Krankenbetten — als auch vom Grad der Spezialisierung — Art und Umfang der Spezialbehandlungen in den Grunddisziplinen sowie Art und Zahl der Spezialdisziplinen — ab; die Basisbevölkerung für die Regelversorgung ist kleiner als die für die Maximalversorgung.

Ausgehend von der gegenwärtigen Bedarfssituation liegt die Basisbevölkerung für die Maximalversorgung etwa zwischen 1,2 und 1,5 Millionen Einwohnern, die der Zentralversorgung etwa zwischen 400 000 und 500 000 Einwohnern, die der Regelversorgung etwa zwischen 90 000 und 110 000 Einwohnern, die der Grundversorgung etwa zwischen 40 000 und 60 000 Einwohnern.

Abb. 4: Leitschema für eine koordinierte allgemeine stationäre Krankenversorgung

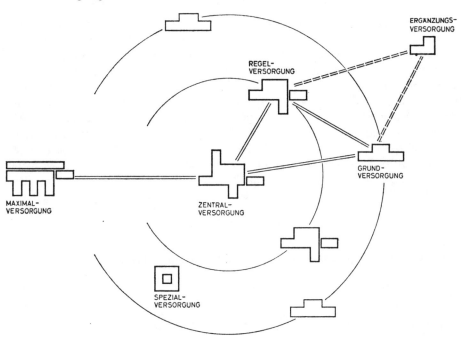

Für die Basisbevölkerung der Maximalversorgung — Region mit 1,2 bis 1,5 Millionen Einwohnern — läßt sich die Krankenhausversorgung autark organisieren. Im allgemeinen bezeichnet die Regionalplanung eine derartige Region mit Versorgungsgebiet. Unter Berücksichtigung der Basisbevölkerung für die Zentral-, Regel- und Grundversorgung läßt sich für ein solches Versorgungsgebiet das in den Abb. 4 und 5 dargestellte Leitschema für die regionale Gliederung einer integrierten Krankenhausversorgung — Krankenhaussystem — entwickeln. Dadurch können folgende Allgemeine Krankenhäuser verschiedener Versorgungsstufen als Elemente gemeinsam ein in sich geschlossenes Krankenhausversorgungssystem — Krankenhausnetz — bilden:

    1 Krankenhaus   der Maximalversorgung   rd. 1600 bis 2000 Betten
    2 Krankenhäuser der Zentralversorgung   rd. 900 bis 1300 Betten
  12 Krankenhäuser der Regelversorgung   rd. 330 bis 500 Betten

oder

6 bis 9 Krankenhäuser der Regelversorgung   rd. 330 bis 500 Betten
5 bis 10 Krankenhäuser der Grundversorgung   rd. 200 bis 250 Betten

Abb. 5: System der Zu- und Abwanderungen in einer koordinierten allgemeinen stationären Krankenversorgung

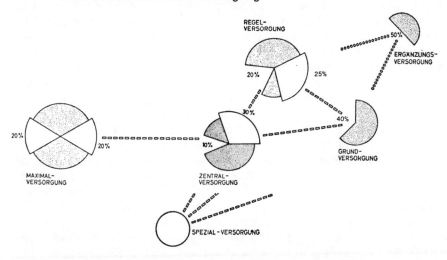

Entsprechend der Struktur des Krankenhausversorgungssystems läßt sich das Gesamtversorgungsgebiet in drei Versorgungsräume für die Zentralversorgung mit jeweils vier bis sechs Versorgungssektoren für die Regel-/Grundversorgung aufgliedern. Für die medizinisch indizierten Zu- und Abwanderungsquoten infolge Zentralisierung der Fachbetten und Fachbehandlungen im Bereich der Zentral- und Maximalversorgung ergeben sich folgende Zu- und Abwanderungsquoten — vgl. Abb. 5:

    Abwanderung — gerechnet vom Eigenbedarf —
    bei der Grundversorgung   etwa 40 %
    bei der normalen Regelversorgung   etwa 30 %
    bei der differenzierten Regelversorgung   etwa 20 %
    bei der Zentralversorgung   etwa 10 %

    Zuwanderung — vom Bettenangebot berechnet —
    bei der Maximalversorgung   etwa 40 %
    bei der Zentralversorgung   etwa 35 %
    bei der differenzierten Regelversorgung   etwa 25 %
    bei der normalen Regelversorgung   etwa 10 %

2. Einzugsgebiet — engeres und weiteres

In der Zielsetzung eines jeden Krankenhauses ist institutionell das Gebiet festgelegt, dessen Bevölkerung ganz oder teilweise in dem betreffenden Krankenhaus stationär versorgt werden soll. Man bezeichnet dieses aus der Sicht des potentiellen Benutzerkreises bestimmte Gebiet als das Einzugsgebiet des Krankenhauses. Meistens richtet sich das Einzugsgebiet nach den politischen Grenzen der jeweiligen, das Krankenhaus tragenden Gebietskörperschaft (Stadt, Landkreis, Zusammenschluß von Stadt oder Landkreis, Regierungsbezirk, Land usw.). Bei freigemeinnützigen Krankenhäusern ist oft der Wirkungsbereich des jeweiligen Trägers maßgebend (z. B. Kirchengemeinde), vielfach aber auch der Bereich der Gebietskörperschaft, dem das freigemeinnützige Krankenhaus zugeordnet ist. In allen diesen Fällen kann man sagen, daß das Einzugsgebiet des Krankenhauses mit dem Wirkungsbereich des Krankenhausträgers — Krankenhausträgerregion — übereinstimmt. In der Regel nimmt das einzelne Krankenhaus aber auch Patienten auf, die außerhalb der eigentlichen Krankenhausträgerregion wohnen. Primärer Bestimmungsgrund für diese Zu- und Abwanderungen ist der Umstand, daß, wie vorher dargestellt, infolge des relativ geringen Bedarfs bestimmte Spezialbehandlungen und Fachbetten aus ärztlich-pflegerischen und auch aus wirtschaftlichen Gründen nicht überall, sondern nur an wenigen Stellen zentral vorgesehen werden müssen. Aber auch sachliche oder persönliche Präferenzen können bei der Wahl des Krankenhauses oft eine Rolle spielen. Sachliche Faktoren, die unabhängig von der ärztlich-pflegerischen Zielsetzung eine Bevorzugung einzelner Krankenhäuser zur Folge haben können, sind z. B. die vorteilhafte Unterbringung bei Krankenhausneubauten, die besondere Qualität der Einrichtung und Ausstattung im Behandlungsbereich oder aber auch die Krankenhausträgerschaft (z. B. Katholisches Krankenhaus — Evangelisches Krankenhaus). Eine große Rolle spielen daneben Bevorzugungen persönlicher Art (z. B. bestimmter Ärzte, einzelner Schwesternschaften oder sonstiger Einzelpersonen). Aber auch günstige Verkehrsbeziehungen zu benachbarten Gebieten oder der Umstand, daß ein Teil der Erwerbstätigen in anderen Gebietskörperschaften wohnt (hohe Einpendlerquote), führen dazu, daß das Einzugsgebiet des Krankenhauses oft weit über die Krankenhausträgerregion hinausgeht.

Umgekehrt liegen die Verhältnisse in allen den Fällen, wo in der Krankenhausträgerregion mehrere Krankenhäuser vorhanden sind, das Einzugsgebiet des einzelnen Krankenhauses also kleiner ist als der Wirkungskreis des Krankenhausträgers.

Nach der Häufigkeit der Zuwanderungen aus anderen Krankenhausträgerregionen und der Abwanderungen in andere Krankenhausträgerregionen unterscheidet man das engere und das weitere Einzugsgebiet. Zum engeren Einzugsgebiet rechnen alle die Gemeinden, aus denen die weitaus überwiegende Zahl der Krankenhausfälle das betreffende Krankenhaus aufsucht. In der Regel fallen engeres Einzugsgebiet und Krankenhausträgerregion zusammen. Keine Identität dagegen besteht z. B. in den Fällen, in denen ein Stadtkrankenhaus die Funktion eines Kreiskrankenhauses übernimmt. Das weitere Einzugsgebiet umfaßt alle diejenigen Gebiete, aus denen nur noch recht selten Patienten das betreffende Krankenhaus aufsuchen. Dabei können, nach Fachdisziplinen gesehen, engeres und weiteres Einzugsgebiet differieren. Hält z. B. ein Krankenhaus neben den Grunddisziplinen Chirurgie, Innere Medizin und Gynäkologie/Geburtshilfe auch Spezialdisziplinen, wie Neurologie und Urologie, vor, dann kann infolge des unterschiedlich hohen Bedarfs für die verschiedenen ärztlichen Fachdisziplinen das weitere Einzugsgebiet der drei Grundfachabteilungen durchaus dem engeren Einzugsgebiet für die Spezialdisziplinen entsprechen. Auch aus der Sicht des einzelnen Krankenhauses wird man sich bei den Überlegungen um den Bettenbedarf nicht auf den Eigenbedarf der Krankenhausträgerregion beschränken können, sondern es wird notwendig sein, das Einzugsgebiet des Krankenhauses zu ermitteln. (Allerdings gibt es Fälle, in denen der Krankenhausträger sein Bettenangebot ausdrücklich nach seinem Wirkungsbereich und nicht nach dem seinem Krankenhaus zuzuordnenden potentiellen Benutzerkreis bemessen will, z. B. bei der Infektionskrankenversorgung an einem Stadtkrankenhaus, das im übrigen den gesamten Kreis versorgt.) Je dichter das Netz der Krankenhäuser ist, um so stärker sind die Verflechtungen und Überlagerungen der Einzugsgebiete, um so schwieriger ist auch ihre Abgrenzung. Das führt dazu, daß man in den meisten Fällen Bettenbedarfsüberlegungen nicht isoliert für ein Krankenhaus anstellen kann, sondern alle Krankenhäuser des jeweiligen Versorgungsgebietes, zumindest des jeweiligen Versorgungsraumes gemeinsam betrachten muß. So allein ist zu erklären, daß Bettenbedarfsanalysen in sogenannten Ballungsräumen (Ruhrgebiet, Rhein-Main-Raum, Rhein-Neckar-Raum) bedeutend mehr Schwierigkeiten bereiten als in den Gebieten, die dünner besiedelt sind. Besondere Probleme werfen Bettenbedarfsermittlungen immer dann auf, wenn die Zielsetzungen der Krankenhäuser Spezialbehandlungen oder spezialärztliche Fachbetten vorsehen, die infolge des geringen Bedarfs ein recht großes Einzugsgebiet versorgen müssen. Hier bereiten Festlegung und Abgrenzung des Einzugsgebietes ganz besondere Schwierigkeiten.

Die Verflechtungen und Überlagerungen von Krankenhausträgerregionen und Einzugsgebieten haben zur Folge, daß das einzelne Krankenhaus bei Bettenbedarfsüberlegungen jeweils mehrstufig vorgehen muß:

1. Stufe: Ermittlung des Eigenbedarfs für die jeweilige Krankenhausträgerregion

2. Stufe: Festlegung der ärztlich-pflegerischen Zielsetzung

3. Stufe: Ermittlung der Abwanderungen in Krankenhäuser außerhalb der Krankenhausträgerregion

4. Stufe: Ermittlung der Zuwanderungen aus benachbarten Krankenhausträgerregionen

5. Stufe: Abstimmung der eigenen Planung mit den Planungen anderer Krankenhausträger

6. Stufe: Gegebenenfalls Korrektur der eigenen ärztlich-pflegerischen Zielsetzung

7. Stufe: Festlegung des Einzugsgebietes und damit Festlegung der Bettenkapazität insgesamt sowie nach Fachbereichen, Fachdisziplinen und Fachteilbereichen

Für die Ermittlung des Eigenbedarfs gelten die in Abschnitt II, C und D dieses Kapitels dargestellten Grundsätze [26]).

Die Zahl der abwandernden Patienten läßt sich einmal ermitteln aus den Angaben der benachbarten Krankenhäuser. Zum anderen ergibt sie sich aus der Differenz zwischen dem Eigenbedarf und der Zahl der in den Krankenhäusern der Krankenhausträgerregion behandelten Patienten, soweit diese in der Krankenhausträgerregion ansässig sind. Es empfiehlt sich, beide Wege zu gehen und die eine Rechnung mit der anderen zu kontrollieren. Besonders aufschlußreich wird diese Analyse, wenn man die Abwanderungen kartographisch darstellt und die Krankenhausträgerregion in Raumschaften einteilt, gestaffelt nach dem Grad der Inanspruchnahme eigener oder fremder Krankenhäuser. Auf diese Weise läßt sich das Einzugsgebiet sehr gut analysieren (vgl. Abb. 6).

Bei Bettenbedarfsprognosen muß auch die künftige Tendenz der Abwanderungen erfaßt werden. Sicherlich bereiten die dazu notwendigen Feststellungen einige Schwierigkeiten. Trotzdem sollte man für die Ermittlung des künftigen Bettenbedarfs nicht schlechthin die gegenwärtige Abwanderungsquote übernehmen, sondern sich die Mühe machen, die Einflußfaktoren für die Abwanderungen und ihre Entwicklungstendenzen zu analysieren. Dabei bieten sich folgende Beurteilungsmöglichkeiten an:

1) Entwicklung der Verkehrsverhältnisse zum eigenen Krankenhaus und zu den benachbarten Krankenhäusern

2) Industrielle Entwicklung in der Krankenhausträgerregion und in den benachbarten Krankenhausträgerregionen, damit verbunden die Entwicklung der Ein- und Auspendlerquoten

3) Entwicklung bestimmter Gewohnheiten der Bevölkerung (Einkaufen in der Stadt; Wirkung einer natürlichen Grenze, z. B. eines Gebirgszuges)

---

[26]) Je nach der ärztlich-pflegerischen Zielsetzung der in einem Gebiet vorgehaltenen Krankenhäuser kann der Eigenbedarf über oder unter dem Bettenangebot liegen. In diesem Zusammenhang unterscheidet man die „Krankenhaushäufigkeit" (Krankenhaushäufigkeit der Wohnbevölkerung = Zahl der Krankenhausfälle aus dem jeweiligen Gebiet — bezogen auf die Einwohnerzahl des jeweiligen Gebietes) von der „Belastungskrankenhaushäufigkeit" (Zahl der Krankheitsfälle in den Krankenhäusern des jeweiligen Gebietes — bezogen auf die Einwohnerzahl des jeweiligen Gebietes). Die Krankenhaushäufigkeit der Wohnbevölkerung entspricht dem Eigenbedarf eines Gebietes, die Belastungskrankenhaushäufigkeit entspricht dem in diesem Gebiet vorgehaltenen Bettenangebot.

Unter Berücksichtigung der normalen, ärztlich-pflegerisch bedingten Zu- und Abwanderungsquoten gilt also folgendes:

Grundversorgung:	Krankenhaushäufigkeit >	Belastungskrankenhaushäufigkeit
Normale Regelversorgung:	Krankenhaushäufigkeit >	Belastungskrankenhaushäufigkeit
Differenzierte Regelversorgung:	Krankenhaushäufigkeit <	Belastungskrankenhaushäufigkeit
Zentralversorgung:	Krankenhaushäufigkeit <	Belastungskrankenhaushäufigkeit
Maximalversorgung:	Krankenhaushäufigkeit <	Belastungskrankenhaushäufigkeit

Abb. 6: Inanspruchnahme des Kreiskrankenhauses Leonberg durch die Kreisbevölkerung

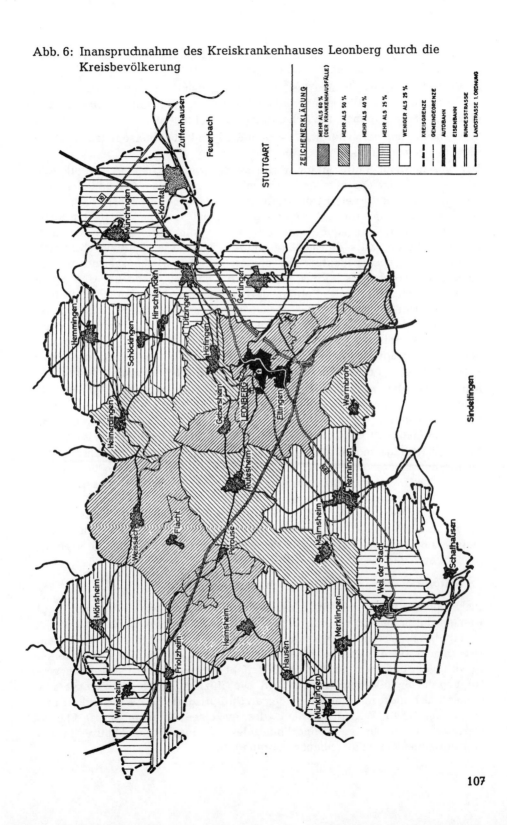

4) Veränderung des Bettenangebotes in den Nachbarkrankenhäusern (eigene und benachbarte Krankenhausträgerregion)

5) Veränderung des eigenen Bettenangebotes, damit verbunden strukturelle Änderungen der ärztlich-pflegerischen Zielsetzung (Einrichtung oder Abbau einzelner Fachdisziplinen und Behandlungseinrichtungen)

6) Verbesserung der baulichen, betrieblichen und auch personellen Verhältnisse im eigenen Krankenhaus

Der wesentlichste Einflußfaktor dürfte die Entwicklung der ärztlich-pflegerischen Zielsetzung des eigenen Krankenhauses sein, also Art und Zahl der vorgehaltenen ärztlichen Fachdisziplinen und Behandlungseinrichtungen. Je geringer die vorgehaltene Versorgungsstufe, um so höher ist in der Regel auch die Abwanderungsquote und umgekehrt. Alle anderen Faktoren, auch die persönlichen und sachlichen Präferenzen, sind dieser Einflußgröße untergeordnet. Das aber bedeutet, daß die ärztlich-pflegerische Zielsetzung des eigenen Krankenhauses bereits grob fixiert sein muß, wenn die Überlegungen um die Entwicklung des Bettenbedarfs konkretisiert werden sollen. Natürlich ist es sehr gut möglich, daß als ein Ergebnis der Bettenbedarfsprognose die in Aussicht genommene ärztlich-pflegerische Zielsetzung korrigiert werden muß. — Beispiel: Ärztlich-pflegerische Zielsetzung sieht Pädiatrie vor; der Bedarf beträgt aber nur 20 Betten, reicht also für einen ärztlich-pflegerisch effizienten Betrieb nicht aus; die Zielsetzung muß daher korrigiert werden. —

Ähnliche Überlegungen sind für die Zuwanderer anzustellen. Hier läßt sich die Zahl aus der Wohnortstatistik des eigenen Krankenhauses sehr leicht ermitteln. Dehnt sich das Einzugsgebiet weit über die Krankenhausträgerregion aus, dann empfiehlt sich, die oben erwähnte kartographische Darstellung der Krankenhausträgerregion auf das gesamte Einzugsgebiet auszudehnen. Auch für die Zuwanderer muß die zu erwartende künftige Entwicklung berücksichtigt werden. Dabei sind die Beurteilungsmöglichkeiten nahezu dieselben wie bei den Abwanderern. Schwierigkeiten ergeben sich bei der Ermittlung der Zuwanderer in der Regel nur dann, wenn ein Krankenhaus für bestimmte Spezialbehandlungen überörtliche Aufgaben übernimmt; denn in allen diesen Fällen muß nicht nur der voraussichtliche Bedarf der Krankenhausträgerregion, sondern auch der des sehr weiten Einzugsgebietes berücksichtigt werden.

G. Träger der regionalen Krankenhausplanung

Die Problematik der Ermittlung des Bedarfs an Krankenhausleistungen liegt weniger darin, den Eigenbedarf eines bestimmten Gebietes an Krankenbetten zu ermitteln. Weitaus schwieriger ist es, diesen Eigenbedarf sinnvoll und zweckmäßig auf die verschiedenen Versorgungsstufen und Betriebseinheiten zu verteilen, und zwar so, daß im Endeffekt eine optimale Krankenhausversorgung der Bevölkerung erreicht wird. Die Effizienz der Krankenhausversorgung ist also nicht nur eine Frage der ärztlich-pflegerischen Wirksamkeit und der betrieblichen Wirtschaftlichkeit des einzelnen Krankenhauses. Ebenso bedeutsam ist die sinnvolle Einordnung des einzelnen Krankenhauses in den Gesamtrahmen der Krankenhausversorgung.

Ausgangspunkt für das bundesdeutsche Krankenhauswesen sind die isoliert und unkoordiniert entstandenen Krankenhäuser, Pflegeheime und Siechenheime des Mittelalters. Mit Beginn des 20. Jahrhunderts wurde auf Initiative öffentlicher und gemeinnützig-privater Krankenhausträger eine Vielzahl, vorzugsweise kleiner Krankenhäuser errichtet. Zielsetzung und Standard dieser in aller Regel ebenfalls solitär betriebenen Krankenhäuser wurden fast ausschließlich von der Initiative und den Vorstellungen des einzelnen Krankenhausträger oder der im Krankenhaus tätigen Ärzte bestimmt. Die Folge davon ist, daß es heute nicht so sehr an einer ausreichenden Zahl an Krankenbetten mangelt, sondern vielmehr an der nicht immer und in allen Fällen zweckmäßigen und gleichmäßigen regionalen Streuung und Gruppierung der Fachbetten und der dazugehörigen Einrichtungen für Diagnostik und Therapie in Krankenhäusern der Grund-, Regel-, Zentral- und Maximalversorgung.

So gesehen kommt den Fragen der regionalen Krankenhausplanung eine immer größer werdende Bedeutung zu. Ist es im Interesse einer optimalen Krankenhausversorgung angezeigt, den vorhandenen Eigenbedarf eines bestimmten Gebietes sinnvoll auf die verschiedenen Anforderungsstufen und Betriebseinheiten zu verteilen, dann bedarf es dazu einer regionalen Krankenhausplanung. Eine derartige regionale Krankenhausplanung hat das Ziel, die auf einen übersehbaren Zukunftsbedarf [27]) ausgerichtete Krankenhausversorgung sicherzustellen, und zwar in einem Netz gleichmäßig über das Versorgungsgebiet verteilter, sich ergänzender, leistungsfähiger Krankenhäuser. Dabei bedarf es nicht nur einer Abstimmung der Krankenhausversorgung mit dem Gesamtbereich der Gesundheitsfürsorge und Krankenversorgung. Ebenso bedeutungsvoll ist die sozioökonomische Einbettung des Krankenhauswesens in die Gesellschaft und Volkswirtschaft, da Art und Umfang der Krankenhausversorgung nicht nur von der Gesamtstruktur des Gesundheitswesens abhängen, sondern ebenso von den allgemeinen gesellschaftlichen Gegebenheiten sowie von den wirtschaftlichen Grundtatbeständen.

Die wechselseitigen Verflechtungen und gegenseitigen Abhängigkeiten der einzelnen Elemente des Krankenhausversorgungssystems verbieten isolierte Bettenbedarfsüberlegungen allein aus der Sicht des einzelnen Krankenhausträgers. Schon die Abgrenzung des weiteren Einzugsgebietes setzt voraus, daß man alle Krankenhäuser, zumindest die des jeweiligen Versorgungsraumes, in die Überlegungen einbezieht. So gesehen erscheint es sinnvoll, vom Versorgungsgebiet als der natürlichen Planungseinheit für die regionale Krankenhausplanung auszugehen.

---

[27]) Die Erfahrungen der Vergangenheit haben gezeigt, daß infolge der stetig fortschreitenden Entwicklungen im Bereich der Medizin, Technik und Organisation, aber auch im Hinblick auf den Wandel in den Lebensformen der Bevölkerung sowie in der Gesellschafts- und Wirtschaftsstruktur der optimale Zeithorizont für langfristige Planungen im Bereich des Krankenhaus- und Gesundheitswesens bei etwa 12 bis 15 Jahren liegt. Größere Zeiträume sind nur schwer überschaubar. Selbst innerhalb eines Planungszeitraumes von 12 bis 15 Jahren bedarf es einer ständigen Kontrolle über die der Planung zugrunde liegenden Ausgangsdaten, Planungsdeterminaten und Entwicklungstendenzen, wobei infolge unvorhergesehener Abweichungen nicht selten Planungsänderungen erforderlich sind (vgl. Abschnitt IV, H 3 dieses Kapitels).

Damit aber entsteht die Frage, wie es zu einer Abstimmung der Einzelplanungen der Krankenhäuser innerhalb eines Versorgungsgebietes kommen kann. Dem Grundsatz nach gibt es dafür zwei Möglichkeiten:

1) Regionale Krankenhausplanung auf dem Wege der Selbstverwaltung der Krankenhausträger

Die einzelnen Krankenhäuser eines Versorgungsgebietes schließen sich zu Planungsgemeinschaften zusammen, stimmen ihre Planungen freiwillig untereinander ab und ordnen freiwillig ihre eigenen Interessen und die Interessen einzelner Personen im Krankenhaus dem Gesamtinteresse der Krankenhausversorgung unter. Die hierbei zwangsläufig auftauchenden Probleme sind darauf zurückzuführen, daß Eigeninteresse und Gesamtinteresse meist in einem gewissen Spannungsverhältnis stehen, das je nach den örtlichen Gegebenheiten unterschiedlich stark sein kann.

2) Staatliche regionale Krankenhausplanung

Der Staat übernimmt die Gesamtplanung für das Versorgungsgebiet und weist den Krankenhausträgern im Rahmen dieser Gesamtplanung bestimmte Aufgaben zu.

Bei einer Entscheidung über die Zweckmäßigkeit der beiden Planungsträgeralternativen darf nicht unberücksichtigt bleiben, daß die Regelung der Krankenhausinvestitionsfinanzierung zwangsläufig mit einer Regelung der regionalen Krankenhausplanung verbunden sein muß. Soll der Staat eine bedarfsgerechte Versorgung der Bevölkerung mit leistungsfähigen Krankenhäusern gewährleisten, dann bedarf es dazu einer Regionalplanung, die sowohl Überals auch Unterkapazitäten (quantitativ und qualitativ gesehen) vermeidet als auch für eine optimale regionale Streuung des notwendigen Bettenangebotes (soweit wie möglich dezentral, soweit wie nötig zentral) sorgt [28]).

Bei realistischer Betrachtung der bundesdeutschen Gegebenheiten — sowohl im Hinblick auf die in der Krankenhausinvestitionsfinanzierung verankerten Krankenhausbedarfsplanungen der Länder und den Gegebenheiten bei den für das Krankenhauswesen zuständigen Behörden des Bundes und der Länder als auch unter Einschätzung und Berücksichtigung der Krankenhausträgersituation — scheidet die Planungsalternative „Krankenhausträger als alleiniger Träger der regionalen Krankenhausplanung" aus. Die Planungsalternative „staatliche regionale Krankenhausplanung" dagegen entspricht nicht der bundesdeutschen Krankenhausträgerstruktur. So gesehen empfiehlt sich eine dualistische Trägerschaft für die regionale Krankenhausplanung als sinnvoll, die zur nachstehenden Arbeitsteilung zwischen dem Staat — Bund und Länder — und der Selbstverwaltung der Krankenhausträger führt (Einzelheiten vgl. Band II dieses Buches, 4. Kapitel, Abschnitt VI, C):

---

[28]) Nach den Bestimmungen des KHG stellen die Länder Krankenhausbedarfspläne auf, als Grundlage für die Durchführung von Krankenhausbaumaßnahmen und deren Finanzierung (vgl. § 6 — KHG). Einzelheiten zu dieser staatlichen Krankenhausbedarfsplanung auf Länderebene werden in den Krankenhausgesetzen der Länder geregelt.

1) Bundeseinheitliche Grundsätze über Art und Umfang der „notwendigen" Krankenhausversorgung, entwickelt und festgelegt in Zusammenarbeit von Bund, Ländern, der Selbstverwaltung der Krankenhäuser und den Sozialleistungsträgern.

2) Bundeseinheitliche Standards für Krankenhausbetrieb und Krankenhausbau, entwickelt und aufgestellt in Zusammenarbeit von Bund, Ländern, der Selbstverwaltung der Krankenhäuser und den Sozialleistungsträgern.

3) Staatliche Regionalplanung auf Länderbasis in Form von Länderprogrammen, erarbeitet und aufgestellt in Abstimmung mit der Selbstverwaltung der Krankenhäuser und den Sozialleistungsträgern; dabei Feststellung des für die einzelnen Versorgungsgebiete notwendigen Gesamtbettenangebotes, gegliedert nach Versorgungsstufen und Betriebseinheiten.

4) Detaillierung und Ausführung der staatlichen Programmplanung durch Regionalisierung über Aktionsplanungen der regionalen Planungs- und Arbeitsgemeinschaften der Krankenhäuser (in Form von Selbstverwaltungskörperschaften) auf der Ebene der Versorgungsgebiete oder Versorgungsräume, gemeinsam mit den für das Krankenhauswesen zuständigen Landesbehörden, den Sozialleistungsträgern und den jeweiligen Gebietskörperschaften.

Praktikabilität und Funktionsfähigkeit einer dergestalteten Regionalisierung der Krankenhausplanung hängen in entscheidendem Maße davon ab, ob es gelingt, die Krankenhäuser unabhängig von ihrer Mitgliedschaft bei den verschiedenen Krankenhausträgerverbänden zu regionalen Selbstverwaltungskörperschaften mit direkter Zwangsmitgliedschaft aller Krankenhäuser des jeweiligen Versorgungsgebietes zusammenzuschließen. Nur auf diese Weise kämen die Krankenhausträger innerhalb der Planungs- und Arbeitsgemeinschaft zu einer tatsächlichen Aktionsfähigkeit, zur Möglichkeit einer einheitlichen Willensbildung und zur Bindung des einzelnen Krankenhausträgers an die Beschlüsse der Planungs- und Arbeitsgemeinschaft (vgl. dazu Band II dieses Buches, 4. Kapitel, Abschnitt VI, D) [29]).

Eine derartige Regionalisierung der Krankenhausplanung ist gleichzeitig wesentliche Voraussetzung für die notwendige Mitbeteiligung der Gesamt-

---

[29]) Ansätze zu einer derartigen Regionalisierung der Krankenhausplanung finden sich im Hessischen Krankenhausgesetz vom 4. April 1973 in den Bestimmungen des § 12 über die Krankenhauskonferenz (vgl. Gesetz- und Verordnungsblatt für das Land Hessen — Teil I, Nr. 9/1973, S. 145 ff.).

bevölkerung an der Planung ihres Krankenhauswesens[30]). Dabei ergibt sich die Notwendigkeit einer derartigen Mitsprache der Patienten daraus, daß die Voraussetzungen für die ausschließliche und diktatorische Bedeutung ärztlicher Entscheidungen im Bereich des Gesundheitswesens heute nicht mehr erfüllt sind. Mit der Versachlichung des Arzt/Patient-Verhältnisses sind die Patienten immer weniger bereit, sich in Fragen der Planung und Organisation des Krankenhaus- und Gesundheitswesens unbesehen ärztlichen Zielsetzungs- und Zieldurchsetzungsentscheidungen zu unterwerfen. Hinzu kommt, daß die stark steigenden personellen und finanziellen Anforderungen dazu zwingen, neben den ärztlichen Zielvorstellungen in stärkerem Maße auch ökonomische Kriterien in die Krankenhausplanung einzubeziehen.

H. Regionale Kooperation

Die Notwendigkeit, bei Neu-, Um- und Erweiterungsbauten die Einzelplanung des Krankenhauses hinsichtlich der Einordnung in das Gesamtsystem der regionalen Krankenhausversorgung abzustimmen, wird heute kaum noch bestritten. Fest steht, daß aber auch die laufenden Planungen und Handlungen der einzelnen Krankenhäuser der Abstimmung bedürfen. Diese Abstimmungsnotwendigkeit betrifft einmal die Einhaltung der institutionell festgelegten ärztlich-pflegerischen Zielsetzung (Vermeidung von quantitativen und qualitativen Umschichtungen im Bettenangebot, die zu einer Disproportionierung des Leistungsangebotes führen können), zum anderen aber die laufende betriebliche Zusammenarbeit der Krankenhäuser.

Die immer differenzierter werdenden Methoden von Diagnostik und Therapie und die verbesserten technischen Möglichkeiten im Bereich von Versorgung und Verwaltung haben dazu geführt, daß einzelne Krankenhausdienste nicht mehr in einem Krankenhaus allein, sondern nur im Verbund mehrerer Krankenhäuser leistungsfähig und wirtschaftlich betrieben werden können. Die Folge davon ist, daß die auf dem Wege der Regionalplanung gebildeten Krankenhauseinheiten nicht unabhängig voneinander betrieben werden, organisatorisch und verwaltungsmäßig nicht völlig autark sein können, sondern in

---

[30]) Entwicklungsgeschichtlich gesehen war Ausgangspunkt der Krankenhausarbeit die Krankenversorgung der armen Leute. Erst mit der Einführung der Sozialen Krankenversicherung wurde der Aufgabenkreis des Kankenhauses auf den überwiegenden Teil der Bevölkerung ausgedehnt. Ausgehend von der ursprünglichen Aufgabenstellung arbeitet auch das moderne Krankenhaus noch weitgehend in gesellschaftlicher Isolierung. Die Bevölkerung hat in der Regel keinen festen Kontakt zum Krankenhaus, der einzelne kennt nicht „sein Krankenhaus". Das Krankenhaus ist eine anonyme Institution ohne gesellschaftliche Bezüge zur jeweiligen Gebietskörperschaft. Das gilt in erster Linie für die öffentlichen — kommunalen — Krankenhäuser. Aber auch die Krankenhäuser, die von kirchlichen oder weltlich-caritativen Vereinigungen getragen werden, arbeiten weitgehend isoliert von der Bevölkerung; ihre Verbindungen zu den sie tragenden Gesellschaftskreisen sind ebenfalls relativ lose. Nicht zuletzt ist es auch auf diese gesellschaftliche Isolierung des Krankenhauses zurückzuführen, daß der strukturelle Aufbau und der Arbeitsablauf auch des modernen Krankenhauses vielfach noch überholten gesellschaftlichen Leitbildern folgen und mit dem Wandel der Lebens- und Gesellschaftsformen nicht immer Schritt gehalten haben. So gesehen könnte die Mitbeteiligung der Gesamtbevölkerung an der Planung ihres Krankenhauswesens wesentlich dazu beitragen, das Krankenhaus unmittelbar in das gesellschaftliche Leben der Gebietskörperschaft einzubeziehen.

Form von Arbeitsgemeinschaften zusammenarbeiten müssen. Die Gründe, die für eine laufende betriebliche Kooperation der Krankenhäuser sprechen, sind vor allem folgende:

Mindestkapazitäten der Krankenhausdienste, die vom einzelnen Krankenhaus nicht immer rationell ausgelastet werden können;
bessere Möglichkeiten des Großbetriebes zur Rationalisierung;
bessere Nutzung des hochqualifizierten Fachpersonalpotentials;
bessere Nutzung des Bettenangebotes;
zeitweilige Aufgabenteilung;
Verbreiterung und Intensivierung des Erfahrungsaustausches — Gewinnung von Kennzahlen für die Betriebsführung;
Erhöhung der Marktmacht.

Die Vielzahl der Ansatzpunkte für eine laufende regionale Kooperation von Krankenhäusern betrifft alle Bereiche des Krankenhauses: Behandlungsbereich (z. B. Arbeitsteilung im Bereich der Laboratoriumsdiagnostik, gemeinsame Pathologie oder gemeinsamer Anaesthesiedienst für mehrere Krankenhäuser), Versorgungsbereich (z. B. Zentralsterilisation, Apotheke, Wäscherei, Küche, Reinigungsdienst, technischer Dienst), Verwaltungsbereich (z. B. Einkauf und Lagerhaltung, Formularwesen, elektronische Datenverarbeitung). In der Regel bietet sich eine Kooperation bei solchen Krankenhausdiensten an, deren Ausführung nicht die Anwesenheit des Patienten erfordert. Bei allen Leistungen, die unmittelbar den Patienten betreffen, d. h. unmittelbar am Patienten ausgeführt werden müssen, ist eine Zusammenarbeit zwar denkbar und wird in Einzelfällen auch durchgeführt (Beispiel: Patienten werden zur Strahlentherapie von einem Krankenhaus in ein anderes Krankenhaus gebracht). Nach Möglichkeit wird diese Form der Kooperation aber vermieden, und zwar im Hinblick auf die räumliche Geschlossenheit der Krankenhausleistung als eine der wichtigsten Voraussetzungen für die Effizienz der ärztlichen Versorgung und pflegerischen Betreuung (Ausnahme: Patient verbleibt im Krankenhaus, zentraler Dienst kommt zum Patienten. — Beispiel: Zentraler Anaesthesiedienst für mehrere Krankenhäuser).

Es leuchtet ein, daß sowohl über die Gesamtkonzeption als auch über Einzelheiten der regionalen Kooperation bereits im Stadium der regionalen Krankenhausplanung entschieden werden muß, wenn diese Entscheidungen in der Betriebs- und Bauplanung der einzelnen Krankenhäuser ihren Niederschlag finden sollen. (Einzelheiten dazu, vor allem zu den organisatorischen Möglichkeiten und Rechtsformen der Kooperation, vgl. Band III dieses Buches.)

IV. Gesamtsystem der medizinischen und pflegerischen Versorgung

A. System der integrierten Gesundheitsfürsorge und Krankenversorgung

Der Gesamtbereich der medizinischen und pflegerischen Versorgung der Bevölkerung gliedert sich organisatorisch in folgende Versorgungsstufen — vgl. Abb. 7 und 8: Gesundheitserziehung — ambulante, semistationäre, stationäre Präventivmedizin — allgemeinärztliche Versorgung (auch primärärztliche oder Basisversorgung genannt) — ambulante, semistationäre und stationäre fachärztliche Versorgung — ambulante, semistationäre und stationäre Rehabilitation — stationäre Pflege von Alten und Pflegebedürftigen — Hauspflege von Alten und Pflegebedürftigen — sonstige Maßnahmen der Gesundheitsfürsorge (z. B. allgemeine Hygieneüberwachung).

Gesamtziel aller Institutionen dieser Versorgungsstufen ist die kontinuierliche und durchgängig koordinierte ärztliche und pflegerische Betreuung Kranker bis zur bestmöglichen Wiederherstellung ihrer Gesundheit und, soweit erforderlich, auch bis zu ihrer beruflichen und sozialen Wiedereingliederung. Hinzu tritt die beratende Hilfe zur Erhaltung der Gesundheit auf dem Wege der Gesundheitsvorsorge und Krankheitsfrüherkennung. Soweit für die ein-

Abb. 7: Versorgungssystem

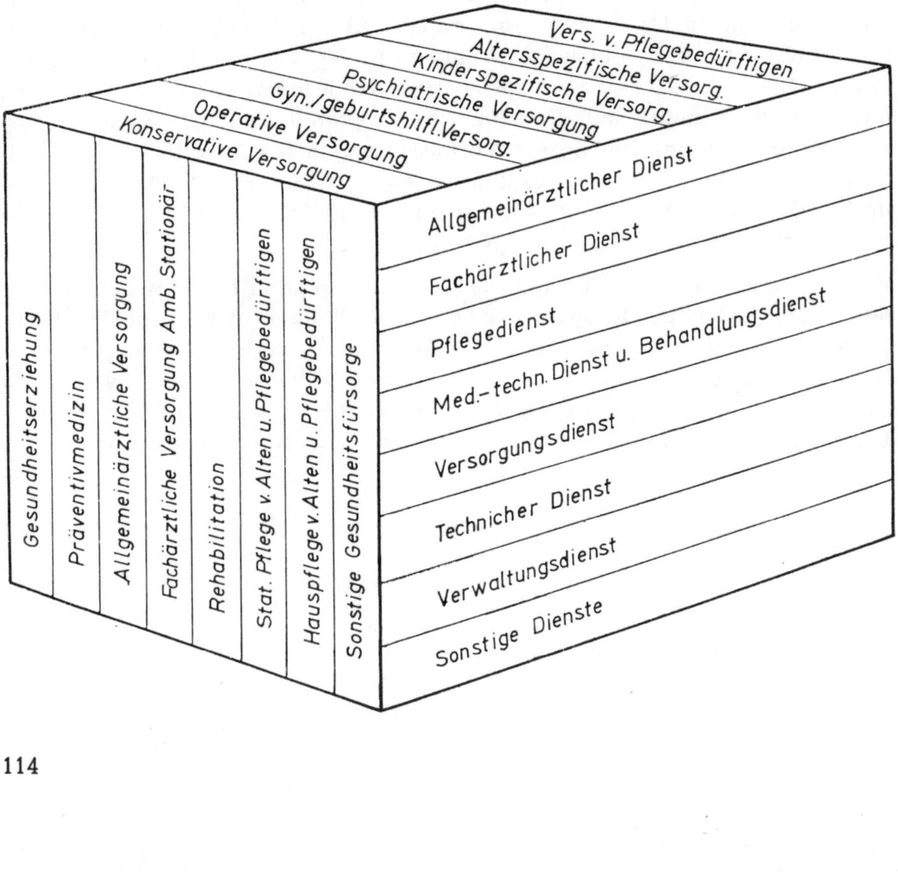

Abb. 8   SYSTEM DER INTEGRIERTEN GESUNDHEITSFÜRSORGE UND KRANKENVERSORGUNG

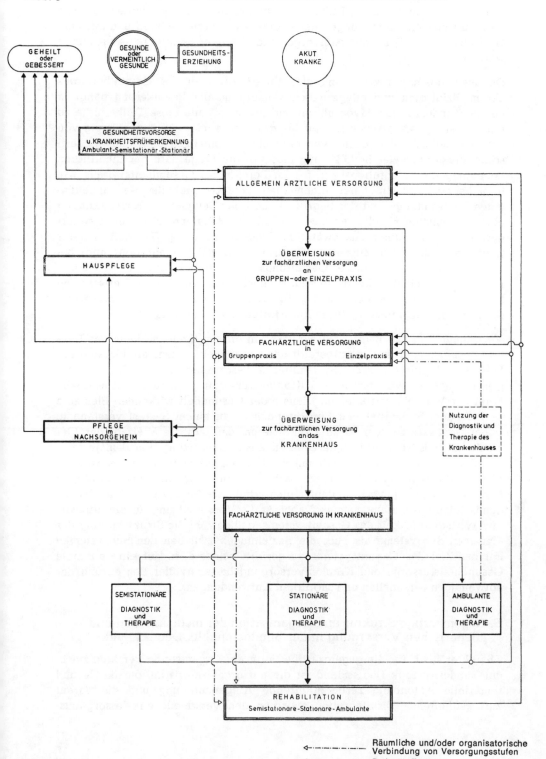

zelnen Versorgungsstufen Teilziele postuliert und befolgt werden, müssen diese mit den Zielvorstellungen der anderen Versorgungsstufen und mit dem Gesamtziel der Gesundheitsfürsorge und Krankenversorgung abgestimmt werden.

Die medizinische Effizienz und die Wirtschaftlichkeit des Gesamtbereiches der medizinischen und pflegerischen Versorgung der Bevölkerung hängt in entscheidendem Maße davon ab, ob und inwieweit alle diese Teilbereiche zu einer in sich geschlossenen Einheit integriert sind oder aber unabhängig von einander agieren. Ausgehend von dem Ziel der medizinischen und pflegerischen Versorgung der Bevölkerung läßt sich die Frage nach der inhaltlichen Bedeutung des Integrationsbegriffes im Bereich des Gesundheitswesens wie folgt beantworten: In seiner allgemeinen, vom Gesundheitswesen unabhängigen Verwendung dient der Begriff „Integration" einmal zur Kennzeichnung einer bestimmten Handlungsweise. Ziel dieser Handlung ist es, eine zweckgerichtete Verbindung ausgewählter Elemente zu einer Ganzheit höherer Ordnung herzustellen. Zum anderen wird der Begriff „Integration" auch benutzt, um das Ergebnis dieser Gestaltungsvorgänge, d. h. die Ganzheit höherer Ordnung, selbst zu kennzeichnen. In dieser unterschiedlichen Verwendung kommt — ebenso wie bei dem Begriff „Organisation" — kein Widerspruch, sondern nur eine unterschiedliche Blickrichtung zum Ausdruck.

Verwendet man den Begriff „Integration" in diesem Sinne, so kann das Integrationsphänomen im Gesamtbereich des Gesundheitswesens am klarsten mit Hilfe von Begriffen aus der Systemtheorie beschrieben werden. Unter „Integrierter Gesundheitsfürsorge und Krankenversorgung" wird eine spezifische Form der Verknüpfung aller im Dienste der Gesundheit wirkenden Elemente — Personen, Sachmittel und Einrichtungen — zu einem System verstanden. Dabei ist dieses System so zu strukturieren, daß sich die Vielzahl der Elemente zu Subsystemen gruppiert, deren Zusammensetzung von dem jeweiligen Gruppierungsmerkmal bestimmt wird. Gruppiert man die im Dienste der Gesundheit wirkenden Personen, Sachmittel und Einrichtungen nach dem Merkmal „Versorgungsart", dann entsprechen die Subsysteme den Versorgungsstufen des Gesamtsystems. Dabei ist die Voraussetzung für die Effizienz und Wirtschaftlichkeit des Gesamtsystems, daß sowohl die Strukturierung der einzelnen Subsysteme als auch die Beziehungen zwischen den Subsystemen auf das Ziel des Gesamtsystems ausgerichtet sind, d. h. auf eine optimale Gesundheitsfürsorge und Krankenversorgung bei sinnvoller Begrenzung der notwendigen personellen und sachlichen Aufwendungen.

B. Gegenwärtige Struktur und Organisation der medizinischen und pflegerischen Versorgung in der Bundesrepublik Deutschland

Charakteristisch für die gegenwärtige Form der Organisation der Medizin in der Bundesrepublik Deutschland ist die auf organisatorische, personelle und finanzielle Autonomie zurückzuführende Aufgabenteilung und die darauf zurückzuführende Disintegration zwischen den verschiedenen Versorgungsstufen. Augenfällig ist in diesem Zusammenhang vor allem die strenge Trennung von stationärer Krankenversorgung und ambulanter Krankenversorgung und die daraus folgende Einengung der Aufgaben der Krankenhäuser auf die stationäre Krankenversorgung; die Aktivitäten der Krankenhäuser im Bereich der ambulanten und semistationären Krankenversorgung fallen gegenwärtig kaum ins Gewicht. Ähnliche Organisationsformen im Bereich des Gesundheits- und Krankenhauswesens finden sich nur noch in Österreich und in der Schweiz; in den meisten anderen Ländern sind die verschiedenartigen Einrichtungen der Gesundheitsfürsorge und Krankenversorgung stärker integriert, mit der Tendenz, ein in sich geschlossenes System (comprehensive health care system) zu bilden.

Die nachstehenden Fakten verdeutlichen die gegenwärtige Situation:

1. Ärztliche Versorgung

Einen Überblick über die Gesamtzahl der zum 31. Dezember 1972 berufstätigen Ärzte in der BRD, gegliedert nach ihren Aufgabengebieten, gibt Tabelle 17. Danach sind rd. 48,2 % aller Ärzte in freier Praxis, rd. 42 % hauptamt-

Tabelle 17: Berufstätige Ärzte in der BRD zum 31. Dezember 1972

	Insgesamt	Fachärzte	Sonstige Ärzte
Berufstätige Ärzte insgesamt	107 403	45 448	61 955
Ärzte in freier Praxis	51 778	24 046	27 732
davon mit Krankenhaustätigkeit	4 860	4 164	696
Ärzte hauptamtlich im Krankenhaus	45 138	17 777	27 361
Ärzte im öffentlichen Gesundheitsdienst, in Verwaltung und Forschung	10 487	3 625	6 862

lich im Krankenhaus und rd. 9,8 % im öffentlichen Gesundheitswesen, in Verwaltung und Forschung tätig. Berücksichtigt man, daß ein Teil der Ärzte in freier Praxis gleichzeitig auch am Krankenhaus tätig ist — sogenannte „Belegärzte" —, dann stehen rd. 46,6 % aller berufstätigen Ärzte mit dem Krankenhaus arbeitsmäßig in Verbindung.

Rd. 42,3 % aller Ärzte sind Fachärzte. Über die Zahl der Praktischen Ärzte liegen keine genauen Angaben vor. Man kann jedoch davon ausgehen, daß die Nichtfachärzte in freier Praxis — also rd. 25,8 % aller berufstätigen Ärzte — als Praktische Ärzte tätig sind. Rd. 52,9 % aller Fachärzte sind in freier Praxis, rd. 39,1 % im Krankenhaus und rd. 8,0 % im öffentlichen Gesundheitsdienst, in Verwaltung und Forschung tätig. Berücksichtigt man auch hier wiederum, daß ein Teil der Fachärzte in freier Praxis auch am Krankenhaus tätig ist, dann stehen rd. 48,3 % aller Fachärzte mit dem Krankenhaus arbeitsmäßig in Verbindung.

2. Angebot von medizinischen Leistungen

a) Ambulante Krankenversorgung

Es ist die Aufgabe der Ärzte in freier Praxis, die ambulante Krankenversorgung, sowohl die allgemeinärztliche als auch die fachärztliche, sicherzustellen. Die in freier Praxis tätigen Ärzte sind in sogenannten „Kassenärztlichen Vereinigungen" zusammengefaßt. Diese haben einmal für ein ausreichendes Angebot an Praktischen Ärzten und Facärzten in freier Praxis Sorge zu tragen. Zum anderen übernehmen sie die Gebührenregelung und Gebührenverrechnung für sämtliche Leistungen der freipraktizierenden Ärzte gegenüber den Sozialleistungsträgern.

Von Ausnahmefällen (z. B. für den Bereich der Physikalischen Therapie) abgesehen sind die Krankenhäuser als Institution zur ambulanten Krankenversorgung nicht zugelassen. Die am Krankenhaus tätigen Facärzte werden an der ambulanten Krankenversorgung in der Regel nur dann beteiligt, wenn in dem Einzugsgebiet des Krankenhauses die fachärztliche Versorgung in freier Praxis nicht ausreicht. In allen diesen Fällen kann der sozialversicherte Patient den Krankenhausarzt nicht direkt konsultieren, sondern er muß von einem niedergelassenen Arzt — Praktischer Arzt oder Facharzt — an den Krankenhausarzt überwiesen werden.

b) Stationäre Krankenversorgung

Die Aufgaben der Krankenhäuser sind auf die stationäre Krankenversorgung begrenzt. Semistationäre Einrichtungen — Tages- oder Nachtkliniken — findet man nur im Bereich der psychiatrischen Krankenversorgung. Die ambulante Tätigkeit der Krankenhäuser ist im Verhältnis zur Gesamtleistung quantitativ in der Regel ohne Bedeutung.

c) Präventivmedizin

Die Aufgaben der Präventivmedizin lagen ursprünglich ausschließlich beim öffentlichen Gesundheitsdienst. Heute kann dieser jedoch die damit verbundenen umfangreichen Aufgaben nicht mehr bewältigen, vor allem deshalb, weil der öffentliche Gesundheitsdienst nicht selten personell und apparativ unzureichend ausgerüstet ist. Die Folge davon ist, daß ein großer Teil der präventivmedizinischen Maßnahmen heute von den Ärzten in freier Praxis durchgeführt wird, zum Teil auch von den Facärzten im Krankenhaus.

d) Rehabilitation

Die restriktive Grundhaltung der Sozialen Krankenversicherung hinsichtlich Zielsetzung sowie finanzieller und zeitlicher Limitierung der ärztlichen Behandlung hat dazu geführt, daß die Rehabilitation primär als eine Ergänzung der Krankenhausbehandlung — sogenannte „medizinische Rehabilitation" —

angesehen wird. Der überwiegende Teil der Rehabilitationsmaßnahmen wird stationär am Allgemeinen Krankenhaus durchgeführt. Ergänzend hinzu treten die von der gesetzlichen Renten- und Unfallversicherung finanzierten Rehabilitationsmaßnahmen, die in deren Spezialkrankenhäusern, zu einem Teil aber auch in den Allgemeinen Krankenhäusern durchgeführt werden. Die berufliche und soziale Rehabilitation ist nur ungenügend entwickelt und geregelt. Zuständig dafür sind vor allem die Sozialbehörden. Dabei ist es in der Regel der Initiative des niedergelassenen Arztes oder des Werksarztes überlassen, ob von den relativ geringen Möglichkeiten der beruflichen und sozialen Rehabilitation genügend Gebrauch gemacht wird.

e) Stationäre Pflege und Hauspflege von Alten und Pflegebedürftigen

Die stationäre Pflege von Alten und Pflegebedürftigen liegt entweder in den Händen der Kommunen oder in den Händen freigemeinnütziger Verbände, wobei letztere überwiegen. Für die Finanzierung aller damit zusammenhängenden Leistungen sind die Sozialbehörden zuständig. Ähnlich liegen auch die Verhältnisse im Bereich der Hauspflege. Die Hauspflege ist jedoch nur unzureichend entwickelt.

f) Sonstige Maßnahmen der Gesundheitsfürsorge

Alle übrigen Maßnahmen der Gesundheitsfürsorge, insbesondere die der Gesundheitsaufsicht, der Hygieneüberwachung und der speziellen Fürsorge, sind in erster Linie Aufgaben des öffentlichen Gesundheitsdienstes.

3. Finanzierung der Gesundheitsfürsorge und Krankenversorgung

Rd. 89 % der Bevölkerung sind sozialversichert oder haben einen anderen gesetzlichen Anspruch auf kostenlose Krankenversorgung. Der überwiegende Teil der restlichen 11 % der Bevölkerung ist bei Privatversicherungen gegen das Krankheitsrisiko abgesichert. Dabei werden die verschiedenen Versorgungsstufen der Gesundheitsfürsorge und Krankenversorgung im einzelnen wie folgt finanziert:

a) Ambulante Krankenversorgung:	Sozialleistungsträger unter Zwischenschaltung der Kassenärztlichen Vereinigungen
b) Stationäre Krankenversorgung:	Vorhaltungskosten über Steuermittel — Kosten des laufenden Betriebs über Sozialleistungsträger
c) Präventivmedizin:	Sowohl über Sozialleistungsträger als auch über Steuermittel
d) Rehabilitation:	Überwiegend über Sozialleistungsträger; zu einem geringen Teil auch über Steuermittel

e) Stationäre Pflege und Haus- Überwiegend über Steuermittel;
pflege von Alten und zu einem geringen Teil auch über
Pflegebedürftigen: Sozialleistungsträger
f) Sonstige Maßnahmen Über Steuermittel
der Gesundheitsfürsorge:

4. Leistungen und Patientenkommunikation im Bereich der medizinischen Versorgung

Im Jahre 1972 wurden die bundesdeutschen Einrichtungen des Gesundheitswesens von den Mitgliedern der Sozialen Krankenversicherung (ohne Familienangehörige und Rentner) insgesamt wie folgt in Anspruch genommen:

Zahl der Krankheitsfälle	22,017 Millionen	947,90 je 1000 Mitglieder
Zahl der Krankheitstage	399,602 Millionen	17 201,98 je 1000 Mitglieder
Zahl der Krankenhausfälle	2,121 Millionen	91,31 je 1000 Mitglieder
Zahl der Krankenhaustage	42,810 Millionen	1 843,11 je 1000 Mitglieder

Infolge der unzureichend quantifiziert dargestellten Informationen über das bundesdeutsche Gesundheits- und Krankenhauswesen mangelt es an einem entsprechenden Zahlenmaterial über die Verbindung zwischen der ambulanten und stationären Krankenversorgung. Nach regionalen Analysen der Überweisungen von Praktischen Ärzten überweist der Praktische Arzt insgesamt 11 % seiner Patienten, davon rd. 85 % an niedergelassene Fachärzte und rd. 15 % ans Krankenhaus. Rd. 89 % seiner Patienten behandelt der Praktische Arzt ausschließlich selbst[31]).

C. Nachteile der gegenwärtigen Disintegration zwischen den Versorgungsstufen der bundesdeutschen Gesundheitsfürsorge und Krankenversorgung

Die Nachteile dieser Struktur des bundesdeutschen Gesundheitswesens, zurückzuführen auf die traditionell gewachsene und weitgehend gesetzlich verankerte Aufgabenteilung zwischen den verschiedenen Versorgungsstufen, bestehen vor allem in folgendem:

1) Postulierung und Befolgung von Teilzielvorstellungen innerhalb der verschiedenen Versorgungsstufen, ohne ausreichende gegenseitige Abstimmung

---

[31]) Interessant sind in diesem Zusammenhang folgende Kennziffern über die Krankenhausversorgung in der BRD und im vergleichbaren Ausland (Bezugsjahre 1966 bis 1970):

	BRD	Schweden	England	Niederlande
Stationäre Patienten je 1000 Einwohner	133	143	87	92
Pflegetage je 1000 Einwohner	2350	1902	1234	1170

Alle Kennziffern beziehen sich auf die Allgemeine Krankenhausversorgung; Sonderkrankenhäuser sind also ausgenommen. Sie lassen die Überdimensionierung der bundesdeutschen Krankenhausversorgung klar erkennen.

Diese Ziffern sind dann noch besser verständlich, wenn man dazu die Organisation des Gesundheitswesens berücksichtigt. In den Niederlanden ist die ambulante und stationäre fachärztliche Versorgung weitgehend am Krankenhaus konzentriert. Etwa 90 %/o aller Fachärzte sind am Krankenhaus tätig, und zwar stationär und ambulant. 85 %/o der Überweisungen der Praktischen Ärzte gehen an die am Krankenhaus tätigen Fachärzte, die von sich aus entscheiden können, ob sie die Patienten stationär oder ambulant behandeln.

— damit Möglichkeit einer Verzögerung und/oder Gefährdung der bestmöglichen Wiederherstellung der Gesundheit und der Wiedereingliederung

Die personelle, aber auch die institutionelle Trennung von ambulanter und stationärer fachärztlicher Versorgung hat zur Folge, daß bei allen Patienten, die im Zuge der Gesamtbehandlung ihrer Krankheit auch der stationären Versorgung bedürfen, die ärztliche Behandlung, zum Teil auch die pflegerische Betreuung, nicht immer in ausreichendem Maße durchgängig und zielgerecht koordiniert ist.

2) Ärztlich-pflegerisch nicht begründete Wiederholung von Untersuchungs- und Behandlungsmaßnahmen

Im Bereich der Diagnostik bringt das gegenwärtige System zwangsläufig Doppeluntersuchungen mit sich, die nicht nur der sicherlich notwendigen sukzessiven Vertiefung der Diagnostik dienen, sondern sich überwiegend im Duplizieren von Untersuchungsmaßnahmen erschöpfen; derartige Doppeluntersuchungen aber sind mit erheblichen Belastungen verbunden, nicht nur in finanzieller und personeller Hinsicht, sondern vor allem auch im Hinblick auf den Patienten.

Im Bereich der Nachbehandlung — im Anschluß an eine Krankenhausbehandlung — liegen die Probleme bei dem notwendigen nahtlosen Übergang in die ambulante Weiterbehandlung, abgesehen davon, daß Einrichtungen zur Rehabilitation nicht in dem notwendigen Umfange zur Verfügung stehen.

3) Parallelität von personellen und apparativen Kapazitäten auf den verschiedenen Versorgungsstufen — damit nicht-optimale Allokation der insgesamt für das Gesundheitswesen zur Verfügung stehenden personellen, apparativen und finanziellen Ressourcen mit der Folge, daß die mögliche Leistungsquantität und/oder auch -qualität nicht erreicht wird.

Die Disintegration führt zu personellen und apparativen Überkapazitäten, sowohl im Krankenhaus als auch in der freien Praxis. Dies wird vor allem dann offensichtlich, wenn man bedenkt, daß mit Einführung der Fünftagewoche im Krankenhaus die Einrichtungen im Bereich von Diagnostik und Therapie planmäßig oft nur an fünf Tagen vormittags genutzt werden.

Die gemeinsame Nutzung der diagnostischen und therapeutischen Einrichtungen des Krankenhauses, sowohl für die ambulante als auch für die stationäre fachärztliche Diagnostik und Therapie, würde erlauben, die Apparate und Geräte schneller zu amortisieren und schneller zu neuen Anlagen zu kommen, ohne daß dadurch die Kosten erhöht würden. Bei der gegenwärtigen Nutzungsintensität ist die medizinisch-technische Einrichtung und Ausstattung im Krankenhaus viel schneller vom medizinisch-technischen Fortschritt überholt als technisch abgenutzt.

Dazu kommt, daß man es sich aufgrund der personellen Engpaßsituation auf Dauer gesehen nicht leisten können wird, daß das Facharztpotential der freien Praxis nicht auch für die Krankenhausversorgung zur Verfügung steht, vor allen Dingen deshalb, weil im Krankenhaus ein erhebliches Defizit an Fachärzten besteht. Wenn man weiterhin bedenkt, daß mit zunehmender Spezialisierung der auf einen Spezialisten oder Superspezialisten zukommende Patientenkreis immer kleiner wird, dann stellt sich die berechtigte Frage, ob es tatsächlich sinnvoll ist, einen derartigen Spezialisten mit allen seinen personellen und apparativen Hilfen doppelt vorzusehen, einmal als niedergelassenen Facharzt, zum anderen als Krankenhausfacharzt.

4) Ärztlich-pflegerische und wirtschaftlich uneffiziente Aufsplitterung von Diagnostik und Therapie

Bekanntlich nimmt die Qualität diagnostischer und auch therapeutischer Maßnahmen mit dem Leistungsumfang zu. Jeder Arzt bedarf einer bestimmten Routine, wenn er seine Diagnostik und Therapie optimal ausführen und die dafür notwendige Erfahrung sammeln will. Das aber ist nur dann möglich, wenn er einen entsprechend großen Patientenkreis betreut. Abgesehen von den doppelten personellen und finanziellen Lasten können mithin vor allem medizinische Gründe gegen eine Aufsplitterung des Patientenkreises nach stationärer und ambulanter fachärztlicher Behandlung sprechen, primär im Zusammenhang mit Spezialbehandlungen, bei denen die Patientenzahlen schon vom Bedarf her relativ klein sind.

Weiterhin ist zu bedenken, daß die Automation von Diagnostik und Therapie einen bestimmten Leistungsumfang voraussetzt. Nur unter dieser Voraussetzung „lohnt" sich die Automation. Viel bedeutsamer aber ist, daß nur derartig automatisierte Großbetriebe eine institutionalisierte Kontrolle bei der Ausführung diagnostischer Leistungen erlauben (z. B. Laboratoriumsdiagnostik, EKG-Diagnostik).

5) Ärztlich-pflegerisch nicht begründete Überdimensionierung des Krankenbettenangebotes — damit unnötige Bindung von Kapital und Personal im Bereich des Krankenhauswesens

Die Trennung von ambulanter und stationärer Versorgung erhöht die Zahl der stationären Patienten und verlängert deren Verweildauer im Krankenhaus. Gegenwärtig müssen Patienten zur Diagnostik und Therapie im Krankenhaus stationär aufgenommen und „ins Bett gelegt" werden, obwohl eine ambulante oder semistationäre Versorgung mit den diagnostischen und therapeutischen Einrichtungen des Krankenhauses im Rahmen von Tages- oder Nachtkliniken ausreichen würde [32] [33].

---

[32] Angemerkt sei, daß der hier erwähnte Patientenkreis heute „im Krankenhaus liegt", der diagnostisch-therapeutischen Einrichtungen des Krankenhauses zwar bedarf, die aufwendigen Krankenbetten und Versorgungseinrichtungen dagegen unnötig in Anspruch nimmt. Der Patienten- und Wirkungskreis der niedergelassenen Fachärzte wird in diesem Zusammenhang nicht angesprochen.

[33] Die Notwendigkeit zu einer Begrenzung des Leistungsangebotes im Bereich der Krankenhausversorgung wird dann offensichtlich, wenn man die nachstehend dargestellten Entwicklungstendenzen im Krankenhaus- und Gesundheitswesen berücksichtigt:
a) Zunehmende Inanspruchnahme
Bei linearer Extrapolation der Verhältnisse in der Vergangenheit sind für 1985 155 Krankenhauseinweisungen je 1000 Einwohner zu erwarten (1970: 133).
b) Weiterer Anstieg der Kosten des Krankenhausbaues und des Krankenhausbetriebes
Schreibt man die Entwicklung der Vergangenheit fort, dann muß man für 1985 mit Kranken-

Ferner ließe sich bei erweiterten Möglichkeiten zur ambulanten und semistationären Behandlung im Krankenhaus die Verweildauer dadurch verkürzen, daß ein Teil der an die diagnostischen und therapeutischen Einrichtungen des Krankenhauses gebundenen Vordiagnostik und Nachbehandlung ambulant oder in Form von Tages- oder Nachtkliniken ausgeführt werden könnte.

hausbaukosten rechnen, die etwa bei 350 000 bis 400 000 DM je Krankenbett liegen. Die Betriebskosten je Pflegetag — einschließlich der auf den Pflegetag bezogenen Vorhaltungskosten — werden mit 400 DM prognostiziert. Eine Begrenzung der ständig steigenden Gesamtkosten für das bundesdeutsche Gesundheitswesen läßt sich mithin dann erreichen, wenn es gelingt, Aufgaben der ärztlichen und pflegerischen Versorgung aus dem Krankenhaus auf andere, weniger kapital- und personalaufwendigere Versorgungsstufen unseres Gesamtsystems der medizinischen Versorgung zu transferieren, primär also auf den Bereich der semistationären und ambulanten Versorgung und dadurch das Krankenhauswesen als den teuersten Zweig des Gesundheitswesens soweit wie möglich zu entlasten.

Bei derartigen Überlegungen um notwendige strukturelle Änderungen in der Gesamtorganisation der ärztlichen und pflegerischen Versorgung der bundesdeutschen Bevölkerung können die Entwicklungstendenzen in der Medizin nicht unbeachtet bleiben. — Die künftige Entwicklung in der Organisation der Medizin und in der ärztlichen Behandlung wird von der Spezialisierung und der Technisierung bestimmt. Die Weiterentwicklung der Medizin und der medizinischen Technik ist mit einem rapiden Ansteigen des Gesamtwissens im Bereich der Medizin verbunden. Nach Schätzungen soll sich dieses Gesamtwissen in den nächsten sechs bis acht Jahren verdoppeln (Verdoppelung des medizinischen Wissens in der Vergangenheit 1800 - 1900; 1900 - 1960; 1960 - 1970). Dazu kommt die ständig wachsende Summe der von den vielen einzelnen Ärzten gemachten Erfahrungen als das Fundament, auf dem medizinische Wissenschaft und ärztliche Erkenntnis aufbauen, aus dem sie ihre Gesetzesmäßigkeiten und Regeln ableiten.

Die zwangsläufige Folge der Entwicklung wird sein, daß sich der einzelne Arzt in zunehmendem Maße spezialisieren muß. Ist es schon heute nicht mehr möglich, eine Fachdisziplin voll zu beherrschen, so wird es künftig innerhalb der einzelnen Fachdisziplinen nicht nur zu einer Aufteilung nach Fachteilgebieten kommen, sondern darüber hinaus innerhalb eines jeden Fachteilgebietes zu einer noch weiteren Spezialisierung und Superspezialisierung. Selbst die mit den Mitteln der EDV verbundenen Möglichkeiten der Wissensspeicherung und der jederzeit zugänglichen Information darüber wird diese Entwicklung nicht aufhalten, sondern nur in sinnvollen Grenzen halten können.

Die Ausübung der ärztlichen Arbeit nach modernen Maßstäben wird also in zunehmendem Maße Spezialkenntnisse verlangen, dazu die Beherrschung von Geräten und Instrumenten, die die Kapazität des einzelnen Arztes übersteigen werden. Diesen Spezialisierungstendenzen und vielleicht auch -notwendigkeiten diametral entgegengesetzt steht aber auch künftig die unabdingbare Forderung nach „ganzheitlicher" Behandlung des Patienten.

Die Lösung dieses Problems — Spezialisierung auf der einen und ganzheitliche Behandlung auf der anderen Seite — kann nur in der engen Zusammenarbeit von Fachspezialisten gesehen werden. Dabei wird ein solches Zusammenarbeiten einmal wegen der notwendigen Integration des Fachwissens dieser vielen Einzelspezialisten erforderlich, zum anderen aber auch wegen der notwendigen, sinnvollen Auslastung der insgesamt erforderlichen automatisierten apparativen Ausstattung.

Die Folge dieser Entwicklung wird sein, daß der einzelne Arzt künftig nicht mehr für sich allein arbeiten kann, sondern zur Kooperation gezwungen ist und daß es, davon ausgehend, zu einer Verlagerung von Diagnostik und Therapie auf zentrale Einrichtungen kommen muß.

Unter Berücksichtigung der aufgezeigten Entwicklungstendenzen im Bereich des Krankenhaus- und Gesundheitswesens und im Bereich der medizinischen Wissenschaft und Technik erscheint es dringend erforderlich, die gegenwärtige Organisation der medizinischen Versorgung in der BRD zu analysieren und, soweit erforderlich, unter Beachtung der nachstehenden Gesichtspunkte strukturell zu verändern:

a) Erbringt sie in medizinischer Hinsicht die effektivste Gesundheitsfürsorge und Krankenversorgung?

b) Nutzt sie die vorhandenen personellen, apparativen und finanziellen Möglichkeiten in der wirtschaftlichsten Weise?

Dabei können sich die hierzu notwendigen Überlegungen nicht auf den Teilbereich des Krankenhauswesens beschränken, sondern müssen den Gesamtbereich des Gesundheitswesens erfassen.

D. Möglichkeiten zur Verbesserung der Integration von ambulanter und stationärer Krankenversorgung

Eine erste Möglichkeit zur Verbesserung der Integration von ambulanter und stationärer Krankenversorgung besteht darin, daß es zwar bei der organisatorischen, personellen und finanziellen Trennung bleibt, daß aber der Informationsfluß und -austausch zwischen der ambulanten und der stationären Krankenversorgung verbessert wird. Ziel einer solchen Lösung wäre, mit Hilfe durchgängiger Information die ärztlich-pflegerische Versorgung kontinuierlich durchgängig zu gestalten (z. B. über die EDV), die Doppeluntersuchungen weitgehend abzubauen sowie Nachbehandlung und Wiedereingliederung nahtlos an die stationäre Versorgung anzuschließen.

Analysiert man diese Möglichkeiten, dann ergeben sich berechtigte Zweifel, ob die Durchgängigkeit der Informationen ausreicht, die heute noch so belastenden Doppeluntersuchungen abzubauen, die Zahl der stationären Patienten und deren Verweildauer zu begrenzen und die Kontinuität der ärztlichen und pflegerischen Versorgung zu sichern. Die Erfahrungen der Vergangenheit und Gegenwart sprechen gegen die Vermutung, daß ein Teil der Fachärzte auf Dauer gesehen überwiegend nur diagnostisch tätig sein wird, während die anderen Fachärzte die Diagnostikergebnisse und die Therapiepläne ihrer Kollegen unbesehen übernehmen und darauf ihre Therapie aufbauen. Dabei ist es nicht zuletzt die Entwicklung der sogenannten Diagnostikkliniken, die die Notwendigkeit zur personellen und damit auch zur organisatorischen Verbindung von Diagnostik und Therapie demonstrieren; denn alle diese Kliniken assoziieren sich in irgendeiner Form stationäre Unterbringungsmöglichkeiten zur Diagnostik und zur Therapie. Letztlich ist es das Wesen von Diagnostik und Therapie als ein in sich geschlossener Regelkreis mit Rückkopplungseffekt, der eine Trennung verbietet, wenn es für den einzelnen Arzt zu dem notwendigen und sich ständig erneuernden Lernprozeß kommen soll.

Eine zweite Möglichkeit zur Verbesserung der Integration von ambulanter und stationärer Krankenversorgung besteht darin, daß die Mehrzahl der Fachärzte ambulant und stationär tätig ist, d. h. daß der Patient seinen Facharzt nicht wechselt, wenn er von der ambulanten in die stationäre Versorgung übergeht.

Dabei wäre denkbar, daß die ambulante Diagnostik und Therapie in Form von Gemeinschaftseinrichtungen der Fachärzte durchgeführt wird und die Patienten bei stationärer Behandlung zwar ins Krankenhaus verlegt, aber von denselben Fachärzten weiterhin betreut werden. Eine derartige Lösung liefe auf eine abgewandelte Form des sogenannten „nebenamtlichen" Krankenhausarztes hinaus, eines Facharztes, der gleichwertig in der ambulanten und in der stationären Versorgung tätig ist.

Bedenkt man, daß zur stationären Diagnostik und Therapie im Krankenhaus die gleichen Einrichtungen und das gleiche Personal vorhanden sein müssen wie in den Gemeinschaftseinrichtungen der niedergelassenen Fachärzte, dann drängt es sich geradezu auf, derartige hochtechnisierte und automatisierte

Einrichtungen sowohl für die ambulante als auch für die semistationäre und stationäre Versorgung zu nutzen. Voraussetzung dafür wäre, daß derartige Diagnostik- und Therapieeinrichtungen in unmittelbarer räumlicher Verbindung zur stationären Versorgung stehen, da neben der Therapie auch ein Teil der Diagnostik die Anwesenheit des Patienten erfordert [34]).

Auch bei einer derartigen apparativen Konzentration von Diagnostik und Therapie in räumlicher Verbindung zur stationären Versorgung bieten sich für die Organisation der ärztlichen Versorgung zwei Alternativen an:

1) Die Fachärzte sind sowohl in freier Praxis als auch im Krankenhaus tätig und nutzen die Diagnostik- und Therapieklinik sowohl bei der ambulanten als auch bei der stationären Versorgung ihrer Patienten.

2) Der überwiegende Teil der Fachärzte ist, von seinem Wirkungskreis her gesehen, ans Krankenhaus gebunden, arbeitet am Krankenhaus mit dessen Einrichtungen ambulant, semistationär und stationär. In der freien Praxis wären dann primär nur noch Praktische Ärzte tätig, abgesehen von Fachärzten bestimmter Disziplinen und in Sondersituationen. Der Praktische Arzt überweist den Patienten zur fachärztlichen Behandlung ans Krankenhaus. Im Krankenhaus entscheidet der Facharzt, ob Diagnostik und Therapie ambulant, semistationär oder vollstationär durchzuführen sind [35]).

Bei einer derartigen Form von ambulanter und semistationärer Behandlung im Krankenhaus handelt es sich keineswegs um die immer wieder zitierte „anonyme Poliklinik" oder das „anonyme Ambulatorium". Der Patient sucht im Krankenhaus vielmehr einen ganz bestimmten Facharzt auf, den er sich selbst auswählen kann, soweit mehrere gleichartige Fachärzte zur Auswahl stehen.

Beide Alternativen sind jeweils für sich isoliert, aber durchaus auch parallel organisierbar.

Erwähnt sei in diesem Zusammenhang, daß demoskopische Erhebungen ergeben haben, daß die Mehrzahl der bundesdeutschen Patienten sich wünscht, ihr Facharzt möge sie auch nach Überweisung ins Krankenhaus weiter behandeln (vgl. Noelle-Neumann, E.: Das Image des Deutschen Krankenhauses, in: Das Krankenhaus, Heft 8/1970, S. 292 ff.). Nach den Ergebnissen einer Bremer Umfrage ist die Bevölkerung durchaus damit einverstanden, das Krankenhaus

---

[34]) Entgegen den in der WWI-Studie zur Gesundheitssicherung in der Bundesrepublik Deutschland entwickelten Vorstellungen zur Funktion und Lage der sogenannten „Medizinisch-Technischen-Zentren - MTZ" (vgl. Jahn, E., u. a.: Die Gesundheitssicherung in der Bundesrepublik Deutschland - Analysen und Vorschläge zur Reform -, WWI-Studie Nr. 20, Köln 1971, S. 66 f.) ist eine unmittelbar räumliche Verbindung der Diagnostik- und Therapieeinrichtungen zum Krankenhaus immer dann erforderlich, wenn diese sowohl für die stationäre als auch für die ambulante Versorgung genutzt werden sollen. Eine räumliche Trennung vom Krankenhaus ist nur bei bestimmten Diagnostikeinrichtungen denkbar (z. B. spezielle Laboratoriumsdiagnostik).

[35]) Im Hinblick auf eine Vermeidung von „Überversorgung", verbunden mit unnötigem Einsatz sachlicher und personeller Kapazitäten, empfiehlt sich, den Eintritt in das Gesamtsystem der Gesundheitsfürsorge und Krankenversorgung einheitlich über die Versorgungsstufe „Allgemeinärztliche Versorgung" zu organisieren (Schaltstellenbedeutung der allgemeinärztlichen Versorgung - vgl. Abschnitt IV. G 2 dieses Kapitels).

auch für die ambulante Behandlung aufzusuchen; denn man hofft, im Krankenhaus die besseren diagnostisch-therapeutischen Möglichkeiten und auch die bessere Teamarbeit der Fachärzte anzutreffen (vgl. Bremen-Report — Aktuelle Probleme der Gesundheitspolitik, Untersuchung des Instituts für angewandte Sozialwissenschaft, Bad Godesberg 1970). Es ist nicht einzusehen, warum man diesen Wünschen der Patienten als den letztlich Betroffenen nicht Rechnung tragen soll, zumal dann, wenn eine derartige Organisation zusätzlich auch noch die Effizienz und die Wirtschaftlichkeit der medizinischen Versorgung verbessert.

Die Integrationsmöglichkeiten und -tendenzen im Bereich der ambulanten, semistationären und vollstationären fachärztlichen Versorgung werden unterstützt von den Strukturänderungen in der Organisation des Pflegedienstes. Der sich gegenwärtig vollziehende Wandel führt zu einer Gruppierung der Krankenhauspatienten primär entsprechend ihrer Behandlungs- und Pflegeintensität. Im eigentlichen stationären Bereich verbleiben der Intensiv-, Normal- und Langzeitpflegebereich. Die Minimalpflege wird räumlich abgetrennt und in patientenhotelähnlichen Einrichtungen, sogenannten Hostels, zusammengefaßt ohne pflegerische Betreuung, höchstens mit pflegerischer Aufsicht. Denkbar ist auch eine räumliche Kombination von Hostel sowie Tages- und Nachtklinik. Derartige Organisationsformen für die pflegerische Versorgung können nicht nur dazu beitragen, die Zahl der vollstationären Patienten und deren Verweildauer zu begrenzen; sie bieten gleichzeitig die notwendigen Voraussetzungen für einen fließenden Übergang zwischen ambulanter, semistationärer und vollstationärer Krankenversorgung (Einzelheiten dazu vgl. 5. Kapitel, Abschnitt V, D).

E. Vorteile einer verbesserten Integration von ambulanter und stationärer Krankenversorgung

Eine Verbesserung der Integration von ambulanter und stationärer Krankenversorgung ist mit einer Steigerung der medizinischen Effizienz und der Wirtschaftlichkeit im Gesundheitswesen verbunden, vor allem in folgender Hinsicht:

1) Reduzierung der Zahl der stationären Patienten
Ein nicht unerheblicher Teil von Patienten, die heute stationär behandelt werden müssen, kann ambulant oder semistationär behandelt werden [36]).

2) Verkürzung der Verweildauer durch ambulante oder semistationäre Vor- und Nachbehandlung und damit bessere Nutzung der vorhandenen Krankenbetten

---

[36]) Untersuchungen des Deutschen Krankenhausinstituts haben ergeben, daß rd. 25%/o aller stationären Patienten sich selbst versorgen können und im Rahmen von Minimal- und Kurzzeitpflegeeinheiten untergebracht werden könnten. Etwa die Hälfte dieser Patienten könnte auch ambulant oder semistationär versorgt werden - Vgl. dazu Ramge, C., und Wunderlich, H.: Organisatorische und bauliche Struktur des Pflegebereiches, in: Das Krankenhaus, Heft 2/1971, S. 64 ff.

In der Praxis hat sich gezeigt, daß vor allem die Einrichtung von semistationären Behandlungsmöglichkeiten in Form von Tageskliniken hier sehr viel weiterhelfen kann.

Beispiele: Die Analyse des Patientendurchlaufes in einer Urologischen Klinik hat ergeben, daß die Zeit zwischen Aufnahme und Operation im Durchschnitt 8,2 Tage beträgt. Bei sinnvoller Organisation der Vordiagnostik, entweder ambulant oder im Rahmen der Tagesklinik, kann der stationäre Aufenthalt vor der Operation auf durchschnittlich drei Tage reduziert werden. Bei einer Gesamtverweildauer von 19 Tagen entspricht das einer Verweildauerreduzierung von rd. 25 % im Bereich der Vordiagnostik. — In einer Augenklinik beträgt die durchschnittliche Verweildauer für die zu operierenden „Schielkinder" acht Tage. Bei der Umstellung der Vordiagnostik von stationär entweder auf ambulant oder semistationär (in Form eines Kindergartens) läßt sich die Verweildauer auf fünf Tage senken und die durchschnittliche Belegung um 5 bis 6 % erhöhen. Damit kann die Patientenfrequenz um 60 % gesteigert und die vorhandene „Warteliste" kurzfristig abgebaut werden.

3) Vermeidung von Doppeluntersuchungen im Bereich der Diagnostik — zielgerichtetes Einleiten und Fortführen der Therapie — nahtloses Anschließen der Rehabilitation.

4) Vermeidung von Leerkapazitäten, sowohl im Bereich des Facharztpotentials der freien Praxis als auch im Bereich der apparativen Einrichtung und Ausstattung im Krankenhaus und in der freien Praxis.

5) Fachliche Qualifizierung der ärztlichen Krankenhausarbeit
Mit der Bindung des überwiegenden Teiles der Fachärzte ans Krankenhaus entspräche die für die stationäre Betreuung der Patienten zur Verfügung stehende Anzahl von Fachärzten endlich der hohen Bedeutung, die der stationären Diagnostik und Therapie zukommt[37]).

---

[37]) Ausgehend von den Tendenzen in der Organisation der Medizin zur Integration von ambulanter und stationärer Krankenversorgung ergeben sich bestimmte Konsequenzen für die Gestaltung von Krankenhausbetrieb und Krankenhausbau:

a) System- und arbeitsintensitätsorientierte Gliederung des Krankenhauses
Die Ablösung des ärztlichen Einzelspezialisten von heute durch das ärztliche Systemspezialistenteam von morgen wird dazu führen, daß die bisherige fachdiziplinäre Gliederung des Krankenhauses ersetzt wird durch eine mehr flexible, der stets wechselnden Patientenstruktur angepaßten Aufteilung, die primär bestimmt wird von der Art der Diagnostik und Therapie sowie von der Pflegeintensität. Für den Pflegebereich bedeutet das eine Gliederung nach Intensiv-, Normal- und Langzeitpflegebereich. Darüber hinaus wird es zum Aufbau semistationärer Einrichtungen kommen, also von Hostels - patientenhotelähnliche Einrichtungen - sowie von Tages- und Nachtkliniken. Diese dem Bereich der Minimal- und Kurzzeitpflege entsprechenden Einrichtungen werden wesentlich zur Entlastung des vollstationären Krankenhausbetriebes beitragen.

b) Fachärztliche Qualifizierung des ärztlichen Dienstes
Mit der zunehmenden Konzentrierung der Krankenversorgung im oder am Krankenhaus werden künftig weit mehr fachlich hochqualifizierte Fachärzte am Krankenhaus tätig sein müssen, als das heute bereits der Fall ist. Dies wird aber nur dann möglich sein, wenn man diesen Fachärzten eine ihren hohen Leistungen entsprechende selbständige Funktion gewährt, auf der anderen Seite aber auch dementsprechende Einkünfte, die nicht nur allein von der Zahlungsfähigkeit und Zahlungswilligkeit der Privatpatienten abhängen dürfen.

c) Organisationsstruktur des ärztlichen Dienstes
Die heute noch bestehende vertikale Gliederung des Arztdienstes wird abgelöst durch eine

F. Pluralistische Betriebsformen der medizinischen Versorgung

Der notwendige Abbau der Polarisierung von ambulanter und stationärer Versorgung ist keineswegs nur dadurch möglich, daß das Aufgabengebiet der gegenwärtig bestehenden Krankenhäuser um ambulante und semistationäre Tätigkeiten erweitert wird. Bei einer eingehenden Analyse von Organisation und Technik ambulanter und stationärer Behandlung wird sich vielmehr zeigen, daß es eine Vielzahl von organisatorischen Möglichkeiten gibt, die Integration von ambulanter und stationärer Krankenversorgung zu verbessern. Einmal ließen sich bestehende Gemeinschaftseinrichtungen von niedergelassenen Fachärzten semistationären, aber auch stationären Behandlungsmöglichkeiten assoziieren. Weiterhin könnte man Zentren für Diagnostik und Therapie errichten, die nicht nur für die präventivmedizinische und ambulante Versorgung tätig werden, sondern darüber hinaus sowohl in unmittelbarer Verbindung zu sogenannten Hostels stehen als auch eng mit Krankenhäusern zusammenarbeiten. Denkbar ist schließlich auch der Ausbau kleinerer Krankenhäuser im Hinblick auf die Übernahme semistationärer und ambulanter Aufgaben. Auf diese Weise würde der Leistungsumfang auch des kleinen Krankenhauses erhöht und die aus ärztlich-pflegerischen wie auch aus wirtschaftlichen Gründen notwendige und tragbare Kapazitätsgrenze erreicht, ganz abgesehen davon, daß sich voraussichtlich nur auf diese Art und Weise die ärztliche Versorgung dünn besiedelter Gebiete auf Dauer sicherstellen läßt. Voraussetzung für derartige Lösungen wäre allerdings eine enge regionale Kooperation des kleinen Krankenhauses mit größeren und leistungsfähigeren Krankenhäusern der Region.

Das Spektrum der Möglichkeiten zur Integration von Einrichtungen der ambulanten, semistationären und stationären Krankenversorgung wird dann deutlich, wenn man von den Elementen dieses Hauptbereiches des Gesundheits-

---

mehr horizontale, charakterisiert durch eine Vielzahl gleichberechtigt nebeneinander stehender Fachärzte. Die Folge davon wird sein, daß ein leitender Facharzt weniger Patienten betreuen wird, als das heute der Fall ist. Im stationären Bereich wird der leitende Facharzt, unterstützt von seinen ärztlichen Mitarbeitern (entsprechend dem Aufgabenbereich etwa drei bis vier ärztliche Mitarbeiter), je nach der Fachdisziplin etwa 30 bis 50 Patienten betreuen. Hinzu treten jedoch die vielseitigen und umfangreichen Aufgaben im Bereich der ambulanten und der semistationären Behandlung.

d) Leitung des ärztlichen Dienstes
Die Wirksamkeit der ärztlichen Arbeit hängt nicht nur vom fachlichen Können des einzelnen Arztes, sondern in hohem Maße auch vom Zusammenwirken aller Krankenhausärzte sowie von der Zusammenarbeit des ärztlichen Dienstes mit den anderen Krankenhausdiensten ab. Deshalb wird künftig der Planung, Organisation und Kontrolle des Arztdienstes eine erhöhte Bedeutung zukommen. Die Problematik der Honorierung dieser Arbeit darf nicht dazu führen, daß die ärztliche Organisationsfunktion, so wie bisher, zum Nachteil der Gesamtorganisation des Krankenhauses oft sträflich vernachlässigt wird.

e) Anpassung der betrieblichen und baulichen Struktur des Krankenhauses
Die strukturellen Änderungen der Aktivitäten des Krankenhausbetriebes haben zur Folge: Ausbau des traditionellen Behandlungsbereiches zu einer Diagnostik- und Therapieklinik, Aufbau semistationärer Einrichtungen - Tages- und Nachtkliniken sowie Hostels - sowie Ausbau von Information und Kommunikation als Mittel zur Integration der Einzelelemente des Krankenhauses (vgl. dazu 3. Kapitel, Abschnitt V, B 1).

wesens ausgeht: Praktischer Arzt, Facharzt, Diagnostik- und Therapieeinrichtungen oder Diagnostik- und Therapieklinik (je nach Leistungsumfang), Tages- und Nachtklinik, Hostel, Intensiv-, Normal- und Langzeitpflegebereich.

Gegenwärtig sind diese Elemente in der Regel wie folgt zu Subsystemen kombiniert:

1) im Bereich der ambulanten Krankenversorgung

Praktischer Arzt — Diagnostik- und Therapieeinrichtungen	= Allgemeinärztliche Versorgung in Einzelpraxis
Facharzt — Diagnostik- und Therapieeinrichtungen	= Fachärztliche Versorgung in Einzelpraxis
Praktische Ärzte und/oder Fachärzte — Diagnostik- und Therapieklinik	= Allgemeinärztliche und/oder fachärztliche Versorgung in Gruppenpraxis

2) im Bereich der stationären Krankenversorgung

Fachärzte — Diagnostik- und Therapieklinik — nicht differenzierter Pflegebereich	= Stationäre Versorgung im Krankenhaus

Dabei verfolgen die einzelnen Subsysteme in der Regel eigenständige Teilziele aus dem Gesamtbereich der Krankenversorgung, nicht selten ohne ausreichende gegenseitige Abstimmung und mit der Folge, daß die notwendige Kontinuität bei der Gesamtbehandlung des Patienten gefährdet sein kann.

Im Hinblick auf die notwendige Integration von ambulanter und stationärer Krankenversorgung sind vor allem folgende Kombinationen dieser Grundelemente zu Subsystemen vorstellbar:

Praktischer Arzt — in Kooperation mit einer Diagnostik- und Therapieklinik beliebiger Art	= Allgemeinärztliche Versorgung in Einzelpraxis
Praktische Ärzte — Diagnostik- und Therapieklinik	= Allgemeinärztliche Versorgung in Gruppenpraxis
Praktische Ärzte / Fachärzte — Diagnostik- und Therapieklinik — Tages- und Nachtklinik — Hostel	= Allgemeinärztliche Versorgung — ambulante und semistationäre fachärztliche Diagnostik und Therapie
Fachärzte — Diagnostik- und Therapieklinik — Tages- und Nachtklinik — Hostel	= Ambulante und semistationäre fachärztliche Diagnostik und Therapie
Fachärzte — Diagnostik- und Therapieklinik — Tages- und Nachtklinik — Hostel — Intensiv-, Normal- und Langzeitpflege	= Ambulante, semistationäre und stationäre fachärztliche Diagnostik und Therapie

Dabei setzt das Integrationspostulat voraus, daß die Teilziele aller Subsysteme auf das Gesamtziel der Krankenversorgung abgestimmt und ausgerichtet sind, damit auf diese Weise die Kontinuität der Krankenversorgung gewährleistet wird.

Als Folge derartiger neuer Betriebstypen wäre denkbar, daß sich auch andere Formen der Trägerschaft entwickeln. Die heute bestehenden gemeinnützigen Krankenhäuser, von der öffentlichen Hand oder von caritativen Verbänden getragen, könnten ergänzt werden um solche Einrichtungen der semistationären und stationären Versorgung, die von Ärzten auf genossenschaftlicher Basis betrieben werden. Mit einer derartigen Trägerform wäre eines der Grundübel der heutigen Krankenhaustypen eliminiert: die zwangsläufig auftretenden Zielkonflikte zwischen der Institution Krankenhaus auf der einen Seite und den die Krankenhausarbeit tragenden Krankenhausärzten auf der anderen Seite. Nicht zuletzt könnte auch erwerbswirtschaftlich orientierten Einrichtungen durchaus eine angemessene Rolle im Rahmen der Krankenversorgung zugesprochen werden, soweit sie sich im Rahmen der allgemein anerkannten Zielsetzungen und Planungen bewegen und damit das Gleichgewicht des Gesamtsystems der Gesundheitsfürsorge und Krankenversorgung nicht stören.

Eine derartige Vielzahl und Vielfalt von Betriebstypen würde sich zweifellos belebend auf das Gesamtsystem der medizinischen und pflegerischen Versorgung der Bevölkerung auswirken und sicherlich dazu beitragen, aus der gegenwärtig noch bestehenden Uniformität, Eintönigkeit, Unbeweglichkeit und Starre unseres Gesundheits- und Krankenhauswesens herauszuführen.

G. Integration anderer Einrichtungen der Krankenbehandlung und -pflege in das Gesamtsystem der medizinischen Versorgung

Die Wirksamkeit des Gesamtsystems der Gesundheitsfürsorge und Krankenversorgung hängt nicht nur von der Integration der ambulanten und stationären fachärztlichen Versorgung ab, sondern ebenso von der Abstimmung dieses Teilbereiches der Krankenversorgung mit den anderen Subsystemen und von der zweckmäßigen Einordnung der anderen Subsysteme in das Gesamtsystem. Hinweise zu Entwicklungs- und Integrationstendenzen anderer Versorgungsstufen und spezieller Krankenversorgungseinrichtungen sind nachstehend zusammengefaßt.

1. Präventivmedizin

Eine wesentliche Möglichkeit, den Umfang stationärer und ambulanter Krankenversorgungsleistungen zu begrenzen, wird in dem Ausbau der Präventivmedizin liegen. Zielsetzung der Präventivmedizin ist Gesundheitsvorsorge und Krankheitsfrüherkennung. Einmal sollen durch eine umfassende Gesundheitsvorsorge, Gesundheitserziehung, Aufdeckung und Ausschaltung von Risikofaktoren und Gesundheitsschutz (vorsorgliche Behandlungsmaßnahmen wie Schutzimpfungen, Kuren, Hygienekontrollen, Maßnahmen der Suchtbekämpfung usw.) Gesundheitsstörungen verhindert werden. Zum anderen gilt es, durch systematische ärztliche Untersuchung der Bevölkerung Krankheiten frühzeitig, möglichst noch vor dem Auftreten manifester Krankheitssymptome festzustellen. (Im Gegensatz dazu ist kurative Medizin in ihrer Diagnostik weitgehend symptombezogen.) Es ist damit zu rechnen, daß der medizinisch-technische Fortschritt künftig in verstärktem Maße dazu beitragen wird, die Chancen zu erhöhen, Krankheiten sehr früh und damit im Hinblick auf die Heilungschancen häufig noch rechtzeitig zu erkennen, teilweise sogar noch vor ihrem manifesten Beginn. Damit aber erhöhen sich die Möglichkeiten zur Heilung oder aber zu einer möglichst günstigen Beeinflussung des Krankheitsablaufes (ambulante Behandlung statt stationärer Behandlung, Verkürzung der Verweildauer).

Entscheidend beeinflußt wird die Entwicklung der Präventivmedizin durch den Einsatz der EDV und den damit verbundenen Möglichkeiten der automatisierten Befundregistrierung, -speicherung und -information. Bei der Krankheitsfrüherkennung handelt es sich bekanntlich nicht so sehr um eine Diagnosestellung im engeren Sinne als vielmehr um die Vorsorge bei vermeintlich Gesunden, d. h. um die Feststellung von Normabweichungen, die dann später durch weitere, gezielte Untersuchungen abgeklärt werden können. In beiden Phasen wird die EDV wertvolle Unterstützung liefern können, sowohl im Hinblick auf eine Automatisierung diagnostischer Arbeiten (z. B. Laboratoriumsmedizin) als auch auf die Möglichkeit einer vollständigen Information über das Krankheitsgeschehen eines jeden Patienten (medizinische Datenbänke) und auf die Hilfestellung bei der Differentialdiagnostik.

Das Spektrum der verschiedenen Untersuchungen und Methoden, um zu einer Früherkennung von Krankheiten zu kommen, ist breit und vielfältig. Es wird Aufgabe der Forschung im Bereich der Präventivmedizin sein, diese Möglichkeiten weiter auszubauen und Präventivmedizinprogramme für die Praxis zu entwickeln, die dann ihrerseits wieder zur Kontrolle ihrer Wirksamkeit und zur Gewinnung neuer Erkenntnisse elektronisch ausgewertet werden müssen.

Welche Bedeutung der Voruntersuchung zukommt, zeigt das Modell einer allgemeinen Voruntersuchung aus Baden-Württemberg. Ein erster Zwischenbericht zeigt, daß bei einem unerwartet hohen Prozentsatz (rd. 64 % bei Männern und rd. 71 % bei Frauen) medizinische Maßnahmen für erforderlich gehalten werden, die im wesentlichen auf den Hausarzt entfallen (43 bis 48 %). Der Anteil der durch solche Voruntersuchungen neu entdeckten Krankheiten schwankt bei Männern um 14 %, bei Frauen um 13 % (vgl. dazu: Modell einer Allgemeinen Vorsorgeuntersuchung — Zwischenbericht, Arbeits- und Sozialministerium Baden-Württemberg, Stuttgart 1970).

Auch die Maßnahmen der Präventivmedizin müssen mit denen der ambulanten und stationären Krankenversorgung integriert werden. Dabei sind es die unterschiedlichen technischen Mittel und Möglichkeiten der Präventivmedizin, die eine Verteilung der gesundheitsvorsorgerischen Maßnahmen auf alle

Institutionen des Gesundheitswesens (niedergelassene Fachärzte für Allgemeinmedizin, Betriebsärzte, Gesundheitsämter, Diagnostikzentren, Krankenhäuser) zweckmäßig erscheinen lassen. Die mit allen diesen Maßnahmen verbundenen nicht unerheblichen Kosten zwingen jedoch zu einer weitgehenden Automatisierung und damit zu einer Zentralisierung. Dabei bietet sich an, zumindest einen Teil dieser vorbeugenden Maßnahmen auf das Krankenhaus zu konzentrieren, da dort sowohl die technischen Mittel und Möglichkeiten als auch das dafür erforderliche qualifizierte Personal gegeben sind. Dies trifft vor allem für die technischen Möglichkeiten der EDV zu, obgleich diese mit Hilfe der Datenfernverarbeitung auch für die freie Praxis, für Gesundheitsämter usw. nutzbar gemacht werden können. Unter bestimmten Voraussetzungen ist auch denkbar, Maßnahmen der Präventivmedizin mit denen der Rehabilitation organisatorisch zusammenzufassen, und zwar immer dann, wenn besondere Einrichtungen außerhalb des Allgemeinen Krankenhauses geschaffen werden müssen.

2. Allgemeinärztliche Versorgung

Die wachsende Bedeutung der Medizintechnik — apparativ und personell — und das damit verbundene Ansteigen des Finanzbedarfs sind dafür bestimmend, daß sich die qualifizierte Diagnostik und Therapie immer stärker zentralisiert, entweder in Gemeinschaftseinrichtungen niedergelassener Fachärzte oder aber am Krankenhaus mit seinen hochqualifizierten personellen und technischen Kapazitäten. Mit der zunehmenden Konzentrierung der Krankenversorgung in Diagnostik- und Therapiezentren oder am Krankenhaus wächst die Gefahr der arbeitsmäßigen und fachlichen Isolierung der allgemeinärztlichen Versorgung. In dieser Entwicklung liegt der eigentliche Grund dafür, daß das Ansehen des Hausarztes weltweit das eines „second-class-doctors" geworden ist mit der Folge, daß die Zahl der als Hausarzt in der allgemeinärztlichen Versorgung tätigen Ärzte ebenso weltweit laufend zurückgeht.

Völlig entgegengesetzt zu dieser Entwicklung ist der Stellenwert zu sehen, der der allgemeinärztlichen Versorgung und damit dem Hausarzt im Zuge einer weiteren Spezialisierung und Superspezialisierung der Medizin sowie im Zusammenhang mit dem Ausbau der Präventivmedizin und der Rehabilitation zukommt. Je größer die Spezialisierung, um so höher steigt die Bedeutung der allgemeinärztlichen Versorgung. Der Hausarzt ist der erste Kontaktpunkt zwischen dem einzelnen Patienten und dem Gesamtsystem der medizinischen Versorgung. Auf das fachliche Können und das persönliche Einfühlungsvermögen des Hausarztes kommt es an, ob es gelingt, den Patienten jeweils der Versorgungsstufe des Gesamtsystems zuzuleiten, die den Notwendigkeiten im Einzelfall entspricht. So gesehen kann der Hausarzt als Kanal für die Einschleusung des Patienten in das Gesamtsystem der Gesundheitsfürsorge und Krankenversorgung angesehen werden. Seine Entscheidungen sind primär bestimmend dafür, welche Maßnahmen eingeleitet werden. Er ist es, der erkennen und entscheiden muß, ob die allgemeinärztliche Versorgung ausreicht oder aber ob es der fachärztlichen Versorgung ambulanter, semistationärer oder stationärer Art, der Prävention, der Rehabilitation oder anderer Maßnahmen bedarf.

Diese Schaltstellenbedeutung des Hausarztes erkennend, ist man weltweit bemüht, das Ansehen der allgemeinärztlichen Versorgung ihrer Bedeutung entsprechend anzuheben und sie personell auszubauen. Während man in den Vereinigten Staaten dem Personalmangel im Bereich der allgemeinärztlichen Versorgung dadurch begegnen will, daß man diesen Teil der medizinischen Versorgung ganz oder teilweise aus dem Aufgabenbereich des Vollmediziners ausklammert und einem neuen, mehr paramedizinischen Personenkreis überträgt, ist man in den meisten Ländern bemüht, über Ausbau und Intensivierung der Ausbildung, die mit dem „Facharzt für Allgemeinmedizin" abschließt, das Ansehen der allgemeinärztlichen Versorgung ihrer hohen Bedeutung entsprechend anzuheben und auf diese Weise für den notwendigen Nachwuchs zu sorgen.

Darüber hinaus seien noch zwei weitere Bemühungen erwähnt, die darauf abzielen, das „Gefälle" zwischen dem Facharzt für Allgemeinmedizin und dem im Diagnostik- und Therapiezentrum oder Krankenhaus arbeitenden Facharzt abzubauen:

1) Mehrere Fachärzte für Allgemeinmedizin schließen sich zusammen und unterhalten gemeinsam die wichtigsten diagnostisch-therapeutischen Einrichtungen. Die Erfahrungen zeigen jedoch, daß Gemeinschaftseinrichtungen im Laufe der Zeit eine gewisse Eigendynamik entwickeln und sich apparativ und personell über den notwendigen Umfang hinaus ausdehnen (sogenannter „Ballon-Effekt"), mit der Tendenz, zur fachärztlichen Versorgung in den Diagnostikzentren oder am Krankenhaus in Konkurrenz zu treten. Die Folge davon ist, daß es wiederum zu der nicht wünschenswerten Duplizierung personeller und apparativer Kapazitäten kommt.

2) Die allgemeinärztliche Versorgung wird personell in die fachärztliche Krankenversorgung integriert. Bei dieser Lösung gehören die als Hausärzte tätigen Fachärzte für Allgemeinmedizin mit zum Fachärztestab des Krankenhauses / Diagnostik-Therapiezentrums — je nach ihren Aufgaben zum Bereich der Inneren Medizin oder zur Pädiatrie — mit der Möglichkeit, ihre Patienten am Krankenhaus / Diagnostik-Therapiezentrum mit den dort vorhandenen personellen und apparativen Einrichtungen zu diagnostizieren und gegebenenfalls auch zu therapieren. Einmal ist es auf die Weise möglich, die Einrichtungen für Diagnostik und Therapie außerhalb des Krankenhauses auf das notwendige Mindestmaß zu beschränken. Zum anderen profitieren die Fachärzte für Allgemeinmedizin von dem medizinischen Wissensstand des Krankenhauses / Diagnostik-Therapiezentrums. Darüber hinaus besteht der Vorteil einer solchen Regelung darin, daß der Kontakt zwischen der allgemeinärztlichen Versorgung und der ambulanten, semistationären und stationären fachärztlichen Versorgung institutionalisiert wird.

Vergleicht man beide Lösungsversuche für die fachlich und gesamtwirtschaftlich notwendige Integration der allgemeinärztlichen Versorgung in das Gesamtsystem der Gesundheitsfürsorge und Krankenversorgung, dann ist der zweiten, in der Region von Jerusalem als pilot-study praktizierten Lösung (vgl. Mann, K. J.: The Family Physician and the General Hospital, in: World Hospitals, Vol. VII, No. 4/1971) der Vorzug zu geben. Konsequent durchgeführt kann sie zu einer weitgehenden Balance zwischen dem Hausarzt auf der einen Seite und dem Krankenhaus / Diagnostik-Therapiezentrum auf der anderen Seite führen. Der Nachteil besteht allerdings darin, daß sie sich in konsequenter Form eigentlich nur in einem staatlich organisierten Gesundheitswesen realisieren läßt.

Auch in der BRD wird auf die Dauer gesehen die versicherungstechnisch durchorganisierte Massenmedizin ohne eine gewisse Planung, Reglementierung, Schematisierung und Rationalisierung einfach nicht zu praktizieren sein. Um so mehr gilt es, sich deshalb zu bemühen, zumindest im Bereich der allgemeinärztlichen Versorgung als dem ersten Kontaktpunkt zwischen dem Patienten und dem „Medizinbetrieb", den Individualcharakter der Medizin soweit wie möglich zu erhalten. Anerkennt man aber auf der anderen Seite die Vorteile der Integration der Hausärzte in den Facharztestab des Krankenhauses/Diagnostik-Therapiezentrums — notwendige fachliche Qualifizierung der allgemeinärztlichen Versorgung, Anhebung des Ansehens des Hausarztes entsprechend seines tatsächlichen Stellenwertes, notwendige Begrenzung der apparativen und personellen Kapazitäten —, dann sollte man nichts unversucht lassen, eine möglichst enge, institutionelle Verzahnung von hausärztlicher Allgemeinmedizin und Fachmedizin im Krankenhaus / Diagnostik-Therapiezentrum anzustreben. Voraussetzung für eine möglichst weitgehende Aufrechterhaltung der Individualmedizin im Bereich der allgemeinärztlichen Versorgung wäre allerdings, daß der Hausarzt, unbeschadet seiner Verankerung im Facharztestab des Krankenhauses / Diagnostik-Therapiezentrums, nach wie vor selbständig bleibt. Möglichkeiten dazu bestünden, wenn die Hausärzte als freipraktizierende Fachärzte für Allgemeinmedizin freiwillig mit dem jeweils erreichbaren Krankenhaus / Diagnostik-Therapiezentrum kooperieren und sich dem dort tätigen Facharzteteam anschließen würden. Auch auf diese Weise könnte es zu dem fachlichen Gleichgewicht zwischen Allgemeinmedizin und Fachmedizin, dem Kontakt zwischen der allgemeinärztlichen Versorgung einerseits und der ambulanten, semistationären und stationären fachärztlichen Versorgung andererseits kommen, unter gleichzeitiger Verhinderung der gesamtwirtschaftlich nicht vertretbaren Duplizierung der personellen und apparativen diagnostisch-therapeutischen Kapazitäten. Wie überall im Bereich des Gesundheitswesens hängt es auch hier von der Einsicht der die Krankenversorgung tragenden Ärzte ab, auch im Zeitalter der Technisierung und Kollektivierung der Medizin den freiheitlichen Charakter des bundesdeutschen Gesundheits- und Krankenhauswesens zu erhalten.

3. Pulmologie

Unter den gegenwärtigen Voraussetzungen ist anzunehmen, daß der heutige Bestand an Tuberkulose-Patienten in den nächsten zehn Jahren noch in etwa gleichbleiben wird. Danach ist jedoch mit einem steten Rückgang der Tuberkulose-Erkrankungen zu rechnen. Dabei wird bei den mit Sicherheit zu erwartenden noch weiteren Fortschritten der Chemotherapie künftig die konservative Behandlung überwiegen; die operative Behandlung der Tuberkulose dagegen wird sich stark reduzieren.

Im Hinblick auf die Entwicklung der Medizin zur System- oder Problemorientierung wird künftig auch die Versorgung von Tuberkulosekranken in das Gesamtsystem der Krankenversorgung integriert werden müssen. Die Folge davon wird sein, daß man Tuberkulosekliniken zu Pulmologischen Zentren erweitert, deren Schwergewicht bei der operativen *und* konservativen Behandlung spezifischer und nichtspezifischer Lungenerkrankungen liegt (bronchiologische Diagnostik, Lungenfunktionsdiagnostik, Cytologie, Lungenchirurgie, konservative Behandlung von Lungenerkrankungen usw.).

Für die Integration der Tuberkulosebehandlung in Pulmologische Kliniken sprechen primär ärztlich-pflegerische Gründe, d. h. die Nutzbarmachung einer optimalen Diagnostik und Therapie für alle Arten von Lungen- und Bronchialerkrankungen. In zweiter Linie sind es Gründe der ärztlichen Aus- und Weiterbildung sowie der medizinischen Forschung; denn nur auf diese Weise kann die Vermittlung und Weiterentwicklung der für das Gesamtgebiet der Lungen- und Bronchialerkrankungen notwendigen Erfahrungen gesichert werden.

Bei den heutigen organisatorischen und baulich-technischen Möglichkeiten der Isolierung ist eine Mischung von Patienten mit spezifischen und nichtspezifischen Lungenerkrankungen durchaus möglich. Darüber hinaus bietet sich an, die Pulmologischen Kliniken auch für die ambulante und semistationäre Krankenversorgung zu nutzen, sowohl im Zusammenhang mit der Präventivmedizin (z. B. Früherkennung von Lungenkarzinomen) als auch mit der ambulanten Diagnostik von spezifischen und nichtspezifischen Lungenerkrankungen.

4. Psychiatrie

Die medizinische Wissenschaft hat es in den letzten Jahrzehnten vermocht, in Verbindung mit der Pharmakologie psychische Krankheiten nicht nur zu behandeln, sondern auch zu bessern, in sozial tragbare Dauerzustände zu überführen und sogar in vielen Fällen zu heilen. Diese sich in Zukunft weiter fortsetzende Entwicklung erfordert auch eine Änderung in der Organisation der psychiatrischen Krankenversorgung. Stand früher im Vordergrund die Pflege- und Bewahranstalt, dann wird künftig das Psychiatrische Fachkrankenhaus oder die Fachabteilung für Psychiatrie am Allgemeinen Krankenhaus der Zentralpunkt der psychiatrischen Krankenversorgung sein.

Bekanntlich setzt sich das Patientengut im Bereich der Psychiatrie vorwiegend aus drei Gruppen zusammen, innerhalb derer weiter differenziert werden kann. Dabei hat die Gruppe der Akutkranken durch die Pharmakotherapie ständig an Bedeutung zugenommen. Durch intensive Behandlung werden die Patienten dieser Gruppe relativ schnell therapiert und — soweit erforderlich — resozialisiert. Die Gruppe der psychisch Chronischkranken im mittleren Lebensalter besteht aus Patienten, die meist nach mehrfacher ambulanter oder kurzfristig stationärer Behandlung für eine längere Zeit stationär aufgenommen werden müssen. Hier stehen die Rehabilitationsbemühungen im Vordergrund mit dem Bestreben, die sozialen Fähigkeiten zu erhalten oder wiederherzustellen. Die Gruppe der psychisch Alterskranken setzt sich aus zwei verschiedenen Patientenkreisen zusammen: einmal Patienten, die über die Gruppen der Akut- oder Chronischkranken im Krankenhaus alt werden oder Patienten, die erst im Alter psychisch erkranken und zur stationären Behandlung eingewiesen werden, weil geeignete Altenpflegeheime oder ähnliche Einrichtungen fehlen.

Die moderne Behandlung aller psychiatrischen Krankheiten betont die Aufrechterhaltung des Kontaktes zwischen dem Patienten und seiner Umgebung. Aus diesem Grunde ist vor allen Dingen für den Bereich der Akutkranken, aber auch für die rehabilitationsfähigen Chronischkranken die günstige Lage des Krankenhauses von entscheidender Wichtigkeit; denn nur bei relativ kurzer Entfernung ist eine ambulante oder semistationäre Behandlung oder Rehabilitation möglich. Aus diesen Gründen wird künftig ein Teil der psychiatrischen Behandlung in das Allgemeine Krankenhaus verlegt werden. Für diese Entwicklung spricht auch, daß die psychiatrischen Patienten ein Allgemeines Krankenhaus weniger belastend empfinden, leichter akzeptieren werden und daß damit Behandlung, Rehabilitation und Resozialisierung erleichtert werden. Soweit die psychiatrische Versorgung bei psychiatrischen Fachkrankenhäusern verbleibt, werden diese bevölkerungsnah mit reduzierter Kapazität (maximal 600 Betten) vorgehalten.

So gesehen wird man bei der Organisation der psychiatrischen Krankenversorgung verschiedene Versorgungsstufen unterscheiden, je nach Art und Umfang der notwendigen Behandlung:

1. Stufe: Ambulante Behandlung Akutkranker durch niedergelassene Ärzte (Praktischer Arzt oder Facharzt für Psychiatrie)
2. Stufe: Ambulante Behandlung Akutkranker primär in der psychiatrischen Abteilung eines Allgemeinen Krankenhauses oder in einem Psychiatrischen Fachkrankenhaus
3. Stufe: Semistationäre Behandlung Akutkranker primär in der psychiatrischen Abteilung eines Allgemeinen Krankenhauses oder in einem Psychiatrischen Fachkrankenhaus im Rahmen von Tageskliniken (Beschäftigungstherapie, Pharmakotherapie, Elektroschocktherapie, individuelle Gruppenbetreuung usw.)
4. Stufe: Vollstationäre Behandlung und Pflege Akutkranker in der psychiatrischen Abteilung eines Allgemeinen Krankenhauses oder in einem Psychiatrischen Fachkrankenhaus

Daran schließt sich der Rehabilitationsprozeß an, der folgende Stufen einschließen kann:

Betätigung im „Sozialzentrum", Unterkunft in Nachtkliniken, Beschäftigung in Rehabilitationswerkstätten, Behandlung in medizinischen Rehabilitationszentren, Unterkunft in Übergangsheimen und Wohngemeinschaften, familiäre Gruppentherapie, soziale Betreuung

5. Stufe: Vollstationäre Behandlung und Pflege von Langzeitkranken in einem Fachkrankenhaus für Psychiatrie

Bereits in dieser Phase stehen die Rehabilitationsbemühungen im Vordergrund. Der weitere Rehabilitationsprozeß verläuft wie bei der 4. Stufe.

6. Stufe: Vollstationäre Behandlung und Pflege von Alterskranken (interne Therapie, Neurologie, Physikalische Therapie, Beschäftigung in Interessensgemeinschaften usw.)

Der anschließende Rehabilitationsprozeß richtet sich nach den persönlichen und familiären Verhältnissen (Entlassung in Familie, Altersheime, Altenpflegeheime usw.).

Bei der Akutkrankenbehandlung können kurzfristige stationäre und ambulante Behandlungen einander abwechseln. Zwischenzeitlich bietet sich der Besuch von Tageszentren oder anderen sozial-psychiatrischen Einrichtungen an.

Der Teil der Langzeit- und Alterskranken, bei dem eine Rehabilitation nicht möglich ist, bedarf der Dauerpflege in besonderen Abteilungen eines Psychiatrischen Fachkrankenhauses.

5. Rehabilitation

Im Zuge der Integration der medizinischen Versorgung muß Sorge dafür getragen werden, daß nach Beendigung einer Krankenhausbehandlung im angezeigten Falle ein nahtloser Anschluß an sich anschließende Rehabilitationsmaßnahmen gewährleistet wird.

Die zunehmende Zahl der frühinvaliden Männer und Frauen unter 60 Jahren lassen den Rehabilitationsmaßnahmen künftig zunehmende Bedeutung zukommen. Der moderne Rehabilitationsbegriff beinhaltet neben der Wiederherstellung der erreichbaren Lebenstüchtigkeit auch die Eingliederung oder Wiedereingliederung Behinderter in Arbeit, Beruf und Gesellschaft. Während man früher zwei Rehabilitationsphasen unterschied, die medizinische und die beruflich-soziale, stellt sich heute und vor allem künftig die Rehabilitation als ein in sich geschlossener und einheitlicher Vorgang dar, der den Menschen insgesamt gesehen betrifft, nicht nur die körperlichen, sondern ebenso die psychischen Störungen und Krankheiten. Bei einer derartigen Betrachtungsweise sind medizinische, beruflich-soziale und erzieherische Rehabilitationsmaßnahmen integriert; sie ergänzen und fördern einander, weil die therapeutischen Hilfen dann wirkungslos bleiben, wenn der Patient sich nicht wieder an den beruflichen und sozialen Lebensbereich anpassen kann.

So gesehen können künftig Krankheit und Körperbehinderung mit Hilfe moderner Rehabilitation zu einem beruflichen und sozialen Wendepunkt werden, vorausgesetzt, daß Rehabilitationszentren in ausreichender Zahl vorhanden sind, in denen mit modernen Ausbildungsmethoden für zukunftsträchtige Berufe ausgebildet wird [38]).

Rehabilitationsmaßnahmen können ambulant, semistationär oder stationär durchgeführt werden. Für einen Teil der ambulanten oder semistationären Rehabilitation wird sich anbieten, sie dem Krankenhaus anzugliedern. So wird z. B. in einer Untersuchung des King's Fund London über die geriatrische Versorgung in Großbritannien im Jahre 1970 erwähnt, daß die Mehrzahl der geriatrischen Tageskliniken in Verbindung mit Allgemeinen Krankenhäusern errichtet ist und die Rehabilitation alter Kranker im Anschluß an den stationären Aufenthalt übernimmt (vgl. dazu: The Geriatric Day Hospital, published by King Edward's Hospital Fund London, 1970).

Die Aufgabe des Krankenhauses im Gesamtkonzept der Rehabilitationsmaßnahmen wird darin zu sehen sein, nicht nur das Leiden des Patienten zu heilen oder zu bessern und seine körperliche und geistige Leistungsfähigkeit soweit wie möglich wiederherzustellen, sondern unter Einschaltung von Psychiatern, Physiotherapeuten, Erziehern und Fürsorgern die spätere Wiedereingliederung des Kranken in Beruf und Gesellschaft in den Behandlungplan einzubeziehen. Dabei wird die allgemeine Basisrehabilitation (Frührehabilitation im unmittelbaren Anschluß an die Akutphase einer Krankheit) auf allen Stufen der Krankenversorgung im Zusammenhang mit der Langzeit-, Minimal- und Kurzzeitpflege ausgebildet werden. Die spezielle Rehabilitation dagegen wird sich auf die Zentralversorgung und Maximalversorgung konzentrieren.

Im Interesse einer Integration aller Rehabilitationsbemühungen werden die Krankenhäuser mit den Pflegeheimen, den niedergelassenen Fachärzten für Allgemeinmedizin und mit den Werksärzten enger zusammenarbeiten müssen, wenn die Rehabilitationsmaßnahmen stufenlos ineinander übergehen sollen. Weiterhin muß der Kontakt zur Arbeitsverwaltung und zur Industrie verstärkt werden (Einrichtung von Schonplätzen).

---

[38]) Vorstellungen über die Größenordnung für den Bedarf an Rehabilitationseinrichtungen lassen sich aus folgenden Angaben ableiten: Nach übereinstimmenden Schätzungen des Europarates und amerikanischer Autoren verlassen etwa 20 bis 25%/o aller Patienten das Allgemeine Krankenhaus als Defektkranke (vgl. dazu Jochheim, K. A.: Erhebliche institutionelle Mängel, in: Deutsches Ärzteblatt, Heft 11/1970, S. 849 f.; - -: Die Integration der Rehabilitation in Klinik und Krankenhaus, in: Deutsches Medizinisches Journal, Heft 5/1971, S. 131 ff.).

Nach Mitteilungen der Stiftung „Rehabilitation" gibt es zur Zeit etwa vier Millionen behinderte Menschen in der Bundesrepublik Deutschland. Bei etwa 80%/o der derzeit etwa zwei Millionen Frühinvaliden wäre eine berufliche Wiedereingliederung möglich. Jährlich werden rd. 50 000 Kinder mit angeborenen Schäden geboren, weitere 50 000 Kinder erhalten durch Erkrankung in den ersten Lebensjahren geistige und/oder körperliche Behinderungen. Die Zahl der im Straßenverkehr Verunfallten, die geeigneter Rehabilitationsmaßnahmen bedürfen, beträgt jährlich etwa 200 000.

Denkbar ist natürlich auch, spezielle Rehabilitationseinrichtungen räumlich getrennt vom Allgemeinen Krankenhaus zu errichten, die dann ambulante, semistationäre und stationäre Rehabilitation gemeinsam übernehmen und die behinderten Personen helfen sollen, durch ärztliche Behandlung, Heilgymnastik, Beschäftigungstherapie und ähnliche Maßnahmen ihre Arbeitsfähigkeit wieder zu erlangen.

Einrichtungen für allgemeine Basisrehabilitation können auch den Pflegeheimen (Krankenheimen) angegliedert werden.

Zur Förderung der Aus- und Weiterbildung der Ärzte, des Pflegepersonals und des medizinisch-technischen Personals sowie zur Weiterentwicklung der medizinischen Forschung im Bereich der Rehabilitation wird man darüber hinaus Rehabilitationszentren einrichten müssen, gegebenenfalls in Verbindung mit einem Krankenhaus der Zentral- und Maximalversorgung.

6. Versorgung von Pflegebedürftigen und Altenversorgung

Im Zuge der Integration im Bereich des Gesundheitswesens muß Sorge dafür getroffen werden, daß die Krankenhäuser als diejenigen Einrichtungen, die Behandlung und Pflege überwiegend als einheitliche und gekoppelte Leistung anbieten, nicht völlig von denjenigen Institutionen isoliert sind, die primär der Pflege kranker Menschen dienen. Es bedarf also einer sinnvollen Koordination der Krankenhäuser mit den Pflegeheimen (oft auch Krankenheime genannt), die es ermöglicht, kranke Menschen, die der diagnostisch-therapeutischen Einrichtungen des Krankenhauses nicht mehr bedürfen, aus dem Krankenhaus zu entlassen. Dabei gilt es, derartige Pflegeheime (Krankenheime) so auszugestalten, daß eine Verlegung aus dem Krankenhaus nicht als ein „Abschieben auf ein totes Gleis" aufgefaßt wird. Dagegen bemüht man sich in den anglo-amerikanischen und in den skandinavischen Ländern im Bereich der Pflegeheime nicht nur um eine pflegerische Betreuung der Patienten, sondern gleichermaßen auch darum, die im Krankenhaus begonnene Reaktivierung der Lebensfunktionen fortzusetzen. Ausgehend von dieser Rehabilitationsaufgabe darf das Pflegeheim aber nicht als Daueraufenthaltsplatz für die Patienten (Bewahrungsstätte) angesehen werden. Es muß vielmehr auf ein Weiterleiten der Patienten hingearbeitet werden, entweder in den Bereich der Familie oder, soweit es alte Leute betrifft, auch in den Bereich der Altenwohnung oder des Altenwohnheimes [39]).

---

[39]) Nach Untersuchungen des Deutschen Krankenhausinstituts über Art und Umfang der Behandlungs- und Pflegebedürftigkeit der Patienten beträgt die Zahl der Pflegefälle in Allgemeinen Krankenhäusern 3,1 %.
Nach Anforderungsstufen der Krankenhäuser gestaffelt, ergibt sich folgender Anteil an Pflegefällen: Grundversorgung = 1,5 % - Regelversorgung = 2,9 % - Zentralversorgung = 3,8 % - Maximalversorgung = 3,3 %.
Die Fachabteilungen des Allgemeinen Krankenhauses sind wie folgt mit Pflegefällen belegt: Innere Medizin 4,9 % - Chirurgie 2,0 % - Gynäkologie/Geburtshilfe 0,6 % - Infektion/Tuberkulose 1,1 % - Urologie 2,1 % - Dermatologie 1,2 % - Orthopädie 1,1 % - Psychiatrie/Neurologie 3,3 % - gemischte Pflegeeinheiten 5,5 % (vgl. Ramge, C., und Wunderlich, H.: Organisatorische und bauliche Struktur des Pflegebereiches, in: Das Krankenhaus, Heft 2/1971, S. 66 f.).

Im Hinblick auf die zunehmende Überalterung der Bevölkerung kommt in diesem Zusammenhang der Altenversorgung besondere Bedeutung zu. Da der Übergang von der Krankenhausversorgung alter Menschen zu ihrer Unterbringung in Altenpflege- und Altenwohnheimen fließend ist, bedarf es einer Abstimmung und Integration aller Maßnahmen im Rahmen der Altenversorgung. Um die umfangreichen und vielschichtigen Probleme, die sich aus der steigenden Lebenserwartung und dem zunehmenden Anteil älterer Menschen ergeben, befriedigend lösen zu können, sind künftig differenzierte und sinnvoll aufeinander abgestimmte Maßnahmen erforderlich. Auf der einen Seite wird das Schwergewicht auf den Ausbau derjenigen Einrichtungen zu legen sein, die eine stationäre Versorgung kranker alter Menschen in Krankenhäusern oder Heimen entbehrlich machen oder hinausschieben. In diesem Zusammenhang wird es auch darauf ankommen, Verfahren zur frühzeitigen Erkennung von Altersbeschwerden weiterzuentwickeln, um dem Auftreten und Verschlimmern dieser Beschwerden durch frühzeitige gero-therapeutische Behandlung vorzubeugen. Auf der anderen Seite wird man sich um den Ausbau der Präventiv-, Curativ- und Rehabilitationsmedizin bemühen müssen, die helfen sollen, die ambulante, semistationäre und stationäre Versorgung der kranken alten Menschen wirksamer zu gestalten und notwendige Behandlungsmaßnahmen gegebenenfalls zeitlich zu verkürzen. Im Vordergrund aller dieser Überlegungen muß stehen, den alten Menschen ihren gewohnten Lebenskreis solange wie möglich zu erhalten.

Im Hinblick auf eine sinnvolle Koordination und Integration aller dieser Maßnahmen wird man deshalb auch bei der Altenversorgung von verschiedenen Anforderungsstufen ausgehen müssen:

Hausbetreuung und soziale Gesundheitsfürsorge, Hauspflege und Hausbehandlung, Versorgung im Rahmen von Altentagesstätten — Versorgung in Altenwohnheimen und Altenpflegeheimen — ambulante oder semistationäre gero-therapeutische Prophylaxe und Rehabilitation — Krankenhausversorgung. — Dabei können im Bereich der Krankenhausversorgung sogenannte „Altenzentren" der Weiterentwicklung der geriatrischen Diagnostik, Therapie und Pflege, der Aus- und Fortbildung des Personals sowie der regionalen Organisation der integrierten Altenversorgung dienen. Derartige Altenzentren sollten in organisatorischer und räumlicher Verbindung zu einem Allgemeinen Krankenhaus stehen.

7. Hauspflege

Ausbau und Intensivierung der Hauspflege können wesentlich zur Entlastung der stationären Einrichtungen beitragen, gleichzeitig aber auch einen nahtlosen Übergang von der Krankenhausversorgung in die häusliche Versorgung ermöglichen. Voraussetzung dafür ist einmal eine sinnvolle Kombination der Hauspflege mit der ärztlichen Hausbetreuung — allgemeinärztliche oder auch fachärztliche —, gegebenenfalls auch mit der häuslichen Versorgung durch medizinisch-technisches Personal; zum anderen bedarf es eines weiteren Ausbaues der sozialen Fürsorgemaßnahmen.

Der Vorteil der Hauspflege liegt nicht nur in einer Entlastung der stationären Einrichtungen, sondern gleichzeitig auch in der Erschließung neuer Personalreserven (z. B. krankenhausmüdes Personal, Teilzeitkräfte und Laienkräfte).

Ausgehend von den Möglichkeiten, Gegebenheiten und Notwendigkeiten erscheint es im Hinblick auf die unterschiedlichen Personal- und Arbeitszeitkategorien im Bereich der Krankenpflege zweckmäßig, die Disposition der vielgestaltigen pflegerischen Verrichtungen über die verschiedenen Stufen der integrierten Krankenhausversorgung auch für den Bereich der Hauspflege soweit wie möglich zentral zu disponieren. Dazu bietet sich als Leitstelle primär das Krankenhaus an, das sich auf diese Weise von der Organisation der pflegerischen Versorgung her gesehen zu einem Zentrum der Gesundheitsfürsorge und Krankenversorgung entwickeln würde.

H. Planung im Gesundheitswesen

1. Integrierte Gesundheitsplanung

Zwei Gründe sind dafür bestimmend, daß auf Dauer gesehen die Regionalplanung nicht auf den Bereich des Krankenhauswesens begrenzt werden kann, sondern auf den Gesamtbereich des Gesundheitswesens unter Einschluß sämtlicher Medizinbetriebe ausgedehnt werden muß:

1) Soll dem Anspruch der Bevölkerung auf medizinische Leistungen jeglicher Art Rechnung getragen werden, dann muß die jederzeitige Erreichbarkeit aller dieser Leistungen, nicht nur die der Krankenhausleistungen, sichergestellt werden. Dabei ergibt sich aus der Forderung nach gleichwertiger räumlicher Erreichbarkeit der Zwang zur Regionalplanung im Gesamtbereich des Gesundheitswesens unter Einbeziehung sämtlicher Medizinbetriebe.

2) Die gegenseitigen Abhängigkeiten der verschiedenen Subsysteme des Gesundheitswesens — nicht nur im Bereich der ambulanten, semistationären und stationären fachärztlichen Versorgung, sondern auch innerhalb der und zwischen den anderen Versorgungsstufen — zwingen zu einer Abstimmung und Koordination des Leistungsangebotes sämtlicher Medizinbetriebe nach Quantität und Qualität.

Beispiel: Art und Umfang der ambulanten und semistationären Diagnostik und Therapie im Krankenhaus beeinflussen maßgeblich die Zahl der notwendigen stationären Unterbringungsmöglichkeiten (Zahl der Krankenbetten) — die stationären Unterbringungsnotwendigkeiten (Zahl der Krankenbetten) hängen weiterhin ab von den Vorkehrungen zur Versorgung von Pflegebedürftigen, entweder in Pflegeheimen (Krankenheimen) oder in Hauspflege, ferner von Art und Umfang der allgemeinärztlichen oder auch fachärztlichen Hausbetreuung.

Berücksichtigt man weiterhin die Begrenzung der dem Gesundheitswesen insgesamt zur Verfügung stehenden personellen und finanziellen Kapazitäten, dann ergibt sich auf diese Weise ein Zwang zur Planung der Ressourcenallokation im Gesamtbereich des Gesundheitswesens. Dazu sind detaillierte Überlegungen über Art und Zahl der verschiedenen Medizinbetriebe und deren regionale Verteilung — nicht nur im Bereich des Krankenhauswesens — erforderlich, wenn das Leistungserstellungsziel im Bereich des Gesamtgesundheitswesens auf Dauer optimal erfüllt werden soll.

Bedenkt man die unterschiedlich hohen Kosten der verschiedenen Versorgungsstufen und Versorgungseinrichtungen des Gesamtsystems der Gesundheitsfürsorge und Krankenversorgung, dann wird offensichtlich, daß sich das Problem der Integration nicht nur in den Fragen der Regionalplanung erschöpft. Ebenso bedeutungsvoll ist die laufende Kooperation zwischen den Medizinbetrieben aller Versorgungsstufen mit dem Ziel, den Patienten jeweils der seiner Krankheitsart und -schwere entsprechenden Versorgungsstufe zuzuleiten (sogenanntes LECAL-Prinzip — lowest-effective-care-level). Dabei wird eine Unterversorgung die Versorgungsqualität negativ beeinflussen, während eine Überversorgung unnötige Kosten verursacht. Wichtiges Hilfsmittel bei einem solchen Steuerungsprozeß wird sein, sämtliche Versorgungseinrichtungen mit einer vollständigen Information über alle Patienten zu versorgen, eine Forderung, die mit Hilfe der EDV und der dadurch ermöglichten Errichtung regionaler medizinischer Datenbänke realisierbar ist. Darüber hinaus aber kommt es auf das Verständnis und die Einsicht aller an der Versorgung beteiligten Ärzte an, den einzelnen Patienten entsprechend Art und Schwere seiner Krankheit der jeweils zweckentsprechenden Versorgungseinrichtung zuzuleiten. Unterstützend wirken kann hier eine sinnvoll gesteuerte Preispolitik für ärztliche, pflegerische und allgemeine ambulante, semistationäre und stationäre Leistungen. Mit einer derartigen Änderung der Gebührenstruktur für medizinische Leistungen könnte gleichzeitig das in der Öffentlichkeit aufkommende Mißtrauen abgebaut werden, daß durchaus berechtigte Einkünfte im Gesundheitswesen durch medizinisch nicht immer sinnvolle Leistungsstrukturen zustande kommen. Die Effizienz des Gesundheitswesens hängt also nicht nur von einer systematischen Regionalplanung, sondern ebenso von einer laufenden betrieblichen Kooperation aller Medizinbetriebe ab.

Versteht man das Gesundheitswesen als einen Teil der sozialen Infrastruktur, dann ergibt sich daraus für den Staat die Notwendigkeit, auf eine jederzeitige und optimale — effiziente und wirtschaftliche — Deckung des Bedarfs an medizinischen Leistungen jeglicher Art zu achten. Das aber bedeutet, daß auf Dauer gesehen der Staat die Trägerschaft für die Regionalplanung im Gesamtbereich des Gesundheitswesens übernehmen und für eine laufende Kooperation Sorge treffen wird, wenn die das Gesamtsystem der Gesundheitsfürsorge und Krankenversorgung ausmachenden Medizinbetriebe sich nicht von sich aus zu regionalen Planungs- und Arbeitsgemeinschaften zusammenschließen. Dazu bedürfte es also einer Ausweitung der schon für die Krankenhausregionalplanung notwendigen Planungs- und Arbeitsgemeinschaften der Krankenhäuser (vgl. Abschnitt III, H dieses Kapitels) durch Einbeziehung auch der anderen Medizinbetriebe in den übrigen Versorgungsstufen — Präventivmedizin, allgemeinärztliche Versorgung, ambulante fachärztliche Versorgung, Rehabilitation sowie Versorgung von Alten und Pflegebedürftigen. Wenn auch die mit einer derartigen Kooperationsnotwendigkeit verbundenen Schwierigkeiten nicht verkannt werden sollen, so ist es jedoch nur auf dem Weg der freiwilligen, von unten nach oben organisierten regionalen Planung und Kooperation möglich, die Voraussetzungen für eine Erhaltung der freiheitlichen Struktur des bundesdeutschen Gesundheits- und Krankenhauswesens zu schaffen.

2. Planung des Sach- und Bildungskapitals sowie des Finanzbedarfs

Jegliche Leistungserstellung, auch im Bereich des Gesundheitswesens, erfordert neben Betriebsmitteln (Gebäuden, Einrichtung und Ausstattung) und Sachgütern (Materialien) den Einsatz menschlicher Arbeitsleistungen. So gesehen läßt sich die Planung im Gesundheitswesen, insbesondere aber im Krankenhauswesen nicht auf den Bereich des Sachkapitals begrenzen (Planung der Sachinvestitionen — Gebäude, Einrichtung und Ausstattung). Daneben bedarf es einer ebenso sorgfältigen Planung des Bildungskapitals (Planung der Ausbildungsinvestitionen für die verschiedenen Personalkategorien im Gesundheits- und Krankenhauswesen) sowie des für die Durchführung der Sach- und Bildungsinvestitionen und der geplanten betrieblichen Aktivitäten erforderlichen Finanzbedarfs.

Zurückzuführen auf die für Medizinbetriebe typische Limitationalität der Faktoreinsatzmengen (Produktionsfunktion vom Typ „A" und „C" — vgl. 1. Kapitel, Abschnitt I, D) bestehen zwischen dem Sach- und Bildungskapital Komplementärbeziehungen dergestalt, daß bestimmte Sachinvestitionen nur dann optimal nutzbar sind, wenn über entsprechend hohe Ausbildungsinvestitionen das dem Sachkapital entsprechende Bildungskapital geschaffen wird. Sollen also weder Sach- noch Bildungskapital vorübergehend oder auf Dauer brachliegen, dann müssen sämtliche Sach- und Ausbildungsinvestitionen im Rahmen einer integrierten Gesundheitsplanung koordiniert werden. Dazu bedarf es einmal einer quantitativen Abstimmung aller Investitionen im Bereich des Sach- und Bildungskapitals. Zum anderen aber muß sich die Wahl des Zeithorizontes der Gesundheitsplanung nach der Kapitalart mit der längsten Ausreifungszeit richten. Bedenkt man, daß die Ausbildung des Arztes länger dauert als die aller anderen Krankenhausberufe, aber auch länger als die Errichtung sowohl neuer Krankenhäuser als auch anderer Medizinbetriebe, dann ist es die Ausreifungszeit des ärztlichen Bildungskapitals, die den Zeithorizont der integrierten Gesundheitsplanung vorgibt. So gesehen werden mit den Entscheidungen über Art und Umfang der Ausbildungsinvestitionen im Bereich der Medizin alle anderen Sach- und Ausbildungsinvestitionen im Bereich des Gesundheits- und Krankenhauswesens determiniert. Dabei ist die Mobilität des Bildungskapitals der Grund dafür, daß die Entscheidungen über Art und Umfang der Ausbildungsinvestitionen zwar vom Bedarf der verschiedenen Versorgungsregionen ausgehen, die eigentliche Planung aber nicht der Regionalisierung bedarf, sondern zweckmäßiger für das gesamte Gesundheits- und Krankenhauswesen von zentralen Instanzen durchgeführt wird. Voraussetzung ist allerdings, daß es zu einer sinnvollen Abstimmung der für die Ausbildungsinvestitionen zuständigen zentralen Planungsinstanzen mit denen für die Sachinvestitionen zuständigen dezentralen Planungsinstanzen kommt[40]).

Die Bedeutung der Sach- und Ausbildungsinvestitionen im Bereich des Gesundheitswesens wird dann offensichtlich, wenn man die spezialisierten Verwendungszwecke sowie die relativ lange Ausreifungs- und Lebensdauer des Sach- und Bildungskapitals berücksichtigt. Alle Sach- und Ausbildungsinvestitionen beziehen sich auf quantitative und qualitative Annahmen über den zukünftigen Bedarf an Gesundheitsleistungen — Krankenhausleistungen, die mit dem künftig möglichen und dem von der Bevölkerung als notwendig erachteten Leistungsangebot nicht übereinstimmen müssen. Die Unsicherheiten in der Vorhersage der Erwartungen, die seitens der Bevölkerung und des Staates künftig an die Leistungen des Gesundheits- und Krankenhauswesens gestellt werden, sind es also, die alle Planungsüberlegungen in diesen Bereichen zu einer schwierigen und bedeutsamen, zugleich aber auch interessanten und reizvollen Aufgabe machen.

Die Einbettung des Gesundheitswesens in die Gesamtwirtschaft ist der Grund dafür, daß die Investitions- und Betriebsaktivitäten der Medizinbetriebe nur im Gesamtrahmen aller Güter und Leistungen (Bruttosozialprodukt) sowie der insgesamt für die Volkswirtschaft zur Verfügung stehenden Mittel gesehen werden können. Dabei wird der Anteil der Gesamtausgaben für die Gesundheitsleistungen am Bruttosozialprodukt im allgemeinen als Gesundheitsleistungsquote bezeichnet. Als letzte Stufe der Gesundheitsplanung gehört zu den Planungsaktivitäten im Bereich des Gesundheitswesens neben der Planung des Sach- und Bildungskapitals mithin auch eine Planung des Finanzbedarfs, der für die Durchführung der Sach- und Ausbildungsinvestitionen sowie für die geplanten betrieblichen Aktivitäten erforderlich ist.

Ausgehend von dem zur Bedarfsdeckung notwendigen Leistungsangebot sowie von der Planung der zur Leistungserstellung erforderlichen Betriebsmittel, Arbeitsleistungen und Sachgüter bedarf es also einer Planung des Finanzbedarfs zur Deckung der Investitions- und Betriebsausgaben der Medizinbetriebe, ferner einer Planung der Ausgaben für die Ausbildungsinvestitionen, wenn die Aktivitäten der Medizinbetriebe auf Dauer gesichert sein sollen.

---

[40]) Art und Umfang der Ausbildungsinvestitionen hängen vom Neubedarf, vom laufenden Ersatzbedarf (Abschreibungssatz) und vom Nachholbedarf für die verschiedenen Personalkategorien ab. Auf Einzelheiten der Planung der Ausbildungsinvestitionen kann an dieser Stelle nicht eingegangen werden (vgl. dazu u. a. Brinkmann, G: Berufsanforderungen und Berufsausbildung. Zur Bestimmung des Bedarfs an hochqualifizierten Arbeitskräften, Hand- und Lehrbücher aus dem Gebiet der Sozialwissenschaften, Tübingen und Zürich 1970; Bodenhöfer, H.-J.: Bildungsinvestitionen, in: Bildungsinvestitionen, Pfullingen 1967; Döring, P. A.: Planung und Kontrolle betrieblicher Bildungsarbeit, in: Rationalisierung, Heft 1/1971, S. 8, 17 - 20; Engel, F.: Ausbildungsinvestitionen in betriebswirtschaftlicher Sicht, Berlin 1970; Kunz, J.: Erfolgskontrolle der innerbetrieblichen Ausbildung, in: Industrielle Organisation (Zürich), Heft 8/1972, S. 337; Mäding, H.: Fondsfinanzierte Berufsausbildung: Zur Begründung und Beurteilung einer Reform der Finanzierung der beruflichen Erstausbildung auf betrieblicher Ebene in der Bundesrepublik Deutschland, Stuttgart 1971; Verdienen Sie an der Ausbildung Ihrer Mitarbeiter, in: Absatzwirtschaft, Heft 8/1972, S. 48, 50, 52; Weizsäcker, C. C. von: Über die optimale Verteilung der Bildungsinvestitionen auf Anfangsausbildung und Fortbildung im Berufsleben, in: Bildungsinvestitionen, Pfullingen 1967).

Eine derart ausgestaltete Finanzplanung für die Gesundheitsleistungen dient einmal als Entscheidungshilfe für die Bemessung der Gesundheitsleistungsquote. Zum anderen aber ist sie die Voraussetzung für eine optimale Ressourcenallokation innerhalb der verschiedenen Versorgungsstufen der Gesundheitsfürsorge und Krankenversorgung. Dabei werden die auch künftig noch weiter ansteigende Inanspruchnahme medizinischer Leistungen und die damit verbundene Erhöhung der Ausgaben dazu führen, die vorhandenen Ansätze zur Planung des Finanzbedarfs[41]) zu systematisieren und auszubauen.

3. Modell eines Systems der integrierten Gesundheitsplanung

a) Gesamtmodell

Ziel der integrierten Gesundheitsplanung ist es, die auf einen Zukunftsbedarf ausgerichtete medizinische Versorgung der Bevölkerung einer Region sicherzustellen, und zwar auf dem Wege einer spezifischen Form der Verknüpfung aller im Dienste der Gesundheit wirkenden Elemente — Personen, Sachmittel und Einrichtungen — zu einem System der integrierten Gesundheitsfürsorge und Krankenversorgung. Entsprechend dem Zeithorizont der Planung unterscheidet das Planungssystem vier Planungsstufen (vgl. Abb. 9):

perspektivische Planung	— 25 bis 30 Jahre,
langfristige Planung	— 12 bis 15 Jahre,
mittelfristige Planung	— 4 bis 6 Jahre,
kurzfristige Planung	— 1 Jahr.

Dabei sind die Unsicherheiten bei der Vorhersage zukünftiger Datenentwicklungen und Datenkonstellationen der Grund dafür, daß die Planungsentscheidungen mit zunehmendem Zeithorizont der Planung globaler, mit abnehmendem Zeithorizont dagegen detaillierter werden.

Planungsstufe 1: Perspektivische Planung
Gegenstand der perspektivischen Planung ist die sogenannte Grundsatzplanung als die Globalplanung der Gesamtkonzeption des Gesundheitswesens mit Festlegen von Entscheidungsgrundsätzen für Struktur und Organisation der medizinischen Versorgung.

---

[41]) Die gesamtwirtschaftliche Planung des Finanzbedarfs für die Gesundheitsleistungen erfolgt gegenwärtig im Rahmen der Planung der Sozialleistungen. Im Rahmen der mittelfristigen Finanzplanung plant das Sozialbudget Leistungen und Finanzierungen für folgende Funktionsbereiche: Familie (Kinder, Ehegatten, Mutterschaft), Wohnung, Gesundheit (Vorbeugung, Krankheit, Arbeitsunfall - Berufskrankheit, Invalidität), Beschäftigung (berufliche Bildung, sonstige Mobilitäten, Arbeitslosigkeit), Alter, Hinterbliebene, Folgen politischer Ereignisse, Sparförderung. Das Sozialbudget ist Teil des jährlich von der Bundesregierung herausgegebenen Sozialberichtes (vgl. dazu Sozialbericht 1972, Drucksache IV/3432 des Deutschen Bundestages, 6. Wahlperiode). - Mit Inkrafttreten des Gesetzes zur wirtschaftlichen Sicherung der Krankenhäuser und zur Regelung der Krankenhauspflegesätze vom 29. Juni 1972 - KHG - wird der Finanzbedarf für die Errichtung von Krankenhäusern und die Anschaffung der zum Krankenhaus gehörenden Wirtschaftsgüter im sogenannten Programm der Länder zur Durchführung von Krankenhausbaumaßnahmen und deren Finanzierung für mehrere Jahre im voraus geplant als Grundlage für die mehrjährige Planung des Bundes. Ergänzt wird diese mittelfristige Planung des Investitionsbedarfs im Bereich des Krankenhauswesens durch Jahreskrankenhausbauprogramme und jährliche Angaben über den Bedarf an Finanzierungsmitteln für die Wiederbeschaffung von mittel- und langfristigen Anlagegütern (vgl. § 6, Absatz 1 - KHG).

Abb. 9

Planungszeithorizont	Perspektivische Planung 25 bis 30 Jahre	Langfristige Planung 12 bis 15 Jahre	Mittelfristige Planung 4 bis 6 Jahre	Kurzfristige Planung 1 Jahr
Planungsgegenstand	Grundsatzplanung Globalplanung von: Gesamtkonzeption des Gesundheitswesens Entscheidungsgrundsätze für Struktur, Organisation, Aktionen und Operationen	Programmplanung Global- und Grobplanung von: Struktur und Organisation d. medizinischen Versorgung Leistungskapazitäten Sachliche, personelle und finanzielle Ressourcen Investitionsausgaben Betriebskosten Finanzbedarf	Aktionsplanung Für Investitionsmaßnahmen Detail-, Grob- und Feinplanung von: Leistungskapazitäten Personalbedarf Ablauforganisation Investitionsausgaben Betriebskosten Finanzbedarf Für vorhandene Einrichtungen Detail- und Grobplanung von: Leistungsvollzug Personalbedarf Betriebskosten Finanzbedarf	Operationsplanung Detail- und Feinplanung von: Leistungskapazitäten Investitionen Personalbedarf Ablauforganisation Betriebskosten Finanzbedarf
Planungsebene	Bund und Länder	Bund und Länder Versorgungsgebiete	Bund und Länder Versorgungsgebiete Versorgungseinheiten	Versorgungseinheiten Versorgungsgebiete Bund und Länder
Vorbereitung der Planung	Bund, Länder, Versorgungsgebiete und Sozialleistungsträger	Versorgungseinheiten, Versorgungsgebiete und Sozialleistungsträger	Versorgungseinheiten, Versorgungsgebiete und Sozialleistungsträger	Versorgungseinheiten
Aufstellung der Planung	Bund und Länder	Länder in Verbindung mit Versorgungsgebieten und Sozialleistungsträgern	Betrieb: Versorgungseinheiten und Versorgungsgebiete Investitionen: Versorgungsgebiete Länder und Sozialleistungsträger	Versorgungseinheiten
Entscheidung über die Planung	Bund und Länder	Länder in Verbindung mit Bund	Betrieb: Versorgungseinheiten Investitionen: Länder in Verbindung mit Versorgungsgebieten	Versorgungseinheiten

Planungsstufe 2: Langfristige Planung
Ausgehend von den Grundsatzentscheidungen über die Gesamtkonzeption des Gesundheitswesens werden im Rahmen der strategischen Planung die Strategien für den Gesamtbereich des Gesundheitswesens festgelegt und den verschiedenen Versorgungsstufen zugewiesen. Im Anschluß daran werden Struktur und Organisation der medizinischen Versorgung grob und global vorprogrammiert. Gegenstand dieser Programmplanung sind die Leistungskapazitäten, die sachlichen und personellen Ressourcen, die Investitionsausgaben, die Betriebskosten sowie der sich daraus ergebende Finanzbedarf. Während die im Rahmen der perspektivischen Planung aufgestellten Entscheidungsgrundsätze für den Gesamtbereich des Gesundheitswesens gelten, differenziert und detailliert die Programmplanung bereits nach Versorgungsstufen und Versorgungsgebieten.

Planungsstufe 3: Mittelfristige Planung
Die Aufgabe der mittelfristigen Planung besteht darin, die Gesamtheit der in den künftigen Zeitabschnitten durchzuführenden und in der Programmplanung festgelegten Einzel- und Teilstrategien in den Vollzug von Maßnahmen umzusetzen. Im Gegensatz zu der strategisch orientierten langfristigen Planung machen die mittelfristigen, gemeinsam mit den kurzfristigen Planungsüberlegungen den Bereich der operativen Planung aus, deren Aufgabe darin besteht, die in einem bestimmten Zeitabschnitt durchzuführenden Aktivitäten festzulegen. Entsprechend dem Spezifikationsgrad und dem Zeithorizont gliedert sich die operative Planung in zwei Stufen: in die mittelfristige Aktionsplanung und die kurzfristige Operationsplanung.

Die Aufgabe der mittelfristigen Aktionsplanung besteht in erster Linie in der detaillierten Festlegung der im Rahmen der Programmplanung festgelegten und danach zu vollziehenden Investitionsmaßnahmen; der Vollzug der betrieblichen Aktivitäten für die vorhandenen Versorgungseinheiten dagegen wird nur pauschal geplant. Darüber hinaus wird der für die Invistitions- und Betriebsaktivitäten zu erwartende Finanzbedarf ermittelt. Die mittelfristige Aktionsplanung unterscheidet neben der Differenzierung und Detaillierung nach Versorgungsstufen und Versorgungsgebieten, mithin bereits nach Versorgungseinheiten.

Planungsstufe 4: Kurzfristige Planung
Aufgabe der kurzfristigen Operationsplanung ist es, den Vollzug der in der Programmplanung festgelegten Teilstrategien für die durchzuführenden Investitionsmaßnahmen und für die Leistungserstellung innerhalb vorhandener Versorgungseinheiten detailliert und spezifiziert zu planen. Damit schafft sie die Grundlagen für die in dem laufenden Jahr durchzuführenden Operationen im Bereich der Investitions- und Betriebsaktivitäten der Versorgungseinheiten sowie für deren Finanzierung. Die kurzfristige Operationsplanung differenziert und detailliert nach Versorgungsstufen, Versorgungsgebieten und Versorgungseinheiten.

Abb. 10:
Modell einer langfristigen Programmplanung

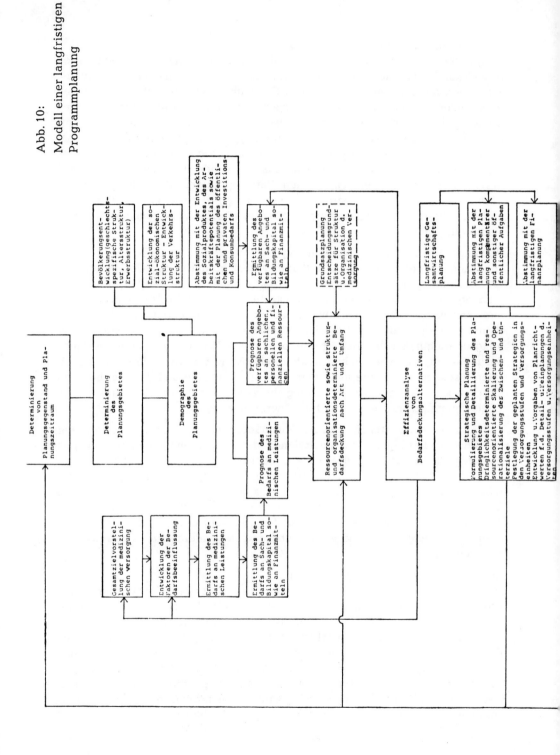

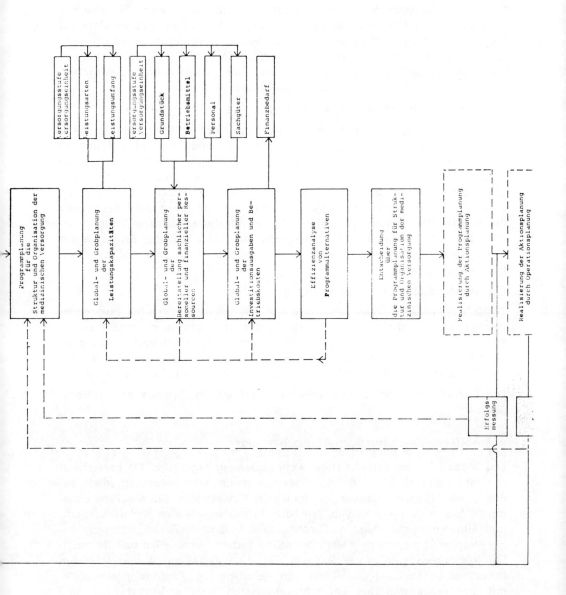

b) Modell einer langfristigen Programmplanung

Das Modell für die langfristige Programmplanung (vgl. Abb. 10) besteht aus drei Planungsabschnitten:

Planungsabschnitt 1: Planungsgrundlagen

Ausgehend von den Prognosen über den Bedarf an medizinischen Leistungen auf der einen Seite sowie über das Angebot an sachlichen, personellen und finanziellen Ressourcen auf der anderen Seite kommt es unter Berücksichtigung der in der Grundsatzplanung festgelegten Entscheidungsgrundsätze für Struktur und Organisation der medizinischen Versorgung zu einer Optimierung der Ressourcenallokation, sowohl zwischen den verschiedenen Versorgungsstufen des Gesundheitswesens als auch den verschiedenen Versorgungseinheiten innerhalb der einzelnen Versorgungsstufen.

Planungsabschnitt 2: Strategische Planung

Unter Abstimmung mit der langfristigen gesamtwirtschaftlichen Planung sowie unter Berücksichtigung komplementärer und sonstiger öffentlicher Aufgaben werden im Rahmen der strategischen Planung die Planungsziele formuliert und die Gesamtheit der zu realisierenden Einzelstrategien für alle Versorgungsstufen und Versorgungseinheiten festgelegt. Dabei beinhalten die Einzelstrategien jeweils eine Folge planmäßiger Maßnahmen, die beim Einsatz der beschränkt zur Verfügung stehenden Mittel die angestrebte Zielrealisierung über eine Reihe von Jahren optimieren und damit das Erreichen der vorgegebenen Planungsziele, auch bei sich ändernden externen Datenkonstellationen, gewährleistet.

Planungsabschnitt 3: Programmplanung

Ausgehend von den Zielen und Strategien werden im Rahmen der Programmplanung die verschiedenen Alternativen der Programmdurchführung analysiert und optimiert als Grundlage für die endgültige Programmentscheidung über Struktur und Organisation der medizinischen Versorgung. Dabei wird nach Versorgungsstufen und Versorgungsgebieten differenziert und detailliert.

Die Durchführung der Programmplanung erfolgt im Rahmen der Aktionsplanung.

c) Modell einer mittelfristigen Aktionsplanung

Das Modell für die mittelfristige Aktionsplanung (vgl. Abb. 11) basiert auf den langfristigen Entscheidungen über das strategische Programm sowie auf den in der Programmplanung festgelegten Grundsätzen für die Programmdurchführung. Ausgehend von dem sich daraus ergebenden Bedarf an Sach- und Bildungskapital sowie an Finanzmitteln und unter Berücksichtigung des zur Verfügung stehenden Angebotes an sachlichen, personellen und finanziellen Ressourcen werden im Rahmen der Aktionsplanung die anstehenden Investitionsmaßnahmen detailliert und spezifiziert geplant. In Abstimmung mit den prognostizierten Leistungskapazitäten werden Vorbereitung und

Durchführung der Investitionsmaßnahmen geplant, ferner die sich daraus ergebenden Auswirkungen auf die Ablauforganisation, den Personal- und den Finanzbedarf der Versorgungseinheiten. Der Vollzug der im Rahmen der Programmplanung festgelegten Einzel- und Teilstrategien innerhalb der vorhandenen Versorgungseinheiten dagegen wird nur pauschal geplant. Die endgültigen Entscheidungen im Rahmen der Aktionsplanung werden nach Berücksichtigung von Aktionsalternativen und deren Optimierung getroffen. Dabei wird nach Versorgungsstufen, Versorgungsgebieten und Versorgungseinheiten differenziert.

Die Durchführung der Aktionsplanung erfolgt im Rahmen der Operationsplanung.

d) Modell einer kurzfristigen Operationsplanung

Das Modell für die kurzfristige Operationsplanung (vgl. Abb. 12) basiert auf den in der Programmplanung festgelegten und in der Aktionsplanung detaillierten und spezifizierten Strategien und Programmen. Unter Kollationierung von Bedarf und Angebot an sachlichen, personellen und finanziellen Ressourcen wird im Rahmen der Operationsplanung der Vollzug der in der Programmplanung festgelegten Teilstrategien für die Durchführung der Investitionsmaßnahmen sowie für die Leistungserstellung innerhalb der vorhandenen Versorgungseinheiten detailliert und spezifiziert festgelegt, unter Ermittlung der Operationsalternativen und deren Optimierung. Darauf aufbauend werden die Operationen im Bereich der Investitions-, Betriebs- und Finanzierungsaktivitäten der Versorgungseinheiten durchgeführt. Die Operationsplanung differenziert und detailliert mithin nach Versorgungsstufen, Versorgungsgebieten und Versorgungseinheiten.

Abb. 11: Modell einer mittelfristigen Aktionsplanung

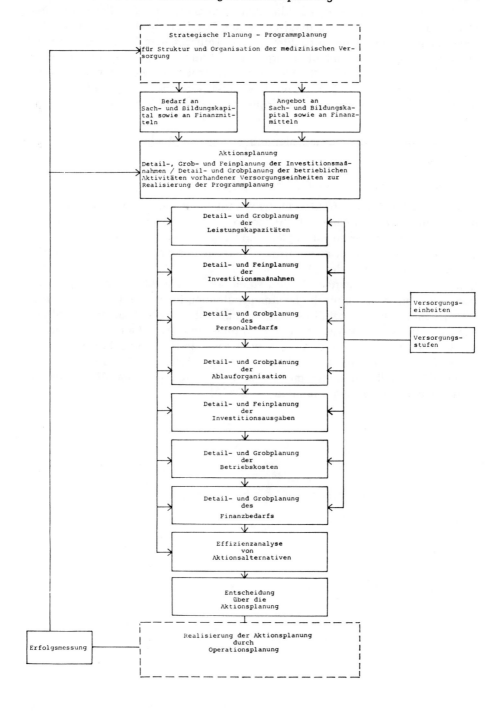

Abb. 12: Modell einer kurzfristigen Operationsplanung

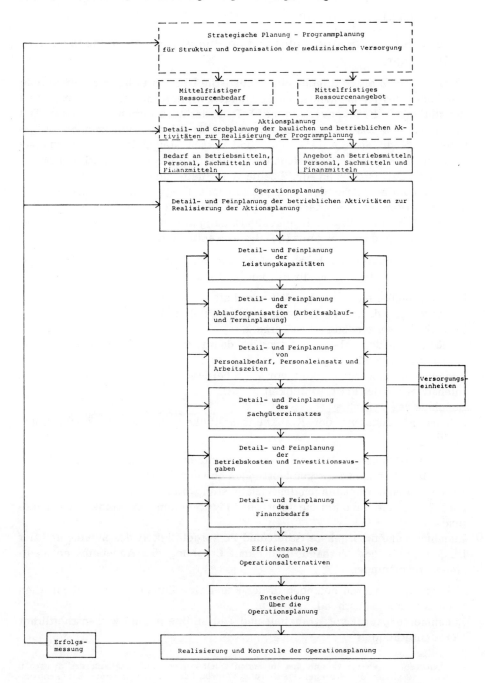

V. Normative Bedarfsprognose der Krankenhausleistungen für 1985

A. Entwicklung des Angebotes und der Inanspruchnahme medizinischer Leistungen

Die Tabellen 18 bis 23 bringen eine statistische Übersicht über die Entwicklung des Angebotes an medizinischen Leistungen im Bereich der ambulanten und der stationären Krankenversorgung[42]. Trotz der unzureichenden und zum Teil lückenhaften Statistiken ist der allgemeine Trend des zunehmenden Angebotes an medizinischen Leistungen und dessen steigende Inanspruchnahme deutlich zu erkennen. Dabei zeigen die Statistiken aus dem Bereich der Sozialen Krankenversicherung gleichzeitig den nach den Mitgliederkategorien unterschiedlichen Grad der Inanspruchnahme. Fragt man nach den Bestimmungsfaktoren für die Bedarfsentwicklung, dann läßt sich in Übereinstimmung mit den Faktoren, die die Krankenhaushäufigkeit und die Verweildauer beeinflussen (vgl. dazu Abschnitt II, D dieses Kapitels), feststellen:

1) Folgende Faktoren führen zu einer Zunahme des objektiv- und bedingtnotwendigen Bedarfs an medizinischen Leistungen:

Entwicklung der medizinischen Wissenschaft
Intensivierung der Präventivmedizin und der Rehabilitation
Entwicklung der medizinischen Technik
Verlängerung der Lebenserwartung — damit verbunden zunehmende Überalterung der Bevölkerung
Zunahme der Erwerbstätigkeit, vor allem bei Frauen
Intensivierung der Erwerbstätigkeit
Zunahme des Verkehrs
Allgemeine Zunahme der Krankheitsanfälligkeit infolge der Zivilisationsschäden

2) Folgende Faktoren können einen notwendigen, aber auch einen entbehrlichen Bedarf an medizinischen Leistungen entstehen lassen:
Verbesserung der Leistungen der Sozialleistungsträger
Aufklärung der Bevölkerung über die Möglichkeiten der Krankheitsbehandlung
Zunahme der Fürsorgebereitschaft und Fürsorgetätigkeit des Staates und der freigemeinnützigen Verbände und damit Erhöhung des Angebotes an medizinischen Leistungen

3) Folgende Faktoren bedingen in der Regel eine Zunahme des entbehrlichen Bedarfs an medizinischen Leistungen:
Zunahme der Angst vor Krankheit und Tod infolge populärwissenschaftlicher Veröffentlichungen

---

[42]) Die Tabellen 18 bis 23 sind aus folgenden Quellen abgeleitet: Statistik des deutschen Reiches - Statistik der Krankenversicherung; Jahrbücher für das gesamte Krankenhauswesen; Statistische Jahrbücher für die Bundesrepublik Deutschland; Zeitschrift „Wirtschaft und Statistik"; Statistik der gesetzlichen Krankenversicherung.

Tabelle 18: Arbeitsunfähigkeitsfälle und -tage der Versicherten in der Sozialen Krankenversicherung 1950 bis 1969 (je 1000 Mitglieder)

Personenkreis	1950		1955		1960		1965		1968		1969	
	Fälle	Tage	Fälle	Tage	Fälle	Tage	Fälle	Tage	Fälle	Tage	Fälle	Tage
Mitglieder insgesamt	450	11 117	535	12 123	707	16 776	701	15 774	698	15 797	743	16 694
Pflichtmitglieder	500	12 029	610	13 626	832	19 575	861	18 914	863	18 584	894	19 703
Freiwillige Mitglieder	160	6 148	134	4 066	143	4 104	216	6 225	241	6 569	263	7 063

Tabelle 20: Krankenhausfälle und -tage der Versicherten in der Sozialen Krankenversicherung 1950 bis 1969 (je 1000 Mitglieder)

Personenkreis	1950		1955		1960		1965		1969	
	Fälle	Tage	Fälle	Tage	Fälle	Tage	Fälle	Tage	Fälle	Tage
Mitglieder insgesamt (ohne Rentner)	38	2043	92	2056	87	1893	82	1813	88	1900
Pflichtmitglieder (ohne Rentner)	90	1998	95	2107	90	1900	77	1759	88	1861
Freiwillige Mitglieder	31	2285	72	1780	71	1862	75	1914	81	1704
Rentner	—	—	—	—	111	3353	138	4427	160	4794

Tabelle 19: Behandlungsfälle der freien Praxis in der Sozialen Krankenversicherung 1955 bis 1970 (je 1000 Mitglieder)

	1955	1960	1965	1970
Behandlungsfälle	3750	4220	5400	6001

Tabelle 21: Krankenhausbetten und Inanspruchnahme von Krankenhausleistungen von 1900 bis 1970

Kennziffern	1900	1910	1920	1930	1950	1955	1960	1965	1970
Bettenziffer (Krankenbetten/1000 Einwohner)	4,6	6,2	7,6	9,1	10,2	11,1	11,3	10,7	11,1
Krankenhaushäufigkeit (Patienten / 1000 Einwohner)	23,9	36,6	48,0	65,5	113	116	125	137	151
Krankenhausinanspruchnahme (Pflegetage / 1000 Einwohner)	—	—	1880	2540	3440	3497	3582	3555	3573
Verweildauer	—	—	39,2	38,8	32,9	30,1	28,7	27,4	24,9
Belegungsgrad (in %)	—	—	72,5	94,5	87,5	86,4	86,5	91,3	88,5
Personaldichte (Krankenhauspersonal / 1000 Betten)	—	—	—	—	—	510	580	692	790

Tabelle 22: Heil- und Pflegepersonen (je 1000 Einwohner) von 1910 bis 1970

	1910	1930	1955	1960	1965	1970
Heil- und Pflegepersonen insgesamt	—	3,95	6,30	6,83	7,23	7,33
Ärzte (einschließlich Zahnärzte)	—	1,15	1,66	2,01	1,99	2,11
Krankenpflegepersonen	1,07	1,78	2,53	3,01	2,74	3,23

Tabelle 23: Ausgaben (in DM) der Sozialen Krankenversicherung 1965 bis 1971 (je Mitglied)

Ausgaben der Sozialen Krankenversicherung je Mitglied	1965		1970		1971	
	Mitglied	Rentner	Mitglied	Rentner	Mitglied	Rentner
Aufwendungen für Leistungen insgesamt	533,67	449,68	737,35	790,31	909,18	997,04
Aufwendungen für stationäre Krankenbehandlung	91,12	144,56	164,36	255,81	230,30	326,23
Barleistungen der Krankenhilfe (Krankengeld und Hausgeld)	161,02	—	107,11	—	141,04	—
Behandlung durch Ärzte	110,43	111,42	170,32	176,48	233,89	223,05
Behandlung durch Zahnärzte	38,82	10,42	66,65	17,38	87,21	20,89
Behandlung durch sonstige Heilpersonen	0,03	0,04	0,05	0,06	0,12	0,12
Aufwendungen für Arzneimittel, Heil- und Hilfsmittel	58,74	113,62	100,45	221,54	131,00	267,64
Aufwendungen für Zahnersatz	13,47	15,53	25,13	30,52	40,43	46,30

Zunehmendes Bedürfnis des Sich-Absicherns, auch bei Bagatellfällen
Zunehmende Möglichkeiten der Erleichterung und Verschönerung des Lebens
Verbesserung der wirtschaftlichen Sicherung im Krankheitsfalle — entweder keine direkte finanzielle Belastung durch Krankheiten oder kein Einkommensausfall trotz Krankheit

Eine Analyse der Bedarfsentwicklung nach den verschiedenen Bereichen medizinischer Leistungen kommt zu folgendem Ergebnis:

1) Die immer differenzierter werdenden Methoden von Diagnostik und Therapie sind mit einer fortschreitenden Spezialisierung verbunden und führen zu einem zunehmenden Bedarf an medizinischen Leistungen auf bestimmten Spezialgebieten, z. B. Laboratoriumsmedizin, Strahlentherapie, Herz- und Kreislaufdiagnostik. Auch die Intensivierung der Präventivmedizin und der Rehabilitation ist mit einer Zunahme von Spezaleinrichtungen verbunden, z. B. Krebsberatung, Diabetesberatung, Kuraufenthalt. Im Bereich des Krankenhauswesens schlägt sich diese Entwicklung in einer Erhöhung des Bedarfs an bestimmten Fachbetten und Behandlungseinrichtungen nieder.

2) Das vermehrte Auftreten von Zivilisationskrankheiten führt zu einem erhöhten Bedarf an medizinischen Leistungen spezieller Art, z. B. Behandlungsmöglichkeiten für Diabetes, Herzinfarkt, sogenannte Managerkrankheit.

3) Die zunehmende Vorsorge- und Fürsorgetätigkeit des Staates und die Verbesserung der Leistungen der Sozialversicherung führen, soweit sie spezieller Natur sind, zu einem zunehmenden Bedarf ebenfalls auf bestimmten Gebieten.
— Beispiele: Kostenübernahme bei Vorsorgeuntersuchungen führt zum Ausbau von Diagnosezentren. Übernahme der Kosten des Krankenhausaufenthaltes bei der Entbindung führt zu einem Mehrbedarf an Entbindungsbetten. Kostenlose Schwangerenberatung führt zu einem Bedarf an Beratungsstellen.
— Soweit die verbesserten Leistungen jedoch allgemeiner Art sind — Beispiel: Lohnfortzahlung für Arbeiter im Krankheitsfall —, betrifft der daraus folgende Mehrbedarf alle Bereiche.

4) Die zunehmende Information der Bevölkerung über die Möglichkeiten zur Krankenhausbehandlung und das Bedürfnis des „Sich-Absicherns" führen zu einer Inanspruchnahme von medizinischen Leistungen auch in Bagatellfällen. Diese betreffen weniger spezielle als mehr allgemeine medizinische Leistungen. Im Bereich des Krankenhauswesens schlägt sich dies nieder in einer Erhöhung der Betten in den Grunddisziplinen.

5) Die Verlängerung der Lebenserwartungen und die damit zunehmende Überalterung der Bevölkerung ist mit einer Vermehrung der Zahl der Alterskranken verbunden. Dies führt zu einem Bedarf an den dafür erforderlichen Behandlungsmöglichkeiten, stationär, semistationär und ambulant. Gleichzeitig aber steigt damit auch der Bedarf an Einrichtungen zur Pflege alter kranker Leute (in Pflegeheimen).

6) Die zunehmende Zahl der Erwerbstätigen und der stärkere Verkehr führen zu einer Vermehrung der Unfallgefahr im Betrieb und im Verkehr und somit zu einem erhöhten Bedarf an Unfallbehandlungen, stationär, semistationär und ambulant. Mit dem höheren Anteil der Erwerbstätigen ist gleichzeitig eine Zunahme der Berufskrankheiten verbunden.

Insgesamt gesehen ist zu sagen, daß die steigende Inanspruchnahme medizinischer Leistungen in der jüngsten Vergangenheit und in Zukunft in erster Linie nicht die allgemeinen, sondern die speziellen medizinischen Leistungen betrifft.

B. Normative Prognose des Bedarfs an Krankenhausleistungen und Krankenbetten für 1985

1. Entwicklung der Bestimmungsfaktoren

Der Bedarf an Krankenhausleistungen und Krankenbetten für 1985 wird von folgenden Faktoren bestimmt:
Entwicklung der Bevölkerung,
Entwicklung der Krankenhaushäufigkeit und Verweildauer,
künftig erreichbarer Belegungsgrad des Bettenangebotes.

a) Entwicklung der Bevölkerung

Nach vorliegenden Berechnungen wird die Zahl der Einwohner in der BRD 1985 rd. 64 Millionen betragen, ohne daß sich der Altersaufbau entscheidend verändert (vgl. Tabelle 11).

b) Krankenhaushäufigkeit

Berücksichtigt man den Trend in den letzten Jahren, so wird man davon ausgehen können, daß die Krankenhaushäufigkeit auch in den kommenden Jahren weiterhin zunehmen wird. Ohne Änderungen in der Sozialpolitik und in der Sozialgesetzgebung sowie in Struktur und Organisation der Krankenhäuser und der anderen Medizinbetriebe ist unter Berücksichtigung aller Einflußfaktoren damit zu rechnen, daß die Krankenhaushäufigkeit im Bereich der Allgemeinen Krankenversorgung für 1985 bei einem Wert liegt, der sich zwischen 135 und 150 Krankenhauseinweisungen je 1000 Einwohner für den Bereich der Allgemeinen Krankenversorgung[43]) bewegt (vgl. Abschnitt II, D 3 dieses Kapitels).

c) Verweildauer

Unter Berücksichtigung, daß die gegenwärtige Verweildauer im Bereich der Allgemeinen Krankenversorgung durch nichtmedizinische Gründe überhöht ist, kann mit einer weiteren Verkürzung der Verweildauer gerechnet werden. Wenn keine Änderungen in der Struktur und im Betriebsablauf der Krankenhäuser sowie im Bereich der Sozialpolitik und der Sozialgesetzgebung durchgeführt werden, ist für 1985 mit einer durchschnittlichen Verweildauer zu rechnen, die bei etwa 13 bis 15 Tagen liegt (vgl. Abschnitt III, D 4 dieses Kapitels).

d) Belegung

Der künftig erreichbare Belegungsgrad des Bettenangebotes wird einmal bestimmt von der sich immer mehr durchsetzenden Flexibilität in der baulichen und organisatorischen Struktur des Pflegebereiches. Dadurch wird es möglich sein, das vorhandene Bettenangebot flexibel zu nutzen und damit die durchschnittliche Belegung zu erhöhen. Auf der anderen Seite werden durch den mit der Verweildauerverkürzung verbundenen häufigeren Patientenwechsel die notwendigen Bettenreserven im Intensivpflegebereich sowie die Belegungsmöglichkeiten zur Unterbringung der Patienten in Einzelzimmern eingeschränkt. So gesehen dürfte es realistisch sein, für 1985 mit einem Gesamtbelegungsgrad von 85 % — 310 Tagen — zu rechnen.

---

[43]) Es sei darauf hingewiesen, daß die nachstehenden Bedarfsprognosen nur den Bereich der Allgemeinen Krankenversorgung betreffen.

2. Bettenbedarf für 1985 ohne Berücksichtigung von Änderungen in Struktur und Organisation der Krankenhäuser

a) Vorgabewerte

Krankenhaushäufigkeit [44])	150 Patienten
Verweildauer [44])	15 Tage
Belegung	85 % = 310 Tage
Bevölkerung	64 Millionen

b) Prognose für den Bedarf an Krankenhausleistungen und Krankenbetten in der BRD

Patienten	9,6 Millionen
Pflegetage	144 Millionen
Krankenbetten	465 000
Bettenziffer	7,27 je 1000 Einwohner

Bei 64 Millionen Einwohnern ergeben sich für die BRD etwa 50 Versorgungsgebiete mit je rd. 1,0 bis 1,5 Millionen Einwohnern, wobei unter der Voraussetzung einer optimalen Strukturierung des Bettenangebotes nach Betriebstypen und Versorgungssystemen — Krankenhausnetzen — folgende Krankenhauseinheiten im Bereich der Allgemeinen Krankenhausversorgung erforderlich sind:

50 Krankenhäuser der Maximalversorgung	— Betriebsgröße etwa 2 000 Betten,
100 Krankenhäuser der Zentralversorgung	— Betriebsgröße etwa 900 bis 1300 Betten,
450 Krankenhäuser der Regelversorgung	— Betriebsgröße etwa 330 bis 500 Betten,
300 Krankenhäuser der Grundversorgung	— Betriebsgröße etwa 200 bis 250 Betten,

insgesamt also 900 Krankenhauseinheiten.

Die durchschnittliche Krankenhausgröße (im Durchschnitt aller Betriebstypen) errechnet sich danach auf etwa 450 bis 620 Betten. Es sei allerdings darauf hingewiesen, daß in der Krankenhauspraxis je nach der Bevölkerungsdichte und den Verkehrsverbindungen innerhalb der Versorgungsgebiete Abweichungen von diesen Normvorstellungen erforderlich sind. Aber auch unter Berücksichtigung dieser Einschränkungen dürfte sich die Zahl der Krankenhauseinheiten um höchstens 25 % erhöhen.

---

[44]) Für die nachstehenden Vergleichsberechnungen wird sowohl für die Krankenhaushäufigkeit als auch für die Verweildauer vom höchsten Prozentwert ausgegangen. Es sei jedoch ausdrücklich darauf hingewiesen, daß die Praxis der Krankenhausplanung im Hinblick auf die notwendige Begrenzung des Bettenangebotes niedrigere Werte annehmen sollte.

Die Vergleichswerte für 1970 und 1971 — Bereich der bundesdeutschen Allgemeinen Krankenversorgung — stellen sich wie folgt dar:

	1970	1971
Zahl der Krankenbetten (sogenannte Planbetten)	457 004	465 946
Zahl der Krankenhauseinheiten	2 441	2 407
durchschnittliche Krankenhausgröße (in Betten)	187	195

3. *Bettenbedarf für 1985 unter Berücksichtigung von semistationären und ambulanten Behandlungsmöglichkeiten (Hostel, Tages- und Nachtklinik) der Krankenhäuser*

Nimmt man für 1985 die unter Abschnitt V, B 1 b dieses Kapitels ausgewiesene Krankenhaushäufigkeit mit 150 Patienten je 1000 Einwohner als gegeben an — 150 Patienten je 1000 Einwohner bedürfen in irgendeiner Form der diagnostischen und therapeutischen Einrichtungen des Krankenhauses —, dann läßt sich eine Reduzierung des vollstationären Bereichs der Krankenhausversorgung durch Ausbau semistationärer und ambulanter Behandlungsmöglichkeiten — Hostel, Tages- und Nachtklinik — erreichen. Auf diese Weise wäre es möglich, diejenigen Patienten, die nicht der vollstationären Behandlung und Pflege bedürfen, entweder im Hostel oder aber semistationär/ambulant im Rahmen der Tages- und Nachtklinik zu versorgen.

Wenn nach den Ergebnissen vorliegender Untersuchungen (vgl. dazu vor allem Ramge, C., und Wunderlich, H.: Organisatorische und bauliche Struktur des Pflegebereiches, a.a.O., S. 64 ff.) etwa 25 % der Betten in Allgemeinen Krankenhäusern zum Bereich der Minimalpflege gehören, dann entspricht das bei einem Gesamtbedarf von 465 000 Betten für 1985 einer Zahl von 116 000 Betten. Von diesen 116 000 Betten entfallen etwa 50 % auf Patienten, die im Hostel versorgt werden können; die restlichen 50 % der Patienten können semistationär oder ambulant im Rahmen der Tages- und Nachtklinik behandelt werden. Etwa die Hälfte dieser Patienten bedarf nur der Behandlung in einer Tages- und Nachtklinik; bei den übrigen handelt es sich um stationäre Patienten im Stadium der Vor- oder Nachbehandlung. Rechnet man je semistationär oder ambulant in der Tages- und Nachtklinik versorgbarer Patient eine Verweildauer von sieben Tagen, dann ergibt sich dadurch eine Entlastung des stationären Bereiches um 8,990 Millionen Pflegetage und 1,284 Millionen Patienten. Darüber hinaus wird die Zahl der Pflegetage der stationären Patienten durch semistationäre oder ambulante Vor- und/oder Nachbehandlung ebenfalls um 8,990 Millionen Pflegetage reduziert.

Es verbleiben mithin 126,020 Millionen Pflegetage und 8,316 Millionen Patienten im stationären und semistationären Bereich; das entspricht einer Krankenhaushäufigkeit von 130 und einer durchschnittlichen Verweildauer von 15,1 Tagen (für den stationären Bereich und das Hostel).

Geht man davon aus, daß 50 % der Hostelpatienten nur dort verweilen, die restlichen 50 % aus dem stationären Bereich ins Hostel verlegt werden, dann errechnet sich bei einer siebentägigen Hostelverweildauer die Zahl der Hostelpatienten auf 1,284 Millionen. Damit verbleiben für den stationären Bereich 7,032 Millionen Patienten, von denen wiederum 2,250 Millionen Patienten oder rd. ein Drittel ins Hostel verlegt werden. Dabei wird davon ausgegangen, daß diese ins Hostel verlegten Patienten dort im Durchschnitt vier Tage verweilen.

Die Pflegetage für den stationären Bereich betragen 117,030 Millionen, für den Hostelbereich 8,990 Millionen. Für den Aufenthalt der Patienten im stationären Bereich errechnet sich daraus eine durchschnittliche Verweildauer von 16,6 Tagen.

Ausgehend von diesen Gegebenheiten läßt sich der Bedarf an Krankenhausleistungen und Krankenbetten für 1985 durch Einrichtung von semistationären und ambulanten Behandlungsmöglichkeiten am Krankenhaus wie folgt prognostizieren:

a) Vorgabewerte

Krankenhaushäufigkeit	
vollstationär und Hostel	130 Patienten
ambulant	20 Patienten [45])
Verweildauer	
Krankenhaus	16,6 Tage
Hostel	7 Tage
Krankenhaus und Hostel	15,1 Tage
Belegung	85 % = 310 Tage

b) Prognose für den Bedarf an Krankenbetten

Patienten insgesamt	9,600 Millionen
davon: nur vollstationär	4,782 Millionen
vollstationär und Hostel	2,250 Millionen
nur Hostel	1,284 Millionen
ambulant	1,284 Millionen [45])
Pflegetage insgesamt	126,020 Millionen
davon: vollstationär	117,030 Millionen
Hostel	8,990 Millionen
Krankenbetten insgesamt	407 000
davon: vollstationär	349 000
Hostel	58 000
Bettenziffer insgesamt	6,36
davon: vollstationär	5,46
Hostel	0,90

---

[45]) Bisher im Krankenhaus stationär behandelte Patienten.

Es zeigt sich also, daß sich der Gesamtbedarf an Krankenbetten für 1985 durch Einrichtung von Tages- und Nachtkliniken sowie von Hostels auf 349 000 Krankenbetten im vollstationären Bereich und 58 000 Betten im Hostelbereich reduzieren läßt.

Im Hinblick auf die unterstellten Entlastungsmöglichkeiten des vollstationären Krankenhausbetriebes durch Ausbau und Einrichtung von semistationären und ambulanten Behandlungsmöglichkeiten am Krankenhaus sei ausdrücklich auf folgendes hingewiesen:

1) Bei der Gruppierung der Patienten nach vollstationärem Bereich, Hostelbereich und ambulantem Bereich handelt es sich ausschließlich um solche Patienten, die auch heute bereits im Krankenhaus behandelt werden, und zwar aufgrund der bestehenden baulichen und betrieblichen Struktur der Krankenhäuser sowie den gegenwärtigen Bestimmungen der Sozialgesetzgebung vollstationär. Ausgeklammert ist in diesem Zusammenhang der außerhalb des Krankenhauses behandelte Patientenkreis. Unberücksichtigt bleibt damit auch die Frage, ob und inwieweit Patienten, die heute in freier Praxis fachärztlich versorgt werden, mit den diagnostischen und therapeutischen Einrichtungen des Krankenhauses ambulant behandelt werden können. Dabei ist anzunehmen, daß ein derartiger nahtloser Übergang von der ambulanten in die stationäre Behandlung — ohne Wechsel des behandelnden Facharztes — den vollstationären Krankenhausbereich noch weiter entlasten könnte (vgl. Abschnitt IV, D bis F dieses Kapitels). Eine zusätzliche Entlastung der Krankenhaushäufigkeit ließe sich durch Ausbau und Intensivierung der Einrichtungen für Pflegebedürftige erreichen.

2) Bei der für 1985 prognostizierten Verweildauer von 15 Tagen wurde von den heutigen Gegebenheiten der Krankenhäuser ausgegangen. Es sei jedoch darauf hingewiesen, daß sich der zeitliche Ablauf von Diagnostik und Therapie bei strukturellen Änderungen der Betriebsabläufe im Krankenhaus nicht unerheblich beschleunigen läßt. Die Folge davon wäre eine weitere Verkürzung der durchschnittlichen Verweildauer. Würde man darüber hinaus dazu übergehen, an die ärztlich begründeten oder auch sozial indizierten Genesungstage im Rahmen der Gesamtverweildauer der Patienten strenge Maßstäbe zu legen, so wie das im vergleichbaren Ausland zum Teil üblich ist, dann ließe sich auf diese Weise die Verweildauer verkürzen. Insgesamt gesehen könnte damit eine Reduzierung bis auf 11 Tage erreicht werden.

3) Detailanalysen des Bedarfs an Krankenhausleistungen in abgegrenzten Einzugsgebieten sowie Vergleichsstudien mit den Verhältnissen im Ausland (vergleichbare Organisation des Gesundheits- und Krankenhauswesens) zeigen, daß sich bei weitgehender Konzentrierung der speziellen fachärztlichen Diagnostik am Krankenhaus, bei durchgängiger Information für alle Medizinbetriebe — vor allem in den Bereichen allgemeinärztliche Versorgung und Krankenhaus — sowie bei zeitlicher Intensivierung der Krankenhausarbeit — zweischichtiger Betrieb an fünfeinhalb bis sechs Wochentagen — die Verweildauer noch weiter reduzieren läßt. So gesehen liegen die oben dargestellten

Reduzierungsmöglichkeiten des Bettenangebotes an der unteren Grenze der möglichen Entlastung des vollstationären Bereichs der bundesdeutschen Krankenversorgung.

4. Gesamtwirtschaftliche Auswirkungen der Einrichtung von semistationären/ambulanten Behandlungsmöglichkeiten am Krankenhaus, vor allem im Hinblick auf die Kosten der Vorhaltung und den Bedarf an Krankenpflegepersonal

Bekanntlich sind 75 % der bundesdeutschen Krankenhäuser vor 1950 in Betrieb genommen, müssen also zu einem großen Teil bis zum Jahre 1985 durch Neubauten ersetzt werden. Davon ausgehend reduziert sich der zusätzliche Bedarf und der Ersatzbedarf an Krankenbetten um insgesamt 58 000. Rechnet man für den Zeitraum von 1972 bis 1985 im Durchschnitt mit Investitionskosten in Höhe von 220 000 DM je Bett, dann errechnet sich daraus eine Investitionskostenersparnis von 12,76 Milliarden DM.

Weiterhin ist zu berücksichtigen, daß durch Ausgliederung der Hostelbetten die Baukosten je Krankenbett im vollstationären Bereich zwar steigen, im Durchschnitt von Krankenhaus und Hostel dagegen etwas sinken[46]). Bei einer nur zehnprozentigen Senkung würden sich die Neubaukosten um jährlich rd. 150 Millionen DM ermäßigen (bis 1985 insgesamt rd. 1,8 Milliarden DM), abgesehen von den Ermäßigungen beim Ersatz überalterter Krankenhäuser, die, je nach den finanziellen Möglichkeiten und dem sich daraus ergebenden Umfang an Ersatzinvestitionen, bis 1985 etwa 4,5 bis 6,5 Milliarden DM ausmachen dürften.

Insgesamt würden sich also durch die Einrichtung von semistationären/ambulanten Behandlungsmöglichkeiten am Krankenhaus bis 1985 Investitionskostenersparnisse in Höhe von rd. 20 Milliarden DM ergeben. Dazu kommen mit sukzessiver Reduzierung des Bettenangebotes nicht unerhebliche Einsparungen im laufenden Betrieb, primär bei den Personalkosten, aber auch bei den Kosten für die Wiederbeschaffung der mittel- und kurzfristigen Anlagegüter sowie für die Kosten der Instandhaltung.

Von besonderer Bedeutung ist die Entlastung des Bedarfs an Pflegepersonal. Ausgehend von dem heute als angemessen erachteten Bedarf und den gegenwärtigen Arbeitsbedingungen (Wochenarbeitszeit und Diensteinteilung) errechnet sich für ein Bettenangebot von 465 000 Betten in der Allgemeinen Krankenversorgung — davon bis zu 10 % im Bereich der Intensivpflege —

---

[46]) Die Berechnungen in dem Gutachten der Prognos AG, Basel, zur Frage der finanziellen Entlastung durch Einrichtung von Nachsorgekliniken gehen fälschlicherweise davon aus, daß die Investitionskosten je Krankenbett auch nach Verlagerung von rd. 30 % der Bettenkapazität in Nachsorgekliniken unverändert bleiben. Da sich die unverändert notwendigen Investitionskosten für den Bereich von Diagnostik und Therapie dann aber nur noch auf 70% der Bettenkapazität verteilen, steigen die Pro-Bett-Investitionskosten an. Einsparungen ergeben sich bei einer Auslagerung von Betten nur dann, wenn der Flächenaufwand pro Bett im ausgelagerten Bereich sinkt und wenn nicht zusätzliche Behandlungs- und Versorgungseinrichtungen für den ausgelagerten Bereich notwendig werden. - Vgl. Bischoff, R. A., und Bischoff, J.: Nachsorgekliniken, Basel 1971, S. 137 ff., s. auch in: Der Krankenhausarzt, Heft 1/1973, S. 6 ff. (I) und Heft 2/1973, S. 45 ff. (II).

ein Gesamtbedarf von rd. 173 200 Pflegepersonen, davon rd. 132 700 Schwestern und Pfleger (77 %) und rd. 40 500 Pflegehelferinnen oder sonstiges Pflegehilfspersonal (23 %). Reduziert man das Gesamtbettenangebot durch Einrichtung von semistationären/ambulanten Behandlungsmöglichkeiten — primär in Form von Tages- und Nachtkliniken — auf 407 000 Betten — davon bis zu 12 % im Bereich der Intensivpflege und bis zu 15 % im Hostelbereich —, dann errechnet sich ein Gesamtbedarf von nur 152 000 Pflegepersonen. Dazu kommt, daß durch die strenge organisatorische Trennung von Intensivpflegebereich, Normalpflegebereich und Hostel eine weitergehende Differenzierung der Pflegeberufe möglich ist. Dabei würde sich anbieten, wie folgt zu gruppieren:

Krankenpflegefachpersonal — Pflegepersonal für qualifizierte Pflegearbeiten (Intensivpflege, Anaesthesie, OP-Dienst usw., ferner für organisatorischleitende Aufgaben in allen Pflegebereichen);

Krankenpflegepersonal — Pflegepersonal für die normale Grund- und Behandlungspflege;

Krankenpflegehilfspersonal — Pflegepersonal für Pflegehilfsarbeiten[47]).

Ausgehend von dem gegenwärtigen Personaleinsatz sowie den tatsächlichen Arbeitsanforderungen der Krankenhauspraxis läßt sich auf diese Weise der Anteil des Pflegepersonals für qualifizierte Pflegearbeiten — heutige Krankenschwestern und Krankenpfleger — mindestens auf etwa 61 % (rd. 93 500 Personen) senken. Der Anteil des Pflegepersonals für Normal-, Grund- und Behandlungspflege beträgt dann etwa 22 % (rd. 32 500 Personen), der des Pflegepersonals für Pflegehilfsarbeiten etwa 17 % (rd. 26 000 Personen). Insgesamt gesehen ergibt sich also eine Entlastung des Bedarfs an Pflegepersonal von über 21 000 Personen; im Bereich des Pflegepersonals für qualifizierte Pflegearbeiten beträgt die Entlastung nahezu 40 000 Personen, im Bereich des Pflegehilfspersonals die Belastung rd. 18 000 Personen.

---

[47]) Einzelheiten dazu vgl. 5. Kapitel, Abschnitt IV. C 1c und Abschnitt V

DRITTES KAPITEL

KRANKENHAUSBETRIEBSPLANUNG — KRANKENHAUSPLANUNG

I. Zielvorstellungen als Ausgangspunkt der betrieblichen und baulichen Planung

A. Zielentscheidungen und Planentscheidungen

Die Planung beinhaltet jenen Teilbereich des Gesamtsystems der betrieblichen Entscheidungen, durch den die betrieblichen Aktivitäten im voraus geregelt werden. Dabei ist die Finalität aller betrieblichen Handlungen bestimmend dafür, daß die Entscheidungen über die Zielvorstellungen des Betriebes den Planungsentscheidungen vorausgehen müssen (vgl. dazu 1. Kapitel, Abschnitt I, H). Der Abschluß des Gesamtprozesses der Zielsetzungsentscheidungen ist mithin Voraussetzung aller betrieblichen und baulichen Planungen, die ihrerseits als der erste Teil der Zielerreichungsentscheidungen (Mittelentscheidungen) zu verstehen sind.

B. Ärztlich-pflegerische Zielsetzung

Ausgehend vom Hauptziel der Krankenhausarbeit — Deckung des Bedarfs der Bevölkerung an Krankenhausleistungen — werden die Zielvorstellungen des Krankenhausträgers nach Inhalt und Bedeutung durch die Vielzahl derjenigen Zielelemente konkretisiert, die im einzelnen die betrieblichen Entscheidungen sowie den Ablauf des Betriebsgeschehens determinieren und die Gesamtheit des Zielsystems ausmachen. Dabei ist es vor allem die ärztlich-pflegerische Zielsetzung als das Leistungserstellungsziel, die die Basis aller betrieblichen und baulichen Planungen im Krankenhaus darstellt. Ausgehend von den beiden Zielelementen der Leistungserstellung und der Bedarfsdeckung (vgl. Band II dieses Buches, 1. Kapitel, Abschnitt II, C 1 und 2) wird in der ärztlich-pflegerischen Zielsetzung bestimmt, welche Leistungen bereitgestellt werden und welche Gebiete versorgt werden sollen. In einer qualitativen und einer quantitativen Komponente bestimmt die ärztlich-pflegerische Zielsetzung den Kreis der Kranken, die ärztlich behandelt, pflegerisch betreut und hotelmäßig versorgt werden. Aus der qualitativen Komponente ergibt sich im einzelnen, welche Gruppen von Patienten behandelt werden und auf welche Behandlungsarten die Krankenhausaktivitäten ausgerichtet sind. Die quantitative Komponente fixiert aufgrund der zu versorgenden Gebietsbevölkerung nach der Ermittlung des Bettenbedarfs die Zahl der bereitzustellenden Krankenbetten sowie den Umfang der diagnostischen, therapeutischen und allgemeinen Einrichtungen.

In der ärztlichen Zielsetzung wird für die verschiedenen Fachbereiche, Fachdisziplinen und Fachteilgebiete das diagnostisch-therapeutische Leistungsprogramm (nach Art und Umfang) im stationären, semistationären und ambulanten Bereich bestimmt. Die pflegerische Zielsetzung legt Art und Umfang der Pflege, Fürsorge und Seelsorge fest, und regelt darüber hinaus Einzelheiten des Standards der Unterbringung und Versorgung (Einrichtung und Ausstattung der Krankenzimmer, Beköstigung, Wäscheversorgung usw.). Schließlich werden Art und Umfang der Forschung und Ausbildung vorgegeben.

Nicht selten ist sich der Krankenhausträger der Bedeutung der Zielsetzung nicht voll bewußt und überläßt die Aufgabenstellung des Krankenhauses dem Zufall, der Bauplanung durch den Architekten oder aber auch den Wünschen und Interessen der leitenden Krankenhausärzte. Ausgehend von einer optimalen Struktur der Entscheidungsprozesse gehört die Festlegung der Zielsetzung jedoch eindeutig in die Kompetenz des Krankenhausträgers. Auch externe Krankenhausfachberater können nur zur Entscheidungsvorbereitung hinzugezogen werden. Die Zielsetzung sollte Bestandteil oder Anlage der Satzung des Krankenhauses sein. Eine Reihe von Krankenhausträgern ist deshalb dazu übergegangen, aus Anlaß von Neu-, Um- oder Erweiterungsplanungen die Zielvorstellungen der Krankenhausarbeit zu konkretisieren und in einer ärztlich-pflegerischen Zielsetzung zu fixieren, aus der alle notwendigen Angaben über die qualitative und quantitative Komponente der Aufgabenstellung eindeutig hervorgehen.

Die Bedeutung der ärztlich-pflegerischen Zielsetzung als Bezugspunkt aller betriebswirtschaftlichen Überlegungen und Entscheidungen um die Gestaltung des Krankenhausbaues sowie der Arbeit im Pflege-, Behandlungs- und Versorgungsbereich wird vielfach unterschätzt. Die Betriebswirtschaftslehre trägt ihren Sinn nicht in sich selbst. Um Aussagen darüber machen zu können, ob ein Verhalten, in unserem Fall der Ablauf der Arbeiten im Krankenhaus, betriebswirtschaftlich richtig oder falsch ist, bedarf es genauer Aussagen und Angaben darüber, worauf es im Krankenhaus letztlich ankommt. Die Vielzahl der Fragen, die mit dem ärztlich-pflegerischen Standard zusammenhängen (Art und Umfang von Diagnostik und Therapie; Zahl der Patienten, die in einem Zimmer untergebracht werden; Art und Umfang der individuellen persönlichen Betreuung der Patienten; Einheits- oder Auswahlverpflegung usw.) sind in erster Linie eine Frage der Zielsetzung: „Was soll dem Patienten im Rahmen der Behandlung, Pflege und Versorgung geboten werden?". Soweit der ärztlich-pflegerische Standard aus medizinischen Gründen unabdingbar vorgegeben ist, schalten betriebswirtschaftliche Überlegungen darüber, ob ein anderer Standard weniger personal- oder materialaufwendig wäre, völlig aus. In diesem Fall besteht die betriebswirtschaftliche Aufgabe nur darin, Mittel und Wege zu finden, um den medizinisch begründeten ärztlich-pflegerischen Standard so wirtschaftlich wie irgend möglich zu realisieren. Wäre es z. B. unter medizinischen Gesichtspunkten unabdingbar, den Patienten beim Mittagessen eine Auswahl unter zwei oder drei Gerichten zu gestatten, dann kann die betriebswirtschaftliche Frage nicht lauten: „Läßt sich die Speisenversorgung durch Einführung des Einheitsessens rationalisieren?". Die betriebswirtschaftlichen Überlegungen haben sich dann vielmehr darauf zu konzentrieren, Einkauf, Küche, Speisentransport und Speisenverteilung durch die Auswahlverpflegung arbeits- und kostenmäßig möglichst wenig zu belasten, z. B. dadurch, daß man bereits vorhandene Kostformen (Normalkost und Schonkost) zur Auswahl anbietet.

Anders ist es jedoch dann, wenn ein bestimmter ärztlich-pflegerischer Standard unter medizinischen Gesichtspunkten zwar wünschenswert, aber nicht unabdingbar ist. Hier setzen betriebswirtschaftliche Überlegungen anderer Art ein. In solchen Fällen muß ermittelt werden, ob der beim Patienten erzielte Effekt in einem vernünftigen Verhältnis zum personellen und materiellen Mehraufwand steht. Wäre im obigen Beispiel die Auswahlverpflegung unter medizinischen Gesichtspunkten zwar wünschenswert, aber nicht unabdingbar, dann bedarf es betriebswirtschaftlicher Untersuchungen darüber, wie groß der Mehraufwand beim Einkauf, in der Küche, beim Transport und beim Verteilen der Speisen ist. Weiterhin muß festgestellt werden, ob sich dieser Mehraufwand auch wirklich „lohnt", d. h. ob er in einem vernünftigen Verhältnis zu dem beim Patienten erzielten Effekt steht. — Damit aber beginnen die Schwierigkeiten; denn der exakte Vergleich von Ergebnis und Aufwand setzt voraus, daß sich sowohl Ergebnis als auch Aufwand quantifizieren und beurteilen lassen. Beim Aufwand ist dies in aller Regel möglich. Dagegen entzieht sich das Ergebnis der Dienstleistung „Krankenhausversorgung" in einigen Bereichen der Möglichkeit, genau erfaßt und quantifiziert zu werden. Natürlich kann man, um beim obigen Beispiel zu bleiben, durch Umfragen bei Patienten, Schwestern und Ärzten versuchen festzustellen, inwieweit die Auswahlverpflegung dazu beiträgt, das Wohlbefinden des Patienten zu heben. Aber auch das kann nur ein Annäherungsverfahren sein. Letztlich kommt es auf die persönliche Ansicht eines einzelnen an, wenn es darum geht, den Erfolg derartiger Maßnahmen zu beurteilen.

Es empfiehlt sich also, vor Beginn aller betriebswirtschaftlichen Überlegungen und Entscheidungen über die Gestaltung des Krankenhausbaues sowie den Ablauf der Arbeit im Krankenhaus so genau wie möglich festzulegen, welche Ziele im Bereich von Diagnostik, Therapie, Pflege und Versorgung im einzelnen erreicht werden sollen. Je genauer und je detaillierter man dabei den ärztlich-pflegerischen Standard definiert, um so leichter lassen sich später die verschiedenen Organisationsformen beurteilen, sowohl im Hinblick auf ihren Aufwand als auch im Hinblick auf ihren Erfolg im Rahmen der gegebenen Zielsetzung (vgl. Band II dieses Buches, 2. Kapitel, Abschnitt VII).

Bei der Festlegung der ärztlich-pflegerischen Zielsetzung für ein Krankenhaus sind im einzelnen folgende Punkte zu beachten:

Festlegung des zu versorgenden Bevölkerungskreises

Ermittlung des Bettenbedarfs und Abstimmung über die in Aussicht genommene Aufgabenstellung mit den anderen Krankenhausträgern des Versorgungsgebietes im Rahmen der Regionalplanung (vgl. 2. Kapitel, Abschnitt III, F)

Art und Umfang der Fachbereiche, Fachdisziplinen und Fachteilgebiete, differenziert nach stationärer, semistationärer und ambulanter Behandlung

Status der ärztlichen Versorgung
(hauptamtliche, nebenamtliche, belegärztliche oder konsiliarische Versorgung)

Art und Umfang von Diagnostik, Therapie und Rehabilitation für die verschiedenen Fachbereiche, Fachdisziplinen und Fachteilgebiete

Art und Umfang der Prophylaxe
(Schwangeren- und Krebsberatung usw.)

Art und Umfang der Pflege
(organisatorische Gliederung des Pflegebereiches — Intensiv-, Normal-, Langzeit-, Minimal-/Kurzzeitpflege; Organisationsprinzipien — Gruppenpflege oder funktionelle Pflege; pflegerischer Aufwand je Patient und Tag für Grundpflege, Behandlungspflege, Verwaltung und Versorgung; Einzelheiten von Grund- und Behandlungspflege, wie z. B. Bettwäschewechsel, Turnus der Desinfektion der Betten, Matratzen und des Bettzeuges)

Standard der Unterbringung und Verpflegung
(Größe und Bettenzahl der Krankenzimmer, Einrichtung und Ausstattung der Krankenzimmer; Art, Zahl und Zusammensetzung der Mahlzeiten usw.)

Art und Umfang der allgemeinen Betreuung
(allgemeine Betreuung der Patienten und Besucher durch Verkaufseinrichtungen, Patienten- und Besucherrestaurant, Friseursalon, Garderobe, Post, Telefon, Radio, Fernsehen usw.; ferner — auf Wunsch — seelsorgerische und fürsorgerische Betreuung)

Art und Umfang der Ausbildung
(Ausbildung von Ärzten, Pflegepersonal, medizinisch-technischem Personal usw.)

Art und Umfang der Forschung.

II. System der betrieblichen Planung

Planungsentscheidungen werden vor Beginn der Krankenhausarbeit getroffen oder aber vor Eintritt einer neuen Datenkonstellation, an die die Krankenhausaktivitäten angepaßt werden sollen. Ausgehend von dem in der ärztlich-pflegerischen Zielsetzung vorgegebenen Leistungsprogramm im Bereich von Diagnostik, Therapie, Pflege sowie hotelmäßiger Versorgung lassen sich, dem Zeitablauf folgend, zwei Planungsbereiche unterscheiden, die Kapazitätsplanung und die Durchführungsplanung.

A. Kapazitätsplanung

Die Kapazitätsplanung beinhaltet einmal die Planung der Patienten, Verweildauern und Betten im vollstationären Bereich (Intensiv-, Normal- und Langzeitpflege) sowie der Patienten und Aufenthaltsplätze im semistationären Bereich (Hostel, Tages- und Nachtklinik). Zum anderen wird in diesem Teilplan die Kapazität der Leistungsstellen im Behandlungs- und Versorgungsbereich geregelt.

Der zeitlichen Reihenfolge nach beginnt die Kapazitätsplanung mit der Festlegung der Bettenkapazitäten aufgrund einer Bettenbedarfsermittlung. Dabei stimmt sich das einzelne Krankenhaus im Rahmen der regionalen Krankenhausplanung mit den anderen Krankenhäusern im Einzugsgebiet über Art und Zahl der vorzuhaltenden Krankenbetten ab und fixiert danach seine Bettenkapazitäten. Unter Umständen kann die Abstimmung mit den Planungen der benachbarten Krankenhäuser zu einer Korrektur der ursprünglich fixierten eigenen ärztlich-pflegerischen Zielsetzung führen (z. B. im Hinblick auf das Vorhalten von bestimmten Fachbetten oder diagnostisch-therapeutischen Einrichtungen).

In einer zweiten Phase wird dann die Kapazität der einzelnen Leistungsstellen im Behandlungs- und Versorgungsbereich geplant, und zwar aufgrund der im Rahmen der Bettenbedarfsberechnungen ermittelten Angaben über die Zahl der zu erwartenden Patienten und Pflegetage.

In der zeitlichen Reihenfolge ergeben sich mithin folgende Stufen der Kapazitätsplanung:

1. Planung der Bettenkapazität

1.1 Abstimmung mit den Planungen anderer Krankenhausträger im Versorgungsgebiet im Rahmen der Regionalplanung

1.2 Gegebenenfalls Korrektur der ärztlich-pflegerischen Zielsetzung

1.3 Festlegung der Bettenkapazität, insgesamt sowie nach Fachbereichen, Fachdisziplinen und Fachteilgebieten

2. Planung der Kapazitäten der Leistungsstellen im Bereich von Diagnostik, Therapie und Versorgung

2.1 Ermittlung von Art und Zahl der Leistungen im Bereich von Diagnostik und Therapie

2.2 Ermittlung von Art und Zahl der Leistungen im Bereich der Versorgung

B. Durchführungsplanung

Dem Inhalt nach kann man bei der Durchführungsplanung (Vollzugsplanung) drei Planungsabschnitte unterscheiden: die Bereitstellungsplanung, auch Bestandsplanung oder Betriebsaufbauplanung genannt; die Ablaufplanung, auch Tätigkeitsplanung genannt; die Kosten- und Erlösplanung, auch Betriebsergebnisplanung genannt. Die Bereitstellungsplanung legt fest, welche Betriebsmittel, Arbeitskräfte und Sachgüter im einzelnen benötigt werden, und zwar nach Art und Zahl. In der Ablaufplanung dagegen wird die sachliche und zeitliche Folge der betrieblichen Tätigkeiten im einzelnen und insgesamt vorausbestimmt. Diese beiden Planungskomplexe sind untereinander eng verbunden und gegenseitig abhängig. — Beispiele: Wenn ein Krankenhaus plant, beim Patientenwechsel die Betten zentral auf- und abzurüsten (Bettenzentrale), dann bedarf es dazu einer ausreichenden Anzahl von Aufzügen für den Transport der Betten. — Auch bei einer rationell eingerichteten Zentralküche kann die Qualität der Speisen nicht gewahrt werden, wenn die Ablaufplanung nicht für ein zeit- und mengengerechtes Vor- und Zubereiten der Speisen sorgt (längeres Warmhalten in den Kochkesseln — hoher Abfallanteil).

In der Kosten- und Erlösplanung als Endstufe aller betrieblichen Planungen werden die durch die Bereitstellung der Betriebsmittel, Arbeitskräfte und Sachgüter sowie durch den Ablauf der betrieblichen Tätigkeiten zu erwartenden Kosten den Erlösen aus den geplanten betrieblichen Leistungen gegenübergestellt. Die Betriebsplanung mündet also in eine Übersicht über das zu erwartende Betriebsergebnis.

Der zeitlichen Reihenfolge nach ergeben sich mithin folgende Phasen der Durchführungsplanung:

1. Bereitstellungsplanung

1.1 Bereitstellung der Betriebsmittel

1.2 Bereitstellung der Arbeitskräfte

1.3 Bereitstellung der Sachgüter

2. Ablaufplanung

2.1 Arbeitsablaufplanung

2.2 Terminplanung

3. Kosten- und Erlösplanung

III. Kapazitätsplanung

A. Planung der Bettenkapazität

Grundlage für die Planung der Bettenkapazität ist die staatliche Regionalplanung auf Länderbasis in Form von Länderrahmenplänen, erarbeitet und aufgestellt in Abstimmung mit der Selbstverwaltung der Krankenhäuser und den Sozialleistungsträgern. Innerhalb der Länderrahmenpläne wird das für die einzelnen Versorgungsgebiete notwendige Gesamtbettenangebot, gegliedert nach Versorgungsstufen, festgestellt. Im Zuge der Detaillierung und Ausführung der staatlichen Rahmenpläne durch regionale Planungs- und Arbeitsgemeinschaften der Krankenhäuser auf Ebene der Versorgungsgebiete und Versorgungsräume — Regionalisierung der Krankenhausplanung — wird die Bettenkapazität des einzelnen Krankenhauses festgelegt. Einzelheiten dazu vgl. 2. Kapitel, Abschnitt III, F und G.

B. Planung der Kapazität der Leistungsstellen im Behandlungs- und Versorgungsbereich

1. Gesamtkapazität des Krankenhauses

Mit der Bettenzahl ist die Kapazität des Krankenhauses nach der Zahl der möglichen Pflegetage umrissen und damit die Unterbringungskapazität (Zahl der möglichen Unterbringungstage) bestimmt. Ebenso wie sich aber der „Pflegetag" als Ausdruck der Gesamttagesleistung am Patienten aus einem Bündel verschiedenartiger Teilleistungen zusammensetzt (vgl. 2. Kapitel, Abschnitt II, B), ergibt sich auch die Gesamtkapazität des Krankenhauses erst aus einer Addition der Kapazitäten der einzelnen Leistungsbereiche und Leistungsstellen (mögliche Unterbringungstage, mögliche Operationsleistungen, mögliche Röntgendiagnostikleistungen, mögliche Laborleistungen, mögliche Essensportionen, mögliche Wäschereileistungen usw.). Der zweite Schritt der Kapazitätsplanung im Krankenhaus besteht mithin in der Planung der Kapazitäten für die einzelnen Leistungsstellen. Bedenkt man, daß die eigentliche Unterbringung nur einen geringen Teil der Gesamtleistung des Krankenhauses ausmacht, dann wird offensichtlich, welche Bedeutung diesem zweiten Schritt der Kapazitätsplanung zukommt.

2. Berechnung der Teilkapazitäten

Wertet man die Ergebnisse der Krankenhausbauplanungen in der Vergangenheit aus, dann zeigt sich, daß man lange Zeit die Kapazitäten der Leistungsstellen im Behandlungs- und Versorgungsbereich nicht bewußt geplant, sondern nur indirekt über die Zahl der Räume und Flächen vorgegeben hat. Die Bettenzahl, gegliedert nach Fachdisziplinen, war der einzige betriebsplanerische Bezugspunkt für die Bauplanung. Ausgehend von der Zahl der Krankenbetten in den Fachabteilungen wurden im Raumprogramm die notwendig erscheinenden Räume und Flächen der Behandlungsabteilungen und Versorgungsstellen zusammengestellt und damit, auf dem Umweg über die Zahl der

Räume, die Kapazitäten für alle Leistungsstellen festgelegt. Gefühlsmäßig bestimmte Vorstellungen der Krankenhausträger, der Krankenhausleitung und der Architekten über den Bedarf an Räumen und Flächen zur Ausführung der zu erwartenden Tätigkeiten, zum Teil auch individuell begründete Raumwünsche haben in der Vergangenheit die Kapazitäten der einzelnen Leistungsstellen bestimmt, sie konnten eine systematische Kapazitätsplanung aber nicht ersetzen[1]).

Ausgehend von der Zahl der Krankenbetten wurden Ärztliche Direktion und Leitende Ärzte, Krankenhauspflegedirektion sowie Krankenhausbetriebsdirektion nach ihren Raumwünschen für den geplanten Krankenhausneubau gefragt. Die Gesamtheit aller Einzelwünsche wurde anschließend in dem sogenannten „Raumprogramm" zusammengestellt. Zum Teil bereits die Wünschenden, zum Teil der Architekt oder der Krankenhausträger setzten dabei Funktion in der Regel gleich Raum, ohne die Möglichkeiten einer Kombination mehrerer Funktionen in einem Raum zu beachten. Aber auch der Umstand, daß man meist aus beengten räumlichen Verhältnissen plante und selten konkrete Vorstellungen über das Verhältnis von Leistungen und Räumen hatte, führte leicht zu einer Übersetzung der Raumzahl. Für ein Allgemeines Krankenhaus mit rd. 700 Betten konnte sich auf diese Weise ein Raumprogramm ergeben, so wie in Tabelle 24, Spalte 2, dargestellt. Die diesem Raumprogramm tatsächlich entsprechenden Kapazitäten der diagnostischen, therapeutischen und versorgungswirtschaftlichen Leistungsstellen zeigt Spalte 3 der Tabelle. — Ein solches Vorgehen bei der Festlegung der Teilkapazitäten konnte jedoch auch zu einer Unterdimensionierung der Raumzahl führen.

Sollen die möglichen Leistungen der verschiedenen Leistungsstellen im Krankenhaus den tatsächlich zu erwartenden Leistungen möglichst weitgehend entsprechen, dann müßten bei der Kapazitätsplanung für die einzelnen Patientenkategorien (gruppiert nach Krankheitsarten) alle zu erwartenden Leistungen im Bereich von Diagnostik, Therapie, Behandlungspflege und Versorgung vorausbestimmt werden. Die notwendige Kapazität der Leistungsstellen wäre dann aus der Addition der verschiedenartigen Einzelleistungen aller Patientenkategorien zu ermitteln. Informationsmängel und Aufwand bei der Durchführung derartiger Berechnungen sind der Grund dafür, daß man sich bei der Praxis der Kapazitätsplanung mit einer groberen, dafür aber ein-

---

[1]) Nur allzuoft wurden die Kapazitäten der Leistungstellen im Behandlungs- und Versorgungsbereich nicht bewußt geplant, sondern nur indirekt über die Zahl der Räume und Flächen vorgegeben. Man hat also Räume und Einrichtungen geplant, ohne die zu erwartenden Leistungen zu berücksichtigen, man stellte Betriebsmittelplanungen an ohne vorherige Kapazitätsplanung und verstieß damit gegen ein Grundgesetz jeglicher Planung, gegen das der Vollständigkeit. Ob nämlich eine Planung gut oder schlecht ist, hängt weniger vom Umfang als von der Geschlossenheit der Planung ab. Eine Planung ist schlecht, wenn sie lückenhaft ist und wesentliche Teilbereiche der betrieblichen Vorgänge ausläßt; denn wenn ein Teilbereich nicht erfaßt ist, fehlt der Zusammenhang, die Systematik und die Koordinierung. Nur die Planung ist gut und wirksam, die lückenlos, systematisch und methodisch das Gesamtgeschehen des Betriebes erfaßt. Dabei ist von zweitrangiger Bedeutung, ob global oder detailliert geplant wird; die Qualität der Planung braucht davon nicht beeinflußt zu werden (vgl. Gutenberg, E.: Grundlagen der Betriebswirtschaftslehre, 1. Band - Die Produktion, 19. Auflage, Berlin - Göttingen - Heidelberg 1972).

Tabelle 24: Kapazitätsplanung für die Leistungsstellen eines Allgemeinen Krankenhauses mit rd. 700 Betten und eines Kinderkrankenhauses mit rd. 250 Betten*) (Planungsjahr 1959)

Leistungsstellen 1	Raumprogramm des Krankenhausträgers		Kapazitätsplanung
	Räume und Arbeitsplätze 2	mögliche Leistungen 3	notwendige Leistungen 4
1) Chirurgischer OP	5 Operationssäle 1 Gipsraum	5 000 Operationen — 1 000 bis 2 000 Verbände	3 215 Operationen 1 000 Verbände
2) Gynäkologischer OP	2 große 2 kleine Operationssäle	2 500 Operationen 500 sonstige Eingriffe	1 200 Operationen
3) Entbindungsabteilung	3 Kreißzimmer mit 4 Plätzen	6 400 Geburten	2 100 Geburten
4) Röntgendiagnostik	26 Behandlungsräume (Röntgenarbeitsplätze und Schalträume)	144 000 Leistungen	42 000 Leistungen
5) Laboratorium	30 Arbeitsplätze	340 000 Leistungen	165 000 Leistungen
6) Physikalische Therapie	37 Arbeitsplätze 1 Gymnastikraum, Schwimmbad	57 000 Leistungen	27 000 Leistungen
7) Küche	1 100 qm	2 200 Tagesportionen	1 600 Tagesportionen
8) Wäscherei	1 150 qm	3 450 kg Wäsche je Tag	1 500 kg Wäsche je Tag
9) Verwaltung	1 190 qm	120 Verwaltungskräfte	30 Verwaltungskräfte

*) Das Kinderkrankenhaus benutzt nur einen Teil der Leistungsstellen des Allgemeinen Krankenhauses.

facheren Kalkulation begnügt. Trotz der unterschiedlichen Leistungen je Patientenkategorie erweist sich über einen großen Zeitraum gesehen der Leistungsanfall nach Art und Umfang im Durchschnitt aller Patienten nahezu konstant, vor allem dann, wenn man die verschiedenen ärztlichen Fachdisziplinen und Krankenhaustypen gesondert betrachtet. So hat sich in der Praxis als zweckmäßig erwiesen, der Kapazitätsplanung für die verschiedenen Leistungsstellen nach Fachdisziplinen differenzierte Erfahrungswerte über den je Patient im Durchschnitt zu erwartenden Umfang an Einzelleistungen zugrundezulegen. Ausgehend von der in den Fachdisziplinen zu behandelnden Zahl an Patienten kommt man so zur Kapazität der verschiedenen Leistungsstellen im Behandlungs- und Versorgungsbereich. Je nach Art der Leistungsstelle spielen dabei Abweichungen von 100 oder auch — wie beim Laboratorium — 1000 möglichen Leistungen pro Jahr keine Rolle. In Tabelle 25 ist ein Beispiel für die Kapazitätsplanung der Leistungsstellen eines Allgemeinen Krankenhauses mit 350 Betten zusammengestellt. Bei einer solchen Berechnungsweise ergibt sich für das obige Beispiel das notwendige Leistungsprogramm, wie in Spalte 4 der Tabelle 24 dargestellt[2]).

Die besondere Bedeutung der Kapazitätsplanung im Krankenhaus wird dann offensichtlich, wenn man bedenkt, daß die betriebliche Leistung des Krankenhauses nicht in der Erstellung eines Gutes besteht, sondern in der Bereitstellung von Dienstleistungen, die nicht speicherbar sind, sondern immer dann erstellt werden müssen, wenn sie verlangt werden. Weil damit jede Möglichkeit eines „Auf-Lager-Arbeitens" in Zeiten vorübergehend rückläufiger Auslastung entfällt, muß erhöhter Wert auf die Kapazitätsplanung der verschiedenen Leistungsstellen gelegt werden. Man sollte sie unter Berücksichtigung einer angemessenen Reserve knapp bemessen, baulich-technisch und organisatorisch aber flexibel gestalten, um eine Minderauslastung einzelner Arbeitsplätze oder Arbeitsbereiche und damit unnötige Leerkosten möglichst zu vermeiden.

---

[2]) Angemerkt sei, daß bei den heute üblichen Umrechnungsfaktoren für die Übersetzung der täglichen Leistungsfrequenz in Arbeitsplätze für den diagnostisch-therapeutischen Bereich davon ausgegangen wird, daß sich die überwiegende Zahl der zu erbringenden Leistungen auf den Vormittag konzentriert. Die zeitlichen Leistungsreserven, die sich bei einer derartigen Arbeitsplatzplanung ergeben, reichen mithin vielfach aus, den auf das Krankenhaus zukommenden Aufgaben im Bereich der semistationären und ambulanten Krankenversorgung ohne räumliche Erweiterungen nachzukommen.

Tabelle 25: Beispiel für die Kapazitätsplanung der Leistungsstellen in einem Allgemeinen Krankenhaus mit 350 Betten

Tabelle 25/1: Leistungen im Pflegebereich

Fachrichtung	aufgestellte Betten	Verweildauer (in Tagen)	Belegungsgrad (in %)	Aufnahmen (pro Jahr)	Pflegetage
Chirurgie	120	18	85	2 066	37 200
Innere Medizin	120	20	85	1 860	37 200
Gynäkologie/ Geburtshilfe	80	12	85	2 066	24 800
HNO- und Augen- Krankheiten	30	11	85	845	9 300
Insgesamt	350	(15,8)	85	6 837	108 500

Tabelle 25/2: Leistungen in der Operationsabteilung (Chirurgie und Gynäkologie) und der Entbindungsabteilung

Leistungsarten	Leistungen je Fall	Zahl der Fälle (jährlich)	Stationäre Leistungen (jährlich)	Durchschnittliche Tagesleistung rund
Chirurgische Operationsabteilung*				
Schwere und mittlere Operationen	0,5	2 066	1 030	5— 6
Leichtere Operationen	0,4	2 066	830	4— 5
Insgesamt	0,9	(2 066)	1 860	9—11
Gynäkologische Operationsabteilung*)				
Schwere und mittlere Operationen	0,3	1 200	400	2— 3
Leichtere Operationen	0,5	1 200	600	3— 4
Insgesamt	0,8	(1 200)	1 000	5— 7
Entbindungsabteilung**)				
Entbindungen	1,0	860	860	0— 4

*) Bei 200 Operationstagen im Jahr
**) Bei 365 Entbindungstagen im Jahr

Tabelle 25/3: Leistungen in der Röntgenabteilung (Diagnostik)

Leistungsarten	Zahl der Fälle (jährlich)	je Fall	Leistungen stationär (jährlich) rd.	ambulant (jährlich) rd.	insges. (jährlich) rd.	je Arbeitstag*) rd.
Durchleuchtungen	6 840	0,8	5 500	4 500	10 000	45— 55
Zielaufnahmen	6 840	1,0	6 900	6 000	12 900	60— 65
Einfache Aufnahmen	6 840	2,0	13 700	12 000	25 700	120—130
Spezialaufnahmen	6 840	0,2	1 400	1 200	2 600	10— 15
Insgesamt	(6 840)	4,0	27 500	23 700	51 200	235—265

*) Bei 200 Arbeitstagen im Jahr

Tabelle 25/4: Leistungen im Laboratorium

Leistungsarten	Zahl der Fälle (jährlich)	je Fall	Leistungen stationär (jährlich) rd.	ambulant (jährlich) rd.	insges. (jährlich) rd.	je Arbeitstag*) rd.
I. Klinisch-chemische Untersuchungen						
Urin-Untersuchungen	6 840	5,4	36 900	9 000	45 900	220—240
Blutbilder	6 840	6,4	43 800	10 000	53 800	260—270
Blutzucker	6 840	2,5	17 100	8 000	25 100	120—130
Sonstige klinisch-chemische Untersuchungen	6 840	1,6	10 900	2 000	12 900	60— 70
II. Serologische Untersuchungen	6 840	1,0	6 800	2 300	9 100	40— 50
Insgesamt	(6 840)	16,9	115 500	31 300	146 800	700—760

*) Bei 200 Arbeitstagen im Jahr

Tabelle 25/5: Leistungen in der Physikalischen Therapie

Leistungsarten	Zahl der Fälle (jährlich)	je Fall	Leistungen stationär (jährlich) rd.	ambulant (jährlich) rd.	insges. (jährlich) rd.	je Arbeitstag*) rd.
Medizinische Bäder	6 840	0,50	3 400	500	3 900	15— 20
Bewegungsbäder	6 840	0,05	350	200	550	2— 3
Unterwassermassagen	6 840	0,05	350	200	550	2— 3
Massagen	6 840	1,00	6 800	2 000	8 800	40— 50
Gymnastische Übungen	6 840	1,00	6 800	2 000	8 800	40— 50
Bestrahlungen	6 840	0,40	2 700	1 000	3 700	15— 20
Insgesamt	(6 840)	3,00	20 400	5 900	26 300	114—146

*) Bei 200 Arbeitstagen im Jahr

Tabelle 25/6: Leistungen im Versorgungsbereich

1) Küche

Verpflegungsteilnehmer	Verpflegungstage	
	jährlich rd.	täglich*) rd.
Patienten	110 000	300
Personal	50 000	140
Insgesamt	160 000	440
davon: Diätverpflegung (33 %)	53 000	145

2) Wäscherei

Pflegetage	rd. 108 500
Schmutzwäscheanfall je Pflegetag	rd. 2,0 kg
Schmutzwäscheanfall je Jahr	rd. 217 000 kg
Schmutzwäscheanfall je Waschtag**)	rd. 1 100 kg

*) Bei 365 Arbeitstagen der Küche im Jahr
**) Bei 200 Waschtagen im Jahr

IV. Durchführungsplanung

Für die Organisation und die Wirksamkeit der Durchführungsplanung sind die gegenseitigen Abhängigkeiten und die zeitlichen Zuordnungen von Bereitstellungs-, Ablauf- und Kosten-/Erlösplanung von besonderer Bedeutung. Dem Zeitablauf nach findet die Bereitstellung der Betriebsmittel — Erstellung des Krankenhausbaues, Beschaffung der Einrichtung und Ausstattung — vor der Inbetriebnahme statt, während die Bereitstellung der Arbeitskräfte und Sachgüter, die Ablaufplanung und die Kosten-/Erlösplanung zu den sich ständig wiederholenden Planungsakten des laufenden Betriebes gehören. Da nun aber der Krankenhausbau trotz aller Eigengesetzlichkeiten des Raumes, der Einrichtung und der Ausstattung den betrieblichen Forderungen nach einer zweckmäßigen und wirtschaftlichen Arbeitsgestaltung unterworfen ist, muß der Betriebsablauf bereits vor Baubeginn fixiert sein. Nur auf diese Weise kann es zu der notwendigen Abstimmung von Betrieb und Bau kommen. Davon ausgehend lassen sich bei der betrieblichen Ablaufplanung drei Planungsphasen unterscheiden: einmal eine grobe Umrißplanung des Betriebsablaufes zum Zwecke der Bauplanung, zum zweiten eine differenzierte Planung aller Tätigkeiten vor der Inbetriebnahme und schließlich die sich ständig wiederholende Ablaufplanung während des Betriebes[3]). Die zeitliche Reihenfolge ist folgende: Vor dem Bau — Grobplanung des Arbeitsablaufes, Grobplanung des Arbeitseinsatzes, Planung des Baues; während der Bauausführung und vor Inbetriebnahme — Feinplanung des Arbeitsablaufes, Feinplanung des Arbeitseinsatzes, Grobplanung der Beschaffung von Sachgütern; während des Betriebes — Korrekturplanung des Arbeitsablaufes, Korrekturplanung des Einsatzes an Arbeitskräften, Feinplanung der Beschaffung von Sachgütern. In ein Schema gebracht, ergibt die zeitliche Abfolge und Zuordnung der Phasen der Durchführungsplanung das in Abb. 13 dargestellte Bild. Dabei sind es die Planung der Bereitstellung der Betriebsmittel sowie die Grobplanung des Arbeitsablaufes und des Arbeitseinsatzes, die die „betriebliche Infrastruktur" festlegen.

Am praktischen Beispiel der Planung der Sterilisierarbeit seien diese sehr wichtigen zeitlichen und materiellen Zusammenhänge von Betriebs- und Bauplanung erläutert:

In der Planungsphase I — Vorbereitung des Baues — wird als Grundlage der Bauplanung für den Arbeitsablauf „Sterilisierarbeit" entschieden, daß das Sterilgut aller Leistungsstellen zentral gereinigt, aufbereitet und sterilisiert werden soll. Der Arbeitsanfall wird überschläglich anhand von Erfahrungswerten ermittelt und der Ablauf der Arbeiten grob vorgeplant (Einsammeln, Einweichen, Reinigen, Spülen, Trocknen, Aufbereiten, Verpacken, Sterilisieren, Lagern, Austeilen). Nach der Entscheidung über das Sterilisierverfahren wer-

---

[3]) Ausgehend von der Fristigkeit der Planung unterscheidet man die langfristige Grobplanung von der kurzfristigen Feinplanung. Differenziert man nach dem Planungsumfang, dann betrifft die umrißartige Globalplanung den Gesamtbetrieb, die spezifizierte Detailplanung dagegen einzelne Arbeitsbereiche und Arbeitsabläufe.

den Art und Zahl der Arbeitsplätze festgelegt und die notwendige Einrichtung und Ausstattung fixiert. Für das Betriebs- und Bauprogramm und den Entwurf folgt daraus: keine Sterilisationseinrichtungen in den Behandlungsabteilungen und Pflegeeinheiten; Berücksichtigung der für die Zentralsterilisation notwendigen Räume, Größe und Zuschnitt entsprechend dem Ablauf der Arbeiten und der notwendigen Einrichtung, Lage entsprechend den Funktionszusammenhängen und der Personalbesetzung (falls enge Zusammenarbeit mit dem Personal der zentralen Operationsabteilung gewünscht — Lage nahe der Operationsabteilung). — In der Planungsphase II — Bauausführung und Inbetriebnahme — wird über die Verpackungsmethode entschieden (Einzel- oder Sammelverpackung; Verpackungsmaterial), der Ablauf der Arbeiten im einzelnen durchgeplant und, da es sich um eine weitgehend routinemäßige Versorgung handelt, auch terminlich festgelegt. Anhand des zu erwartenden Arbeitsaufwandes (Art und Zahl von Instrumenten, Spritzen, Pflegegerät, Wäsche usw.) wird unter Zugrundelegung von Leistungsnormen ermittelt, wieviel Personal erforderlich ist. Darüber hinaus wird ein genauer Fahrplan für die Versorgung der einzelnen Leistungsstellen zum Abholen des unsterilen und zum Bringen des sterilen Gutes aufgestellt. Unter Berücksichtigung des voraussichtlichen Bedarfs an Reinigungsmitteln, Verpackungsmaterial usw. kann man in diesem Planungsstadium auch schon zu einer genaueren Planung der Kosten kommen. — In der Planungsphase III — Laufender Betrieb — bedarf es für die Leistungsstelle Zentralsterilisation in der Regel nur noch der Korrekturplanung: mehr, weniger oder anderes Personal, andere Einrichtungen, andere Verpackungsmethoden, Änderung des Versorgungsfahrplanes; daraus folgend ebenfalls Änderung der Kosten.

Abb. 13: Zeitliche Abfolge der Planungsphasen der Durchführungsplanung

Teilplan	Planungsphase I (Vorbereitung des Baues)	Planungsphase II (Bauausführung u. Inbetriebnahme)	Planungsphase III (Laufender Betrieb)
1. Bereitstellungsplanung			
1.1 Betriebsmittel	Detailplanung — Baubeginn	Bauausführung Inbetriebnahme	Korrekturplanung
1.2 Arbeitskräfte	Grobplanung	Feinplanung	Korrekturplanung
1.3 Sachgüter	Schätzung	Grobplanung	Feinplanung
2. Ablaufplanung			
2.1 Arbeitsablaufplanung	Grobplanung	Feinplanung	Korrekturplanung
2.2 Terminplanung		Feinplanung (für Routinetätigkeiten)	Feinplanung (für fallweise Tätigkeiten) Korrekturplanung (für Routinetätigkeiten)
3. Kosten-/Erlösplanung	Vorausschätzung oder Grobplanung	Feinplanung	Fein- oder Korrekturplanung

V. Planung, Organisation und Kontrolle von Krankenhausbaumaßnahmen

A. Organisation des Managementprozesses bei Krankenhausbaumaßnahmen

1. *Abstimmung von Krankenhausbetriebs- und Krankenhausbauplanung*

Krankenhausbetrieb und Krankenhausbau stehen in wechselseitigem, funktionellem Zusammenhang. Einerseits werden durch die Betriebsorganisation und die Arbeitsablaufgestaltung die Anforderungen an den Krankenhausbau festgelegt; andererseits bindet ein ausgeführter Krankenhausbau in gewissen Grenzen das Betriebsgeschehen. So ist verständlich, daß sich die Bemühungen um einen wirtschaftlichen Krankenhausbetrieb auch entscheidend auf die Gestaltung des Krankenhausbaues auswirken. Ausgehend von den vorgegebenen ärztlich-pflegerischen Leistungen betreffen die Bemühungen um eine wirtschaftliche Betriebsführung sowohl die Arbeitsablaufgestaltung und den Einsatz an Personal und Sachgütern als auch die Gestaltung von Bau, Einrichtung und Ausstattung. Vergleicht man die Betriebs- und Baukosten im heutigen Krankenhaus, dann erreichen die Betriebskosten die einmaligen Investitionskosten nach etwa vier Jahren. Bei einer Betriebsdauer des Krankenhauses von 50 Jahren würde eine Senkung der Betriebskosten um 3,00 DM je Pflegetag eine Mehrinvestition je Krankenbett von rd. 11 745 DM (Rentenbarwert, errechnet als Wert einer nachschüssigen Rente bei 8 % Zinsen) ausgleichen. Bei diesem Übergewicht der laufenden Betriebskosten gegenüber den einmaligen Investitionskosten ergibt sich daher die Forderung, daß im Krankenhaus die angestrebte Leistung mit Hilfe einer auf minimalen Betriebskosten basierenden Organisation erreicht werden muß, nach der sich der Krankenhausbau in jedem Fall zu richten hat. Die gleiche Forderung erhebt sich, wenn man von den Betriebskosten abstrahiert und nur den Arbeitseinsatz sieht. Auch hier zwingt die Begrenzung der personellen Ressourcen dazu, den Krankenhausbau nach den Erfordernissen eines minimalen Personaleinsatzes zu richten. Vielfach ist man in der Vergangenheit so verfahren, daß man ohne Rücksicht auf den späteren Betrieb den Bau nur unter dem Gesichtspunkt möglichst geringer Investitionskosten gestaltet hat. Die sich aus einer solchen Konzeption des Krankenhausbaues bei möglichst niedrigen Baukosten zwangsläufig ergebende Grundrichtung für die Betriebsorganisation aber bietet kaum die Gewähr für die angestrebte Begrenzung der Betriebskosten und des Arbeitseinsatzes. Wirtschaftlichkeitsüberlegungen zwingen mithin dazu, die Gestaltung des Krankenhausneubaues den betrieblichen Erfordernissen unterzuordnen. Bereits vor Baubeginn müssen Betriebsstruktur und Betriebsablauf grob fixiert sein und mit fortschreitender Bauplanung sukzessive detailliert werden, damit der Bau das Gehäuse um den geplanten — gedanklich schon bestehenden — Betrieb bilden kann. Nur auf diese Weise ist es möglich, die

Betriebsplanung und Bauplanung sinnvoll und zweckmäßig miteinander zu verbinden.

So gesehen ist die Abstimmung des Baues auf die betrieblichen Belange — Aufbaustruktur, Arbeitsablaufgestaltung und Betriebstechnik — die Stelle, an der sich betriebliche und bauliche Überlegungen und Entscheidungen berühren und beeinflussen. Die Planung des Baues, der Räume, der Einrichtung und Ausstattung ist das Verbindungsglied zwischen der betrieblichen Planung einerseits und der baulich-technischen Planung andererseits. Nach der Gewichtung der Aufgaben gehört dieser Planungsabschnitt zum Arbeitsbereich der Architekten und Ingenieure. Die Unterordnung des Baues unter die betrieblichen Anforderungen und die daraus folgende Einordnung der Bauplanung in das betriebliche Plansystem zwingen jedoch zu einer engen Zusammenarbeit von Bau, Technik und Betriebswirtschaft. Im Mittelpunkt dieser planerischen Zusammenarbeit steht der Raum. Rein betrieblich gesehen stellt der Raum den Arbeitsplatz dar. Der Raumbedarf (Art, Zahl und Größe der Räume) ergibt sich aus dem zu erwartenden Leistungsanfall an den einzelnen Leistungsstellen. Die Raumzusammenhänge müssen den Arbeitsabläufen und den sich daraus ergebenden funktionellen Beziehungen der Arbeitsplätze und Leistungsstellen untereinander entsprechen. Baulich-technisch gesehen dagegen ist der Raum die Projektierungsgrundlage des Architekten. In den Bauplänen wird die Vielzahl der Räume zusammengefaßt, geordnet und so zusammengefügt, daß Raumlage und Raumfolge den betrieblichen Erfordernissen, aber auch den technischen Gegebenheiten entsprechen. Dabei können die technischen Gegebenheiten dem Raum eine gewisse Eigengesetzlichkeit verleihen, die den betrieblichen Erfordernissen auch zuwiderlaufen und somit den späteren Betriebsablauf ungünstig beeinflussen können. Die Erfahrungen aus zahlreichen Krankenhausbauten, aber auch aus Bauten in anderen Bereichen der Wirtschaft zeigen, daß das Gelingen dieser Abstimmung von betrieblichen Belangen einerseits und baulich-technischen Eigengesetzlichkeiten andererseits in starkem Maße von dem Einfühlungsvermögen des Planers in die betrieblichen Belange abhängt.

Das moderne Krankenhaus ist ein hochkomplizierter Betriebsorganismus. Ausgehend von seinen vielgestaltigen Aufgaben und den zur Aufgabenerfüllung notwendigen Aktivitäten benötigt es Räume, Einrichtung und Ausstattung, die nicht selten speziell auf seine betrieblichen Belange zugeschnitten sind. Die betrieblich-organisatorischen Gegebenheiten in den einzelnen Krankenhäusern sind so kompliziert und vielschichtig, daß der einzelne Architekt überfordert ist, wenn es ihm allein überlassen bleibt, für den Bauherrn die Vielzahl der organisatorischen Belange vorzudenken. Sollen deshalb Bau, Einrichtung und Ausstattung alle denkbaren Voraussetzungen für einen möglichst wirtschaftlichen Krankenhausbetrieb bieten, dann ist es erforderlich, von seiten des Krankenhausträgers und der Krankenhausleitung im Rahmen der Betriebsplanung vor Beginn der eigentlichen Bauplanung die Aufbauorganisation, die Arbeitsablaufgestaltung und Betriebstechnik vorzudenken, die Planungsergebnisse im Betriebs- und Bauprogramm festzulegen (sogenanntes „Programmieren") und dem Architekten als Grundlage für die Bauplanung vorzugeben (vgl. Abschnitt V, C dieses Kapitels).

Die Forderung nach betriebsplanerisch-programmierender Mitwirkung des Krankenhausträgers und der Krankenhausleitung bei der Krankenhausplanung ist nicht auf das Stadium der Vorplanung begrenzt. Die vor Baubeginn grob vorgeplante Aufbau- und Ablauforganisation bedarf vielmehr bis zur Inbetriebnahme einer sukzessiven Konkretisierung. — Beispiel: Reicht vor Baubeginn die Entscheidung „Zentralsterilisation" aus, dann muß diese Planung bis zur Inbetriebnahme zunehmend detailliert werden, angefangen vom Sterilisierverfahren über die Verpackungsart bis hin zum Versorgungsfahrplan für Sterilgut. — Alle diese Überlegungen fallen in den Aufgabenbereich der betrieblichen Planung, deren Ergebnisse ihren Niederschlag in den verschiedenartigen Organisationsprogrammen finden und Grundlage für die Bauplanung und Baudurchführung sind. Dabei wird sich die betriebsplanerische Mitarbeit nicht auf die Krankenhausleitung begrenzen können, sondern mit zunehmender Detaillierung das für die jeweiligen Leistungsstellen zuständige Fachpersonal einbeziehen müssen.

2. Projektmanagement für Planung und Bau von Krankenhausbaumaßnahmen

In jedem Betrieb sind immer wieder Aufgaben durchzuführen, die außergewöhnlich sind. Die Umstellungen im Leistungsprogramm, der Ausbau des Rechnungswesens im Hinblick auf ein Management-Informationssystem, die Einführung der Elektronischen Datenverarbeitung, die Zusammenlegung mit anderen Betrieben oder aber auch Neu-, Um- oder Erweiterungsbauten sind Beispiele für derartige Aufgaben, die sich von den normalen betrieblichen Aktivitäten wesentlich unterscheiden. Sie sind insbesondere deshalb außergewöhnlich, weil sie außerhalb des normalen betrieblichen Leistungsprogramms liegen und weil viele Verantwortungsbereiche und Leistungsstellen bei ihrer Durchführung mitwirken müssen, ohne daß dieses Zusammenwirken vorab vollkommen überschaubar und damit organisierbar gemacht werden kann. Hinzu kommt das im Vergleich zu den normalen betrieblichen Aufgaben hohe Risiko, das mit einem möglichen Mißerfolg aller dieser Maßnahmen verbunden ist. Für das Krankenhaus rechnen Neu-, Um- und Erweiterungsbauten zu den außergewöhnlichen Aufgaben. Die in diesem Zusammenhang anstehenden betriebsplanerischen Überlegungen und Entscheidungen gehören nicht zum normalen Aufgabenbereich des Krankenhausträgers und der Krankenhausleitung. In aller Regel sind beide überfordert, wenn sie sich neben ihren normalen Aufgaben im Bereich des Krankenhausmanagements zusätzlich der betriebsplanerischen Belange für die anstehenden Baumaßnahmen annehmen sollen. Nicht selten hat das zur Folge, daß über Baukosten, Bautermine, Folgekosten und andere Folgemaßnahmen keine Planungen oder nur vage Vorstellungen bestehen und daß sich die Abwicklung der Baumaßnahmen jeglicher Erfolgskontrolle entzieht. Allein aus diesen Gründen geschieht es immer wieder, daß bei Bauprojekten die tatsächlich entstandenen Kosten die veranschlagten um 100 % und mehr übersteigen, daß sich die Inbetriebnahme des Neubaues weit über den erwarteten Termin hinaus verzögert und daß die im Neubau angetroffenen Gegebenheiten nicht den an ihn gestellten Erwartungen entsprechen.

Eine Reihe von Krankenhausträgern nominiert für die im Zusammenhang mit der Bauplanung anstehenden betriebsplanerischen Überlegungen und Entscheidungen einen Ausschuß, der regelmäßig zusammentritt und die auf die Krankenhausleitung, auf einzelne Abteilungsleitungen und auf die Ausschußmitglieder verteilte Programmierungstätigkeiten koordinieren soll. Aber auch ein derartiger Ausschuß erweist sich nur selten erfolgreich; denn die Ausschußmitglieder sind nur neben- oder ehrenamtlich tätig und deshalb in der Regel überfordert, neben ihrer Hauptaufgabe den von ihnen erwarteten betriebsplanerischen Beitrag zu dem anstehenden Bauprojekt zu leisten. Auch die Einschaltung von externen Krankenhausfachberatern kann die krankenhausseitigen betriebsplanerischen Entscheidungs-, Anordnungs- und Initiativaufgaben nicht substituieren, sondern nur dazu beitragen, die Entscheidungsvorbereitung fachlich zu qualifizieren.

Weitsichtige Krankenhausträger entschließen sich deshalb, die im Zusammenhang mit der Bauplanung anstehende Betriebsplanung und Programmierung in Form des Projektmanagements durchzuführen. Während der Zeit der Bauplanung, Baudurchführung und Inbetriebnahme wird entweder ein Projektmanager (Krankenhausbetriebswirt, Krankenhausarzt oder auch Leitende Krankenschwester/Krankenpfleger) oder aber auch ein Projektmanagementteam bestellt, dem alle mit der Betriebsplanung und Programmierung verbundenen Entscheidungs-, Anordnungs- und Initiativaufgaben delegiert werden, unbeschadet der Entscheidungs- und Aufsichtsfunktion des Krankenhausträgers. Dabei kann sich die Aufgabe des Projektmanagements auf den Bereich der Betriebsplanung und Programmierung beschränken (eigenständige Planungs- und Programmierungstätigkeit sowie Koordinierung aller an der Betriebsplanung und Programmierung Beteiligten — Krankenhausträger, Krankenhausleitung, Abteilungsleitungen sowie externe Fachberater —). Soweit keine andere Stelle beim Krankenhausträger oder bei der Krankenhausleitung dafür zuständig ist, erscheint es aber zweckmäßig, dem Betriebsplanungs-Projektmanagement gleichzeitig auch das Top-Projektmanagement der Baumaßnahmen zu übertragen. Aufgabe des Top-Projektmanagements ist das Planen, das Anleiten und die Kontrolle der verschiedenen Teilbereiche und Phasen des Gesamtprojektes, mithin die Koordination aller am Gesamtprojekt Beteiligten (Betriebsplanungs-Projektmanagement, Bauplanungs-Projektmanagement und Baudurchführungs-Projektmanagement). Dabei geht die Gesamtbefugnis des Top-Projektmanagements nur bis zur Ebene der Projektstruktur, für die es das „Was" und das „Wann" der zu erbringenden Leistungen bestimmt, während die Entscheidungen über das „Wie" der einzelnen Leistung bereits bei dem für die jeweiligen Teilaufgaben Zuständigen liegt.

Die Erfahrungen mit Baumaßnahmen, nicht nur im Bereich des Krankenhauswesens, sondern auch auf anderen Bereichen der Bauwirtschaft zeigen, daß eine derartige Organisation des Gesamtmanagements bei Neu-, Um- und Erweiterungsbauten den größten Erfolg verspricht und daß sich alle damit verbundenen Aufwendungen — primär für das hauptamtlich mit dem Top-Projektmanagement sowie dem Betriebsplanungs-Projektmanagement beschäftigte Personal — in jedem Falle lohnt.

Bei der Fülle der mit Baumaßnahmen verbundenen Betriebsplanungs-, Organisations- und Koordinationsaufgaben sowie in Unkenntnis der Mittel, Möglichkeiten und Vorteile des Projektmanagements neigen Krankenhausträger nicht selten dazu, das Gesamtmanagement (Top-Projektmanagement sowie Projektmanagement für Betriebsplanung, Bauplanung und Baudurchführung) der Baumaßnahmen einem Generalübernehmer zu übertragen, gegebenenfalls unter Vereinbarung einer Preisgarantie (vgl. dazu auch Abschnitt V, E 7 dieses Kapitels). Ohne an dieser Stelle auf die Gesamtproblematik einer derartigen Organisation des Gesamtmanagements von Baumaßnahmen eingehen zu können, sei nur auf folgendes hingewiesen: Die wechselseitige Abhängigkeit von Krankenhausbetriebs- und -bauplanung ist der Grund dafür, daß trotz aller Flexibilität der Krankenhausbau den späteren Betriebsablauf weitgehend bindet. Soll der Krankenhausbau den betrieblichen Zielvorstellungen entsprechen, dann ist es unerläßlich, daß Krankenhausträger und Krankenhausleitung als die für den späteren Krankenhausbetrieb Zuständigen und Verantwortlichen über die Betriebsplanung unmittelbar Einfluß auf die Bauplanung nehmen. Diese Einflußnahme wird aber erfahrungsgemäß dann erschwert, wenn das Gesamtmanagement des Krankenhausbaues an einen Generalübernehmer übertragen wird. Dazu kommt, daß sich die für die Leitung des künftigen Krankenhausbetriebes Verantwortlichen in der Phase der Bauplanung und Baudurchführung auf dem Wege des Betriebsplanungs- und Top-Projektmanagements zwangsläufig über die Gegebenheiten des Baues, der Technik, der Einrichtung und der Ausstattung in dem notwendigen Umfange informieren können, wie dies für eine reibungslose Inbetriebnahme und für einen wirtschaftlichen Betriebsablauf notwendig ist. Auch dieses, sich mit den baulich-technischen Gegebenheiten des Krankenhausneubaues Vertrautmachen seitens der Krankenhausleitung wird in der Regel dann vernachlässigt, wenn ein Generalübernehmer das Projektmanagement für den Krankenhausneubau übernimmt; denn dieser wird im Interesse eines reibungslos ablaufenden Gesamtmanagementprozesses Vertreter des Krankenhausträgers und der Krankenhausleitung nur insoweit konsultieren und an seinen Planungen und Überlegungen beteiligen, wie für die Erstellung des Bauvorhabens unabdingbar erforderlich.

So gesehen bietet sich als Modell für die Organisation des Managementprozesses bei Krankenhausbaumaßnahmen und für die Koordination aller an der Planung und Durchführung Beteiligten im Regelfall folgende Struktur an:

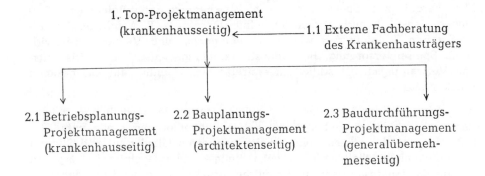

B. Gliederung, Aufbau und Formen von Krankenhausbauten

1. Bauliche und organisatorische Gliederung des Krankenhauses

Nach der räumlichen Struktur gliedert sich das Krankenhaus in:

Pflegebereich (Unterkunft, Grund- und Behandlungspflege),
Behandlungsbereich (Diagnostik und Therapie),
Versorgungsbereich (allgemeine und technische Versorgung, Beschaffung und Materialverwaltung),
Eingangs- und Verwaltungsbereich (allgemeiner Eingang, Patientenaufnahme, Bewirtschaftung und Verwaltung, allgemeine und soziale Betreuung und Fürsorge).

Der Pflegebereich stellt sich als der Bereich des Krankenhauses dar, in dem die Patienten für die Dauer ihres Krankenhausaufenthaltes untergebracht sind und gepflegt werden. Im Behandlungsbereich verweilen die Patienten dagegen nur kurzfristig für die Dauer bestimmter diagnostischer oder therapeutischer Maßnahmen. Den Versorgungsbereich sucht der Patient in der Regel nie auf, den Verwaltungsbereich berührt er nur bei der Aufnahme und Entlassung, während er im Eingangsbereich die für ihn erforderlichen Einrichtungen der allgemeinen und sozialen Betreuung und Fürsorge findet.

Diese bauliche Bereichsgliederung ist nicht voll deckungsfähig mit der organisatorischen Gliederung nach dem Sachcharakter der Krankenhausarbeit. Der Pflegedienst spielt sich zwar überwiegend im Pflegebereich ab; das Pflegepersonal begleitet den Patienten aber auch in den Behandlungsbereich, entweder als Begleitung oder aber auch als Assistenz für den dort tätigen Arzt.

Der Behandlungsdienst beschränkt sich keineswegs auf den Behandlungsbereich, sondern greift in starkem Maße auf den Pflegebereich über, zum Teil auch auf den Versorgungsbereich (z. B. Diätküche). Auch der Versorgungsdienst geht über seinen eigentlichen Raumbereich hinaus, sowohl in den Pflegebereich (z. B. Speisenversorgung, Wäscheversorgung, Botendienst, Reinigungsdienst) als auch in den Behandlungsbereich (z. B. Apotheke, Zentralsterilisation, Reinigung) sowie in den Eingangs- und Verwaltungsbereich (z. B. Speisenversorgung, Botendienst, Reinigungsdienst). Der Wirtschafts- und Verwaltungsdienst schließlich erstreckt sich räumlich auf das gesamte Krankenhaus.

Ausgehend von den Tendenzen in der Organisation der Medizin zur Integration von ambulanter und stationärer Krankenversorgung sowie unter Berücksichtigung der system- und arbeitsorientierten Gliederung und Stufung der Krankenhausarbeit nach der Behandlungs- und Pflegeintensität ergeben sich für die organisatorische und bauliche Strukturierung des Krankenhauses folgende Auswirkungen (vgl. dazu auch 5. Kapitel, Abschnitt III, A, und Band II dieses Buches, 1. Kapitel, Abschnitt III, E 2):

a) Behandlungsbereich

1) Zentralisierung der Patientenaufnahme und der damit verbundenen ärztlichen Basisuntersuchungen, vor allem der Anamneseerhebungen;

2) Zentralisierung aller gleichartigen Einrichtungen für Diagnostik und Therapie, z. B. zentrale Operationsabteilung, Zentrallaboratorium, zentrale Strahlendiagnostik, zentrale Strahlentherapie, zentrale Endoskopie;

3) interdisziplinäre Nutzung aller zentralen Einrichtungen für die Diagnostik und Therapie;

4) pflegeeinheitsorientierte Lage der überwiegend stationär genutzten Zentraleinrichtungen (z. B. zentrale Operationsabteilung);

5) zugangsorientierte Lage aller derjenigen Zentraleinrichtungen, die nicht nur stationär, sondern auch semistationär und ambulant genutzt werden (z. B. Zentrallaboratorium, Physikalische Therapie).

Der traditionelle Behandlungsbereich des Allgemeinen Krankenhauses, klinikorientiert strukturiert und organisiert, entwickelt sich so gesehen zu einer interdisziplinär genutzten Diagnostik- und Therapieklinik, die für stationäre, semistationäre und ambulante Patienten gleichermaßen genutzt werden kann.

b) Pflegebereich

1) Ablösung der fachdisziplinären Gliederung durch eine system- und arbeitsintensitätsorientierte Gruppierung der Patienten nach ihrer Behandlungs- und Pflegeintensität;

2) Gliederung der einzelnen Teilpflegebereiche in kleine, flexibel kombinierbare und nutzbare Pflegegruppen — Zusammenfassung möglichst vieler Pflegegruppen auf einer Ebene;

3) Gliederung des Normalpflegebereiches nach Fachbereichen, Fachdisziplinen oder Fachbehandlungen, soweit es die Größe des Krankenhauses zuläßt;

4) Bildung von interdisziplinären Pflegeeinheiten für Intensivpflege, Langzeitpflege sowie Minimalpflege bei mittleren und größeren Krankenhäusern — fachbereichs- oder fachdisziplinär gebundene organisatorische Unterteilung dieser Teilpflegebereiche nur bei Großkrankenhäusern;

5) räumliche Ausgliederung der Minimalpflege in hotelähnliche Einrichtungen, sogenannte Hostels, in räumlicher Verbindung zur Tages- und Nachtklinik;

6) patientengebundene fachärztliche Versorgung für jeweils eine bestimmte, durch die gleichen Behandlungsnotwendigkeiten charakterisierte Patientengruppe, die auf alle Teilpflegebereiche — Intensivpflege, Normalpflege, Langzeitpflege, Minimalpflege — verteilt ist, sich in der Regel aber zahlenmäßig auf den Bereich der Normalpflege konzentriert;

7) pflegeeinheitsgebundene fachärztliche Versorgung im Intensivpflegebereich durch den für die Intensivmedizin zuständigen Facharzt und im Bereich der Langzeitpflege durch den für Geriatrie zuständigen Facharzt.

c) Versorgungsbereich

1) Zentralisierung der verschiedenen Versorgungsdienste für sämtliche Leistungsbereiche und Leistungsstellen des Krankenhauses;

2) lagerorientierte Lage aller materialabhängigen Versorgungszentralen;

3) wirtschaftshoforientierte Lage aller Versorgungszentralen, die gleichzeitig auch andere Krankenhäuser versorgen;

4) kurzwegiger Anschluß der Versorgungszentralen an das Transport- und Fördersystem.

d) Eingangs- und Verwaltungsbereich

1) Eingangsorientierte Lage aller patientengebundenen Leistungsstellen der Verwaltung (z. B. Aufnahme, Kasse);

2) eingangsorientierte Lage aller Leistungsstellen der allgemeinen und sozialen Betreuung und Fürsorge im Hinblick auf eine gleichwertige Nutzungsmöglichkeit für Patienten, Personal und Besucher.

e) Gesamtkrankenhaus

Für das Gesamtkrankenhaus bedeutet die system- und arbeitsorientierte Gliederung des Pflege- und Behandlungsbereiches die Ablösung der klassischen fachdisziplinär bestimmten Einzelklinik durch das interdisziplinär bestimmte Gesamtkrankenhaus. Zentrales Element des gesamten Krankenhausbetriebes ist die Diagnostik- und Therapieklinik. Sie ist einmal verbunden mit den Elementen der vollstationären Unterbringungsmöglichkeiten der Patienten im Bereich der Intensiv-, Normal- und Langzeitpflege, zum anderen mit den Elementen der semistationären Versorgung, also dem Hostel sowie der Tages- und Nachtklinik. Dabei kann die Diagnostik- und Therapieklinik auch der ambulanten Patientenversorgung zur Verfügung stehen. Aufgabe der Versorgung, der Kommunikation und Information ist es, alle diese Einzelelemente zu einem Gesamtsystem Krankenhaus zu integrieren.

2. *Krankenhaus-Aufbautypen*

Bei der baulichen Zueinanderordnung der vier Leistungsbereiche des Krankenhauses steht im Vordergrund die Zuordnung von Pflegebereich und Behandlungsbereich, also der beiden Leistungsbereiche des Krankenhauses, deren Arbeit unmittelbar den Patienten betrifft (patientengebundene Leistungen). Demgegenüber ist die Lage des Versorgungsbereiches und Verwaltungsbereiches für die bauliche Struktur des Krankenhauses von nachgeordneter Bedeutung. So gesehen ist es auch die bauliche Zueinanderordnung von Pflege und Behandlung, die den Aufbautyp[4]) des Krankenhauses bestimmt.

Vom Horizontaltyp spricht man immer dann, wenn die zu einem Fachbereich oder zu einer Fachdisziplin gehörenden Pflegeeinheiten und Behandlungseinrichtungen auf einer Ebene zusammengefaßt sind. Als extremen Horizontaltyp kann man das Flachbaukrankenhaus ansehen, bei dem alle Pflegeeinheiten und alle Behandlungseinrichtungen auf einer Ebene liegen.

Vom Vertikaltyp spricht man immer dann, wenn die Behandlungseinrichtungen auf einer Ebene und die Pflegeeinheiten daneben oder darüber vertikal gestaffelt angeordnet sind.

Jeder Aufbautyp ist durch spezifische betriebliche Vor- und Nachteile charakterisiert. Die Praxis des Krankenhausbaues bewegt sich zwischen den beiden Aufbautypen, je nachdem, wie stark man die verschiedenen betrieblichen Vor- und Nachteile im Einzelfall bewertet.

Beim Horizontaltyp entspricht der räumlichen Zusammenfassung von Pflegeeinheiten und Behandlungseinrichtungen eines Fachbereiches oder einer Fachdisziplin auf einer Ebene betrieblich gesehen der Hauptvorteil der fachdisziplinären Konzentration aller Tätigkeiten und des gesamten Personals sowie der kurzen Wegeverbindung innerhalb der Fachabteilung. Die Vor- und Nachteile der vertikalen Kommunikation bestehen also nur zu den Pflegeeinheiten und Behandlungseinrichtungen der anderen Fachabteilungen. Für

---

[4]) Die theoretische Einteilung von Hochbauten entsprechend ihrer baulichen Gliederung führt zum sogenannten „Aufbautyp". In der Baupraxis sind die theoretischen Aufbautypen selten rein, sondern meist in abgewandelter, oftmals gemischter Form realisiert. Dem mehr theoretischen Aufbautyp entspricht in der Baupraxis die sogenannte „Bauform".

den Horizontaltyp ist mithin charakteristisch, daß vom Betrieb her gesehen das Schwergewicht auf den fachdisziplinären funktionellen Zusammenhängen aller Leistungsstellen und Arbeitsplätze der Diagnostik, Therapie und Pflege liegt.

Entsprechend der engen räumlichen Verbindung aller Behandlungseinrichtungen bestehen beim Vertikaltyp vom Betrieb her gesehen Vorteile in der Konzentration und Zentralisierung der gesamten Diagnostik und Therapie sowie des gesamten Personals aller Behandlungsabteilungen, in der kurzen Wegeverbindung zwischen den verschiedenen Behandlungsabteilungen sowie in der Möglichkeit zur gleichwertigen stationären, semistationären und ambulanten Nutzung der diagnostischen und therapeutischen Einrichtungen. Ein weiterer Vorteil des Vertikaltyps liegt in der Möglichkeit zur primär system- und arbeitsorientierten Gliederung des Pflegebereiches. Die Vor- und Nachteile der vertikalen Kommunikationen betreffen beim Vertikaltyp die Verbindungen zwischen den Pflegeeinheiten und dem Behandlungsbereich. Für den Vertikaltyp ist mithin charakteristisch, daß vom Betrieb her gesehen das Schwergewicht auf der nutzungsorientierten Lage sowie den funktionellen Zusammenhängen der verschiedenen Leistungsstellen und Arbeitsplätze im Behandlungsbereich liegt, ferner auf der Möglichkeit zur interdisziplinären, behandlungs- und pflegeintensitätsorientierten Gliederung des Pflegebereiches.

Dazu kommt eine Reihe von anderen, mehr oder weniger gewichtigen Vor- und Nachteilen, die beiden Aufbautypen noch anhaften.

Bei einer Entscheidung für den einen oder den anderen Aufbautyp verleiten sicherlich alle vereinfachenden Argumentationen zu Fehlschlüssen. Beispiel: Die angestrebte Teamarbeit der Ärzte im Behandlungsbereich kann nur beim Vertikaltyp erreicht werden oder die notwendige personelle Zusammenarbeit innerhalb einer Fachabteilung ist nur beim Horizontaltyp gewährleistet. Während bei fachdisziplinärer Orientierung von Diagnostik, Therapie und Pflege dem gemäßigten Horizontaltyp (Anordnung der Behandlungsabteilungen auf drei oder vier Ebenen unter jeweiliger Zuordnung möglichst vieler korrespondierender Pflegeeinheiten) größere Präferenzen zuzuordnen waren, lassen sich die an die organisatorische und bauliche Struktur des Krankenhauses gestellten Forderungen der System- und Arbeitsintensitätsorientierung am besten bei einem gemäßigten Vertikaltyp realisieren. Je nach der Kapazität des Krankenhauses werden dabei die Behandlungseinrichtungen auf zwei Ebenen (z. B. Operations- und Entbindungsabteilung als obere Ebene — mit geschoßgleichem Anschluß an die Intensivmedizin —, Basisuntersuchungen und übrige diagnostische und therapeutische Einrichtungen als untere Ebene) oder auf drei Ebenen (z. B. Operations- und Entbindungsabteilung als oberste Ebene — mit geschoßgleichem Anschluß an die Intensivmedizin —, Basisuntersuchungen auf der untersten Ebene, übrige diagnostische und therapeutische Einrichtungen auf der mittleren Ebene) verteilt. Im Pflegebereich werden möglichst viele Pflegegruppen auf einer Ebene angelegt, wobei die Intensivpflege und die Langzeitpflege jeweils auf einem Geschoß liegen sollten. Die Minimal- und Kurzzeitpflege — Hostel sowie Tages- und Nachtklinik — werden in der Regel räumlich ausgegliedert.

3. Krankenhaus-Bauformen

Die äußere bauliche Gestaltung des Krankenhauses — Bauform genannt — wird heute nicht mehr primär von architektonisch-gestalterischen Formvorstellungen bestimmt, auch nicht mehr von der Forderung, alle Krankenzimmer nach Süden auszurichten. Maßgeblich sind in erster Linie folgende Gesichtspunkte:

a) Die Leistungsbereiche und innerhalb der Leistungsbereiche die einzelnen Leistungsstellen sollen entsprechend der betrieblich-funktionellen Zusammenhänge zueinandergeordnet werden.

b) Die Gestaltung von Bau, Einrichtung und Ausstattung soll den modernen Organisationsformen im Pflege-, Behandlungs-, Versorgungs- und Verwaltungsdienst entsprechen.

c) Bau, Einrichtung und Ausstattung sollen die Voraussetzungen für eine möglichst weitgehende Rationalisierung aller Krankenhausdienste geben.

d) Bau, Einrichtung und Ausstattung sollen nicht starr auf eine betriebliche Organisationsform abgestellt sein, sondern absehbare Tendenzen in der Organisation der verschiedenen Krankenhausdienste durch eine flexible Gestaltung berücksichtigen.

e) Eine organische, allerdings begrenzte Erweiterung des Krankenhauses in allen Leistungsbereichen soll möglich sein.

f) Der Krankenhausbau soll in seiner architektonischen Gestaltung dem Wesen des Krankenhauses entsprechen und vor allem den menschlichen Maßstab wahren.

Zu a): Zuordnung von Operationsabteilung und Intensivmedizin; Zentralisierung bestimmter Behandlungen (z. B. Operationen, Endoskopie, Laboratoriumsdiagnostik); Zuordnung von Personalrestaurant und Personalgarderobe.

Zu b): Gliederung des Pflegebereiches in Pflegegruppen, Zusammenfassung möglichst vieler Pflegegruppen auf einer Ebene; Möglichkeiten zur Automatisierung der Transporte; Zusammenfassung von Küche und zentraler Geschirrspüle.

Zu c): Verkürzung der Wege durch Tiefbaukörper (Doppelfluranlagen, Anlagen mit innenliegendem Arbeitsflur usw.); Zentralisierung der vertikalen Verkehrsverbindungen.

Zu d): Dezentralisation der Pflegearbeitsplätze (günstig für Gruppen- und Funktionspflege); Hallenbauweise für Küche und Wäscherei.

Zu e): Erweiterungsfähigkeit des Pflegebereiches durch Anbaumöglichkeiten; Erweiterungsfähigkeit des Behandlungsbereiches durch abschnittsweisen Ausbau der Flachbaubereiche.

Zu f): Vermeidung von Bettenhochhäusern als Punktbauten; niedrige, ausgedehnte und lockere Bauweise.

Ausgehend von der fachdisziplinären Strukturierung des Krankenhausbetriebes überwogen in der Zeit von 1950 bis etwa 1970 unter Berücksichtigung aller dieser Forderungen als Bauformen des Allgemeinen Krankenhauses der mehrgeschossige Blockbau als gemäßigter Horizontaltyp oder als Vertikaltyp. Bei den nach dem gemäßigten Horizontaltyp ausgerichteten Bauformen spielte anfänglich die T-Form eine bedeutende Rolle, und zwar in ihrer strengen und ursprünglichen T-Form sowie in den schon früher häufigen Varianten, den E-, H-, O-, U-, Z-, Kamm-, Doppelkamm- oder Leiterformen. Im Bestreben, möglichst viele Krankenbetten einer Fachabteilung auf einer Ebene zusammen mit den korrespondierenden Behandlungseinrichtungen anzulegen, ergaben sich in den 60er Jahren beim gemäßigten Horizontaltyp eine Reihe neuer Bauformen: L-, V-, X-, Y-, Trauben-, Schlegel-, Kreuz- und Omegaform. Bei diesen Bauformen können bis zu 200 Betten auf einer Ebene einer Hauptverkehrsvertikalen so zugeordnet werden, daß nicht mehr als eine Station oder zwei Pflegegruppen hintereinanderliegen (z. B. günstig für die Zusammenfassung aller operativen Disziplinen auf einer Ebene).

Der mehrgeschossige Blockbau im Vertikaltyp ist auf die einfache Fußform mit ebenerdigem Behandlungsflachbau und rechteckiger vertikaler Entwicklung des Bettenhauses — entweder neben oder über dem Behandlungsflachbau — zurückzuführen. Diese Bauform setzte vor allem der Organisation des Pflegedienstes enge Grenzen (meist nur 35 Krankenbetten auf einer Ebene). Im Bestreben, auch beim Vertikaltyp den modernen Organisationsformen zu folgen, löste man sich von der einfachen Fußform und ging in der Gestaltung des Bettenhauses dazu über, möglichst viele Krankenbetten auf einer Ebene anzuordnen. Das Bettenhaus kann dabei beliebige Formen annehmen; die bekanntesten sind Rechteck, Quadrat, Kreuz, V oder Y. Bei diesen neueren, in den 60er Jahren bevorzugten Vertikaltyp-Lösungen mit dem mehr aufgelockerten Bettenhaus über oder neben einem Behandlungsflachbau trat die strenge Fußform immer mehr in den Hintergrund.

Begrenzungen in Größe und Beschaffenheit des Grundstückes können zur sogenannten I-Form führen.

Beim Horizontaltyp der I-Form liegen die Behandlungseinrichtungen am Kopf des Bettenhauses, beim Vertikaltyp der I-Form in den unteren Geschossen des vom Bettenhaus bestimmten Baukörpers. In beiden Fällen ist die Grundrißentwicklung des Behandlungsbereiches durch den Grundriß des Pflegebereiches eingeschränkt. Auch die I-förmig gestalteten Allgemeinen

Krankenhäuser gehören mit zum Krankenhausbau der Zeit zwischen 1950 und 1970.
Die völlig freie Gestaltung der räumlichen Zueinanderordnung der Leistungsbereiche und Leistungsstellen beim Flachbau hat vor allem in den 50er Jahren zu den verschiedensten Lösungen geführt, ohne daß sich dabei bestimmte Bauformen herausgebildet haben. Die Nachteile des Flachbaues, die sich aus der großen Ausdehnung und den damit verbundenen langen Wegen ergeben, begrenzen die Anwendungsmöglichkeit auf Allgemeine Krankenhäuser bis zu einer Kapazität von etwa 200 Betten. Sie ist auch der Grund dafür, daß die Flachbauform im modernen Krankenhausbau, von Ausnahmefällen abgesehen, nicht mehr angewendet wird.

Ausgehend von der immer stärker in den Vordergrund tretenden system- und arbeitsintensitätsorientierten Strukturierung des Krankenhausbetriebes geben die Krankenhausplanungen seit Ende der 60er Jahre als Bauform des Allgemeinen Krankenhauses dem mehrgeschossigen Blockbau als gemäßigtem Vertikaltyp den Vorzug. Dabei überwiegen Bauformen mit einem zwei- oder dreigeschossigen Flachbau für den Eingangs-, Verwaltungs- und Behandlungsbereich — rechtwinklig oder in aufgelockerter Form gestaltet mit kamm-, doppelkamm- oder gitterförmigen Grundrissen, über dem das Bettenhaus in beliebiger Form entwickelt werden kann. Dabei kommen tiefe Baukörper in rechtwinkliger, sternförmiger, kreuzförmiger, V-förmiger und Y-förmiger Gestaltung mit allen ihren Varianten der Forderung nach geschoßgleicher Zusammenfassung möglichst vieler Pflegeeinheiten auf einer Ebene am meisten entgegen. Nach der I-Form richtet man sich immer dann aus, wenn von der Größe oder Beschaffenheit des Grundstückes her der horizontalen Ausdehnung der Baukörper Schwierigkeiten entgegenstehen.

C. Programmierung der Bauaufgabe — Betriebs- und Bauprogramm

Grundlage für Planung und Durchführung von Krankenhausbaumaßnahmen ist das „Betriebs- und Bauprogramm". Ausgehend von der ärztlich-pflegerischen Zielsetzung werden darin alle betrieblichen Aktivitäten, die Aufbau- und Ablaufstrukturen, ferner die sich daraus ergebenden Flächen für die Leistungsbereiche und Leistungsstellen sowie deren funktionellen Gesamtzusammenhänge programmiert. Im Betriebsprogramm wird angegeben, welche Leistungen an den einzelnen Leistungsstellen erstellt werden müssen, welcher Betriebstechniken und welcher Organisationsformen man sich dazu bedienen wird und welche Arbeitsplätze benötigt werden, ferner welche Strukturierungsprinzipien der organisatorischen und baulichen Gliederung des Krankenhauses zugrundezulegen sind. Aufgabe des Bauprogramms ist es, die betrieblichen Forderungen in Flächen und Räume umzusetzen, und zwar nach Art, Zahl und Zuschnitt sowie darüber hinaus die wichtigsten bautechnischen Grundlagen festzulegen:

Im einzelnen enthält das Betriebs- und Bauprogramm folgende Angaben:

Hinweise zu den äußeren Gegebenheiten (Lage, Grundstück, Erschließung, Versorgung usw.)

Aufbaustruktur (Gliederung nach Leistungsbereichen, Leistungsstellen und Arbeitsplätzen)

Kapazitäten der Leistungsbereiche und Leistungsstellen (Pflege, Behandlung, Versorgung, Verwaltung, Lehre und Forschung)

Kommunikationsstruktur

Ablaufstruktur (Gestaltung, Organisation und Technik der wichtigsten Arbeitsabläufe)

Art und Zahl der Arbeitsplätze (einschließlich Einrichtung und Ausstattung)

Einzelheiten über Art, Zahl, Größe und Zuschnitt der Flächen und Räume für die Leistungsstellen und Arbeitsplätze

Forderungen an die funktionellen Gesamtzusammenhänge

Forderungen an die Bauweise, die konstruktive Gestaltung und an das System des Baues und der technischen Anlagen

Richtwerte für den Gesamtflächen- und Gesamtraumaufwand sowie für die Baukosten

Das Betriebs- und Bauprogramm ist die Grundlage für die Verzahnung von Betriebs- und Bauplanung. Qualität und Intensität dieser Programmierungsphase sind bestimmend dafür, ob und inwieweit den Notwendigkeiten einer wirtschaftlichen Betriebsgestaltung im Pflege-, Behandlungs-, Versorgungs- und Verwaltungsbereich bei Planung und Durchführung von Krankenhausbaumaßnahmen Rechnung getragen wird. Darüber hinaus werden im Rahmen der Baukostenschätzung aufgrund der Richtwerte für den Gesamtflächen- und Gesamtraumaufwand sowie für die Baukosten die zu erwartenden Gesamtinvestitionskosten des Bauvorhabens grob geschätzt (Grundlage für die Grobplanung der Investitionsfinanzierung sowie der Vorausschätzung der zu erwartenden Kosten und Erlöse des späteren Krankenhausbetriebes).

Während für das Betriebsprogramm in erster Linie der Betriebsfachmann (Betriebswirt, Betriebstechniker) zuständig ist, wird das Bauprogramm in Zusammenarbeit zwischen dem Betriebsfachmann und dem Planer (Architekt und Ingenieur) aufgestellt. Wenn auch mit der Konzipierung und Fixierung der ärztlich-pflegerischen Zielsetzung des Krankenhauses einige, die Programmierung beeinflussende Grundsatzentscheidungen bereits getroffen sind, gehören die im Zusammenhang mit der Programmierung unmittelbar anstehenden Entscheidungen doch eindeutig in die Kompetenz des Krankenhausträgers und/oder der Krankenhausleitung, soweit der Krankenhausträger diese seine Entscheidungsbefugnisse an die Krankenhausleitung delegiert. Externe Krankenhausfachberater können lediglich in der Phase der Entscheidungsvorbereitung zur Klärung der anstehenden Probleme und zur Vorbereitung der Programmierungsunterlagen beitragen.

D. Auswahl des Baugrundstückes

Besondere Sorgfalt erfordert die Auswahl des Bauplatzes. Eine günstige Lage ist für den Betrieb und für die künftige Entwicklung eines Krankenhauses oft von erheblicher Bedeutung. Sie sollte daher bei der Auswahl des Grundstückes entscheidend sein, auch wenn unter Umständen hierdurch höhere Preise gezahlt werden müssen. Die Erfahrungen aus zahlreichen Um- und Erweiterungsbauten zeigen, daß in der Vergangenheit nicht immer richtig gehandelt wurde. Es wurden z. B. Krankenhäuser an verkehrsungünstigen Plätzen errichtet, während in anderen Fällen versäumt wurde, angrenzende Grundstücke aufzukaufen, die für einen Erweiterungsbau unbedingt notwendig waren.

Auf folgende Punkte ist bei der Auswahl des Grundstückes zu achten:

1. Allgemeine Lage

Landschaftscharakter; Klima, Lage im oder zum Ort; Himmelsrichtung (beim Allgemeinen Krankenhaus für die Ausrichtung der Krankenzimmer nicht von ausschlaggebender Bedeutung); Umgebung; etwa störende Anlagen; Entfernung zu öffentlichen Verkehrseinrichtungen.

2. Besondere Lage

Tal-, Hang- oder Höhenlage; Höhenverhältnisse innerhalb des Grundstückes; Straßenanschlüsse; etwaige Beeinträchtigungen durch Nebel, Wind, Lärm usw.; Luftschutzverhältnisse.

3. Nachbarbebauung

Gegenwärtiger Stand der Nachbarbebauung; Entwicklung der Nachbarschaft.

4. Größe des Grundstückes und Erweiterungsmöglichkeiten

Grundstücksgröße für geplante Gebäude und Anlagen sowie Erweiterungsmöglichkeiten — 75 qm Grundstücksfläche je Krankenbett in Nordrhein-Westfalen: Pol.V.O. vom 12. August 1953 (GVBl. S. 335) oder 100 qm Grundstücksfläche je Krankenbett in Bayern: Erlaß des Bay. Staatsmin. d. Inneren vom 24. Mai 1948 — IV, Nr. 9125, S. 50 —; Sonderflächen für Parkplätze; Zuschnitt des Grundstücks.

5. Grundverhältnisse

Beschaffenheit und Tragfähigkeit des Baugrundes; geologische Verhältnisse; normaler und höchster Grundwasserstand.

6. Grundbuchliche Festlegung

Angaben, ob und gegebenenfalls welche grundbuchlich eingetragenen Baubeschränkungen bestehen.

7. Bauaufsichtliche und sonstige Vorschriften
Einschränkende bauaufsichtliche Bestimmungen nach Bauart, Bebaubarkeit sowie nach sonstigen wichtigen ortsrechtlichen Bestimmungen; Angaben über Höhe der Anliegerbeiträge und anderer finanzieller Auflagen.

8. Wasserversorgung
Entfernung zum öffentlichen Versorgungsnetz.

9. Abwässerbeseitigung
Entfernung zur vorhandenen Kanalisation; besondere Maßnahmen zur Abwässerbeseitigung.

10. Elektrizitätsversorgung
Entfernung zur bestehenden ELT-Leitung, Verkabelungs- oder Freileitung; Stromart und Stromspannung.

11. Gasversorgung
Entfernung zur bestehenden Leitung.

12. Fernsprechanschluß
Entfernung vom nächsten Anschlußpunkt; Freileitung oder Kabel.

13. Vorhandene Gebäude und Anlagen
Derzeitiger Zustand und derzeitige Nutzung; Eignung für die vorgesehene Verwendung.

Es empfiehlt sich, das Ergebnis aller dieser Ermittlungen in einer Entscheidungsmatrix zur Eignung und Wirtschaftlichkeit des Grundstückes für die anstehenden Krankenhausbaumaßnahmen kurz zusammenzufassen. Wichtig ist, vor Erwerb eines Grundstückes die Zulässigkeit der Bebauung zu prüfen (Lage, Nutzungsart, Zugängigkeit und Ausnutzungsmöglichkeit des Grundstückes)[5]).

E. Wahl der Bauplaner

1. Regiebau oder Beauftragung eines freischaffenden Architekten

Planung und Ausführung von Krankenhausbaumaßnahmen lassen sich in Form des Regiebaues oder unter Beauftragung eines freischaffenden Architekten organisieren.

Beim Regiebau übernimmt der Krankenhausträger selbst die Verantwortung für Planung und Ausführung der Baumaßnahmen. Er überträgt die Bauaufgabe seiner eigenen Bauabteilung unter Leitung eines von ihm angestellten Architekten. Eine Variante des Regiebaues besteht darin, die Planung an einen freischaffenden Architekten zu vergeben und nur die Baudurchführung in eigener Regie zu übernehmen.

---

[5]) Beim Grundstückserwerb selbst sind eine Reihe von anderen Punkten zu beachten: Kaufvertrag, Genehmigung zum Grunderwerb, Vermessung, Grunderwerbsteuer, Auflassung, Grundbucheintragung, Baureifmachung des Grundstückes. Auf Einzelheiten soll in diesem Zusammenhang nicht eingegangen werden.

Überträgt der Krankenhausträger die Bauaufgabe einem freischaffenden Architekten, dann übernimmt dieser die Verantwortung für Planung und Durchführung der Baumaßnahmen.

Für die Auswahl des Architekten gibt es zwei Möglichkeiten:

a) Auswahl anhand bereits ausgeführter Bauten

Man informiert sich, welche Architekten bereits ähnliche Krankenhausbauten ausgeführt haben und entscheidet sich aufgrund der Besichtigungen dieser Bauten für einen Architekten. Dabei ist es nicht immer notwendig, daß dieser Architekt bereits ein gleichgelagertes Bauvorhaben ausgeführt hat. Man kann sehr wohl auch anhand der Lösung anderer Bauaufgaben erkennen, ob der Architekt geeignet ist, das spezielle Bauvorhaben erfolgreich durchzuführen.

b) Auswahl über einen Wettbewerb

Man wählt mehrere Architekten aus und trifft die Entscheidung, welchem Architekten man den Vorzug geben soll, nicht aufgrund der bereits ausgeführten Bauten, sondern über einen Wettbewerb.

2. Arten und Durchführung von Krankenhauswettbewerben

Je nach Umfang und Eigenart der Aufgabe ist der Kreis der Teilnehmer in einem Wettbewerb mehr oder weniger zu beschränken: Der allgemeine Wettbewerb kann als internationaler Wettbewerb, Bundeswettbewerb, Landeswettbewerb oder auch als örtlich begrenzter Wettbewerb ausgeschrieben werden. Die Teilnehmerzahl ist dann unbeschränkt. Beim engeren Wettbewerb werden einzelne Architekten namhaft gemacht. In der Regel werden nur solche Architekten hinzugezogen, die aufgrund ihrer Erfahrungen und Leistungen für die jeweilige Wettbewerbsaufgabe besonders geeignet sind.

Namentliche Einladungen kommen als Ergänzung zu einem allgemeinen Wettbewerb in Frage. Der Auslober hat das Recht, außerhalb des allgemein zugelassenen Teilnehmerkreises zusätzlich besonders geeignete Architekten zum Wettbewerb einzuladen und diese für ihre Teilnahme gesondert zu honorieren. Die Namen der eingeladenen Architekten werden in der Ausschreibung bekanntgegeben.

Der Wettbewerb kann einmal durchgeführt werden in Form des Gutachtenwettbewerbs. In diesem Fall werden mehrere Architekten ausgewählt, direkt mit der Entwurfsbearbeitung beauftragt und dafür honoriert. Die Art der Beurteilung steht in diesem Falle dem Krankenhausträger frei.

Zum anderen kann der Wettbewerb nach den Grundsätzen und Richtlinien für Wettbewerbe auf dem Gebiete des Bauwesens und des Städtebaues durchgeführt werden — vgl. Grundsätze und Richtlinien für Wettbewerbe auf dem Gebiete des Bauwesens und des Städtebaues (GRW 1952), dazu Erläuterung und Ergänzung der GRW 1952 aus dem Jahre 1954, Essen o. J. (1952 und 1954). — In diesem Falle werden die Wettbewerbsunterlagen durch den zuständigen Wettbewerbsausschuß des Bundes Deutscher Architekten (BDA) geprüft. Hierdurch wird sichergestellt, daß die Vorbereitung und Programmstellung den Grundsätzen und Richtlinien für Wettbewerbe entsprechen.

Bei der Ausschreibung von Wettbewerben sind vor allem folgende Angaben zu machen: Aufgabe des Wettbewerbes — Wettbewerbsart — Teilnahmeberechtigung — Beurteilungsmaßstäbe — Art und Umfang der Wettbewerbsunterlagen — Leistungen der Teilnehmer — Preise und Ankäufe — Preisgericht — Weiterbearbeitung — Eigentums- und Urheberrecht — Kennzeichnung der Wettbewerbsarbeiten — Termine und Bekanntgabe des Wettbewerbsergebnisses — Ausstellen der Wettbewerbsarbeiten.

Die Beurteilung der eingereichten Arbeiten erfolgt durch ein Preisgericht, bestehend aus anerkannten Architekten und Krankenhausfachleuten als Preisrichtern[6], ferner aus sachverständigen Beratern als Beisitzer ohne Stimmrecht.

Vorprüfer stellen fest, ob die eingereichten Entwürfe mit den Wettbewerbsausschreibungsunterlagen (Betriebs- und Bauprogramm) übereinstimmen. Nach der Beratung fertigt das Preisgericht eine schriftliche Beurteilung der Entwürfe an, legt die Preise und Ankäufe fest, gibt gegebenenfalls Empfehlungen für die weitere Bearbeitung des Krankenhausprojektes und schließt dann mit der Eröffnung der Namen der Projektverfasser.

Ziel eines Wettbewerbes für Krankenhausbaumaßnahmen ist einmal, den mit der weiteren Planung zu beauftragenden Architekten auf neutrale Weise auswählen zu können. Zum anderen aber geht es darum, die für die weitere Konkretisierung des Bauvorhabens günstigste Entwurfsidee sowie die zweckmäßigste und in ihrem Aufwand wirtschaftlichste betrieblich-bauliche Grundkonzeption zu ermitteln. Wegen der fundamentalen Bedeutung, die sowohl die Entwurfsidee als auch die betrieblich-bauliche Grundkonzeption für den Erfolg des Bauvorhabens besitzen, möchte der Bauherr hierüber anhand möglichst vieler Alternativen entscheiden. Die über den Wettbewerb ermittelte Entwurfsidee und die betrieblich-bauliche Grundkonzeption determinieren die Grundstruktur des Planungsprojektes und bilden damit die Grundlage für die anschließende methodische Planung in Zusammenarbeit aller dabei zu Beteiligenden.

So gesehen ist der Wettbewerb im Zusammenhang mit Krankenhausbaumaßnahmen nicht nur als eine Möglichkeit zur Wahl der Bauplaner zu sehen. Er ist darüber hinaus eine Methode zur Optimierung der funktionellen Gesamtzusammenhänge des Krankenhausbaues unter Berücksichtigung der vorgegebenen Betriebsdaten. Dazu bietet sich als Planungsebene der Schemaentwurf 1 : 500 an[7]. Ausgehend von dieser spezifischen Aufgabenstellung empfiehlt es

---

[6] Im Hinblick auf die besondere Bedeutung, die den betriebsplanerischen Belangen bei der Planung von Krankenhausbaumaßnahmen zukommt, empfiehlt es sich, bei Wettbewerben im Bereich des Krankenhausbaues die von der GRW vorgeschlagene Unterscheidung nach Fachpreisrichtern (Architekten) und Sachpreisrichtern (Fachleuten) zu vernachlässigen.

[7] Krankenhauswettbewerbe wurden in der Vergangenheit primär in Form von Bauwettbewerben auf der Planungsebene des Vorentwurfs 1:200 durchgeführt. Diese Planungsebene geht jedoch schon sehr weit ins Detail, verbunden mit der Gefahr, daß beim Wettbewerb die Entwurfsidee und die betrieblich-bauliche Grundkonzeption vernachlässigt werden. Darüber hinaus kann es bei den heutigen Anforderungen an die Entwurfsbearbeitung im Maßstab 1:200 nicht mehr Sache des Architekten allein sein, die dabei anstehenden betriebs- und bauplanerischen Überlegungen zu bewältigen und zu integrieren. Das ist auch der Grund dafür, daß man die Entwurfsplanung für Krankenhausbaumaßnahmen heute auf der Ebene des Schemaentwurfs 1:500 einleitet.

sich, diese Form des Wettbewerbes als „Strukturwettbewerb" zu bezeichnen, da er seiner Zielsetzung nach weder dem „Bauwettbewerb"[8]) noch dem „Ideenwettbewerb"[9]) entspricht.

Über die Effizienz von Krankenhauswettbewerben ist kaum etwas Allgemeingültiges zu sagen. Sie hängt in erster Linie davon ab, ob und inwieweit die Wettbewerbsaufgabe eine klare Programmstellung enthält, d. h. ob dem Wettbewerb ein aussagefähiges und eindeutiges Betriebs- und Bauprogramm zugrunde liegt, das sich inhaltsmäßig bewußt auf diejenigen Angaben beschränkt, die im Hinblick auf die im Wettbewerb verlangte Planungsebene — in der Regel Schemaentwurf 1 : 500 — relevant sind. Die Ausschreibung muß alle Anforderungen, deren Erfüllung von den Wettbewerbsteilnehmern verlangt und auf die bei der Beurteilung Wert gelegt wird, klar herausheben. In der Programmstellung ist daher eindeutig zwischen verbindlichen Muß-Vorschriften und Anregungen zur freien Beachtung durch die Teilnehmer zu unterscheiden. Je genauer die Programmstellung vorgenommen wird, um so größer ist die zu erwartende Effizienz des Wettbewerbes. Außerdem ist zu berücksichtigen, daß bei ungenauer Programmierung eine Beurteilung durch die Preisrichter sehr schwierig ist.

Die Effizienz des Wettbewerbes hängt weiterhin von der Zusammensetzung des Preisgerichtes ab. Dabei ist einmal von Bedeutung, daß im Preisgericht sowohl die baulich-technischen als auch die betrieblichen Belange vertreten werden. Zum anderen aber gehört eine gewisse Erfahrung auf seiten der Preisrichter dazu, sich bei der Analyse der eingereichten Arbeiten auf die Beurteilung der Entwurfsidee und der betrieblich-baulichen Grundkonzeption zu konzentrieren und sich nicht in eine Detailanalyse der Entwurfsplanung zu verlieren.

Die in der Vergangenheit vielfach beklagten Mängel von Krankenhauswettbewerben betreffen primär Bauwettbewerbe im Maßstab 1 : 200. In allen diesen Fällen wird von den Architekten aufgrund eines Betriebs- und Bauprogramms ein Vorentwurf verlangt. Die dabei anstehenden Fragen können aber nur zum Teil vom Architekten entschieden werden. In weiten Bereichen der Vorentwurfsentscheidungen ist der Architekt auf die Unterstützung durch Fachleute des Krankenhausbetriebes angewiesen. Darüber hinaus werden bei derartigen Bauwettbewerben so viele Detailfragen angesprochen, daß es für das Preisgericht bei der zwangsläufig nicht immer einheitlichen Auffassung der Preisrichter über Detailfragen des Krankenhausbetriebes und Krankenhausbaues nur schwer möglich ist, objektiv zu entscheiden. Nicht selten wird über die Diskussion der Detailfragen die Beurteilung der Entwurfsidee

---

[8]) Bauwettbewerbe sind Wettbewerbe mit fest umrissenem Bauprogramm, die für eine bestimmte Aufgabe in städtebaulicher, architektonischer, technischer und wirtschaftlicher Hinsicht die beste Lösung und für die weitere Bearbeitung den geeignetsten Architekten ermitteln wollen.

[9]) Ideenwettbewerbe sind Wettbewerbe, die nur eine grundsätzliche Vorklärung einer Aufgabe in städtebaulicher und programmatischer Hinsicht zum Ziel haben und/oder die Grundlage für die anschließende Ausschreibung eines Bauwettbewerbes liefern sollen.

sowie der betrieblich-baulichen Grundkonzeption vernachlässigt. Die Folge derart unbefriedigend verlaufender Wettbewerbe ist, daß sie weder einen Beitrag zur Optimierung der funktionellen Gesamtzusammenhänge des Krankenhausbaues liefern noch für den Krankenhausträger verwertbare Hinweise auf den zu beauftragenden Architekten bieten können. Nicht selten muß der Krankenhausträger im Anschluß an einen derartigen Wettbewerb auf eine andere Weise über den zu beauftragenden Architekten und über die optimale Gesamtkonzeption befinden.

Alle diese Nachteile lassen sich dann weitgehend vermeiden, wenn man den Wettbewerb, wie oben dargestellt, auf der Planungsebene Schemaentwurf 1:500 durchführt.

3. *Architektenvertrag*

Nach Auswahl des Architekten wird vor Beginn der Planung ein Architektenvertrag zwischen Krankenhausträger und Architekt abgeschlossen. Unter einem Architektenvertrag versteht man die vertragliche Vereinbarung zur Herstellung eines Bauwerkes zwischen einem Bauherrn und einem Architekten. Gegenstand des Vertrages in seiner derzeit üblichen Form sind in der Regel die Planung der Baumaßnahmen, die technische, künstlerische und geschäftliche Oberleitung der Bauvorhaben sowie die örtliche Bauaufsicht (Bauführung). Für den Vertrag ist keine besondere Form vorgeschrieben, er kann also rechtsverbindlich auch mündlich abgeschlossen werden. Es empfiehlt sich jedoch, zur Vermeidung von Streitigkeiten (Auslegungs- und Beweisschwierigkeiten) die Vertragsbeziehung schriftlich zu fixieren und dabei die Leistungen des Architekten und seinen Vergütungsanspruch sowie die sonstigen notwendigen Vereinbarungen zwischen Architekt und Bauherrn eindeutig zu formulieren.

Die rechtliche Natur des Architektenvertrages war lange Zeit umstritten, wobei die Frage „Dienst- oder Werkvertrag" hinsichtlich der Rechtsfolgen von Bedeutung ist. Während bei Bestehen eines Dienstvertrages der Architekt lediglich seine Dienste zu leisten und auch bei Nichteintritt des gewünschten Erfolges Anspruch auf sein Honorar hätte, würde er bei Zugrundelegung der Vorschriften des Werkvertrages einen bestimmten Erfolg — plangerechte und mängelfreie Vollendung des Bauwerks — erbringen müssen. Weitere Konsequenzen sind insbesondere der verschiedene Haftungsumfang (Verschuldens- oder Erfolgshaftung) und das verschieden gestaltete Kündigungsrecht. Die Streitfrage „Dienst- oder Werkvertrag" wurde durch ein Urteil des Bundesgerichtshofes vom 26. November 1959 (vgl. NJW 1960, S. 431) geklärt. Danach ist ein Architektenvertrag, der neben der Ausführung der Planungsarbeiten auch die Oberleitung über das Bauvorhaben und die örtliche Bauaufsicht umfaßt, als Werkvertrag anzusehen. Unklar bleibt damit allerdings immer noch, wie ein Architektenvertrag, in dem lediglich die Oberleitung über das Bauvorhaben und die örtliche Bauaufsicht vereinbart werden, rechtlich zu beurteilen ist. Es wird also im Einzelfall zu entscheiden sein, ob in allen diesen Fällen die Vorschriften des BGB über den Dienstvertrag oder über den Werkvertrag Anwendung finden.

Im Architektenvertrag werden die Leistungen des Architekten festgelegt, ferner die Höhe der Gebühren und deren Zahlungsweise bestimmt. Im einzelnen empfiehlt sich, folgende Punkte zu regeln: 1. Vertragsgrundlage, 2. Gegenstand des Vertrages, 3. Eigenleistungen des Bauherrn, 4. Leistungen des Architekten, 5. Grundlagen für die Bauplanung, 6. Termine, 7. Vergabe der Bauleistungen, 8. Koordination zwischen Bauherrn, Top-Projektmanagement sowie Betriebsplanungs-, Bauplanungs- und Baudurchführungs-Projektmanagement, 9. Vertretung des Bauherrn durch den Architekten, 10. Herausgabeanspruch des Bauherrn, 11. Auskunftspflicht des Architekten, 12. Urheberrecht des Architekten, 13. Honorar des Architekten, 14. Erstattung der Auslagen, 15. Zahlungsweise des Honorars, 16. Haftung des Architekten, 17. Kündigung des Vertrages, 18. Unmöglichkeit der persönlichen Leistung, 19. Erfüllungsort. — Zu jedem Architektenvertrag empfiehlt sich schließlich eine Schiedsgerichtsvereinbarung.

Je klarer im Architektenvertrag die Aufgaben, Leistungen, Zuständigkeiten und Rechte geregelt sind, vor allem die Abstimmung des Top-Projektmanagements mit den drei Teil-Projektmanagementbereichen, um so reibungsloser verlaufen erfahrungsgemäß später die Planung und die Durchführung des Krankenhausbaues. In ähnlicher Weise sollten die Verträge mit Fachtechnikern und Fachberatern abgeschlossen werden, soweit der Architektenvertrag neben den Architektenleistungen nicht auch die Ingenieurleistungen und Beratungsleistungen einschließt (Gesamtvertrag über Gesamtplanung).

Von den möglichen Vertragsvarianten im Hinblick auf Art und Umfang der dem Architekten übertragenen Aufgaben seien erwähnt:

a) Dem Architekten wird die Planung des Bauvorhabens, die künstlerische, technische und geschäftliche Oberleitung (Bauleitung) sowie die örtliche Bauaufsicht (Bauführung) übertragen.

b) Der Architekt wird nur mit der Planung des Bauvorhabens beauftragt.

c) Dem Architekten wird nur die örtliche Bauleitung übertragen.

d) Dem Architekten wird die „Gesamtplanung" übertragen.

Überträgt der Bauherr dem Architekten die Gesamtplanung, dann schließt er mit dem Architekten einen Vertrag, in dem sich dieser verpflichtet, nicht nur seine Architektenleistungen, sondern auch alle Ingenieur- und Beratungsleistungen zu erbringen — sogenannter „Gesamtvertrag". In diesem Falle tritt der Bauherr nur zum Architekten in eine Rechtsbeziehung. Letzterem bleibt es unbenommen, ob er die Ingenieur- und Beratungsleistungen durch Sonderfachleute des eigenen Büros oder durch selbständige Sonderfachleute ausführen läßt. Das vom Bauherrn zu vergütende Gesamthonorar umfaßt beim Gesamtvertrag sowohl die zu honorierenden Architektenleistungen als auch die zu honorierenden Ingenieurleistungen. Es ist Aufgabe des Architekten, aus dem

Gesamthonorar die Ansprüche für seine eigenen Leistungen und die Ansprüche der Sonderfachleute zu befriedigen.

Die Gebühren für die Architektenleistungen richten sich nach den Gebührensätzen der Gebührenordnung für Architekten (GOA)[10]. Die GOA enthält feste Gebührensätze, die nicht überschritten werden dürfen. Im Einzelfall können höhere Gebühren nur für die Ausführung von außergewöhnlichen Leistungen und für Leistungen von ungewöhnlich langer Dauer, die der Architekt nicht zu vertreten hat, vereinbart werden.

Die GOA als Ganzes wird nur Vertragsinhalt, wenn sich Architekt und Bauherr darüber geeinigt haben. Hinsichtlich des Honorars gilt die GOA allerdings auch dann, wenn sie zwischen den Vertragspartnern nicht vereinbart wurde.

Die Honorare für Ingenieurleistungen können seit dem 1. 6. 1965 frei vereinbart werden. Seit dieser Zeit wird der Vergütung für die Ingenieurleistungen ein vom Ausschuß für die Gebührenordnung der Ingenieure nach dem Stand vom 1. 6. 1965 erarbeitetes neues Leistungs- und Honorarverzeichnis (GOI 1965) zugrunde gelegt (vgl. GOA Verordnung über die Gebühren für Architekten vom 13. Oktober 1950 unter Berücksichtigung der inzwischen eingetretenen Änderungen, 30. Auflage, 1972). Die „GOI 1965" ist jedoch keine Gebührenordnung im Rechtssinn. Sie ist als Leistungs- und Honorarverzeichnis für Ingenieurleistungen aufzufassen, deren Honorarsätze nicht rechtsverbindlich festgelegt sind und deren „von-bis"-Sätze nur als Anhaltspunkt für die Bemessung der Vergütung dienen. Dies gilt auch für die neueste Ausgabe der GOI, die sogenannte „Leistungs- und Honorarordnung der Ingenieure" (LHO) vom 1. Juni 1969.

In der Praxis finden die Ingenieur-Gebührenordnungen bei der Einschaltung von Sonderfachleuten weitgehend Anwendung. Zur Rechtswirksamkeit bedarf es jedoch der ausdrücklichen Vereinbarung zwischen den Vertragspartnern. Die im Anhang zur GOI 1965 erwähnten Vertragsbestimmungen für Ingenieurleistungen müssen jedoch zusätzlich neben der GOI vereinbart werden, da in der GOI selbst nur Leistungen und Entgelte geregelt sind.

F. Entwurfs- und Ausführungsplanung

Der eigentlichen Bauausführung geht die Planung (Projektierung) voraus. Sie besteht darin, die vom Betriebs- und Bauprogramm ausgehenden betriebsplanerischen Überlegungen in zeichnerischen Darstellungen zu Papier zu bringen. Eine intensive und straffe Planung sowie eine ständige Kontrolle, ob in den einzelnen Planungsphasen die betriebsplanerischen Determinanten beachtet werden, sind die wichtigsten Voraussetzungen für die wirtschaftliche Gestaltung des Bauvorhabens überhaupt. Nach Abschluß der Entwurfs- und Ausführungsplanung muß das Projekt voll auf das zu erwartende betriebliche Geschehen im Pflege-, Behandlungs-, Versorgungs- und Verwaltungsdienst

---

[10] Gebührenordnung für Architekten (GOA 1950) vom 13. Oktober 1950 in der Fassung der Verordnung vom 11. November 1958.

abgestimmt sein. Jede die Projektierung beeinflussende Änderung der betrieblichen Grundlagen nach Abschluß der Planung, vor allen Dingen jede Änderung während der Durchführung des Baues, wird nicht nur die Investitionskosten erheblich erhöhen. Sie kann vor allem zu einer unharmonischen Gestaltung des Baues, zu Unwirtschaftlichkeiten im späteren Betrieb und damit zu Erhöhungen der Betriebskosten führen.

Nach dem Zeitablauf gesehen, gliedert sich die Planung des Krankenhausbaues in folgende Stufen: Schemaentwurf, Vorentwurf, Entwurf — einschließlich betriebstechnischer Vorplanung, Bauvorlagen und Unterlagen für die Baufinanzierung, Leistungsbeschreibung sowie Massen- und Kostenberechnung, Ausführungsplanung — einschließlich betriebstechnischer Planung, Ausschreibung und Vergabe, Baukostenermittlung (Planung der Investitionskosten).

1. Schemaentwurf auf Grundlage des Betriebs- und Bauprogramms

Der Schemaentwurf im Maßstab 1 : 500 beinhaltet die Erarbeitung einer Entwurfsidee sowie der betrieblich-baulichen Grundkonzeption. Die sich daraus ergebende Grundstruktur des Planungsprojektes bildet die Grundlage für die daran anschließende systematische Entwurfsbearbeitung auf der Ebene des Vorentwurfs, des Entwurfs und der Ausführungsplanung. Das dem Schemaentwurf zugrunde liegende Betriebs- und Bauprogramm enthält das Geschoßflächenlimit für die Leistungsbereiche und Leistungsstellen, basierend auf den geschätzten Leistungen, auf den für die Leistungserstellung erforderlichen Arbeitsplätzen und Betriebsmitteln sowie auf der geplanten Aufbau- und Ablaufstruktur des Krankenhausbetriebes. Aufgabe des Architekten ist es, ausgehend von den seitens der Betriebsplanung zur Verfügung gestellten Daten den Zuschnitt der Leistungsbereiche und Leistungsstellen, die Grundrißstrukturen sowie die Einordnung der Leistungsbereiche und Leistungsstellen in die Gesamtanlage zu optimieren. In diesem Zusammenhang muß er die Maßordnung, das Konstruktionssystem, das Installationssystem, das Raumsystem und das Kommunikationssystem abklären. Darüber hinaus geht es auf dieser Planungsebene darum, die Entwurfsplanung an die im Betriebs- und Bauprogramm vorgegebenen Flächenlimits zu binden [11]).

2. Vorentwurf auf Grundlage der Organisationsprinzipien

Der Vorentwurf beinhaltet die probeweise zeichnerische Lösung der wesentlichen Teile der Bauaufgabe nebst Kostenvoranschlag und Erläuterungsbericht sowie Verhandlungen mit den behördlichen Stellen über die Genehmigungsfähigkeit. Der für die Vorentwurfsskizzen gewählte Maßstab beträgt in aller Regel 1 : 200 und reicht aus, um die äußere Gestaltung und die innere Lösung der Bauaufgabe deutlich genug darzustellen.

---

[11]) Eine derartige Limitierung der Entwurfsplanung bereitet immer dann Schwierigkeiten, wenn Programmierung und Entwurfsplanung auf der Planungsebene des Vorentwurfs 1:200 beginnen und von Art, Zahl und Größe der für notwendig erachteten Räume und deren Addition ausgehen.

Ausgehend von den Daten des Schemaentwurfs basiert der Vorentwurf auf den im Rahmen der betrieblichen Planung entwickelten Organisationsprinzipien für die Aufbaustruktur des Gesamtkrankenhauses sowie für den Ablauf der Arbeiten in den einzelnen Leistungsbereichen und Leistungsstellen. In dieser Phase der Projektierung ist es mithin Aufgabe des Betriebsplanungs-Projektmanagements zu kontrollieren, ob der Vorentwurf alle durch die Organisationsprinzipien festgelegten betrieblichen Gegebenheiten berücksichtigt hat. Dabei geht es um die Feststellung, ob die Grundrißgestaltung sowie die funktionellen Zusammenhänge der einzelnen Leistungsstellen und Leistungsbereiche den strukturellen betrieblichen Erfordernissen entsprechen. Darüber hinaus wird auf der Grundlage der Vorentwurfsinformationen — Kostenvoranschlag — die endgültige Investitionsrechnung aufgestellt (vgl. Abschnitt VI, D dieses Kapitels). So gesehen liegt in der Vorentwurfsphase der wichtigste Ansatzpunkt dafür, die grundrißmäßige Gestaltung des Krankenhausprojektes den betrieblichen Erfordernissen optimal anzupassen und damit die Voraussetzungen für einen reibungslosen und wirtschaftlichen Betriebsablauf zu schaffen.

3. Entwurf — einschließlich betriebstechnischer Vorplanung — auf Grundlage des Organisationsprogramms

Der Entwurf stellt die endgültige zeichnerische Lösung der Bauaufgabe in einer solchen Durcharbeitung dar, daß danach die weitere Detaillierung ohne grundsätzliche Änderungen erfolgen kann. Das genaue Durcharbeiten der skizzenhaften Lösung des Vorentwurfs führt zum endgültigen Entwurf im Maßstab 1 : 100. Dieser Entwurf dient zunächst der Baubehörde als Grundlage für die Erteilung der Baugenehmigung und dann den Baufirmen und Handwerkern als Arbeitsplan für die Baudurchführung. Art und Umfang der allgemeinen, vor allem aber der krankenhausspezifischen Betriebssysteme und -einrichtungen erfordern eine Ergänzung des Entwurfs durch die sogenannte betriebstechnische Vorplanung. Für Spezialprojekte (z. B. Strahlendiagnostik und Strahlentherapie, Physikalische Therapie, Zentralsterilisation, Operationsabteilung) werden von den damit beauftragten Fachingenieuren oder Fachfirmen ingenieurtechnische Vorprojekte aufgestellt.

Der Entwurf und die betriebstechnische Vorplanung basieren auf dem im Rahmen der Betriebsplanung entwickelten Organisationsprogramm. Ausgehend von den darin enthaltenen Grobinformationen über die Arbeitsablaufgestaltung und -technik sowie über die Anforderungen an Raum, Raumausbau, Einrichtung und Ausstattung geht es auf dieser Planungsebene darum, die funktionellen Zusammenhänge innerhalb der Leistungsstellen nach Räumen und innerhalb der Räume nach Arbeitsplätzen im Detail festzulegen. Das Entwurfsstadium sollte für das Betriebsplanungs-Projektmanagement die letzte Möglichkeit sein, Ergänzungs- oder Änderungswünsche des Krankenhausträgers und der Krankenhausleitung bezüglich der betrieblichen Organisation, der Arbeitsablaufgestaltung und der Betriebstechnik zu äußern. Nach

Kontrolle des Entwurfs und der betriebstechnischen Vorplanung im Hinblick auf die im Organisationsprogramm fixierten betrieblichen Erfordernisse sollte dem Architekten endgültig überlassen bleiben, das Krankenhaus in dieser Form zu planen. Jeder Änderungswunsch nach Fertigstellung des Entwurfes kann sich nicht nur ungünstig auf den Planungsablauf und auf die Bauwirtschaftlichkeit, sondern vor allem auch nachteilig auf die Wirtschaftlichkeit des späteren Krankenhausbetriebes auswirken.

4. Bauvorlagen, Unterlagen für die Baufinanzierung

Die Entwurfspläne bilden die Grundlage für die Anfertigung der Bauvorlagen, d. h. aller Pläne und Schriftstücke, die zum Einholen der Baugenehmigung bei der Bauaufsichtsbehörde einzureichen sind. In diesem Planungsstadium werden in der Regel auch die Finanzierungsverhandlungen zum Abschluß gebracht. Obwohl die Baufinanzierung ausschließlich Angelegenheit von Krankenhausträger und Krankenhausleitung ist, wirkt der Architekt bei der Erstellung der Finanzierungsunterlagen mit, soweit es die bautechnischen Angaben betrifft. Dabei geht es im Stadium des Vorentwurfs darum, einmal den umbauten Raum zu berechnen, zum anderen die Flächen zu ermitteln und schließlich einen Kostenvoranschlag aufzustellen. Hier liegt der erste Ansatzpunkt zur Kontrolle der Investitionskosten (vgl. dazu Abschnitt VI, D dieses Kapitels).

5. Leistungsbeschreibung, Massen- und Kostenberechnung

Anhand der Entwurfsunterlagen muß der Architekt ermitteln, welche Leistungen — Art und Umfang — im einzelnen ausgeführt werden müssen, um den Krankenhausbau zu erstellen. Die Leistungsbeschreibung dient einmal als Grundlage für die Angebotskalkulation der Bau- und Lieferfirmen und zum anderen als Unterlage für die Bauausführung, ein Umstand, der ihre Bedeutung klar erkennen läßt.

Einzelheiten der Leistungsbeschreibung sind in der sogenannten Verdingungsordnung für Bauleistungen — VOB — (vgl. dazu Abschnitt V, F 7 dieses Kapitels) genormt und geregelt. In der VOB wird der Ablauf des Verdingungsvorganges aufgezeigt, der mit dem Bekanntgeben eines Bauprojektes sowie mit dem Suchen nach geeigneten Bau- und Lieferfirmen beginnt und schließlich mit der Annahme eines Bauvertrages durch die Firmen endet. Die VOB enthält neben allgemeinen Bestimmungen für die Vergabe von Bauleistungen und allgemeinen Vertragsbedingungen für die Ausführung von Bauleistungen genaue technische Vorschriften für die Ausführung der verschiedenartigen Bauleistungen mit Hinweisen für die Leistungsbeschreibung, für die zu verwendenden Materialien, für die Ausführung, für die Nebenleistungen sowie für das Aufmaß und die Abrechnung. Der Architekt braucht beim Aufstellen des Leistungsverzeichnisses also nur noch die Art der Arbeit zu nennen, auf den entsprechenden Abschnitt der VOB zu verweisen und die Abweichungen anzuführen. Ausgenommen sind natürlich die krankenhausspezifischen medizinisch-technischen und allgemein-technischen Spezialprojekte, die in der VOB im einzelnen nicht geregelt und deshalb gesondert auszuarbeiten sind.

Die Leistungsbeschreibung wird ergänzt durch die Ermittlung der Baumassen. Die Baumassen werden für ein Bauprojekt zweimal ermittelt, einmal im Zusammenhang mit der Leistungsbeschreibung vom Architekten, d. h. vor der Bauausführung, zum anderen nach der Bauausführung durch den Bauunternehmer als Grundlage für die endgültige Abrechnung. Nicht selten werden die Massen für die Leistungsbeschreibung nicht genau errechnet, sondern nur geschätzt. Das hat zur Folge, daß der Endpreis des Angebotes kein sicheres Bild von den zu erwartenden Baukosten vermitteln kann und daß damit die Aussagefähigkeit der Investitionsrechnung in Frage gestellt wird. Es empfiehlt sich daher, von seiten des Betriebsplanungs-Projektmanagements die Berechnungen nachprüfen zu lassen — zumindest stichprobenweise —, um sicherzugehen, daß die Unterlagen für die Investitionsrechnung und Finanzierung ordnungsgemäß sind. Grundlage für die Ermittlung der Massen sind die Entwurfszeichnungen oder die Ausführungszeichnungen. Für umfangreiche Arbeiten, wie z. B. die Erd- und Maurerarbeiten, können die Entwurfszeichnungen im Maßstab 1 : 100 ausreichen. Für die Teilarbeiten bedarf es dagegen anderer Planunterlagen. In der Regel nimmt man hier Pläne im Maßstab 1 : 50 in einigen Fällen sogar im Maßstab 1 : 1.

Es zeigt sich also, daß das Mitwirken des Betriebsplanungs-Projektmanagements gerade in diesem Planungsstadium von Bedeutung ist, wenn gesichert sein soll, daß die Investitionsrechnung und die Finanzierungsverhandlung auf möglichst genau vorausberechneten Baukosten aufbauen.

Weiterhin ist in dieser Planungsphase besonderer Wert auf die Auswahl der Baumaterialien zu legen. Die Entscheidungen darüber, welches Material im Einzelfall zu wählen ist, sollten vom Architekten vorbereitet und dann von diesem gemeinsam mit dem Betriebsplanungs-Projektmanagement unter folgenden Gesichtspunkten getroffen werden, wobei die Organisation dieses Entscheidungsprozesses beim Top-Projektmanagement liegt:

a) Haltbarkeit des Materials und damit später anfallende Erneuerungskosten
Beispiele: Verklinkerung — Putz; Stahlfenster, Stahltüren — Holzfenster, Holztüren.

b) Einfluß des Materials auf die laufenden Betriebskosten
Beispiele: Doppelfenster und Heizungskosten; Fußbodenbelag und Reinigungskosten.

Die Erfahrungen der Krankenhausbaupraxis zeigen, daß es neben dem Flächenaufwand in erster Linie der Ausbaustandard ist, der die Kostenunterschiede im Krankenhausbau beeinflussen kann. Mehrkosten beim Ausbau (z. B. bei der Außenfassade, beim Fußboden, bei den Fenstern), aber auch bei Einrichtungsgegenständen (wie Behälterförderanlage und automatische Stapelanlage in der Zentralsterilisation) sind solange gerechtfertigt, wie Betriebskosten gespart werden. Sind die Mehraufwendungen jedoch nur ein Ausdruck der Repräsentation und des Prestiges oder sind sie durch mangelnde Überlegung begründet, dann erscheinen sie keineswegs gerechtfertigt.

6. Ausführungsplanung (Detailplanung) — einschließlich betriebstechnischer Detailplanung — auf Grundlage des Arbeitablaufprogramms

Zur Ergänzung des endgültigen Entwurfes werden am Bau Ausführungszeichnungen benötigt, damit eine einwandfreie Herstellung aller Details des Bauvorhabens sicher erfolgen kann. Die Ausführungsplanung ergibt sich aus der weiteren Durcharbeitung des Entwurfes mit allen für die Ausführung des Krankenhausbaues erforderlichen Maßen, Angaben und Anweisungen. Der Maßstab für die Pläne beträgt 1 : 50 bis 1 : 1, je nachdem, um welche Details es sich handelt. Diese Ausführungszeichnungen werden vielfach auch als Unterlagen für die Massenberechnungen herangezogen. Bei der Ausführungsplanung genügt das herkömmliche, für andere Gebäudearten ausreichende Planungsverfahren nicht. Es bedarf, wie bereits im Stadium des Vorentwurfs, der Ergänzung durch die betriebstechnische Detailplanung, d. h. der endgültigen Ausarbeitung der vielen ingenieurtechnischen Detailprojekte durch die dafür zuständigen Fachingenieure oder Fachfirmen.

Die Ausführungsplanung basiert auf dem im Rahmen der Betriebsplanung entwickelten Arbeitsablaufprogramm. Die darin enthaltenen Detailinformationen über den Arbeitsablauf, die Arbeitsplatzgestaltung sowie die Einrichtung und Ausstattung sind die Grundlage für eine den betrieblichen Erfordernissen entsprechende Gestaltung der Ausführungszeichnungen. Es ist Aufgabe des Betriebsplanungs-Projektmanagements, die Übereinstimmung der Ausführungszeichnungen mit dem Arbeitsablaufprogramm zu kontrollieren.

7. Ausschreibung, Vergabe, Bauvertrag

Grundlage für die Ausschreibung sind die Verdingungsunterlagen, die sich aus dem Leistungsverzeichnis und den Vertragsbedingungen zusammensetzen. Die VOB regelt neben dem Leistungsverzeichnis auch Einzelheiten der Vertragsbedingungen. Die Vertragsbedingungen sind dort so detailliert festgelegt, daß sie im Einzelfall nur noch der Ergänzung bedürfen [12]).

---

[12]) Die VOB ist ihrer Rechtsnatur nach Vertragsrecht, das auf die speziellen Bedürfnisse des Bauhandwerks Rücksicht nimmt. Vom „Deutschen Verdingungsausschuß für Bauleistungen" neu gefaßt, gilt sie derzeit in der Ausgabe von 1965.
Die VOB besteht aus drei Teilen:
Teil A: Allgemeine Bestimmungen für die Vergabe von Bauleistungen / DIN 1960
Teil B: Allgemeine Vertragsbedingungen für die Ausführung von Bauleistungen / DIN 1961
Teil C: Allgemeine Technische Vorschriften / DIN 18300 ff.
Die VOB wird nur rechtsverbindlich, sofern sie Vertragsinhalt geworden ist. Ihre Vorschriften geben einen Anhaltspunkt dafür, was im Baugewerbe als üblich und für die Vertragspartner als zumutbar angesehen wird. Insofern ist die VOB auch ohne Vereinbarung von Bedeutung.
Bei der Verwendung öffentlicher Mittel durch Bund und Länder ist eine Vereinbarung über die Anwendung der VOB zwingend vorgeschrieben, den Gemeinden wird eine derartige Vereinbarung empfohlen.
Die Anwendung der VOB ändert nichts am Charakter des Bauvertrages als Werkvertrag im Sinne des § 631 BGB. Die VOB enthält jedoch eine Reihe von Regelungen, die von den Bestimmungen des Werkvertrages abweichen.
Es empfiehlt sich, bei der Gestaltung der Leistungsbeschreibung die VOB heranzuziehen, da die darin enthaltene eindeutige und erschöpfende Beschreibung der zu erbringenden Bauleistungen Unklarheiten über den Leistungsumfang vermeiden hilft.

Die VOB unterscheidet drei Ausschreibungsarten:

a) Öffentliche Ausschreibung

Für bestimmte Bauleistungen wird eine unbeschränkte Zahl von Firmen öffentlich aufgefordert, Angebote einzureichen.

b) Beschränkte Ausschreibung

Für bestimmte Bauleistungen wird eine beschränkte Zahl von Firmen aufgefordert, Angebote einzureichen. Normalerweise werden etwa drei bis zehn Angebote eingeholt. Dabei erfolgt bereits bei der Ausschreibung eine Auswahl in Hinsicht auf Fachkunde, Leistungsfähigkeit und Zuverlässigkeit der Firmen.

c) Freihändige Vergabe

Die Bauleistungen werden ohne ein förmliches Verfahren nach freiem Ermessen des Krankenhausträgers vergeben. Auch bei diesem Verfahren wird ein bestimmter Firmenkreis unter Berücksichtigung fachlicher Eignung und anderer, mehr subjektiver Überlegungen sorgfältig ausgewählt und zu einem Angebot aufgefordert, mit ausdrücklichem Hinweis, daß die Vergabe freihändig erfolgt.

Die Prüfung der eingehenden Angebote bedarf größter Sorgfalt; auch hierbei empfiehlt sich die Einschaltung des Betriebsplanungs-Projektmanagements. Folgende Punkte sind zu prüfen:

a) die Einheitspreise auf Wirtschaftlichkeit, d. h. auf ihre Angemessenheit;

b) die Gesamtpreise auf ihre Angemessenheit im Hinblick auf ihre Bedeutung im Rahmen der Gesamtinvestitionskosten und auf deren Limitierung sowie auf richtige Ausrechnung bis zur Angebotssumme (rechnerische Prüfung);

c) die Zusätze und Änderungen der Firmen auf technische Eignung und Wirtschaftlichkeit, insbesondere dann, wenn sehr günstige Ergänzungsvorschläge unterbreitet werden.

Nach diesen Punkten werden alle Angebote ausgewertet und gesichtet und danach das annehmbarste Angebot nach technischen und wirtschaftlichen Gesichtspunkten ausgesucht; der niedrigste Preis allein sollte nicht ausschlaggebend sein.

Die rechtlichen Beziehungen zwischen dem Bauherrn und den Firmen werden im sogenannten „Bauvertrag" fixiert. Für den Bauvertrag gelten die Vertragsbedingungen der VOB und die Vorschriften des BGB über den Werksvertrag. Die Vertragsgestaltung ist an keine Form gebunden. Sie hängt nicht zuletzt davon ab, in welchem Ausmaße die Firmen zur Durchführung des Bauvorhabens herangezogen werden. Der Bauvertrag kann auch vom Architekten im Namen und auf Rechnung des Bauherrn abgeschlossen werden.

Die häufigsten Vertragsvarianten sind:

a) Vertrag mit einer Firma, die eine ganz bestimmte Bauleistung übernimmt.

b) Vertrag mit einer Firmenarbeitsgemeinschaft - Arge - als Zusammenschluß mehrerer Firmen zu einer Gesellschaft bürgerlichen Rechts, die gemeinsam bestimmte Bauleistungen übernehmen. Da es sich bei der Gesellschaft bürgerlichen Rechts um keine juristische Person handelt, ist der Vertragspartner des Bauherrn nicht die Arge als solche, sondern die Gesamtheit der in ihr zusammengeschlossenen, gesamtschuldnerisch haftenden Firmen.

c) Vertrag mit einem Generalunternehmer, der das Baudurchführungs-Projektmanagement übernimmt und dem Bauherrn für die Gesamtherstellung des Bauvorhabens verantwortlich ist. Der Generalunternehmer führt selbst bestimmte Teilleistungen durch, im allgemeinen die Rohbauarbeiten; die übrigen Bauleistungen werden von ihm im eigenen Namen und auf eigene Rechnung an andere Firmen vergeben.

d) Vertrag mit einem Generalübernehmer, der, wie der Generalunternehmer, das Baudurchführungs-Projektmanagement übernimmt und dem Bauherrn für die Gesamtherstellung des Bauvorhabens verantwortlich ist. Im Gegensatz zum Generalunternehmer erbringt er jedoch selbst keine Bauleistungen, sondern vergibt diese an Subunternehmer. Seine eigentliche Leistung besteht im Projektmanagement der Baudurchführung, d. h. in der Koordination der von ihm auf eigenen Namen oder eigene Rechnung vergebenen Bauleistungen. Generalübernehmer tendieren vielfach dazu, über das Projektmanagement der Baudurchführung hinaus das Top-Projektmanagement für das Gesamtbauvorhaben zu übernehmen, einschließlich der Zuständigkeiten für die betriebsplanerischen Tätigkeiten sowie für das Betriebsplanungs-Projektmanagement (vgl. dazu Abschnitt V, A dieses Kapitels).

8. Baukostenermittlung (Planung der Investitionskosten)

Für eine Kontrolle der Wirtschaftlichkeit von Baumaßnahmen ist es von Bedeutung, ständig einen möglichst zeitnahen Überblick über die Investitionskosten zu erhalten. Wenn man den Ablauf der Krankenhausplanung verfolgt, zeigt sich, daß sich diese stufenweise verfeinert und daß dabei die Vorstellungen über das spätere Gebäude, die Einrichtung und die Ausstattung zunehmend präzisiert und verfeinert werden. Dieser Entwicklung folgt auch die Planung der Baukosten. Sie stellt sich, dem Planungsablauf folgend, mehrstufig dar. Einzelheiten dazu sind in Abschnitt VI, D dieses Kapitels dargestellt.

Die Bedeutung der Baukostenkontrolle erfordert, daß sich sowohl das Betriebsplanungs- als auch das Top-Projektmanagement laufend über den Stand der Kostenentwicklung informieren und die ihnen vorgelegten Unterlagen eingehend prüfen. In Abschnitt V, K 2 dieses Kapitels ist ein System von Kennzahlen für Bauplanung und Bauwirtschaftsprüfung dargestellt, dessen Anwendung eine wertvolle Hilfe sein kann, die Wirtschaftlichkeit des Krankenhausbaues zu kontrollieren und bei einem Vergleich der Baukosten mit denen anderer Krankenhäuser die Ursachen der Kostenunterschiede zu erkennen

G. Durchführung der Baumaßnahmen

Der grundsätzliche Unterschied zwischen der Erstellung von Baumaßnahmen und der Bestellung von Waren macht es notwendig, daß der Krankenhausträger als der Besteller vor und während der Bauausführung auf das Bauwerk seinen Einfluß nimmt. Er kann sich nicht, wie bei der Warenbestellung, darauf beschränken, das bestellte Erzeugnis bei der Anlieferung sorgfältig zu prüfen und innerhalb einer Garantiezeit alle auftretenden Mängel und Fehler vom Hersteller oder auf dessen Kosten von anderen beheben zu lassen. Bei Krankenhausbaumaßnahmen ist es auch nicht möglich, die Annahme zu verweigern, Ersatz zu verlangen oder den Liefervertrag aufzukündigen, wenn der Bau von den im Rahmen der Betriebsplanung vorgegebenen Daten abweicht. Gewisse Mängel sind nach der Fertigstellung nicht mehr erkennbar, oder ihre Behebung wäre derartig aufwendig, daß sie nach den gesetzlichen Bestimmungen dem Hersteller nicht zugemutet werden können. So gesehen sind Top- und Betriebsplanungs-Projektmanagement als Vertreter des Krankenhausträgers gezwungen, sich auch während der Bauausführung kontrollierend einzuschalten.

Die Durchführung des Bauvorhabens obliegt den verschiedenen Firmen, die technische, geschäftliche und künstlerische Oberleitung als sogenannte Bauleitung und die örtliche Bauaufsicht als die Bauführung einem vom Bauherrn dafür beauftragten Architekten, wobei Planung und Baudurchführung personell getrennt oder vereint sein können (vgl. Abschnitt V, E dieses Kapitels[13]).

Zu den Aufgaben der Bauleitung gehören die allgemeine Aufsicht über die technische Ausführung des Baues, die Vorbereitung der erforderlichen Verträge, die Überprüfung der Rechnungen, die Feststellung der Rechnungsbeträge sowie der endgültigen Höhe der Baukosten und schließlich auch die Aufstellung eines Zahlungsplanes. Sie muß ferner die Arbeiten zeitlich koordinieren (Aufstellen von Baufristen-, Bauzeiten-, Baufortschrittsplänen) und die Herstellung des Baues hinsichtlich der Einzelheiten der Ausführung und der Gestaltung überwachen.

Bei der Vielzahl der Einzelaufgaben im Rahmen der Bauleitung und Bauführung empfiehlt sich die kontrollierende Einschaltung des Top- und/oder Betriebsplanungs-Projektmanagements vor allem bei folgenden Punkten[14]:

1. Baufristen-, Bauzeiten- und Baufortschrittsplanung

Die Bauleitung hat einen Bauzeitenplan aufzustellen, damit die Arbeiten der einzelnen Firmen zeitgerecht ineinandergreifen. Aus diesem Bauzeitenplan entnimmt der Bauleiter die Fristen für die einzelnen Bauunternehmungen. Diese Baufristen werden in den Vertragsbedingungen niedergelegt. Während

---

[13]) Wird ein Generalunternehmer oder ein Generalübernehmer mit der Baudurchführung betraut, dann übernimmt dieser auch die Aufgaben der Bauleitung und Bauführung.

[14]) Diese kontrollierende Einschaltung des Projektmanagements gilt in entsprechend abgewandelter Form auch für den Fall, daß die Baudurchführung einem Generalunternehmer oder einem Generalübernehmer übertragen wird.

des Baues wird die Entwicklung der Baumaßnahmen in zeitlicher Hinsicht verfolgt und im sogenannten Baufortschrittsplan dargestellt. Während der Bauzeitenplan ein Soll-Plan ist, ist der Baufortschrittsplan also ein Ist-Plan.

Die möglichst weitgehende Einhaltung des Soll-Planes muß vom Top-Projektmanagement mit überwacht werden. Alle Abweichungen sind eingehend zu begründen und so früh wie möglich anzuzeigen, damit die nachfolgenden Planstufen entsprechend korrigiert und die dafür zuständigen Firmen verständigt werden können.

2. Nachträgliche Änderungen, zusätzliche Arbeiten und Zusatzforderungen

Beim Krankenhausbau werden trotz sorgfältiger Planung nachträgliche Änderungen erforderlich sein. Das Top-Projektmanagement muß über alle nachträglichen Änderungen, alle zusätzlichen Arbeiten und über eventuelle Zusatzforderungen der Firmen vorher informiert werden, um sie nach sorgfältiger Prüfung im Hinblick auf Notwendigkeit und Angemessenheit zu genehmigen.

3. Abnahme der Leistungen, Mängelfeststellung

Wenn einzelne Bauleistungen fertiggestellt sind, so ist es die Aufgabe des Bauleiters, zusammen mit dem Top-Projektmanagement die Leistungen abzunehmen. Da die Abnahme in rechtlicher Hinsicht ein wesentlicher Vorgang ist — dieser Zeitpunkt befreit nämlich die Firmen von der Verantwortung für die Bauleistungen, die Verantwortung geht mit dem Zeitpunkt der Abnahme auf den Bauherrn über —, bedarf es hierbei großer Sorgfalt und Aufmerksamkeit des krankenhausfachkundigen Top-Projektmanagements. Werden sichtbare Mängel bei der Abnahme übersehen, so gibt es hinterher keine Möglichkeit mehr, die Firmen dafür haftbar zu machen. Nur verdeckte Mängel sind hiervon für die Zeitdauer der Gewährleistung ausgenommen.

4. Prüfung der Rechnungen, Zahlung und Abrechnung, Zusammenstellung der Kosten

Die eingehenden Rechnungen der Firmen werden von der Bauleitung auf sachliche und rechnerische Richtigkeit geprüft. Die Feststellung bedeutet, daß der Auftrag auf Vertragsbasis, d. h. auf Angebotsbasis, ordnungsgemäß durchgeführt und daß die angegebene Leistung qualitativ und quantitativ in Ordnung ist. Ferner bedeutet die Feststellung, daß die abgerechneten Preise mit den Vertragspreisen übereinstimmen und die Rechnungssumme richtig durchgerechnet ist.

Die Zahlungen an die Firmen erfolgen in der Regel während der Bauausführung, einmal als Abschlagszahlungen aufgrund von Zwischenrechnungen, zum anderen als Schlußzahlungen nach Beendigung der Arbeiten aufgrund der von der Firma aufzustellenden Schlußrechnung. Die Bauleitung ist dafür verantwortlich, daß Abschlagszahlungen den bereits ausgeführten Leistungen entsprechen. Bei der Schlußabrechnung müssen Arbeitsquantität, Arbeitsqualität und Preise genau kontrolliert werden. Dabei sollen die örtlichen Aufmaße gemeinsam von Firma und Bauleitung durchgeführt und gegenseitig anerkannt werden, gegebenenfalls in Anwesenheit des Krankenhausträgers oder der Krankenhausleitung.

Die geprüften Rechnungen, die der Architekt an das Top-Projektmanagement weitergegeben hat, werden von der Bauleitung in eine Kostenübersicht eingetragen, um jederzeit über die bei den einzelnen Bauleistungen wirklich angefallenen Kosten orientiert zu sein. Auf diese Weise ist eine ständige Überwachung der Investitionskosten gewährleistet (Zwischenabschlüsse). Das Top-Projektmanagement muß sich laufend von der Richtigkeit und Ordnungsmäßigkeit des Abrechnungsverfahrens überzeugen und sich über den Stand und die zu erwartende Entwicklung der Baukosten informieren.

H. Inbetriebnahme des Krankenhausneubaues

Die notwendige Abstimmung des Krankenhausbaues auf die betrieblichen Belange führt zu einer Parallelität von baulichen und betrieblichen Planungen. Dabei überwiegen in der Phase der Vorplanung die betriebsorganisatorischen Überlegungen, in der eigentlichen Entwurfsphase die baulich-technischen Überlegungen. Mit zunehmender Fertigstellung des Krankenhausneubaues dagegen gewinnen die betrieblichen Planungen wieder an Gewicht. Dem Abschluß der Baumaßnahmen entspricht vom Betrieb her gesehen die sogenannte Inbetriebnahme, deren Planung und Organisation in der Praxis mit besonderen Schwierigkeiten verbunden ist und die an das Top- und Betriebsplanungs-Projektmanagement sowie an die Betriebsleitung hohe Anforderungen stellt. Die Inbetriebnahme ist der Zeitpunkt, an dem die betrieblichen Planungen und der darauf abgestimmte Krankenhausbau einschließlich der Einrichtung und Ausstattung in die praktische Krankenhausarbeit als die betriebliche Realität umgesetzt werden. Sie beginnt mit dem Tag der ersten Bettenbelegung und dauert bis zu dem Zeitpunkt, an dem sämtliche Pflegeeinheiten und sonstigen Leistungsstellen des Krankenhauses voll in Betrieb genommen sind.

Der Krankenhausbau stellt das vorgefertigte Gehäuse für die betriebliche Technik und die betriebliche Organisation dar, die mit der Inbetriebnahme vom Krankenhauspersonal realisiert werden müssen. Die dabei immer wieder auftauchenden Umstellungsschwierigkeiten sind darauf zurückzuführen, daß das Krankenhauspersonal aus meist überholten organisatorisch-räumlichen Verhältnissen des Altbaues (oder mehrerer Altbauten) in eine baulich-technische und organisatorisch völlig neue Umgebung versetzt wird, sich innerlich umstellen und mit den neuen Verhältnissen vertraut machen sowie sich den neuen Organisationsformen anpassen muß. So gesehen kann sich die Inbetriebnahme also nicht automatisch vollziehen. Soll dieser Umstellungsprozeß schnell und reibungslos ablaufen, dann bedarf es einer planmäßigen, systematischen und zeitgerechten Vorbereitung und Durchführung der Inbetriebnahme des Krankenhausneubaues. Im einzelnen sind dabei folgende Gesichtspunkte zu beachten:

1. Leitung der Inbetriebnahme

a) Die erste, gleichzeitig aber auch dringendste Forderung an den Krankenhausträger ist, das oberste Betriebsleitungsorgan (in der Regel Ärztlicher Direktor, Krankenpflegedirektor und Krankenhausbetriebsdirektor) nicht erst zum Zeitpunkt der Inbetriebnahme einzustellen. Oft überträgt man das Betriebsplanungs-Projektmanagement für das neue Krankenhaus dem im Altbau bereits seit langem tätigen Führungspersonal und besetzt die Führungsspitze zum Zeitpunkt der Inbetriebnahme neu. Von einem solchen Verhalten ist in jedem Falle abzuraten; denn das ausscheidende Führungspersonal zeigt oft mangelndes Interesse an der Neubauplanung, während das neu hinzukommende an der Planung nicht beteiligt ist und sich dann zum Zeitpunkt der Inbetriebnahme mit den vorgegebenen Neuerungen auseinandersetzen muß. Nicht selten kommt es dann zum Zeitpunkt der Inbetriebnahme zu organisatorischen Umstellungen, da die neuen Führungskräfte mit dem bisher Geplanten nicht einverstanden sind.

Es empfiehlt sich daher dringend, bereits zum Planungsbeginn diejenigen Führungskräfte einzustellen, die bei Inbetriebnahme und in den ersten Jahren das neue Krankenhaus leiten sollen, und diese dann auch an dem Planungsprozeß und allen damit verbundenen Entscheidungen maßgeblich und vollverantwortlich zu beteiligen.

b) Der moderne Krankenhausbetrieb ist ein hochkomplizierter Organismus, dessen Wirksamkeit vom Zusammenspiel aller Einzelbereiche und Einzeltätigkeiten abhängt. Aus der Gewöhnung an die Meisterwirtschaft im alten Krankenhaus planen Ärztlicher Direktor, Krankenpflegedirektor und Krankenhausbetriebsdirektor die Inbetriebnahme oft jeweils nur isoliert für ihren eigenen Bereich, ohne Rücksicht auf die gesamtbetrieblichen Zusammenhänge. Eine derartige Planung der Inbetriebnahme vernachlässigt die Koordination der vielen Einzeltätigkeiten und hat zur Folge, daß bei Durchführung der Inbetriebnahme die Einzelbereiche nicht zu dem notwendigen Miteinander finden, sondern nebeneinander arbeiten. Reibungsverluste, Unzuträglichkeiten, Spannungen und Mißstimmungen sind die Folge. Jedes Zuviel an Einzelüberlegungen bei der Inbetriebnahme schadet, jede gemeinsame Überlegung fördert das reibungslose Anlaufen des neuen Krankenhausbetriebes. Planung und Durchführung der Inbetriebnahme erfordern mithin eine ständige Abstimmung innerhalb des Krankenhausdirektoriums, ein wichtiger Grund dafür, die Führungsspitze auf dem Wege einer Führungsassistenz durch das Projektmanagement zu entlasten.

Ebenso problematisch ist, die Planung der Inbetriebnahme auf das Projektmanagement und die oberste Führungsebene zu begrenzen. Eine derartige Einengung der Planung kann zur Folge haben, daß nur die Bereiche und Tätigkeiten sorgfältig vorbereitet werden, von denen die oberste Führungsspitze Detailkenntnisse besitzt, unter Vernachlässigung aller übrigen Bereiche.

c) Unrichtige, unvollständige und unzweckmäßige Arbeitsweisen, die sich infolge Unkenntnis der neuen Gegebenheiten bei der Inbetriebnahme leicht ergeben, bedürfen der sofortigen Korrektur. Später ist eine Umstellung unter Umständen mit größten Schwierigkeiten verbunden. Aus diesem Grunde muß sich die Krankenhausleitung in den ersten Tagen, Wochen und Monaten nach der Inbetriebnahme in besonderem Maße der Planung, Organisation und Kontrolle des Krankenhausbetriebes annehmen, und zwar in allen seinen Bereichen. Da parallel dazu aber das normale Krankenhausmanagement bewältigt werden muß, empfiehlt sich, daß die Tätigkeit des Betriebsplanungs-Projektmanagements als Führungsassistenz für die Krankenhausleitung auf diese Zeit nach der Inbetriebnahme ausgedehnt wird.

2. Information des Personals

a) Die Vorbereitung neuer Organisationsformen bei den verschiedenen Krankenhausdiensten durch das Projektmanagement und durch die Krankenhausleitung reicht nicht aus, um einen modernen Krankenhausbau später auch nach modernen Gesichtspunkten zu betreiben. Es empfiehlt sich, die Führungskräfte auf mittlerer und unterer Ebene (Abteilungsschwester, Stationsschwester, Gruppenschwester, Küchenleiter, Wäschereileiter, leitende Operationsschwester, Leitung der Zentralsterilisation, leitende medizinisch-technische Assistentin usw.) so früh wie möglich mit den geplanten Betriebstechniken und Organisationsformen vertraut zu machen, z. B. durch schriftliche und mündliche Informationen und Instruktionen, Fortbildungskurse, Besichtigungen sowie durch Hospitieren in anderen Krankenhäusern.

b) Kurz vor der Inbetriebnahme empfiehlt sich, das ausführende Personal über alle organisatorischen und technischen Neuerungen zu informieren, auch mit Hilfe einer eingehenden Begehung des neuen Krankenhauses. Auf diese Weise kann man das Personal für die neuen Betriebstechniken und Organisationsformen interessieren und sogar erreichen, daß es sich damit identifiziert und vorübergehende Mängel in der ersten Anlaufzeit überbrücken hilft.

c) Die neue räumliche Verteilung der Arbeitsplätze, die neue Einrichtung und die neue Technik führen im Krankenhausneubau leicht zu einer räumlichen Desorientierung und Verwirrung des Krankenhauspersonals. Schilder, Hinweistafeln und Bedienungsanweisungen können hier helfen, allerdings nur dann, wenn sie systematisch und sorgfältig konzipiert, angefertigt und angebracht werden.

3. Einführung neuer Betriebstechniken und Organisationsformen

a) Die Umstellungsanforderungen, die vom neuen Krankenhaus sowohl an das ausführende Personal als auch an die Führungskräfte gestellt werden, sind so groß, daß es sich empfiehlt, die neuen Organisationsformen soweit wie möglich bereits im Altbau einzuführen, entweder insgesamt oder nur auf Teilbereichen. Die Planungs- und Bauzeit eines Krankenhauses dauert in aller Regel so lange (fünf bis sechs Jahre), daß es ohne weiteres möglich ist, während dieser Zeit einen Teil der Arbeitsabläufe bereits im Altbau — vor allem im Bereich des Versorgungs- und Verwaltungsdienstes (z. B. Zentraler

Botendienst, Formularwesen) — organisatorisch umzustellen und das Krankenhauspersonal auf diese Weise sukzessive mit den Neuerungen der Betriebstechnik und der Ablauforganisation vertraut zu machen.

b) Soweit möglich, sollten alle diejenigen neuen Betriebssysteme und neu organisierten Arbeitsabläufe, die im alten Krankenhaus nicht mehr eingeführt werden konnten, vor Inbetriebnahme des Neubaues probeweise ablaufen. Ein solches Durchspielen neuer Betriebstechniken und Organisationsformen, vor allem der vom Personal immer wieder als Gegenargumente ins Feld geführten sogenannten Notfälle (z. B. das fehlende Instrument im Operationssaal bei zentraler Sterilversorgung aus der Zentralsterilisation; die Neuaufnahme während des Mittagessens beim Tablettsystem) kann wesentlich dazu beitragen, das Personal von den Vorteilen der Neuerungen zu überzeugen und bestehende Hemmungen zu überwinden. Außerdem können derartige Probeläufe dem Projektmanagement und der Krankenhausleitung Hinweise darauf geben, wo und in welcher Weise anderenorts bewährte Betriebssysteme und Organisationsformen im speziellen Fall des eigenen Krankenhauses vielleicht gewisser Änderungen bedürfen. Vor allem aber erhalten Projektmanagement, Krankenhausleitung und Krankenhauspersonal das notwendige Gefühl der Sicherheit beim Ablauf der Vielzahl der zentral organisierten Abläufe, ein Umstand, der wesentlich dazu beitragen kann, die Bedenken im Hinblick auf das Nichtfunktionieren der Zentraleinrichtungen abzumildern oder zu beheben.

c) Ein wichtiger Grundgedanke der modernen Krankenhausorganisation ist die Zentralisierung, d. h. die Ausgliederung aller Hilfstätigkeiten aus den traditionellen Arbeitsaufgaben der Pflege und der Behandlung und die Verlagerung dieser Hilfstätigkeiten auf zentrale Dienste (Zentralsterilisation, Bettenzentrale, Zentraler Reinigungsdienst, Zentraler Botendienst usw.). Es empfiehlt sich dringend, vor Inbetriebnahme eindeutig die damit verbundenen Entscheidungs-, Anordnungs- und Initiativaufgaben und -kompetenzen abzugrenzen. — Beispiel: Das Reinigungspersonal im neuen Krankenhaus der Zentralisierung des Reinigungsdienstes untersteht nicht mehr der Station oder der Pflegeabteilung, sondern der Leitung des Zentralen Reinigungsdienstes. — Eine eingehende Diskussion und klare Regelung aller dieser Fragen vor Inbetriebnahme verhindert manche Schwierigkeiten in der Anlaufzeit des neuen Krankenhauses [15]).

d) Die Planung der Beschaffung sollte terminlich so abgestimmt sein, daß mit der Inbetriebnahme alle Einrichtungs- und Ausstattungsgegenstände vorhanden sind. Improvisationen im Neubau infolge fehlender Geräte bedeuten, daß die alten Ablaufprinzipien auch im Neubau praktiziert werden und daß die Einführung der geplanten Organisationsformen bei Eintreffen der neuen Apparate erhebliche Schwierigkeiten bereitet. Es hat sich erwiesen, daß das

---

[15]) Es sei darauf hingewiesen, daß diese Feststellungen im Hinblick auf die Verteilung der Entscheidungs-, Anordnungs- und Initiativaufgaben und -kompetenzen allgemeine Gültigkeit haben und sich nicht nur auf die Inbetriebnahmeplanung beschränken.

Überwechseln des Personals vom Altbau in den Neubau die beste Möglichkeit für eine organisatorische Umstellung im Ablauf der Arbeiten bietet. Mit der Inbetriebnahme eines Neubaues als einem entscheidenden Einschnitt in das Arbeitsgeschehen lassen sich die alten Arbeitsgewohnheiten in aller Regel relativ reibungslos und ohne große Schwierigkeiten und Widerstände ändern.

e) Bei komplizierten Einrichtungen und Apparaten gibt es im Anfang immer wieder Anlaufschwierigkeiten. Überläßt man die neuen Anlagen dem ungeübten Personal, so wird dieses mit den anfänglichen Störungen oft nicht fertig und lehnt deshalb sowohl die neuen Techniken als auch die neuen Organisationsformen ab. Es empfiehlt sich daher, derartige Einrichtungen anfänglich vom Personal der Lieferfirmen betreuen zu lassen, gemeinsam mit dem Krankenhauspersonal (in Verbindung damit, praktische Einweisung des krankenhauseigenen Bedienungspersonals).

In diesem Zusammenhang sei darauf hingewiesen, daß mit zunehmender Technisierung auch die Kosten der Inbetriebnahme ansteigen. — Beispiel: Die Inbetriebnahmekosten sind bei einem Hol- und Bringedienst bei weitem nicht so hoch wie bei einer automatischen Förderanlage (vgl. Punkt 6).

f) Es ist ratsam, das neue Krankenhaus schrittweise mit Patienten zu belegen (meist möglich, da die Kapazität des neuen Krankenhauses in der Regel größer ist als die des alten). Auf diese Weise können die Schwierigkeiten in den ersten Anlauftagen durch einen verminderten Arbeitsumfang ausgeglichen werden. Der dadurch entstehende Einnahmeausfall wird durch die Möglichkeit des „Sich-langsam-Eingewöhnen-Könnens" bei weitem ausgeglichen.

g) Neue Betriebstechniken und Organisationsformen beim Krankenhausneubau haben oft zur Folge, daß auch persönliche Gewohnheiten und Privilegien bestimmter Berufsgruppen im Krankenhaus geändert werden. Wenn für den Neubau bestimmte Einrichtungen für das gesamte Krankenhauspersonal vorgesehen sind (z. B. Personalessen im Personalrestaurant), dann muß bei der Inbetriebnahme von der Krankenhausleitung darauf geachtet werden, daß alle Berufe von dieser Einrichtung Gebrauch machen, und zwar ohne Ausnahme. Jede anfänglich auch nur für eine gewisse Übergangszeit gestattete Ausnahme für einzelne Gruppen schafft einen Präzedenzfall und verleitet weitere Berufsgruppen, sich aus der neuen Organisationsform auszukreisen. Oftmals bedarf es über die Betriebsleitung hinaus des Eingreifens des Krankenhausträgers, um die neuen Organisationsformen durchzusetzen und um zu verhindern, daß einzelne Berufsgruppen ihre gewohnten Verhaltensnormen durchsetzen. Gerade in diesen Fragen ist die engste Zusammenarbeit von Ärztlichem Direktor, Krankenpflegedirektor und Krankenhausbetriebsdirektor eine gute Hilfe.

4. Planung und Organisation der Personalbereitstellung

a) Obwohl im Krankenhausneubau alle Möglichkeiten der Rationalisierung ausgeschöpft werden, ist der Personalbedarf im neuen Krankenhaus in aller Regel größer als im Altbau (vor allem folgende Gründe: Kapazitätserweiterung, d. h. mehr Krankenbetten und zusätzliche diagnostische und therapeutische Einrichtungen; höherer Standard der Hotelleistung, d. h. kleinere Krankenzimmer mit zusätzlichem Komfort, größeren Flächen und erhöhtem Reinigungsaufwand; häufiger Wäschewechsel; Auswahlessen; Sozialeinrichtungen im Eingangsbereich usw.). Bei der allgemeinen angespannten Arbeitsmarktlage bedarf es daher einer sorgfältigen Planung des Personalbedarfs und einer rechtzeitigen Bereitstellung des notwendigen Personals.

Oft wird man gezwungen sein, Personal für den Neubau bereits im Altbau einzustellen, obwohl es dort eigentlich noch nicht benötigt wird. Das führt dann vorübergehend zu einer überhöhten Personalbesetzung, die aber vor allem deshalb in Kauf genommen werden kann, weil sie die Möglichkeit bietet, das Personal im Hinblick auf die neuen Betriebstechniken und Organisationsformen zu schulen und einzuweisen. Vor allem bei Führungskräften der mittleren und unteren Ebene (z. B. Wäschereileitung, Küchenleitung, Leitung der Zentralsterilisation) empfiehlt es sich dringend, diese nicht erst zum Zeitpunkt der Inbetriebnahme einzustellen, sondern bereits vorher. Bis zur Inbetriebnahme besteht dann die Gelegenheit, daß sich die künftigen Abteilungsleiter mit den auf sie zukommenden Aufgaben und dem ihnen unterstellten Personal bekannt- und vertraut machen.

b) Bei der Einstellung neuen Personals bedarf es besonderer Aufmerksamkeit im Hinblick auf seine Integration in den vorhandenen Personalbestand. Gruppenbildungen sollten unter allen Umständen verhindert werden, eine Gefahr, die vor allem dann auftritt, wenn bei Vermehrung der Bettenzahl die Gruppe des neuen Personals relativ groß ist. So gesehen ist es unzweckmäßig, einzelne Leistungsstellen ausschließlich mit neuem Personal zu besetzen, während eine Mischung von altem und neuem Personal den Integrationsprozeß fördern kann.

c) Im Zusammenhang mit der Personalplanung und -bereitstellung bedarf es sorgfältiger Überlegungen über Art, Umfang und Durchführung der dafür erforderlichen Werbemaßnahmen. Nur eine planmäßige, systematische und gezielt durchgeführte Personalwerbung führt zu dem gewünschten Erfolg. Dabei sind unter anderem folgende Gesichtspunkte zu beachten: Zeitpunkt der Werbemaßnahmen (gezielte Inserate etwa sechs Monate vor Inbetriebnahme; Beginn der allgemeinen Werbung in Form von Kontaktaufnahme zum potentiellen Arbeitskräftereservoir im engeren und weiteren Einzugsbereich etwa zwei Jahre vor Inbetriebnahme; laufende Information über den Baufortschritt während der gesamten Zeit der Baudurchführung) — Gestaltung der Inserate (detaillierte, aber nicht übertriebene Darstellung der betrieblichen, baulichen und allgemeinen Gegebenheiten des Krankenhauses; Hinweise zum Standort; Zeitpunkt der Inbetriebnahme) — Kontaktaufnahme zu Schulen, Arbeitsämtern und Kirchen — Kontaktaufnahme zu ehemaligem Personal.

d) Es empfiehlt sich, den Bau des Personalwohnbereiches dem eigentlichen Krankenhausbau zeitlich vorzuziehen, um rechtzeitig die notwendigen Personalunterkünfte bereitzustellen. Nicht bezugsfertige Personalwohnungen zum

Zeitpunkt der Inbetriebnahme gefährden die zeitgerechte Bereitstellung des notwendigen Personalbestandes. Parallel dazu sollten Vorkehrungen getroffen werden, dem außerhalb des Krankenhausgeländes wohnenden Personal die Wohnungssuche zu erleichtern (Vermittlung über Wohnungsamt und Wohnungsmakler).

e) Der moderne Krankenhausbetrieb ist durch eine weitgehende Technisierung der Arbeitsvorgänge gekennzeichnet, nicht nur im Bereich der Versorgung und Verwaltung, sondern auch in den Bereichen Behandlung und Pflege. Mangelhafte Wartung und Instandhaltung durch dafür nicht ausgebildetes Personal kann leicht zu Unzufriedenheiten über eine schlecht funktionierende Technik führen. Der eigentliche Grund aber liegt nicht bei der Technik, sondern darin, daß die Qualifikation der im alten Krankenhaus zufriedenstellend arbeitenden Handwerker für die Wartung und Instandhaltung der modernen Technik nicht ausreicht. Es empfiehlt sich daher, im modernen Krankenhaus einen Betriebsingenieur zu beschäftigen und diesem die Leitung des Technischen Dienstes und damit auch die Verantwortung für die Versorgung und Betreuung der Vielzahl der medizinisch-technischen und allgemein-technischen Einrichtungen, Apparate und Geräte zu übertragen. Der oft sehr gute Service der Herstellerfirmen kann einen dergestalt organisierten betriebstechnischen Dienst nicht ersetzen, sondern seine Arbeit nur ergänzen.

5. Terminplanung der Inbetriebnahme

Der reibungslose Ablauf der Inbetriebnahme von Krankenhausneubauten hängt wesentlich von der Zeitgerechtigkeit aller damit verbundenen Maßnahmen ab. Aus diesem Grunde kommt der Zeitplanung eine nicht unwesentliche Bedeutung zu. Ausgehend vom Tage „X" als dem ersten Tag der Bettenbelegung (bei vorhandenem Altbau entspricht dieser Tag dem Umzugsbeginn) müssen alle Maßnahmen für Vorbereitung und Durchführung der Inbetriebnahme zeitlich fixiert und in einem Zeitplan festgehalten werden. Dabei nimmt die Exaktheit der zeitlichen Planung mit abnehmender Vorbereitungszeit zu; für die letzten Wochen bedarf es einer Terminierung der anstehenden Tätigkeiten nach Tagen und Stunden. Die Komplexität der mit der Inbetriebnahme von Krankenhausneubauten verbundenen Vorbereitungs- und Durchführungsmaßnahmen zwingt dazu, neben einem Gesamtzeitplan für wichtige Einzelmaßnahmen Teilzeitpläne aufzustellen. Eine ständige Kontrolle der Fristeneinhaltung (Vergleich von Zeitplanung und Maßnahmenfortschritt) ist die Voraussetzung dafür, daß bei eintretenden Verzögerungen von Einzelmaßnahmen die notwendigen Zeitkorrekturen für die Disposition der Folgemaßnahmen rechtzeitig erfolgen kann. Für die Darstellung der Zeitplanung empfiehlt sich die Netzplantechnik (vgl. Abb. 14).

6. Kosten der Inbetriebnahme

Eine auf diese Weise vorbereitete Inbetriebnahme des neuen Krankenhauses ist mit nicht unerheblichen Kosten verbunden. Die Erfahrungen zeigen jedoch daß sich derartige Mehrausgaben während der Vorbereitung der Inbetrieb-

Abb. 14: Inbetriebnahme-Netzplan / Kreiskrankenhaus X

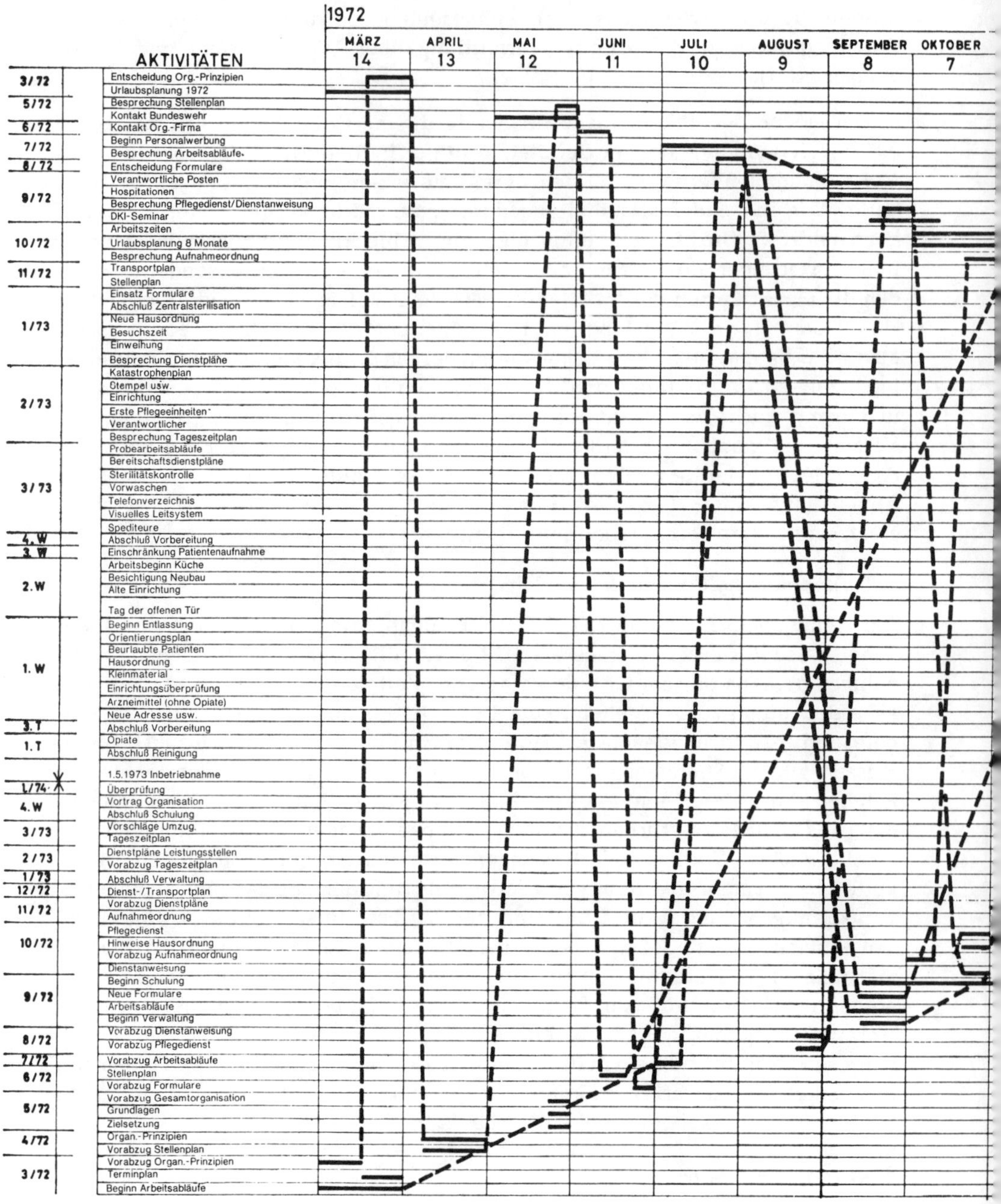

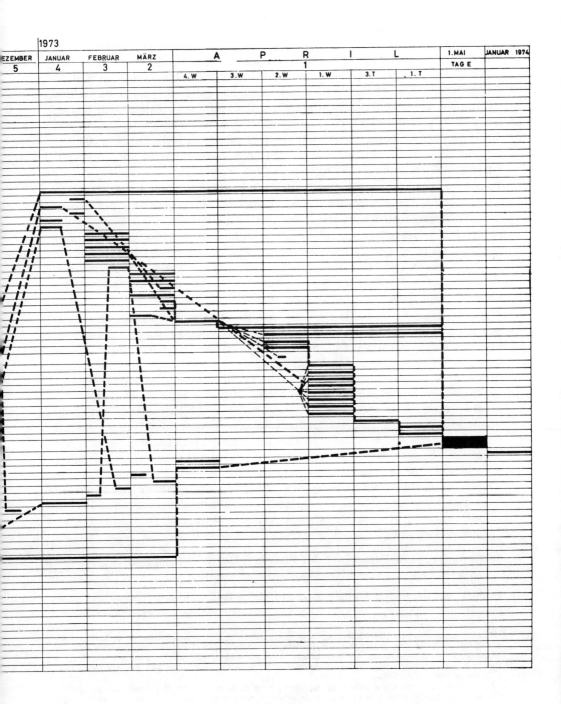

nahme immer rentieren, da die Zeiten für das Einarbeiten und Eingewöhnen verkürzt und die sonst so aufwendigen Reibungsverluste in der ersten Anlaufzeit, wenn auch nicht ganz vermieden, so doch auf ein Minimum begrenzt werden können [16]). Eine fehlende oder unzureichende Vorbereitung der Inbetriebnahme führt zu einer Verlängerung der Anlaufzeit und damit zu Unzuträglichkeiten aller Art, nicht nur in den ersten Monaten, sondern sogar in den ersten Jahren des neuen Krankenhausbetriebes. Die hierdurch entstehenden Kosten werden von vielen Krankenhausträgern und Krankenhausleitungen in der Regel weder registriert noch erwähnt; sie sind jedoch weitaus höher als diejenigen Kosten, die entstehen, wenn man die Inbetriebnahme sorgfältig vorbereitet und damit die Anlaufschwierigkeiten vermeidet.

Die Kosten der Inbetriebnahme rechnen zu den sogenannten Anlaufkosten (auch Kosten der Betriebseinrichtung genannt). Es sei darauf hingewiesen, daß die Anlaufkosten nach den Grundsätzen ordnungsmäßiger Buchführung in der Bilanz gesondert auszuweisen und nicht unter den Baukosten zu verbuchen sind (z. B. keine Einbeziehung der Kosten der Inbetriebnahme in die Baukosten unter dem Abschnitt „Montagekosten"). Nach den aktienrechtlichen Bestimmungen muß der Posten „Betriebseinrichtungskosten" *gesondert* unter die Posten des Anlagevermögens aufgenommen werden.

Über die Höhe der Anlaufkosten bestehen meist keine klaren Vorstellungen, vor allem deshalb nicht, weil ein Teil der Inbetriebnahmekosten meist nicht als solche ausgewiesen werden [17]) und die in den ersten Monaten infolge der sukzessiven Belegung des neuen Krankenhauses zwangsläufig auftretende Minderbelegung bei der allgemeinen üblichen Verlustsituation der Krankenhäuser vielfach nicht berücksichtigt wird. Registriert und summiert man sämtliche arbeits-, vermögens- und organisationsorientierten Anlaufkosten (Einstellung von zusätzlichem Personal vor Inbetriebnahme; Schulung und Einweisung des Personals; Beratung vor, während und nach der Inbetriebnahme; Kosten der Minderbelegung in der Anlaufzeit usw.), dann kann man bei einer sorgfältig vorbereiteten Inbetriebnahme zu Werten kommen, die bei einem völligen Krankenhausneubau (sofern der Krankenhausträger bisher noch kein Krankenhaus unterhält) bis zu 10 % der Gesamtinvestitionskosten ausmachen (davon rd. ein Drittel für Kosten der Inbetriebnahme und rd. zwei Drittel für Kosten der Minderbelegung).

J. Modell für den Zeitablauf der Planung, Durchführung und Inbetriebnahme eines Krankenhausneubaues

In dem nachstehenden Modell ist die zeitliche Reihenfolge der verschiedenen Phasen der Planung, Durchführung und Inbetriebnahme eines Krankenhaus-

---

[16]) Die zunehmende Differenzierung und Komplizierung der Betriebstechnik und Betriebsorganisation sowie das Ansteigen der Personaldichte und damit des Personalbestandes sind die Gründe dafür, daß man die Anlaufzeit eines Krankenhausneubaues nur begrenzt reduzieren kann. Je nach den örtlichen Gegebenheiten ist eine Anlaufzeit von ein bis zwei Jahren als normal anzusehen.

[17]) So werden z. B. die Kosten der Beratung und Einweisung des Personals durch Lieferfirmen von diesen den Kosten der gelieferten Einrichtung und Ausstattung zugeschlagen und treten somit nicht gesondert in Erscheinung.

neubaues dargestellt. Dabei wird unterschieden nach den Tätigkeitsbereichen „Betriebsplanung und Betriebsorganisation" (Aufgabenbereich für das Betriebsplanungs-Projektmanagement), „Bauplanung und Baudurchführung" (Aufgabenbereich für das Bauplanungs- und Baudurchführungs-Projektmanagement) sowie „Finanzplanung und Finanzierung" (Aufgabenbereich für das Top-Projektmanagement). Es empfiehlt sich, in der Praxis die einzelnen Phasen entsprechend der Vielzahl der anfallenden Tätigkeiten weiter zu untergliedern und aus Kontrollgründen auch im Zeitablauf darzustellen (zweckmäßig unter Anwendung der Netzplantechnik).

Zeit-phasen	Betriebsplanung und Betriebsorganisation	Bauplanung und Baudurchführung	Finanzplanung und Finanzierung
1	Erarbeitung der ärztlich-pflegerischen Zielsetzung Kapazitätsplanung		Information über die Möglichkeiten der Finanzierung der Investition und des Betriebes
2	Erarbeitung des Betriebs- und Bauprogramms Kosten- und Erlösvorausschätzung	Baukostenschätzung	Vorverhandlungen über Investitionsfinanzierung Grobplanung der Investitionsfinanzierung
3	Grundstücksprüfung unter betrieblichen Aspekten Grundstückserwerb Beurteilung von ausgeführten Krankenhausbauten oder Mitwirkung beim Wettbewerb (Vorbereitung, Ausschreibung und Preisgericht)	*Vorbereitung der Bauplanung* Auswahl des Baugrundstückes Wahl der Bauplaner	Zahlen der Grundstückskosten
4	Überprüfung der Erfüllung des Betriebs- und Bauprogramms Aufstellung der Organisationsprinzipien	*Schemaentwurf* Ermittlung der Entwurfsidee und der betrieblich-baulichen Grundkonzeption	Kontrolle der Grobplanung der Investitionsfinanzierung

Zeit-phasen	Betriebsplanung und Betriebsorganisation	Bauplanung und Baudurchführung	Finanzplanung und Finanzierung
5	Überprüfung der Einhaltung der Organisationsprinzipien	*Vorentwurf* Vorentwurfsskizze Vorentwurfspläne	
	Grobplanung der Kosten und Erlöse (Investitionsrechnung)	Kostenvoranschlag	Kontrolle der Grobplanung der Investitionsfinanzierung sowie Verhandlungen über die Investitionsfinanzierung
	Aufstellung des Organisationsgrogrammes einschließlich des Raumkatasters		
6		*Entwurf und betriebstechnische Vorplanung*	
	Überprüfung der Einhaltung des Organisationsprogrammes einschließlich des Raumkatasters	Entwurfspläne Ingenieurtechnische Vorprojekte Bauvorlagen für Baufinanzierung	
	Überprüfung der Berechnungen, Beratung bei der Auswahl der Baumaterialien	Leistungsbeschreibung	
	Gegebenenfalls Korrektur der Investitionsrechnung nach genauer Ermittlung der Baukosten	Massenberechnung und Kostenermittlung	Detailplanung der Investitionsfinanzierung
	Aufstellung des Arbeitsablaufprogramms		
7		*Ausführungsplanung und betriebstechnische Detailplanung*	
	Überprüfung der Einhaltung des Arbeitsablaufprogramms	Ausführungszeichnungen (z. T. können Leistungsbeschreibung, Massenberechnung und Kostenermittlung erst anhand der Detailpläne durchgeführt werden) Ingenieurtechnische Detailprojekte	Abschluß der Verhandlungen über die Investitionsfinanzierung Endgültiger Finanzierungsplan für die Investition

Zeit-phasen	Betriebsplanung und Betriebsorganisation	Bauplanung und Baudurchführung	Finanzplanung und Finanzierung
8	Mitwirkung bei der Prüfung der Angebote sowie bei der Auswahl der Bau- und Lieferfirmen	Ausschreibung und Vergabe	Regelung der Zahlungsweise
9	*Detaillierung und Verfeinerung der Durchführungsplanung* Personalbedarfsplanung Grobplanung des Arbeits- und Zeitablaufes Überprüfung der Raumgestaltung und Einrichtung unter betrieblichen Aspekten Planung der Ausstattung (sogenannte Ausstattungslisten) Feinplanung der Kosten und Erlöse Planung und Organisation der Inbetriebnahme, dabei auch Information und Schulung des Personals Kontrolle der Investitionskosten	*Baudurchführung* Erschließung Grundbau Rohbau Ausbau Einrichtung Ausstattung Außenanlagen dazu: Baufristen-, Bauzeiten-, Baufortschrittsplanung Laufende Zwischenabschlüsse der Baukostenrechnung	Abschlagszahlungen und Endzahlungen für die verschiedenen Bauleistungen und gegebenenfalls Verhandlungen über Zusatzfinanzierung und Zusatzfinanzierungsplan für die Investition Verhandlungen über die Finanzierung des laufenden Betriebes (Pflegesätze, Gebühren usw.)
10	*Inbetriebnahme* Feinplanung des Arbeits- und Zeitablaufes Personaleinsatzplanung Planung des Sachgüterbedarfs Einweisung des Personals Endgültige Feststellung der Investitionskosten Kosten- und Erlösermittlung (Haushalts- oder Wirtschaftsplan)	*Abschluß der Baumaßnahmen* Abnahme der Leistungen Schlußabrechnung	Abschlußzahlungen Finanzplanung für den laufenden Betrieb

K. Bauwirtschaftsprüfung

1. Forderungen der Bauwirtschaftsprüfung an Planung und Durchführung von Krankenhausbaumaßnahmen

Die Betriebwirtschaftslehre hat sich in der Vergangenheit im Bereich der Errichtung des Betriebes in erster Linie den Fragen der Investitionsrechnung angenommen und versucht, eine Antwort auf die Frage zu finden: Ist eine Investition wirtschaftlich oder nicht? Darüber hinaus aber bedarf es einer Kontrolle, ob Planung und Durchführung der Baumaßnahmen wirtschaftlich verlaufen. Wirtschaftliches Planen und Bauen ist eine Aufgabe, die nicht nur den Techniker, sondern auch den Wirtschaftler angeht. Beide haben Interesse daran, daß die Bauaufgabe zielentsprechend und wirtschaftlich gelöst wird. Bei betrieblichen Bauten handelt es sich nicht in erster Linie um Bauwerke mit hohen Anforderungen an architektonisches Können, sondern vorwiegend um Zweckbauten, d. h. um Einrichtungen, die es ermöglichen sollen, eine bestimmte Leistung mit geringstmöglichem Aufwand zu erstellen. Wirtschaftliches Bauen erschöpft sich auch nicht in der Planung, in der technischen Durchführung, in der Instandhaltung, in der Erneuerung und in der vielleicht notwendigen Erweiterung des Bauwerkes. Wirtschaftliches Bauen verlangt vielmehr, daß schon bei der Planung und bei der Baudurchführung alle die Forderungen berücksichtigt werden, die nach der Fertigstellung des Baues während der Bewirtschaftung des Gebäudes auftreten und geeignet sind, die betriebliche Arbeit zu erleichtern. Wirtschaftliches Bauen setzt daher ein Durchdenken, Erkennen und Berücksichtigen aller betrieblichen Auswirkungen voraus, die eine bauliche Maßnahme nach sich ziehen.

Aufgabe der Bauwirtschaftsprüfung ist es, dieses Grenzgebiet zwischen Technik und Betriebswirtschaftslehre aufzuhellen und Hinweise zu geben, einmal für eine wirtschaftliche Planung und Durchführung des Baues, zum anderen aber für eine möglichst optimale Anpassung des Baues an die betrieblichen Erfordernisse. Nachstehend sind die wichtigsten Forderungen der Bauwirtschaftsprüfung aufgeführt, die auch beim Krankenhausbau beachtet werden müssen.

a) Institutionalisierung des Projektmanagements unter klarer Abgrenzung der Aufgaben und Kompetenzen aller an der Planung und Durchführung der Baumaßnahmen Beteiligten;

b) eindeutige und detaillierte Programmierung der Bauaufgabe im Rahmen des Betriebs- und Bauprogramms;

c) Wahl fähiger Planer (Architekt und Ingenieur) und Fachberater;

d) Optimierung der Entwurfsidee und der betrieblich-baulichen Grundkonzeption;

e) systematische, auf den Organisationsprinzipien, dem Organisationsprogramm und dem Ablaufprogramm aufbauende Projektierung (Entwurfs- und Ausführungsplanung);

f) genaue Ermittlung der Investitionskosten;

g) möglichst genaue Kosten- und Erlösvorausberechnung;

h) Wahl der wirtschaftlichsten Baumaterialien;

j) exakte Ausschreibung und sorgfältige Vergabe;

k) gute Organisation der Baudurchführung;

l) Ausschluß von Zusatzforderungen während der Baudurchführung, Vermeidung von Abweichungen vom Entwurf;

m) laufende Überwachung der Baukostenentwicklung;

n) Präzisierung und Detaillierung der betrieblichen Vorstellungen vom Rohbau über Ausbau zur Einrichtung und Ausstattung als Grundlage der baulich-technischen Detailplanung;

o) Detailplanung der Arbeitsabläufe als Grundlage der Einrichtung und Ausstattung;

p) sorgfältige Abnahme der Leistungen;

q) schnelle und genaue Prüfung und Abrechnung der Bauleistungen.

2. Kennzahlen für Bauplanung und Bauwirtschaftsprüfung

Will man ein System baulicher Kennzahlen zur Beurteilung und zum Vergleich der Kosten von Krankenhausbauten entwickeln, dann bedarf es dazu der Berücksichtigung sämtlicher Kosteneinflußgrößen. Dabei muß man versuchen, die Einflüsse soweit wie möglich zu quantifizieren, um sie zahlenmäßig erfassen und auch vergleichen zu können. Aber auch die nicht quantifizierbaren Einflüsse — Imponderabilien ärztlicher, pflegerischer, hygienischer, technischer, ästhetischer, architektonischer und organisatorischer Art — müssen in die Überlegungen einbezogen werden. So gesehen läßt sich ein System von Kennzahlen für Bauplanung und Bauwirtschaftsprüfung von Krankenhausbauten aufstellen, von denen eine jede für sich betrachtet bereits in einer oder auch mehreren Richtungen Rückschlüsse erlaubt, die aber erst zusammengenommen die Aussagefähigkeit besitzen, die zur Beurteilung der Kosten von Krankenhausbauten notwendig ist. Im einzelnen setzt sich ein solches System baulicher Kennzahlen aus folgenden quantifizierbaren Determinanten zusammen:

a) Gesamtbettenzahl, aufgegliedert nach ärztlichen Fachbereichen, Fachdisziplinen und Fachteilgebieten
(Vor allem folgende Kosteneinflußgrößen: Ärztlich-pflegerische Zielsetzung, Betriebsgröße des Krankenhauses — hier Bettenkapazität)

b) Art und Kapazität der Leistungsbereiche und Leistungsstellen
Hierzu gehören u. a.: Zahl der möglichen Pflegetage je Pflegeeinheit; Zahl der möglichen Röntgenleistungen, Laboratoriumsleistungen, Operationen usw.; Zahl der möglichen Essensportionen; Höhe der möglichen Wäschereileistungen usw.

(Vor allem folgende Kosteneinflußgrößen: Ärztlich-pflegerische Zielsetzung, Betriebsgröße des Krankenhauses — hier Kapazität der Leistungsbereiche und Leistungsstellen)

c) Personalbesetzung (Personalbedarfs- und Personaleinsatzplan) und Höhe der zu erwartenden Betriebskosten, unterteilt nach Personalkosten, Sachkosten, Kosten des Betriebsmitteleinsatzes und Finanzierungskosten
(Vor allem folgende Kosteneinflußgrößen: Betriebsorganisation und Gestaltung des Arbeitsablaufes, Planung und Ausführung des Baues)

d) Flächenaufwand (Grundrißfläche, getrennt nach Nettonutzfläche einschließlich Nebenfläche, Verkehrsfläche, Funktionsfläche und Konstruktionsfläche, vgl. dazu DIN 18227 Flächen von Grundstücken und Bauwerken im Industriebau — Berechnungsgrundlagen — sowie DIN 277 Hochbauten — Umbauter Raum — Raummeterpreis), unterteilt nach Leistungsbereichen und Leistungsstellen
(Vor allem die Kosteneinflußgröße: Planung des Baues)

e) Aufwand an Kubikmetern umbauten Raumes, unterteilt nach Leistungsbereichen und Leistungsstellen
(Vor allem Kosteneinflußgröße: Planung des Baues)

g) Gesamtbaukosten, unterteilt nach Kosten des Baugrundstückes, Kosten der Erschließung, Kosten des Bauwerkes, Kosten der Einrichtung, Kosten der Ausstattung, Kosten der Außenanlagen, Kosten für zusätzliche Maßnahmen und Baunebenkosten
(Vor allem folgende Kosteneinflußgrößen: Gegebenheiten der Standortes, Planung und Durchführung des Baues, Baumarktlage)

h) Grundstücksgröße, überbaute Fläche
(Vor allem folgende Kosteneinflußgrößen: Gegebenheiten des Standortes, Planung des Baues)

Die Kombination aller dieser Determinanten ergibt eine Reihe von Verhältniszahlen, die bei näherem Betrachten für die Beurteilung der Baukosten von Krankenhäusern von unterschiedlichem Aussagewert sind. Als eigentliche Kennzahlen werden jedoch nur diejenigen Verhältniszahlen verwendet, die einen hohen Grad an Aussagefähigkeit besitzen. So verstanden lassen sich zwei Hauptgruppen von baulichen Kennzahlen unterscheiden: Bauertragskennzahlen und Baukostenkennzahlen. Unter Bauertragskennzahlen versteht man die Verhältniszahlen von Flächen und Raumaufwand zu den Leistungskapazitäten. Baukostenkennzahlen ergeben sich aus der Gegenüberstellung von Baukosten einerseits und Flächen- oder Raumaufwand, Leistungskapazitäten oder Betriebskosten (auch Personaleinsatz) andererseits. Im einzelnen setzt sich das Kennzahlensystem wie folgt zusammen:

Bauertragskennzahlen

a) Flächenaufwand

Flächenaufwand / Leistungen
    z. B. Nettofläche der Küche / Zahl der möglichen Essensportionen

Flächenaufwand / Leistungen je Arbeitskraft
    z. B. Nettofläche der Röntgenabteilung / Zahl der möglichen Röntgenleistungen je medizinisch-technische Assistentin

Flächenaufwand / Flächenaufwand (Flächenaufwandrelationen)
    z. B. Nettonutzflächenvergleich Behandlungsbereich / Pflegebereich / Versorgungsbereich / Verwaltungsbereich / Eingangsbereich

b) Raumaufwand

Raumaufwand / Leistungen
    z. B. Gesamtzahl der Kubikmeter umbauten Raumes / Zahl der Betten (oder auch Zahl der möglichen Pflegetage)

Raumaufwand / Raumaufwand (Raumaufwandrelationen)
    z. B. Zahl der Kubikmeter umbauten Raumes des Pflegebereiches / Zahl der Kubikmeter umbauten Raumes des Behandlungsbereiches

Baukostenkennzahlen

Baukosten / Flächenaufwand
    z. B. Baukosten Pflegebereich / Nettonutzfläche Pflegebereich

Baukosten / Raumaufwand
    z. B. Gesamtbaukosten / Zahl der Kubikmeter umbauten Raumes

Baukosten / Leistungen
    z. B. Gesamtbaukosten / Zahl der Betten (oder auch Zahl der möglichen Pflegetage)
    Kosten der Einrichtung der Küche / Zahl der möglichen Essensportionen

Baukosten / Betriebskosten (auch Personaleinsatz)
    z. B. Gesamtbaukosten je möglicher Pflegetag / Betriebskosten je möglicher Pflegetag
    Kosten des Baues sowie der Einrichtung und Ausstattung des Pflegebereiches / Zahl des Pflegepersonals

Baukosten / Baukosten (Baukostenrelationen)
    z. B. Kosten der Erd- und Grundbauarbeiten / Kosten der Rohbauarbeiten / Kosten der allgemeinen Ausbauarbeiten / Kosten der betriebstechnischen Ausbauarbeiten

Baukosten / Kosten der Einrichtung

Innerhalb der beiden Gruppen — Bauertrags- und Baukostenkennzahlen — sind nur die wichtigsten Relationen sozusagen als Oberbegriffe festgelegt. Die Beispiele zeigen, wie das System durch weitere Untergliederung dieser Relationen verfeinert und damit den ständig wechselnden und allgemeingültig nicht festlegbaren Anforderungen der Praxis des Krankenhausbaues gerecht werden kann.

Neben den beiden Hauptgruppen von Kennzahlen findet man oft noch weitere Verhältniszahlen, wie z. B. Grundstücksgröße / überbaute Fläche oder Kubikmeter umbauten Raumes / überbaute Fläche. Diese mehr ergänzenden Kennzahlen dienen in erster Linie der Orientierung über die Gesamtsituation der Krankenhausanlage.

In Ergänzung dieses Systems baulicher Kennzahlen sind bei der Beurteilung und beim Vergleich der Kosten von Krankenhausbauten nach dem Messen und Rechnen auch die nichtquantifizierbaren Imponderabilien zu berücksichtigen, die zwar auf die Höhe der Baukosten von entscheidendem Einfluß sein können, sich aber nicht in Maßzahlen irgendwelcher Art ausdrücken und damit erfassen lassen. Sie entstammen den Bereichen der Betriebsorganisation, der Arbeitsablaufgestaltung, der Planung und Durchführung des Baues, zum Teil hängen sie auch von der ärztlich-pflegerischen Zielsetzung ab. Nichtquantifizierbare Imponderabilien sind vor allem: Wohlbefinden des Patienten, quantitative und intensitätsmäßige Leistungsanforderungen an das Krankenhauspersonal, Arbeitsbedingungen im Pflege-, Behandlungs-, Versorgungs- und Verwaltungsbereich und ästhetischer Eindruck des Krankenhauses auf Patienten, Personal, Besucher, aber auch Fremde. Wenn Einflüsse dieser Art auch nicht meßbar sind, so kann man doch sagen, daß diese sich in erster Linie auf die Höhe der Kosten für Ausbauarbeiten und Einrichtung auswirken.

3. Kriterien für die Beurteilung der Zweckmäßigkeit und Wirtschaftlichkeit von Krankenhausplanungen

Die Vielzahl der bei einem Krankenhausprojekt zu beachtenden betrieblichen und technischen Forderungen erschwert selbst für den in der Krankenhauspraxis Stehenden die Planbegutachtung. Nachstehend sind deshalb die wichtigsten Kriterien, unter denen die Entwurfsidee und die betrieblich-bauliche Grundkonzeption — Schemaentwurf 1 : 500 — eines Krankenhausprojektes zu beurteilen sind, zusammengestellt:

a) Kriterien für eine Grobbeurteilung

Quantitative Erfüllung des Programms — Flächen- und Raumaufwand im Vergleich zu den übrigen Schemaentwürfen — städtebauliche Gesamtlösung und Verkehr — funktionell-betriebliche Gesamtlösung — inneres Wege- und Transportsystem — konstruktive und gestalterische Gesamtlösung — Lösung der Leistungsbereiche und -stellen (Basisfunktionen, Behandlung, Pflege und Versorgung) — Weiterentwicklungsfähigkeit.

b) Kriterien für eine Detailbeurteilung

Städtebau
Massenkomposition der Krankenhausanlage und ihre Einordnung in das Grundstück und die Umgebung

Verkehr
Verkehrserschließung und äußere Wegeführung, Zufahrten und Zugänge

Aufbau
Betrieblich-funktioneller Aufbau der Krankenhausanlage

Kommunikation
Innere, horizontale und vertikale Wege- und Transportführung

Konstruktion
Struktur der Grundrisse, des konstruktiven Aufbaues und der Installationen

Gestaltung
Äußere und innere Gestaltung der Krankenhausanlage

Basisfunktionen
Leistungsstellen der Basisfunktionen — Eingang, Betriebsleitung und Verwaltung, allgemeine Einrichtungen zur Betreuung der Patienten, der Besucher und des Personals —

Behandlung
Leistungsstellen der Diagnostik und Therapie

Pflege
Leistungsstellen der Pflege

Versorgung
Leistungsstellen der Ver- und Entsorgung

Aufwand
Flächenaufwand, Raumaufwand und die Voraussetzungen für die Wirtschaftlichkeit im Betrieb

Entwicklungsfähigkeit
Weiterentwicklungsfähigkeit der Krankenhausanlage — Veränderungsfähigkeit in der Nutzung, Mikro- und Makroerweiterungsmöglichkeiten

c) Einzelheiten der Detailbeurteilung

Im Rahmen der Detailbeurteilung sind bei den einzelnen Kriterien vor allem folgende Gesichtspunkte zu berücksichtigen:

1) Städtebau

Bewertet werden:
Nutzung des Grundstückes;
Massenkomposition in ihrem Übereinklang mit dem betrieblich-funktionellen Aufbau und in ihrer Maßstäblichkeit im Hinblick auf die Zielsetzung;
Massenkomposition im Hinblick auf ihre Einordnung in das Grundstück und die Umgebung;
Massenkomposition im Hinblick auf die Dynamik, die der betrieblich-baulichen Weiterentwicklung der Anlage innewohnen wird.

2) Verkehr

Bewertet werden:
Anbindung an das städtische Verkehrsnetz in ihrer Einfachheit, Übersichtlichkeit und Verkehrssicherheit;
äußere Wegeführung in ihrer Einfachheit, Übersichtlichkeit und Verkehrssicherheit, insbesondere der Zugang und die Zufahrt zum Haupteingang, die

Krankenwagenanfahrt, die Zu- und Abfahrt der Parkplätze und die Wegeführung von dort zum Haupteingang, die Verkehrsführung zur Isolierpflege, die Verkehrsführung zum Wirtschaftshof, die Zu- und Abfahrt für die Leichenwagen.

3) Aufbau

Bewertet werden:
Zuordnung der Leistungsstellen zu den Geschoßebenen und die Zueinanderordnung auf den Geschoßebenen;
Effizienz des Kommunikationszentrums;
Voraussetzungen für einen betrieblich zweckmäßigen und hygienisch einwandfreien Betrieb von Diagnostik und Therapie, für eine optimale und flexible Gestaltung des Pflegedienstes, für eine zweckmäßige Ver- und Entsorgung — auch im Hinblick auf eine Zentralversorgung — und für eine rationelle Installation der technischen Ver- und Entsorgung.

4) Kommunikation

Bewertet werden:
innere Wegeführung als System;
Wegeführung der Besucher, der ambulanten, semistationären und stationären Patienten — insbesondere der Liegendkranken — im Hinblick auf Orientierung, Überschneidungs- und Ballungsfreiheit;
Voraussetzungen für eine von Überschneidungen mit dem Besucher- und Patientenverkehr möglichst freien, wegekurzen und übersichtlichen Versorgungsverkehr mit ausreichendem Stauraum an den Zugängen zu den Leistungsstellen und den Zugängen zu den Aufzügen;
Ausbildung der Hauptverkehrsvertikalen;
Voraussetzungen für einen unauffälligen, von Überschneidungen mit Besucher- und Patientenwegen freien Transport verstorbener Patienten von den Pflegeeinheiten zur Prosektur;
Voraussetzungen für die Installation von zweckentsprechenden Transporteinrichtungen und Förderanlagen zu den in Frage kommenden Leistungsstellen.

5) Konstruktion

Bewertet werden:
Klarheit, Einfachheit und Zweckmäßigkeit der Struktur der Grundrisse;
Klarheit und Einfachheit des konstruktiven Aufbaues und der Installation, insbesondere auch die Praktikabilität im Hinblick auf die ingenieur- und betriebstechnischen Erfordernisse;
Voraussetzungen für wirtschaftliche, in ihrer Bauzeit möglichst kurze, trockene Bauweisen mit möglichst rohbauunabhängigem Ausbau und ausbauunabhängiger Einrichtung.

6) Gestaltung

Bewertet werden:
Voraussetzungen für eine zweckmäßige, der Aufgabenstellung eines Krankenhauses angemessene äußere Gestaltung;

Voraussetzungen für eine in ihrem Milieu ansprechende patienten- und personalgerechte innere Gestaltung;
Gestaltung des Eingangsbereiches, der Warteplätze, der Abläufe in der Untersuchung und Behandlung sowie der Pflegeeinheiten, besonders auch im Hinblick auf die psychologischen Auswirkungen auf die Patienten.

7) Basisfunktionen

Bewertet werden:
Übereinstimmung der Flächen der Leistungsstellen mit den Programmvorgaben;
Zuschnitt der Leistungsstellen in bezug auf eine zweckmäßige räumliche Gliederung und auf günstige Betriebsabläufe;
Anschlüsse der Leistungsstellen an das allgemeine Wegesystem und an die benachbarten Leistungsstellen;
Erweiterungsfähigkeit der Leistungsstellen;
Ausbildung des Kommunikationszentrums;
Wegeführung im Bereich der Basisfunktionen, zur Aufnahme und zu den Pflegeeinheiten, ferner die Wegeführung für das Personal zur Personalgarderobe und zum Personalrestaurant.

8) Behandlung

Bewertet werden:
Übereinstimmung der Flächen der Leistungsstellen mit den Programmvorgaben;
Zuschnitt der Leistungsstellen in bezug auf eine zweckmäßige räumliche Gliederung und auf günstige Betriebsabläufe;
Anschlüsse an das allgemeine Wegesystem und an die unmittelbar benachbarten Betriebsstellen;
Möglichkeiten der Erweiterung ohne wesentliche Beeinträchtigung des laufenden Betriebes.

9) Pflege

Bewertet werden:
Übereinstimmung der Flächen der Leistungsstellen mit den Programmvorgaben; räumliche Gliederung und die Betriebsabläufe innerhalb der Pflegegruppen und der Pflegeabteilung, vor allem im Hinblick auf eine flexible Organisation; Gestaltung des Pflegebereiches und insbesondere der Krankenzimmer unter dem Gesichtspunkt des Patienten.

10) Versorgung

Bewertet werden:
Übereinstimmung der Flächen der Leistungsstellen mit den Programmvorgaben;
Zuschnitt der Leistungsstellen in bezug auf eine zweckmäßige räumliche Gliederung und auf günstige Betriebsabläufe;

Anschlüsse der Leistungsstellen an das allgemeine Wegesystem, besonders auch im Hinblick auf den Transport der Versorgungsgüter;
Verbindung zu den benachbarten Leistungsstellen;
Voraussetzung für Güteranlieferung, Lagerung, Verteilung, Betriebsmittelkreisläufe und hygienisch einwandfreie Entsorgung.

11) Aufwand

Bewertet werden:
Flächen- und Raumaufwand im Hinblick auf die Flächenvorgaben des Programms;
Voraussetzungen für eine wirtschaftliche Baudurchführung;
Voraussetzungen für eine wirtschaftliche Unterhaltung der Anlage;
Voraussetzungen für die Wirtschaftlichkeit im laufenden Betrieb der Anlage.

12) Entwicklungsfähigkeit

Bewertet werden:
Grad der Variabilität in der Nutzung der Anlage, soweit die Nutzungsvariabilität von der Zueinanderordnung und dem Zuschnitt der Leistungsstellen abhängt;
Möglichkeiten der Erweiterung der einzelnen Leistungsstellen ohne wesentliche Störung des laufenden Betriebes, insbesondere der Leistungsstellen der Basisfunktionen sowie der Diagnostik und Therapie.

d) Zusammenfassende Beurteilung

Das Schwergewicht der abschließenden zusammenfassenden Beurteilung wird darauf zu legen sein, ob und inwieweit in der Planung der Baumaßnahmen den Anforderungen der Beurteilungskriterien gleichermaßen entsprochen werden konnte, ohne allzu starke Überbetonung oder Vernachlässigung einzelner Beurteilungsgesichtspunkte. Dabei ist die Relevanz der Anforderungen zur Planungsebene eines Schemaentwurfes 1 : 500 mit dem Ziel der Optimierung der für die weitere Entwurfsbearbeitung zweckmäßigen Entwurfsidee und betrieblich-baulichen Grundkonzeption zu beachten.

4. Krankenhausbau-Erfolgsmessung (Hospital Building Evaluation)

Alle Überlegungen im Zusammenhang mit der Beurteilung der Zweckmäßigkeit und Wirtschaftlichkeit von Krankenhausbaumaßnahmen beinhalten stets einen Vergleich von Soll und Ist, unabhängig davon, ob die Beurteilung anhand von operationalen oder nichtoperationalen Kriterien erfolgt. Die Effizienz des Projektmanagements bei Planung und Durchführung von Krankenhausbaumaßnahmen hängt also entscheidend davon ab, ob und inwieweit für die Beurteilungskriterien Maßstäbe zur Verfügung stehen, soweit wie möglich als Kennzahlen quantifiziert.

Voraussetzung für die Gewinnung derartiger Beurteilungsmaßstäbe ist eine systematische Krankenhausbau-Erfolgsmessung (Hospital Building Evaluation), d. h. eine Analyse und Bewertung der Planung und Durchführung von Krankenhausbaumaßnahmen im Hinblick auf betriebliche und bauliche Zweckmäßigkeit und Wirtschaftlichkeit.

In der Regel werden abgeschlossene Krankenhausbauten weder von den Architekten noch von den Krankenhausträgern in derartiger Weise systematisch analysiert und ausgewertet. Soweit überhaupt, erfolgt dies nur fallweise und gezielt im Hinblick auf Einzelfragen (z. B. Grundrißgestaltung einzelner Leistungsstellen; Einrichtung und Ausstattung einzelner Arbeitsplätze; Verwendung von bestimmten Ausbaumaterialien). So gesehen fehlt es bisher an einem systematisch ausgebauten Kontroll- und Rückkoppelungsprozeß im Bereich der Planung und Durchführung von Krankenhausbaumaßnahmen mit dem Ergebnis, daß die für ein erfolgreiches Projektmanagement notwendigen Kennzahlen nicht immer und in allen Fällen in ausreichendem Maße zur Verfügung stehen. Dazu kommt, daß es nicht selten an einer objektiven und vollständigen Information über die betrieblichen Erfahrungen mit Krankenhausneubauten nur deshalb mangelt, weil sowohl Krankenhausträger und Krankenhausleitung als auch die Krankenhausarchitekten befürchten, mit festgestellten Mängeln identifiziert zu werden. So gesehen geschieht es, daß Unzweckmäßigkeiten, die bei einem Krankenhausbau aufgetreten sind, bei anderen Bauunternehmen wiederholt werden.

Im Hinblick auf eine Verbesserung der Effizienz des Krankenhausbaues und Krankenhausbetriebes empfiehlt es sich deshalb, die bisher nur fallweise und partial durchgeführten Analysen von abgeschlossenen Krankenhausbaumaßnahmen zu einer systematischen Analyse und Auswertung möglichst vieler abgeschlossener Bauvorhaben im Bereich des Krankenhauswesens zu erweitern. Dabei bietet sich für den Prozeß der Kontrolle und der Informationsrückkoppelung das in Abb. 15 und 16 dargestellte Organisationsmodell an. Systematisiert man die Krankenhausbau-Erfolgsmessung in dieser Weise, dann lassen sich nach der ärztlich-pflegerischen Zielsetzung und Versorgungsstufe der Krankenhäuser gestaffelte Maßstäbe in Form von Kennzahlen entwickeln, die es erlauben, die Zweckmäßigkeit und Wirtschaftlichkeit von Krankenhausbaumaßnahmen zu beurteilen als Grundlage für eine sukzessive Optimierung aller Programmierungs-, Ablaufplanungs-, Bauplanungs- und Baudurchführungsentscheidungen[18]).

---

[18]) Der Aufbau einer systematischen Krankenhausbau-Erfolgsmessung wird erleichtert durch die Neuordnung der Krankenhausinvestitionsfinanzierung. Danach ist es für die Länder unschwer möglich, die mit öffentlichen Mitteln geförderten Krankenhausbaumaßnahmen nach ihrer Fertigstellung und Inbetriebnahme nach einheitlich aufgestellten Kriterien analysieren und auswerten zu lassen. Einzelheiten zum Thema „Krankenhausbau-Erfolgsmessung" vgl. u. a. Baynes, K.; Langslow, B.; Courtenay, C. C.: Evaluating New Hospital Buildings, King Edward's Hospital Fund, London 1969; Cooney, R. A.; Pickens, W. R.: Hospital Evaluates its Surgical Suite — After a Year of Use, Hospitals (1969) 2 Jan. 16; Courtenay, C. W.: Evaluation of New Hospital Buildings, UIA-Seminar (Vortragsmanuskript) Düsseldorf 1970; Hunter, J. K.: The Evaluation of New Hospital Buildings, Health Bulletin (1965) 2, April.

Abb. 15: Organisation der Krankenhausbauerfolgsmessung — Grundmodell

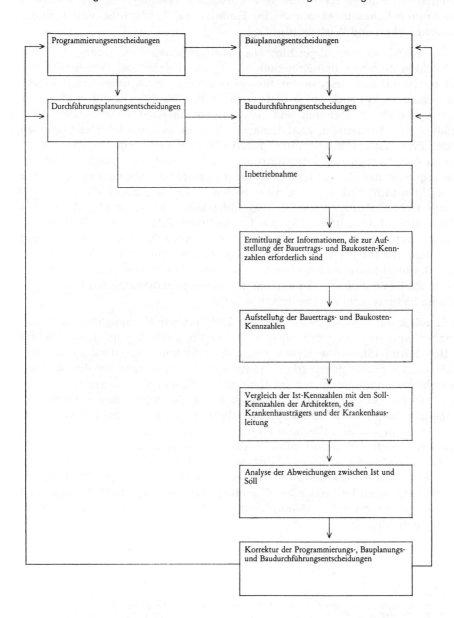

Abb. 16: Organisation der Krankenhausbauerfolgsmessung — Ablaufmodell

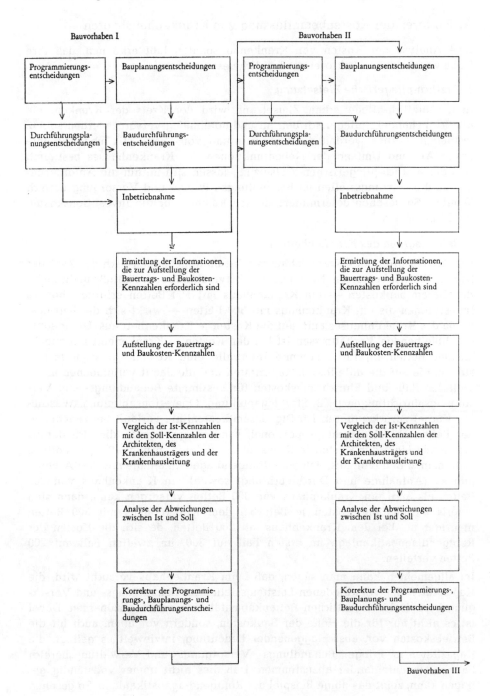

VI. Planung der Investitionskosten

A. Faktoren der Kostenbeeinflussung von Krankenhausbauten

Eine Analyse der Kosten von Krankenhausbauten läßt erkennen, daß ihre Höhe von mehreren Faktoren maßgeblich bestimmt wird.

1. Ärztlich-pflegerische Zielsetzung

In der ärztlich-pflegerischen Zielsetzung wird der Kreis der Kranken, die ärztlich behandelt, pflegerisch betreut und hotelmäßig versorgt werden sollen, festgelegt. Ferner werden die Grundrichtung von Diagnostik und Therapie sowie Art und Umfang der Nebenfunktionen des Krankenhauses bestimmt. Aus der ärztlich-pflegerischen Zielsetzung lassen sich mithin die Anforderungen an die Leistungsstellen im Behandlungs-, Pflege- und Versorgungsbereich ableiten. So gesehen determiniert sie den Rahmen für die Investitionskosten im Krankenhaus.

2. Betriebsgröße des Krankenhauses

Die Betriebsgröße des Krankenhauses wird im allgemeinen nach der Zahl der Krankenbetten bemessen. Neben dem selbstverständlichen Einfluß auf die Höhe der Gesamtbaukosten — ein Krankenhaus mit 500 Betten erfordert höhere Investitionen als ein Krankenhaus mit 300 Betten — wirkt sich die Betriebsgröße des Krankenhauses auch auf die Kosten je Krankenbett aus. Unter sonst gleichbleibenden Verhältnissen ist bei den Kosten je Krankenbett mit zunehmender Bettenzahl für bestimmte Intervalle eine Kostendegression festzustellen, die auf die unteilbaren Kapazitäten und die damit verbundenen intervallfixen Bau- und Einrichtungskosten für bestimmte Behandlungs- und Versorgungseinrichtungen (z. B. Strahlenabteilung, Operationsabteilung, Wäscherei, Küche) zurückzuführen ist. Die Gesamtkostenlinie verläuft bei zunehmender Bettenzahl also nicht proportional, sondern sprunghaft; die sich daraus ergebende Linie der Kosten je Krankenbett verläuft sprunghaft hyperbolisch. Geht man z. B. davon aus, daß eine Röntgendiagnostikanlage mit drei Arbeitsplätzen (Aufnahme und Durchleuchtung) sowohl ein Krankenhaus von 200 Betten als auch ein Krankenhaus von 300 Betten versorgen kann, dann sind ceteris paribus die Kosten je Bett bei dem Krankenhaus mit 300 Betten niedriger als bei dem Krankenhaus mit 200 Betten, da sich die Kosten der Röntgendiagnostikanlage im ersten Fall auf 300, im zweiten Fall auf 200 Betten verteilen.

Im allgemeinen kann man sagen, daß beim Krankenhaus versucht wird, die Kapazitäten der verschiedenen Leistungsstellen im Behandlungs- und Versorgungsbereich der eigentlichen Bettenkapazität harmonisch anzupassen. Dabei ist es nicht nur für die Höhe der Baukosten, sondern vor allem auch für die Betriebskosten von ausschlaggebender Bedeutung, inwieweit es gelingt, die Kapazitäten im Pflege-, Behandlungs-, Versorgungs- und Verwaltungsbereich harmonisch aufeinander abzustimmen. Daß dies nicht immer vollständig gelingen kann, zeigt das obige Beispiel der Röntgendiagnostikanlage. So gesehen werden sich vor allem bei kleineren Krankenhäusern Überkapazitäten oft nicht vermeiden lassen, wenn die Leistungsfähigkeit auch des kleineren Krankenhauses voll gewahrt sein soll.

Oft werden auch bewußt einzelne Leistungsstellen (z. B. Küche oder Wäscherei, aber auch Operationssaal, Strahlenabteilung oder Laboratorium) überdimensioniert, da für die nähere, aber auch für die weitere Zukunft mit einer Erweiterung der Bettenkapazität zu rechnen ist. Für den Übergang nimmt man dann höhere Anlage-Leerkosten infolge nicht genutzter Kapazitäten in Kauf, braucht dafür aber später die zentralen Einrichtungen nicht zu erweitern oder neu zu bauen. In solchen Fällen muß man bei der Beurteilung der Baukosten neben der normalen Kapazität auch die maximale Kapazität der verschiedenen Leistungsstellen berücksichtigen.

Die Betriebsgröße des Krankenhauses wirkt sich also über die Bettenkapazität in Verbindung mit der Kapazität der einzelnen Leistungsstellen auf die Höhe der Kosten des Krankenhausbaues maßgeblich aus.

3. Betriebsorganisation — Arbeitsablaufgestaltung

Die ständige Zunahme der Betriebskosten im Krankenhaus sowie der Mangel an Arbeitskräften zwingen zur Rationalisierung der Arbeitsablaufgestaltung und damit zu einschneidenden Umstellungen in der Betriebsorganisation. In fast allen Fällen ist mit derartigen organisatorischen Umstellungen ein baulicher und einrichtungsmäßiger Mehraufwand verbunden, der immer dann gerechtfertigt ist, wenn sich durch die einmalige Mehrinvestition beim Bau eine Rationalisierung des Arbeitsablaufes erreichen läßt. Verbesserungen der Betriebsorganisation sind also in der Regel an gesteigerte bauliche und einrichtungsmäßige Voraussetzungen gebunden und haben damit höhere Investitionskosten zur Folge.

4. Gegebenheiten des Standortes

Entwurfslösungen sowie Art und Umfang der Bauleistungen werden zum Teil durch die Gegebenheiten des Standortes, vor allem durch die klimatischen, geographischen und geologischen Verhältnisse beeinflußt. Daneben sind Lage nach Himmelsrichtung, Größe und Zuschnitt des Grundstücks, Vorschriften aus dem Bebauungsplan sowie die Bedingungen für die Energieversorgung und die Abwässerbeseitigung Beispiele für die Gegebenheiten des Standortes, die sich nicht nur auf Art und Umfang der Erschließungsarbeiten, sondern mittel- oder unmittelbar auch auf die Bauarbeiten und auf die Einrichtungen auswirken.

5. Planung des Baues

Die Aufgabe der Planung besteht darin, die betrieblichen, technischen, konstruktiven, architektonischen und städtebaulichen Fragen des Krankenhausbaues zu lösen. Art, Umfang und Niveau der bei der Planung geleisteten geistigen Arbeit wirken unmittelbar auf sämtliche Kostenarten und Kostenbereiche des Krankenhausbaues ein.

6. Durchführung des Baues

Die Effizienz der bei der Planung des Krankenhauses geleisteten geistigen Arbeit ist weitgehend abhängig von der eigentlichen Durchführung des Krankenhausbaues. Die arbeitskraftsparende und betriebskostensenkende Wirkung einer Entwurfsidee kann durch mangelhafte Überwachung ihrer baulichen Ausführung herabgesetzt werden. Gute Ideen für eine sparsame Konstruktion können durch schlechte Baustellenorganisation ohne Erfolg bleiben.

7. Ausführung des Baues

Eng verbunden mit der Planung und Durchführung ist die Ausführung des Baues in Rohbau, Ausbau, Einrichtung und Ausstattung, wobei unter „Ausführung des Baues" seine materielle Qualität zu verstehen ist (Material und Verarbeitung als Einheit gesehen). Die Beziehungen zwischen Qualität der Bauleistungen einerseits und der Höhe der Baukosten andererseits — steigende Qualität indiziert steigende Baukosten — sind in aller Regel eindeutig und bedürfen daher keiner Erläuterung. Über die Kostenarten „Erneuerungen" und „Instandhaltungen" wirkt sich die Qualität des Baues aber auch unmittelbar auf die Betriebskosten aus. Ein geputzter Bau erfordert, je nach Qualität, früher oder später bedeutende Instandhaltungsarbeiten, unter Umständen sogar Teilerneuerungen; auch sein Aussehen leidet bald, wenn der Anstrich nicht laufend erneuert wird. Diese laufenden Aufwendungen während des Betriebes entfallen weitgehend, wenn der Bau mit keramischen Platten verkleidet wird, was allerdings zur Folge hat, daß die Kosten der Ausführung wesentlich höher liegen.

8. Baumarktlage

Die Lage auf dem Baumarkt zu einem bestimmten Zeitpunkt drückt sich in dem jeweiligen Bauindex aus (allgemeine Durchschnittspreise für Bauleistungen zu einem bestimmten Zeitpunkt, bezogen auf die Preisverhältnisse zu einem Zeitpunkt aus der Vergangenheit). Maßkosten sind die Baukosten je Kubikmeter umbauten Raumes für eine bestimmte Gebäudekategorie. Unterschiede im Bauindex können regional, saisonal oder durch den allgemeinen Trend der Baukosten bedingt sein. Seinem Wesen nach stellt der Bauindex für die einzelne Bauplanung ein Datum dar, das nur innerhalb gewisser Grenzen beeinflußt werden kann. (Regionale Unterschiede auf dem Baumarkt — Preisgefälle — können z. B. dadurch ausgenutzt werden, daß man versucht, Bauunternehmer aus dem preisgünstigeren Gebiet heranzuziehen).

B. Kostenarten von Krankenhausbauten

Nach den bestehenden DIN-Vorschriften (vgl. DIN 276, Blatt 1 bis 3 — September 1971) werden die Kosten für Hochbauten wie folgt gegliedert:

1. Kosten des Baugrundstückes

1.1 Wert des Baugrundstückes
1.2 Erwerb des Baugrundstückes
1.3 Freimachen des Baugrundstückes
1.4 Herrichten des Baugrundstückes

2. Kosten der Erschließung

2.1 Öffentliche Erschließung
2.2 Nichtöffentliche (private) Erschließung
2.3 Andere einmalige Abgaben

3. Kosten des Bauwerkes

3.1 Baukonstruktion
3.2 Installationen
3.3 Betriebstechnische Anlagen
3.4 Betriebliche Einbauten
3.5 Besondere Bauausführungen

4. Kosten des Gerätes

5. Kosten der Außenanlagen

6. Kosten für Zusätzliche Maßnahmen

7. Baunebenkosten

Im Hinblick auf die im Gesetz zur wirtschaftlichen Sicherung der Krankenhäuser und zur Regelung der Krankenhauspflegesätze — KHG — vorgesehenen unterschiedlichen Finanzierungsmodalitäten für langfristig, mittelfristig und kurzfristig nutzbare Anlagegüter empfiehlt sich, bei der Kostenartengliederung für Krankenhausbauten neben den DIN-Vorschriften gleichzeitig die Fristigkeit der Kostenarten zu berücksichtigen. Dazu bedarf es folgender Änderungen oder Ergänzungen der in der DIN 276 vorgesehenen Kostengliederung:

1) Unterteilung der Kosten der Baukonstruktionen nach Erd-, Grund- und Rohbauarbeiten auf der einen Seite sowie Allgemeinen Ausbauarbeiten auf der anderen Seite (Trennung von langfristig und mittelfristig nutzbaren Anlagegütern);

2) Zusammenfassung von Installationen, Betriebstechnischen Anlagen und Betrieblichen Einbauten zu den Betriebstechnischen Ausbauarbeiten (mittelfristige Anlagegüter);

3) Ausweis der Kosten der besonderen Bauausführung unter den korrespondierenden Kostengruppen — Baukonstruktionen, Installationen, Betriebstechnische Anlagen, Betriebliche Einbauten (Trennung nach lang- und mittelfristig nutzbaren Anlagegütern);

4) Differenzierung der Kosten des Gerätes nach Kosten der Einrichtung und Kosten der Ausstattung (Differenzierung der kurzfristig nutzbaren Anlagegüter nach ihrer Nutzungszeit).

So gesehen ergibt sich für Krankenhausbauten das folgende Kostengliederungsschema als Grundlage sowohl für eine systematische Ordnung der Baukostenarten als auch für eine Gruppierung der Baukostenarten nach ihrer Fristigkeit.

1. Kosten des Baugrundstückes

1.1 Wert des Baugrundstückes
1.2 Erwerb des Baugrundstückes
1.3 Freimachen des Baugrundstückes
1.4 Herrichten des Baugrundstückes

2. Kosten der Erschließung

2.1 Öffentliche Erschließung
2.2 Nichtöffentliche (private) Erschließung
2.3 Andere einmalige Abgaben

3. Kosten des Bauwerkes

3.1 Baukonstruktionen
3.11 Erd- und Grundbau
3.12 Rohbau
3.13 Allgemeiner Ausbau
3.2 Betriebstechnischer Ausbau
3.21 Installationen
3.22 Betriebstechnische Anlagen
3.23 Betriebliche Einbauten

4. Kosten der Einrichtung

4.1 Medizinisch-technische Einrichtungen
4.2 Versorgungseinrichtungen
4.3 Verwaltungseinrichtungen
4.4 Allgemeine Einrichtungen

5. Kosten der Ausstattung

6. Kosten der Außenanlagen

7. Kosten für Zusätzliche Maßnahmen

8. Baunebenkosten

Im einzelnen enthalten die acht Kostengruppen die nachstehenden Kostenarten und Kostenbestandteile:

1. *Kosten des Baugrundstückes*

1.1 Wert des Baugrundstückes

Der Grundstückswert richtet sich nach dem Verkehrswert (Bundesbaugesetz — BBauG — § 141 mit Verordnung über Grundsätze für die Ermittlung des Verkehrswertes von Grundstücken vom 7. 8. 1961 — BGBl. I S. 1183) zum Zeitpunkt der Kostenermittlung. Dies gilt auch, wenn der Kaufpreis vom Verkehrswert zum Zeitpunkt der Kostenermittlung abweicht.

Sind Teile des Grundstücks unentgeltlich oder gegen Entgelt für den Gemeinbedarf abzutreten oder abgetreten worden, so sollen diese Flächen bei der Ermittlung des Verkehrswertes berücksichtigt werden (vgl. Abschnitt 2.1).

1.2 Erwerb des Baugrundstückes

Hierzu gehören die Nebenkosten im Zusammenhang mit dem Erwerb eines Baugrundstückes (Grundstücksnebenkosten) z. B. für Beurkundung, Untersuchungen und Gutachten über Baugrund und Bebaubarkeit — soweit diese zur Beurteilung des Grundstückwertes dienen —, ferner für Vermessung und Katasterunterlagen, Grunderwerbsteuer, Gebühren, Provisionen, Bodenneuordnung, Grenzregulierung und gegebenenfalls Bestellung eines Erbbaurechtes.

Bei Anpassung des Kaufpreises an den Verkehrswert (vgl. Abschnitt 1.1) ist darauf zu achten, daß die Grundstücksnebenkosten nicht mehrfach angesetzt werden.

1.3 Freimachen des Baugrundstückes

Hierzu gehören die Kosten, die aufzuwenden sind, um die freie Verfügung über ein erworbenes Grundstück zu erhalten, das noch mit Miet- oder Pachtverträgen belastet ist.

1.4 Herrichten des Baugrundstückes

Hierzu gehören die Kosten für das Herrichten des Grundstückes oder einer Teilfläche (Baufläche) für die geplante bauliche Anlage.

2. *Kosten der Erschließung*

2.1 Öffentliche Erschließung

Hierzu gehören die anteiligen gesetzlichen Kosten (Anliegerbeiträge/Anliegerleistungen) und/oder die aufgrund vertraglicher Vereinbarungen aufzubringenden Kosten:

a) für die Beschaffung oder den Erwerb der Erschließungsflächen gegen Entgelt durch den Träger der öffentlichen Erschließung;

b) für die erstmalige Herstellung oder den Ausbau der öffentlichen Verkehrsflächen, der Grünflächen und sonstiger Freiflächen für öffentliche Nutzung (Bundesbaugesetz — BBauG — §§ 127 bis 130);

c) ferner die Kosten für die erstmalige Herstellung oder Vervollständigung der von allen Eigentümern in einem Baugebiet gemeinschaftlich genutzten und von Dritten, z. B. Versorgungsunternehmern, im öffentlichen Interesse betriebenen technischen Anlagen, z. B. für die Abwasserbeseitigung, für die Versorgung mit Wasser, Fernwärme, Gas, elektrischem Strom und für Straßen- und Platzbeleuchtung.

Bei der Abgabe von Erschließungsflächen gegen Entgelt (vgl. Abschnitt 2.1 a) soll der Wertausgleich des Grundstückes bei den Anliegerleistungen vorgenommen werden.

2.2 Nichtöffentliche (private) Erschließung

Hierzu gehören die Kosten oder die Kostenzuschüsse für die erstmalige Herstellung oder den Ausbau der privaten Verkehrsflächen und für die erstmalige Herstellung oder Vervollständigung von technischen Anlagen in einem Baugebiet (Bundesbaugesetz — BBauG — §§ 30 und 34), die zwar nicht im öffentlichen Interesse betrieben werden, die aber Daueranlagen bleiben und nicht zu den Außenanlagen (vgl. Abschnitt 6) zählen, z. B. nichtöffentliche Abwasserbeseitigung, nicht-öffentliche Versorgung mit Wasser, Fernwärme, Gas, elektrischem Strom, ferner Privatstraßen, Wege und Plätze.

Bei Baugrundstücken in nichterschlossenen Baugebieten, z. B. im Außenbereich (Bundesbaugesetz — BBauG — § 35), gehören zur nichtöffentlichen Erschließung die Kosten der Abwasser- und der Versorgungsanlagen, wenn sie als Ersatz für nicht vorhandene Daueranlagen hergestellt werden.

2.3 Andere einmalige Abgaben

Hierzu gehören Kosten, die dem Grundstückseigentümer bzw. dem Bauherrn aufgrund landesrechtlicher Bestimmungen oder eines Ortsstatuts aus Anlaß des geplanten Bauvorhabens einmalig und zusätzlich zu den Anliegerleistungen (vgl. Abschnitt 2.1) entstehen.

3. *Kosten des Bauwerkes*

Hierzu gehören die Kosten aller in den Abschnitten 3.1 und 3.2 aufgeführten Bau- und sonstigen Leistungen, die aufgrund der dem Bauwerk zugrunde liegenden Planung und der vorgesehenen Zweckbestimmung entstehen.

Bei Umbau, Wiederaufbau oder Wiederherstellung von Bauwerken zählen hierzu auch die Kosten auf Teilabbruch-, Sicherungs- und Demontagearbeiten.

Der Wert wiederverwendeter Bauteile ist gesondert auszuweisen. Werden Eigenleistungen erbracht, so sind hierfür die Kostenbeträge einzusetzen, die für die entsprechenden Auftragnehmerleistungen entstehen würden. Die Kosten für besondere Bauausführungen (DIN 276 — Kostenart 3.5), die durch besondere Bedingungen des Geländes, des Baugrundes, der Umgebung oder durch Forderungen außerhalb der Zweckbestimmung des Bauwerkes verursacht werden, sind bei den jeweiligen Kostenarten ausgewiesen.

3.1 Baukonstruktionen

Hierzu gehören die Kosten der Bauleistungen und der sonstigen Leistungen für den gesamten Erd- und Grundbau, Rohbau sowie Allgemeinen Ausbau des Bauwerkes, einschließlich der dazu notwendigen Baustelleneinrichtung, jedoch nicht die Installationen (vgl. Abschnitt 3.21), die Betriebstechnischen Anlagen (vgl. Abschnitt 3.22) sowie die Betrieblichen Einbauten (vgl. Abschnitt 3.23). Die Kosten der besonderen Bauausführungen sind eingeschlossen.

3.11 Erd- und Grundbau

Hierzu gehören die Kosten der Bauleistungen und der sonstigen Leistungen für die Gründung (Fundamente/Bauwerksohle — Bodenabtrag, Aushub für Baugrube — Aushub für Fundamente und Schächte — Wasserhaltung — Baustelleneinrichtung — sonstige Kosten der Gründung), vor allem folgende Arbeiten:

Erdarbeiten — DIN 18 300
Bohrarbeiten — DIN 18 301
Rammarbeiten — DIN 18 304
Wasserhaltungsarbeiten — DIN 18 305
Abwasserkanalarbeiten — DIN 18 306
Einpreßarbeiten — DIN 18 309

3.12 Rohbau

Hierzu gehören die Kosten der Bauleistungen und der sonstigen Leistungen für den Rohbau der Geschosse im und über dem Erdreich sowie für den Rohbau des Dachgeschosses (tragende Konstruktionen — nichttragende Außen- und Innenwände — Schächte, Kanäle — Abdichtung gegen nichtdrückendes Wasser — Innenwandflächen — Deckenflächen — Fußbodenflächen — sonstige Konstruktionen), vor allem folgende Arbeiten:

Maurerarbeiten — DIN 18 330
Beton- und Stahlbetonarbeiten — DIN 18 331
Naturwerksteinarbeiten — DIN 18 332
Betonwerksteinarbeiten — DIN 18 333
Zimmerarbeiten — DIN 18 334
Stahlbauarbeiten — DIN 18 335
Abdichtung gegen drückendes Wasser — DIN 18 336
Abdichtung gegen nichtdrückendes Wasser — DIN 18 337
Dachdeckungsarbeiten — DIN 18 338
Klempnerarbeiten — DIN 18 339

3.13 Allgemeiner Ausbau

Hierzu gehören die Kosten der Bauleistungen und sonstigen Leistungen für den Allgemeinen Ausbau der Geschosse im und über dem Erdreich sowie für den

Allgemeinen Ausbau des Dachgeschosses, vor allem folgende Arbeiten:
Putz- und Stuckarbeiten — DIN 18350
Fliesen- und Plattenarbeiten — DIN 18352
Estricharbeiten — DIN 18353
Asphaltbelagarbeiten — DIN 18354
Tischlerarbeiten — DIN 18355
Parkettarbeiten — DIN 18356
Beschlagarbeiten — DIN 18357
Rolladenarbeiten — DIN 18358
Metallbauarbeiten — DIN 18360
Verglasungsarbeiten — DIN 18361
Ofen- und Herdarbeiten — DIN 18362
Anstricharbeiten — DIN 18363
Oberflächenschutzarbeiten an Stahl und Oberflächenschutzarbeiten (Anstrich) an Aluminiumlegierungen — DIN 18364
Bodenbelagarbeiten — DIN 18365
Tapezierarbeiten — DIN 18366
Holzpflasterarbeiten — DIN 18367
Gerüstarbeiten — DIN 18451

3.2 Betriebstechnischer Ausbau

Hierzu gehören die Kosten der Bauleistungen und der sonstigen Leistungen für die Betriebstechnischen Anlagen und deren Installation sowie für die Betrieblichen Einbauten.

3.21 Installationen

Hierzu gehören die Kosten für alle im oder am Bauwerk eingebauten, festverbundenen oder angeschlossenen Rohrleitungen, Verteilungssysteme, Entnahme- und Anschlußstellen (eingeschlossen die Kosten für besondere Bauausführungen) einschließlich aller installierten Objekte, die Bestandteil (Bürgerliches Gesetzbuch — BGB — §§ 93 und 94) des Bauwerkes werden und folgenden Zwecken dienen:

Abwasserbeseitigung, Wasserversorgung und Sanitärtechnik; Energieverteilung von Wärme, Gas und elektrischem Strom; künstliche Lüftung und Klimatisierung; Beleuchtung;
Fernsprech-, Rundfunkempfangs- und Rufanlagen, gegebenenfalls auch zum Anschluß von betrieblichen Einbauten, Blitzschutzanlagen; ferner das zur Bedienung, zum Betrieb oder zum Schutz der Installationen gehörende erstmalig zu beschaffende nichteingebaute oder nichtfestverbundene Zubehör (Bürgerliches Gesetzbuch — BGB — § 97).

Zu den Installationen rechnen vor allem folgende Arbeiten:
Zentralheizungs-, Lüftungs- und zentrale Warmwasserbereitungsanlage — DIN 18380
Gas-, Wasser- und Abwasser-Installationsarbeiten — DIN 18381

Starkstrom-Leitungsanlagen in Gebäuden — DIN 18 382
Schwachstrom-Leitungsanlagen in Gebäuden — DIN 18 383
Blitzschutzanlagen — DIN 18 384
Wärmedämmungsarbeiten — DIN 18 421

3.22 Betriebstechnische Anlagen

Hierzu gehören die Kosten für alle technischen Anlagen, die zum Betrieb der in Abschnitt 3.21 genannten Installationen erforderlich sind (einschließlich der Kosten für besondere Bauausführungen).

Es sind dies in der Regel Anlagen zur Erzeugung, Aufbereitung oder Umwandlung, z. B. bei zentraler Energieversorgung mit Wärme oder elektrischem Strom: die Wärme- oder Stromerzeuger mit Schaltanlagen, Pumpen und Zubehör (Bürgerliches Gesetzbuch — BGB — § 97), die Wärmeaustauscher. Ferner gehören hierzu: Zentrale Anlagen zum Betrieb mit Flüssigkeiten, Gasen oder Druckluft, Aufzug- und sonstige Förderanlagen, Verbrennungs- und Müllbeseitigungsanlagen, Zentrale Anlagen für Fernmeldetechnik einschließlich Verteilungs- und Schaltstationen.

Zu den Betriebstechnischen Anlagen rechnen vor allem folgende Arbeiten:
Brunnenbauarbeiten — DIN 18 302
Abwasserkanalarbeiten — DIN 18 306
Gas- und Wasserleitungsarbeiten im Erdreich — DIN 18 307
Mauerarbeiten — DIN 18 330
Beton- und Stahlbetonarbeiten — DIN 18 331
Stahlbauarbeiten — DIN 18 335
Abdichtung gegen drückendes Wasser — DIN 18 336
Abdichtung gegen nichtdrückendes Wasser — DIN 18 337
Anstricharbeiten — DIN 18 363
Oberflächenschutzarbeiten an Stahl und Oberflächenschutzarbeiten (Anstrich) an Aluminiumlegierungen — DIN 18 364
Zentralheizungs-, Lüftungs- und zentrale Warmwasserbereitungsanlagen — DIN 18 380
Gas-, Wasser- und Abwasser-Installationsarbeiten — DIN 18 381
Starkstrom-Leitungsanlagen in Gebäuden — DIN 18 382
Schwachstrom-Leitungsanlagen in Gebäuden — DIN 18 383
Blitzschutzanlagen — DIN 18 384
Wärmedämmungsarbeiten — DIN 18 421
Gerüstarbeiten — DIN 18 451

3.23 Betriebliche Einbauten

Hierzu gehören die Kosten für alle mit dem Bauwerk festverbundenen Einbauten, die seiner besonderen Zweckbestimmung dienen (einschließlich der Kosten der besonderen Bauausführungen). Das sind auch Einbauten, die im Zusammenhang mit den Installationen und den Betriebstechnischen Anlagen stehen und benutzt werden (vgl. Abschnitte 3.21 und 3.22).

Die Betrieblichen Einbauten betreffen vor allem folgende Bereiche: Wohnen, Aufenthalt, Versammlung — Beköstigung, Kleidungspflege — Lehre, Forschung, Information — Produktion, Lagerung, Verteilung (ohne Tierzucht) — Hygiene, Gesundheitspflege, Sport — Medizin (Medizinische Untersuchungen, Diagnostik, operative und medizinische Behandlung, pathologische und anatomische Untersuchung, Leichenaufbewahrung und -verbrennung) — Tierhaltung — Kulturelle Zwecke.

4. *Kosten der Einrichtung*

Hierzu gehören sämtliche Lieferungen und Leistungen, die für Beschaffung und Anschluß oder Aufstellung derjenigen Anlagen erforderlich sind, die unmittelbar der Durchführung des Krankenhausbetriebes dienen, die aber nicht wesentliche Bestandteile des Bauwerkes (Bürgerliches Gesetzbuch — BGB — §§ 93 und 94) oder mit dem Bauwerk oder dessen Bestandteilen unmittelbar in Verbindung stehendes Zubehör (Bürgerliches Gesetzbuch — BGB — § 97) sind und nicht zur Ausstattung (vgl. Abschnitt 5) gehören (Betriebseinrichtungen einschließlich deren Zubehör).

4.1 Medizinisch-technische Einrichtungen

Patientenaufnahme und -entlassung
Zentrale Untersuchung und Behandlung
Strahlendiagnostik und Strahlentherapie
Laboratoriumsdiagnostik
Pathologie
Funktionsdiagnostik
Endoskopie
Operationen
Entbindungen
Anaesthesiologie
Intensivmedizin
Physikalische Therapie
Sonstige Leistungsstellen der Diagnostik und Therapie

4.2 Versorgungseinrichtungen

Apothekenversorgung
Blutversorgung
Sterilversorgung
Speisenversorgung (Zentralküche, Verteilerküchen, Sonderküchen, Bäckerei, Metzgerei, Kühlanlagen, Geschirreinigung usw.)
Wäscheversorgung
Bettenaufbereitung und Desinfektion
Reinigungsdienst
Abfallbeseitigung
Transport- und Botendienst
Fahrtendienst
Instandhaltung und Instandsetzung (Werkstätten)

4.3 *Verwaltungseinrichtungen*

Beschaffung, Materialverwaltung, Anlagenverwaltung
Patientenaufnahme
Kassen- und Finanzverwaltung
Leistungserfassung und -abrechnung
Personalverwaltung
Informations- und Rechnungswesen
Schriftgutwesen
Allgemeine Verwaltung

4.4 *Allgemeine Einrichtungen*

Vortragssäle und Kapellen
Verkaufsstände (Kioske, Banknebenstelle, Poststelle, Friseur usw.)
Restaurant
Garderoben
Sonstige allgemeine Einrichtungen

5. *Kosten der Ausstattung*

Hierzu gehören sämtliche Lieferungen und Leistungen, die für die Beschaffung der Erstausstattung an derartigen Wirtschaftsgütern erforderlich sind, die unmittelbar der Durchführung des Krankenhausbetriebes dienen, jeweils in großer Anzahl vorhanden sind und infolge schneller Abnutzung häufig ihren Bestand ändern[19]).

Zum Bereich der Kosten der Ausstattung rechnen vor allem:
Medizinisches Mobiliar, medizinische Geräte und Instrumente
Pflegemobiliar, Pflegegerät
Bettwerk
Textilien
Porzellan, Glas
Wirtschaftsmobiliar, Wirtschaftsgerät
Büromobiliar, Büromaschinen
Beleuchtung
Sonstige Ausstattung (u. a. Schutzgerät, Beschriftung und Schilder, Hygienegerät)

6. *Kosten der Außenanlagen*

Hierzu gehören die Kosten für die Herstellung aller Anlagen außerhalb des Bauwerkes, einschließlich der Verbindung der Versorgungsleitungen mit den

---

[19]) Die Kosten der Erstausstattung der Krankenhäuser mit Textilien, Glas, Porzellan und anderen Verbrauchsgütern sowie verbrauchsgüterähnlichen, kurzfristig nutzbaren Anlagegütern werden in der Vermögensrechnung der Krankenhäuser in der Regel als Festwert geführt. Alle diese Ausstattungsgegenstände betreffenden Ersatzbeschaffungen werden unmittelbar als Periodenaufwand verbucht und nicht über die Vorhaltungskosten den Rechnungsperioden angelastet.

öffentlichen oder nichtöffentlichen Erschließungsanlagen, ferner die Kosten, die durch die Oberflächengestaltung des Baugrundstückes entstehen.

Es sind dies in der Regel Kosten für: Einfriedungen, Geländebearbeitung, Versorgungsanlagen [20]), Wirtschaftsvorrichtungen, Wege, Straßen, Plätze, Treppen, Grünflächen; ferner Außenanlagen für besondere Zweckbestimmungen.

Beim Umbau von Außenanlagen gehören hierzu auch die Kosten von Teilabbruch-, Sicherungs- und Demontagearbeiten.

Der Wert wiederverwendeter Bauteile ist gesondert auszuweisen. Werden Eigenleistungen erbracht, so sind dafür die Kostenbeträge einzusetzen, die für die entsprechenden Auftragnehmerleistungen entstehen würden.

Zu den Außenanlagen rechnen vor allem folgende Arbeiten:
Erdarbeiten — DIN 18 300
Bohrarbeiten — DIN 18 301
Brunnenbauarbeiten — DIN 18 302
Abwasserkanalarbeiten — DIN 18 306
Gas- und Wasserleitungsarbeiten im Erdreich — DIN 18 307
Dränarbeiten — DIN 18 308
Landschaftsgärtnerische Arbeiten — DIN 18 320
Mauerarbeiten — DIN 18 330
Beton- und Stahlbetonarbeiten — DIN 18 331
Naturwerksteinarbeiten — DIN 18 332
Betonwerksteinarbeiten — DIN 18 333
Zimmerarbeiten — DIN 18 334
Stahlbauarbeiten — DIN 18 335
Abdichtung gegen drückendes Wasser — DIN 18 336
Abdichtung gegen nichtdrückendes Wasser — DIN 18 337
Klempnerarbeiten — DIN 18 339
Putz- und Stuckarbeiten — DIN 18 350
Fliesen- und Plattenarbeiten — DIN 18 352
Asphaltbelagarbeiten — DIN 18 354
Tischlerarbeiten — DIN 18 355
Beschlagarbeiten — DIN 18 357
Metallbauarbeiten — DIN 18 360
Verglasungsarbeiten — DIN 18 361
Anstricharbeiten — DIN 18 363
Oberflächenschutzarbeiten an Stahl und Oberflächenschutzarbeiten (Anstrich) an Aluminiumlegierungen — DIN 18 364
Holzpflasterarbeiten — DIN 18 367
Gerüstarbeiten — DIN 18 451

---

[20]) Bei öffentlichen Versorgungsanlagen wird vom Anschluß im oder am Bauwerk bis zur Grundstücksgrenze, bei nichtöffentlichen Versorgungsanlagen bis zur nächsten Hauptleitung bzw. Hauptsammelleitung gemessen.

7. Kosten für Zusätzliche Maßnahmen

Hierzu gehören die Kosten, die durch besondere Maßnahmen bei der Herstellung des Bauwerkes und/oder der Außenanlagen verursacht werden, die jedoch den Wert nicht erhöhen, z. B. Vorkehrungen zum Schutz von Personen und Sachen, gegen die Behinderung des Baubetriebes durch Witterungseinflüsse, Maßnahmen zur Beschleunigung des Baubetriebes.

8. Baunebenkosten

Hierzu gehören die Kosten, die bei der Planung und Baudurchführung auf der Grundlage von Gebührenordnungen, Preisvorschriften oder nach besonderer vertraglicher Vereinbarung entstehen.

Es sind dies in der Regel Kosten für: Vorplanung (u. a. auch Bettenbedarfsermittlung, Programmierung, Strukturwettbewerb, Betriebsplanung) — Bauplanung — Baudurchführung — behördliche Prüfungen, Genehmigungen und Abnahmen — besondere künstlerische Gestaltung — Finanzierungen und Abgaben.

Werden Eigenleistungen erbracht, so ist dafür der Betrag einzusetzen, der für entsprechende Fremdleistungen aufzuwenden wäre.

C. Richtwerte für die Kosten von Krankenhausbauten

Analysen von Krankenhausinvestitionen zeigen, daß die Baukosten je Krankenbett in der Zeit von 1950 bis 1971 kontinuierlich angestiegen sind. Dabei ergeben sich im einzelnen folgende Feststellungen:

1) Die Baukosten je Krankenbett differieren signifikant entsprechend der Versorgungsstufe des Krankenhauses: Krankenhäuser der Maximal- und Zentralversorgung haben höhere Baukosten je Krankenbett als Krankenhäuser der Regel- und Grundversorgung.

2) Der Flächenaufwand je Krankenbett differiert nicht signifikant nach der Versorgungsstufe der Krankenhäuser; er unterscheidet sich jedoch nach dem Jahr der Inbetriebnahme; seit 1950 ist der Flächenaufwand im Krankenhaus laufend angestiegen. Dies trifft primär den Behandlungs-, Versorgungs- sowie Eingangs- und Verwaltungsbereich (vgl. Abschnitt VI, G 3 b dieses Kapitels). Dabei läßt sich die Feststellung, daß der Flächenbedarf von der Versorgungsstufe des Krankenhauses weitgehend unabhängig ist, wie folgt erklären: Auf der einen Seite ist festzustellen, daß der Flächenbedarf mit steigender Versorgungsstufe des Krankenhauses zunimmt — begründet durch die immer differenzierter werdenden Methoden von Diagnostik und Therapie; auf der anderen Seite sinkt der Flächenbedarf mit zunehmender Bettenzahl — begründet durch die mit steigendem Leistungsumfang verbesserten Rationalisierungs-, Zentralisierungs- und Technisierungsmöglichkeiten. Diese beiden ge-

genläufigen Tendenzen dürften sich in der Praxis des Krankenhausbaues weitgehend ausgleichen.

3) Die Anteile der lang-, mittel- und kurzfristig nutzbaren Anlagegüter an den Gesamtbaukosten des Krankenhauses differieren signifikant nicht nach dem Jahr der Inbetriebnahme; sie unterscheiden sich aber nach der Versorgungsstufe des Krankenhauses. Während der Anteil der mittelfristig nutzbaren Anlagegüter relativ konstant ist, nimmt der Anteil der langfristig nutzbaren Anlagegüter mit steigender Versorgungsstufe des Krankenhauses ab, während der Anteil der kurzfristigen Anlagegüter mit steigender Versorgungsstufe zunimmt (vgl. Abschnitt VI, G 3 b dieses Kapitels).

4) Unter Auswertung der Ergebnisse der Flächen- und Kostenanalysen sowie unter Rückgriff auf die Erfahrungen im Krankenhausbau wird man bei einzel- und gesamtwirtschaftlichen Investitionsüberlegungen im Bereich des Krankenhauswesens von folgenden Vorgabewerten für die Gesamtbaukosten je Krankenbett (Bettenrichtwerten) ausgehen müssen:

Anforderungsstufe	Bettenrichtwerte 1971 [21]) DM
Grundversorgung	80 000
Normale Regelversorgung	85 000
Differenzierte Regelversorgung	90 000
Zentralversorgung	110 000
Maximalversorgung	130 000

Diese Bettenrichtwerte gehen von einem normalen, auf den gegenwärtigen Anforderungen im Bereich von Diagnostik, Therapie, Pflege und Versorgung basierenden Flächen- und Raumaufwand sowie von durchschnittlichen Baupreisen aus und setzen optimale Bauwirtschaftlichkeit voraus. Örtliche Abweichungen von diesen Bettenrichtwerten nach oben oder unten sind denkbar, vor allem aufgrund regionaler Unterschiede in den Baupreisen[22]).

Die Bettenrichtwerte schließen die Kosten des Bauwerks, der Einrichtung, der Ausstattung, der Außenanlagen sowie die Baunebenkosten ein. Die Kosten des Baugrundstücks und der Erschließung sowie die Kosten für zusätzliche Maßnahmen lassen sich wegen der von Krankenhaus zu Krankenhaus höchst unterschiedlichen Gegebenheiten nicht normalisieren. Sie bedürfen mithin der gesonderten Kalkulation im Einzelfall und müssen bei Investitionsüberlegungen den Bettenrichtwerten zugeschlagen werden.

---

[21]) Der Bettenrichtwert 1971 bezieht sich auf Krankenhäuser, die im Jahr 1971 in Betrieb genommen worden sind. Er ist auch Bemessungsgrundlage für die staatliche Investitionskostenfinanzierung (vgl. Gesetz zur wirtschaftlichen Sicherung der Krankenhäuser und zur Regelung der Krankenhauspflegesätze — KHG — vom 29. Juni 1972, Bundesgesetzblatt Teil I Nr. 60 vom 1. Juli 1972, S. 1009 ff.).

[22]) Angemerkt sei, daß die Baukostenkalkulationen von Krankenhausplanungen aus dem Jahre 1971 in der Regel künftige Preissteigerungen bereits antizipieren und deshalb zwangsläufig über den Bettenrichtwerten 1971 liegen müssen.

D. Die zeitliche Stufung der Investitionsplanung

Will man die Kosten des Krankenhausbaues unter Kontrolle halten und auf das notwendige Maß begrenzen, dann ist es wichtig, ständig möglichst zeitnah über die Investitionskosten informiert zu sein.

Verfolgt man den Ablauf der Betriebs- und Bauplanung, dann sieht man, daß diese sich stufenweise verfeinert und daß dabei die Vorstellungen über die Gestaltung von Gebäude, Einrichtung und Ausstattung zunehmend präzisiert und detailliert werden. Dieser Entwicklung folgt auch die Planung der Investitionskosten. Dem Zeitablauf der Betriebs- und Bauplanung folgend stellt sie sich mehrstufig dar:

1. Stufe: Nach den ersten Überlegungen über die ärztlich-pflegerische Zielsetzung werden die Investitionskosten anhand von groben Richtwerten für die Gesamtbaukosten je Krankenbett geschätzt. Diese erste „Grobschätzung" orientiert sich an den normalisierten Bettenwerten je Krankenbett (differenziert nach den verschiedenen Krankenhaustypen), die folgende Kostenarten einschließen: Kosten des Bauwerks, Kosten der Einrichtung, Kosten der Ausstattung, Kosten der Außenanlagen, Baunebenkosten. Die Kosten des Baugrundstücks und der Erschließung sowie die Kosten für zusätzliche Maßnahmen können in diesem Planungsstadium in aller Regel bereits geschätzt werden, so daß sich die Investitionskosten in einer ersten Grobschätzung also wie folgt ergeben:

Investitionskosten = (Anzahl der Krankenbetten x normalisierter Bettenwert) + Kosten des Baugrundstückes und der Erschließung.

Beispiel für eine Baukostenschätzung (Krankenhausneubau der Regelversorgung mit 330 Betten):

Bettenrichtwert 150 000,— DM		
330 Betten x 150 000 DM	=	49 500 000,— DM
Geschätzte Kosten des Baugrundstücks und der Erschließung	=	4 000 000,— DM
Kosten für zusätzliche Maßnahmen	=	500 000,— DM
Geschätzte Gesamtkosten	=	54 000 000,— DM

Dieser grob geschätzte Wert liegt im allgemeinen den ersten Finanzierungsüberlegungen des Krankenhausträgers zugrunde, auch der ersten überschläglichen Investitionsrechnung (Kosten- und Erlösvorausschätzung).

2. Stufe: Im Stadium des Vorentwurfs folgt der Grobschätzung der Investitionskosten durch den Krankenhausträger (oft gemeinsam mit dem Architekten) die erste angenäherte Ermittlung der Baukosten im Rahmen des Kostenvoranschlages durch den Architekten. Ausgehend von den Vorentwurfsplänen (meist im Maßstab 1:200) werden der Flächen- und Raumaufwand ermittelt, der ortsübliche Baupreis für die Kosten des Bauwerks festgestellt, die Kosten der Einrichtung, die Kosten der Ausstattung sowie die Baunebenkosten anhand von Richtwerten, die Kosten der Außenanlage und die Kosten für zusätzliche Maßnahmen nach örtlichen Erfahrungswerten veranschlagt. In dem Kostenvoranschlag errechnen sich die Investitionskosten dann folgendermaßen:

Investitionskosten = Kosten des Baugrundstücks und der Erschließung + Kosten des Bauwerks (Raumaufwand × Baupreis) + Zuschlag für die Kosten der Einrichtung und Ausstattung + veranschlagte Kosten der Außenanlagen + veranschlagte Kosten für zusätzliche Maßnahmen + Zuschlag für Baunebenkosten

Beispiel für einen Kostenvoranschlag (Krankenhausneubau mit 330 Betten):

1. Kosten des Baugrundstücks und der Erschließung		4 000 000,— DM
2. Kosten des Bauwerks		32 980 000,— DM
Raumaufwand 97 000 m³	Raummeterpreis 340,— DM	
3. Kosten der Einrichtung 4. Kosten der Ausstattung	= 35 % von 2; das entspricht rd. 23 % von 2, 3, 4, 5 und 7	11 543 000,— DM
5. Kosten der Außenanlagen = 5 % von 2		1 649 000,— DM
6. Kosten für zusätzliche Maßnahmen		500 000,— DM
7. Baunebenkosten = 13 % von 2		4 287 000,— DM
Veranschlagte Gesamtkosten		54 959 000,— DM

Dieser Kostenvoranschlag des Architekten bildet für den Krankenhausträger die Grundlage für die Erstellung der endgültigen Investitionsrechnung (Grobplanung der Kosten und Erlöse) sowie für die Verhandlungen über die Investitionsfinanzierung.

3. Stufe: Eine zuverlässige und detaillierte Information über die zu erwartenden Investitionskosten ergibt sich jedoch erst nach Abschluß der Entwurfsplanung. Anhand der Entwurfspläne (meist Maßstab 1 : 100) werden in der „Massenberechnung" alle zur Ausführung kommenden Arbeiten zusammengestellt, gegliedert nach Baugewerken. Entweder nach Einsetzen der ortsüblichen Preise oder aber nach erfolgter Ausschreibung durch Zusammenstellung der Firmenangebote gelangt man in der Kostenermittlung zu einer detaillierten Übersicht über die Investitionskosten. Dies ist die erste annähernd genaue Ermittlung der zu erwartenden Baukosten. Es gibt in der Praxis allerdings Fälle, in denen die Entwurfspläne als Grundlage für die Aufstellung des Kostenvoranschlages nicht ausreichen und sich eine endgültige Kostenübersicht erst anhand der Ausführungsplanung sowie der betriebstechnischen Detailplanung gewinnen läßt.

Die Erfahrung hat gezeigt, daß infolge der recht langen Planungs- und Bauzeit Änderungen in den Kosten einzelner Arbeiten nicht zu vermeiden sind und daß deshalb die Investitionskosten auch bei sorgfältiger Vorplanung während der Bauzeit noch einer ständigen Überwachung bedürfen, damit es nicht zu unnötigen und unerwünschten Überschreitungen der geplanten Kosten kommt (siehe dazu auch Abschnitt V, E 8 dieses Kapitels).

E. Hinweise für die Begrenzung der Investitionskosten

Schaltet man Zielsetzung und Baupreis als Beeinflussungsfaktor für die Kosten von Krankenhausbaumaßnahmen aus, dann sind unnötige Überhöhungen in den Investitionskosten in erster Linie auf einen zu großen Flächen-(Raum-)Aufwand und auf einen zu hohen Ausbaustandard zurückzuführen.

1. Flächen-(Raum-)Aufwand

Ein übersetzter Flächen-(Raum-)Aufwand kann auf mangelnde Kapazitätsplanung zurückzuführen sein (vgl. dazu Abschnitt III dieses Kapitels).

Ein überhöhter Flächen-(Raum-)Aufwand kann weiterhin dadurch begründet sein, daß man bei der Aufstellung der Raumlisten von den zu erwartenden Leistungen ausgeht, unter Hinweis auf die medizinische und technische Entwicklung aber eine übermäßige Steigerung vor allem der diagnostischen und therapeutischen Leistungen unterstellt und deshalb zu große Raumreserven einkalkuliert. Abgesehen davon, daß die diagnostischen und therapeutischen Leistungen im Allgemeinen Krankenhaus nicht unbegrenzt zunehmen werden, ist zu berücksichtigen, daß mit der immer stärkeren Mechanisierung und Automatisierung vielfach auch eine Verringerung des Flächen-(Raum-)Bedarfs verbunden ist. Nur so ist zu erklären, daß bei gleicher Zielsetzung das eine Krankenhaus mit 60 qm je Krankenbett auskommt, das andere Krankenhaus 90 qm Fläche je Krankenbett aufwendet. Analysiert man den unterschiedlichen Flächenbedarf, so ist der Mehrbedarf bei den einzelnen Leistungsstellen in der Regel gar nicht so groß und für die einzelnen Leistungsstellen oft nicht ohne weiteres abzulehnen. Summiert man aber den Mehrbedarf der einzelnen Leistungsstellen und berücksichtigt dann die mit der Größe der Leistungsstellen wachsenden Schwierigkeiten ihrer funktionellen Zueinanderordnung, dann ergeben sich Flächenaufwandsdifferenzen, die oft über das vertretbare Maß hinausgehen. Dabei sind sich viele Krankenhausträger nicht bewußt, daß es hier nicht nur um die erhöhten Investitionskosten geht. Stärker ins Gewicht fallen die erhöhten Betriebskosten, die sich aus den größeren Räumen, Flächen und den zwangsläufig weiteren Wegen ergeben. Allein die Kostendifferenz für die laufende Reinigung kann bei einem 500-Betten-Krankenhaus rd. DM 37 000 bis 38 000 je Jahr ausmachen, je nachdem, ob je Bett 60 oder 90 qm Fläche aufgewendet werden. Ob der Transportweg des Botendienstes je Versorgungsgang 1,0 oder 1,5 km beträgt, ob 300 500 oder 450 000 qm Fläche beheizt, beleuchtet, gepflegt und instandgehalten werden müssen, alles das beeinflußt nachhaltig die Höhe der laufenden Betriebskosten.

Es zeigt sich also, daß man einen überhöhten Flächen-(Raum-)Aufwand nicht ohne weiteres hinnehmen sollte, auch dann nicht, wenn er mit Schlagworten, wie „Flexibilität", „entwicklungsbedingte Flächenreserven", „innere Erweiterungsfähigkeit" oder „Anpassungsfähigkeit an künftige medizinischtechnische Entwicklung" begründet wird. Jede Überlegung, die Zahl der Räume und die Größe der Flächen zu begrenzen, ohne dabei den Betrieb und seine künftige Entwicklung unangemessen einzuengen, lohnt sich also sowohl im Hinblick auf die Investitionskosten als auch auf die Betriebskosten. Nicht die übergroße Flächenreserve, sondern in erster Linie die betriebliche und die bauliche (innere und äußere) Flexibilität sind die Voraussetzung dafür, den sich stets ändernden Anforderungen begegnen zu können.

2. Ausbaustandard

Neben dem Flächen-(Raum-)Aufwand verdient der Ausbaustandard beim Krankenhausbau besondere Beachtung. Bei der Vielzahl der Aufgaben, die sowohl im kommunalen als auch im freigemeinnützigen Bereich anstehen, und bei der Begrenzung der zur Verfügung stehenden Mittel sollte man stets bemüht sein, beim Krankenhausbau den Aufwand auf das Notwendige und Angemessene zu begrenzen. Nicht immer ist ein geringer Kubikmeterpreis Ausdruck sparsamen und vernünftigen Bauens; denn Mehrkosten bei der Investition können sehr wohl dazu beitragen, die später ohnehin hohen Betriebskosten zu senken (Einzelheiten vgl. Abschnitt V, E 5 dieses Kapitels). Vielfach aber sind vergleichsweise hohe Baupreise nicht ein Ausdruck einer alternativen Substitution laufender betrieblicher Aufwendungen durch einmalige Investitionsaufwendungen, sondern nur das Ergebnis einer unüberlegten Materialauswahl oder einer an dieser Stelle unnötigen Repräsentation.

F. Investitionsrechnung

Alle Überlegungen um die Wirtschaftlichkeit (zum Begriff „Wirtschaftlichkeit" vgl. 1. Kapitel, Abschnitt I, E) des Krankenhauses gliedern sich in zwei Bereiche. Einmal geht es darum, zu messen und zu kontrollieren, ob der laufende Krankenhausbetrieb wirtschaftlich arbeitet oder nicht. Ausgangspunkt hierfür ist das gegebene Krankenhaus, wobei es gilt festzustellen, ob die festgelegte ärztlich-pflegerische Zielsetzung mit dem geringstmöglichen Aufwand an menschlichen Arbeitsleistungen, Sachgütern und Betriebsmitteln erreicht wird. Wirtschaftlichkeitsüberlegungen aber stehen auch in einem anderen Zusammenhang an. Bekanntlich stellt sich in der Praxis vielfach die Frage, ob man ein vorhandenes, veraltetes Krankenhaus durch eine moderne Anlage ersetzen oder durch Um- und Erweiterungsbauten sanieren soll; oder aber ob es zweckmäßig ist, zu neuen Organisationsformen überzugehen, neue Betriebssysteme einzurichten oder gemeinsam mit anderen Krankenhäusern bestimmte Versorgungseinrichtungen zu zentralisieren. Alle mit diesen, bei der Neuerrichtung, Sanierung, Erweiterung oder organisatorisch-technischen Umstellung des Krankenhauses anfallenden Wirtschaftlichkeitsüberlegungen finden ihren Niederschlag in der sogenannten „Investitionsrechnung".

1. Hinweise zur Theorie der Investitionsrechnung

Berechnungen und Kontrollen, die der Beantwortung der Frage dienen: „Wird sich die mit dem Neubau (Erweiterung, Sanierung oder organisatorisch-technische Umstellung) des Krankenhauses verbundene Investition als wirtschaftlich erweisen?", bezeichnet man als Wirtschaftlichkeitsrechnung oder auch als Investitionsrechnung. Da sie von völlig anderer Art ist als die Form der Wirtschaftlichtkeitsüberlegungen, die auf der Bilanz, auf der Kostenrechnung oder auf einer Kennziffernrechnung des laufenden Krankenhausbetriebes aufbauen, wird im folgenden die mehr fallweise angestellte Rechnung zur Beurteilung der Wirtschaftlichkeit von baulichen, technischen und organisatorischen Maßnahmen als „Investitionsrechnung" bezeichnet. Ausgangspunkt der Investitionsrechnung ist im allgemeinen die Frage, ob es wirtschaftlich ist, eine vorhandene, veraltete Anlage durch eine neue zu ersetzen oder aber ob es nicht zweckmäßiger wäre, die alte Anlage durch bauliche, technische und organisatorische Maßnahmen so zu sanieren, daß man sie noch weiterverwenden kann. Die Überlegungen, die dann angestellt werden müssen, durchlaufen vier Phasen:

Zunächst werden Krankenhausträger und Krankenhausleitung das Investitionsvorhaben aufgrund der technischen und wirtschaftlichen Unterlagen, die ihnen zur Verfügung stehen, durchrechnen. Sie werden versuchen, alle Umstellungsauswirkungen zu quantifizieren, um festzustellen, ob sich die Neuinstallation oder die Sanierung als wirtschaftlicher erweist. Die Berechnungen dieser ersten Phase machen den Hauptteil der Untersuchungen aus.

In der zweiten Phase der Investitionsrechnung werden Krankenhausträger und Krankenhausleitung berücksichtigen müssen, daß es sich bei den aufgrund der vorliegenden technischen und wirtschaftlichen Daten vorgenommenen Berechnungen dem Prinzip nach um eine Vorschaurechnung handelt. Da die Daten der Zukunft in der Regel nicht bekannt sind, müssen sie auf den Daten der Vergangenheit und der Gegenwart aufbauen. Vergangenheits- und auch Gegenwartswerte aber können immer nur Anhaltspunkte für die Investitionsrechnung sein; eigentliche Grundlage sind die künftig zu erwartenden Einnahmen und Ausgaben. So gesehen müssen die als Ausgangspunkt der Investitionsrechnung gewählten Vergangenheitswerte entsprechend der zu erwartenden Veränderungen korrigiert werden. Man pflegt die Unsicherheiten, die in der künftigen Entwicklung liegen, in der Regel dadurch zu berücksichtigen, daß man auf alle die technischen oder wirtschaftlichen Größen, die für den Wirtschaftlichkeitsvergleich von Bedeutung sind, Zu- oder Abschläge vornimmt. So ist es z. B. üblich, den Zinsfuß zu erhöhen oder die Nutzungsdauer der neuen Anlage entsprechend niedriger anzusetzen. Mit dieser, zumindest versuchsweisen Berücksichtigung der technischen und wirtschaftlichen Unsicherheiten hat die Investitionsrechnung gewissermaßen ihre zweite Phase durchlaufen. Dieser Teil der Investitionsrechnung ist es auch, mit dem sich die Betriebswirtschaftslehre vorwiegend befaßt und den man heute bemüht ist zu quantifizieren und mit den Methoden des „Operation

Research" rechnerisch zu erfassen und abzuklären. Streng genommen hat sich mit dieser zweiten Phase das Rechnerische bei dem Vergleich von Neuinstallation und Sanierung als die eigentliche Investitionsrechnung erschöpft[23]). Diese Tatsache besagt jedoch noch nicht, daß damit die Investitionsüberlegungen abgeschlossen sind und die Frage entschieden ist, ob die Anlage neu installiert werden soll oder ob es zweckmäßiger ist, die alte Anlage zu sanieren.

In der dritten Phase der Investitionsüberlegungen gilt es, die vielen medizinischen, pflegerischen, technischen und auch wirtschaftlichen Unwägbarkeiten zu berücksichtigen, die man nicht quantifizieren und damit nicht erfassen kann. — Beispiele für solche Unwägbarkeiten, die den Investitionsentschluß „Neubau oder Sanierung eines Krankenhauses" unter Umständen entscheidend beeinflussen können: verkehrsgünstigere Lage des sanierten Altbaues; ruhige Lage des Neubaues; Erweiterungsfähigkeit des Neubaues; Attraktivität des Neubaues bei der Personalbeschaffung. — Es gibt also eine Vielzahl verschiedenartiger Imponderabilien, die bei den Investitionsüberlegungen zu berücksichtigen sind. Wie sie sich im einzelnen auch auswirken mögen, die Praxis zeigt, daß in dieser Phase der Investitionsüberlegungen die medizinischen, technischen und organisatorischen Unwägbarkeiten unter Umständen eine ganz bedeutende oder sogar entscheidende Rolle für den endgültigen Investitionsentschluß spielen können.

Dieser dritten Phase der Investitionsüberlegungen folgt noch eine vierte. Die Beantwortung der Frage „Neuinstallation oder Sanierung" hängt in letzter Instanz von der wirtschaftlichen Situation des Krankenhausträgers ab (gegenwärtige und künftig zu erwartende Finanzlage; konkurrierende andere Aufgaben; Art und Umfang der staatlichen Investitionsförderung usw.). Alle diese Entscheidungskriterien gehören nicht unmittelbar zum Bereich der Wirtschaftlichkeits- und Investitionsberechnungen; bei der endgültigen Entscheidung über das Investitionsvorhaben sind sie jedoch von ausschlaggebender Bedeutung. Dazu kommen nicht selten subjektive Faktoren, wie Fragen des Prestiges, der Kommunalpolitik, der Kirchenpolitik usw. Immer wieder kann man feststellen, daß gerade diese letzteren Überlegungen nicht selten den Ausschlag dafür geben, ob man eine Investition durchführen soll oder nicht. Alle mühevoll durchgeführten Investitionsüberlegungen können durch eine einzige Entscheidung überflüssig werden, die mit wirtschaftlichem Kalkül nichts mehr zu tun hat, sondern außerwirtschaftlich ist und von subjektiven Überlegungen des Krankenhausträgers bestimmt wird. Aber auch abgesehen von dieser vierten Phase kann kein Zweifel darüber bestehen, daß die eigentliche Investitionsrechnung im strengen Sinne des Wortes immer nur einen Teil der Investitionsüberlegungen ausmacht. Rechenbar sind nur die erste und zweite Phase der

---

[23]) Schon die zweite Phase, also die Übernahme der Risiken und Chancen in die Investitionsrechnung in Form von Zu- und Abschlägen, beruht bereits auf sehr subjektiven Grundlagen, so daß man im strengen Sinne eigentlich schon hier nicht mehr von „Rechnung" sprechen könnte. In der Praxis bemüht man sich jedoch, diese Unsicherheiten soweit wie möglich rechnerisch zu erfassen.

Investitionsrechnung. Die Überlegungen der Phasen drei und vier entziehen sich der exakten Berechenbarkeit.

Wenn man die Dinge so sieht, wird offensichtlich, daß jede Investitionsrechnung in der Praxis mit einer Vielzahl von Unsicherheiten belastet ist. Diese Feststellung betrifft nicht nur die Phasen zwei, drei und vier, in denen Unwägbarkeiten der verschiedensten Art berücksichtigt werden sollen, sondern bereits die erste, die sogenannte rechnerisch erfaßbare und quantifizierbare Phase.

Während beim erwerbswirtschaftlichen Betrieb die Zweckmäßigkeit einer Investition von den Faktoren Kapitaleinsatz, Nutzungsdauer, Kosten, Ertrag, Restwert und Kalkulationszinsfuß bestimmt wird, fällt bei theoretischer Betrachtungsweise für Investitionsüberlegungen im Krankenhausbereich (z. B. Neubau oder Sanierung) der Faktor „Ertrag" aus. Da sich die Krankenhäuser gemäß ihrer bedarfswirtschaftlich-gemeinnützig orientierten Verhaltensweise mit Kostendeckung begnügen, sollten Kosten und Ertrag stets identisch sein. Der Faktor „Kalkulationszinsfuß" kann insoweit entfallen, als er Ausdruck für eine variable Rendite ist, die der Betrieb von der Investition über die Wiedergewinnung der Einzahlungen hinaus erwartet. Er reduziert sich im Krankenhaus auf eine feste Verzinsung des betriebsnotwendigen Kapitals (einschließlich des Eigenkapitals), die in die Kosten einkalkuliert wird, um auf diese Weise eine Vergleichsmöglichkeit zu konkurrierenden Verwendungsmöglichkeiten des Kapitals zu erhalten (vgl. dazu Band II dieses Buches, 4. Kapitel, Abschnitt III, B 3). Damit aber nimmt der Kalkulationszinsfuß Kostencharakter an. Es verbleiben mithin als Bestimmungsfaktoren für die Investition Kapitaleinsatz, Nutzungsdauer, Kosten und Restwert; die Investitionsrechnung reduziert sich so gesehen auf einen Vergleich der zu erwartenden Kosten.

Entgegen diesen theoretischen Feststellungen kommt in der Krankenhauspraxis dem Ertrag als Kriterium für die Entscheidung über die Zweckmäßigkeit einer Investition (z. B. Neubau oder Sanierung) doch eine nicht unbeachtliche Bedeutung zu. Das einzelne Krankenhaus stellt seine Preise zwar theoretisch auf Basis seiner Selbstkosten, tatsächlich aber werden in aller Regel nicht die individuellen Selbstkosten erstattet, sondern für Gruppen gleichartiger Krankenhäuser einheitliche Gruppenpreise (Gruppenpflegesätze) festgesetzt. Das aber bedeutet, daß den anstehenden Investitionsmöglichkeiten ein fester Ertrag zugeordnet werden kann und die Kostendifferenz, die sich beim Vergleich mehrerer Investitionsmöglichkeiten ergibt, insofern Bedeutung gewinnt, als sie für das einzelne Krankenhaus spürbar wird (bei festem Ertrag kann sich entweder Kostendeckung, Kostenüberdeckung oder Kostenunterdeckung ergeben). Bei bedingungsloser Erstattung der betriebsindividuellen Selbstkosten dagegen würden Kostendifferenzen zwischen mehreren Investitionsmöglichkeiten zwar die Allgemeinheit, nicht aber das einzelne Krankenhaus belasten.

2. Praxis der Investitionsrechnung

Die Klarheit und die Logik, die den theoretischen Überlegungen um die Investitionsplanung und die Investitionsrechnung anhaften, können nicht über die Probleme hinwegtäuschen, die in der Praxis mit der Durchführung der Investitionsrechnung verbunden sind — Bereitstellung der notwendigen Daten, Einbeziehung der Unsicherheitsfaktoren, die sich aus der Zukunftsrechnung ergeben. Alle diese Schwierigkeiten muß die Theorie übergehen, wenn sie die Zusammenhänge darstellen will. Die Praxis dagegen muß sich mit diesen Problemen auseinandersetzen, mit technischen und rechnerischen Fragen, die die Theorie als gelöst ansieht und bereits zum Ausgangsdatum ihrer Überlegungen macht.

Die Investitionsrechnung beim Krankenhausneubau oder bei der Sanierung eines alten Krankenhauses wird in der Praxis vielfach als Kosten- und Erlösvorausberechnung bezeichnet; wenn man die Wirtschaftlichkeit einer Investition prüfen will, muß man die zu erwartenden Kosten und Erlöse vorausberechnen[24]). Damit ist gleichzeitig die Hauptschwierigkeit dieser Rechnung aufgezeichnet. Wenn die Kosten- und Erlösvorausberechnung ihre Aufgabe tatsächlich erfüllen soll, dann ergibt sich daraus, daß sie nur anhand exakter Überlegungen und Rechnungen aufgestellt werden kann. Dies aber ist ohne eine Planung des Betriebsablaufes nicht möglich; man kann keine Kosten- und Erlösplanung anstellen, ohne alle diejenigen Einsatzfaktoren und Tätigkeiten zu planen, die zu Kosten und Leistungen — und damit zu Erlösen — führen. Hier allein dürfte der Grund liegen, warum in der Praxis die Kosten- und Erlösrechnung vielfach versagen und zum leeren Formalismus werden muß: Man versucht, in der finanziellen Sphäre zu planen und Kosten und Erlöse vorauszubestimmen, ohne vorher die betriebliche Aufbaustruktur und Ablauforganisation geplant zu haben, die ihrerseits Art und Umfang der zu erwartenden Kosten und Erlöse determiniert. Damit aber vernachlässigt man die Erkenntnis, daß jede richtig verstandene Kosten- und Erlösrechnung nur als Teil des gesamten betrieblichen Plansystems existent sein kann.

Entsprechend ihrer Stellung im betrieblichen Plansystem lassen sich dem Zeitablauf der Durchführungsplanung folgend bei der Kosten- und Erlösplanung drei Stufen unterscheiden:

Stufe 1: Schätzung oder Grobplanung der zu erwartenden Kosten und Erlöse vor dem Bau des Krankenhauses.

Schon vor Beginn des Krankenhausbaues werden sich der Krankenhausträger

---

[24]) In diesem Zusammenhang ist festzustellen, daß die Kosten- und Erlösplanung (Betriebsergebnisplanung) für die Praxis schon immer von größtem Interesse gewesen ist. Auch diejenigen, die glauben, ohne jede betriebliche Planung auszukommen, möchten auf eine Vorausschau der Kosten und Erlöse bei der Investition nicht verzichten. Schon vor Beginn des Krankenhausbaues wird sich der Krankenhausträger ein Bild davon machen wollen, welche wirtschaftlichen Auswirkungen die geplante Anlage für ihn haben wird. Die Investitionsentscheidung wird letztlich von der Höhe der zu erwartenden Belastungen einerseits und den zu erwartenden Einkünften andererseits abhängen. Natürlich leuchtet ein, daß es sich in diesem Stadium der Planung nicht um eine genaue Berechnung, sondern nur um eine Schätzung oder Grobplanung der zu erwartenden Kosten und Erlöse handeln kann. Auf der anderen Seite aber ist die Entscheidung so bedeutsam, daß man versuchen muß, die zu erwartenden Kosten und Erlöse soweit wie möglich zu präzisieren.

und die Krankenhausleitung ein Bild davon machen wollen, welche wirtschaftlichen Auswirkungen der Betrieb des geplanten Krankenhauses für sie haben wird. Vielfach wird die Investitionsentscheidung letztlich von der Höhe der zu erwartenden Belastungen abhängen. In diesem Stadium der Planung ist man aber vor allem bei den Kosten auf mehr oder weniger grobe Schätzungen unter Verwendung von Anhalts- und Richtwerten angewiesen. Je nach dem Grad der Information über die zu erwartenden Investitionskosten unterscheidet man die Kosten- und Erlösvorausschätzung (Baukosten geschätzt aufgrund des Betriebs- und Bauprogramms im Rahmen der Baukostenschätzung) und die Kosten- und Erlösvorausberechnung als die eigentliche Investitionsrechnung (Ermittlung der Baukosten anhand des Vorentwurfs im Rahmen des Kostenvoranschlages, Überprüfung und gegebenenfalls Korrektur anhand des Entwurfs und der Kostenermittlung).

Stufe 2: Genaue Ermittlung der zu erwartenden Kosten und Erlöse vor Inbetriebnahme der Anlage.

Eine genaue Ermittlung über die zu erwartenden Kosten und Erlöse wird vor Inbetriebnahme des Krankenhauses angestellt, meist im Zusammenhang mit der Aufstellung des ersten Haushalts- oder Wirtschaftsplanes. Auch hier ist man für einige Kosten- und Erlösarten noch auf Schätzungen angewiesen, vor allem dann, wenn der Krankenhausträger bisher kein Krankenhaus geführt hat. Die unmittelbar bevorstehenden finanziellen Auswirkungen des Betriebes zwingen aber zu diesem Zeitpunkt bereits zu einer detaillierten und sorgfältigen Planung des zu erwartenden Betriebsergebnisses.

Stufe 3: Detail- oder Korrekturplanung während des laufenden Betriebes.

Während des Betriebes bedarf es der periodischen Berichtigung des jeweils gültigen Haushalts- oder Wirtschaftsplanes als Grundlage für die Kosten- und Erlösplanung der folgenden Rechnungsperiode. Bei diesen sich ständig wiederholenden Planungsakten handelt es sich darum, Änderungen der Betriebsstruktur, der Arbeitsabläufe, der Gehälter, Löhne und Preise, der Leistungen, der Pflegesätze usw. zu berücksichtigen. Bei dem konstanten Leistungsprogramm und der meist gleichbleibenden Inanspruchnahme ist im Krankenhaus der Grad der Ungewißheit bei der periodischen Vorausschau relativ gering, so daß sich sowohl die Kosten als auch die Erlöse für die jeweils nächste Rechnungsperiode mit einiger Genauigkeit vorausberechnen lassen.

Phase 2 der ersten Stufe der Kosten- und Erlösplanung stellt sich mithin als Investitionsrechnung dar. Ausgehend von der Stellung dieser ersten Kosten- und Erlösvorausberechnung im Rahmen des betrieblichen Plansystems wird offensichtlich, wo in der Praxis die Schwierigkeiten liegen:

1) Bereits vor der Investition sind die zu erwartenden Leistungen zu planen.

2) Bereits vor der Investition ist der Arbeitsablauf grob zu planen.

3) Bereits vor der Investition sind alle einzusetzenden Mittel zu planen, die notwendig sind, um die betrieblichen Leistungen zu realisieren.

4) Zu diesem Zeitpunkt ist noch nicht bekannt, wie sich der Bau, die Einrichtung und die Ausstattung infolge ihrer Eigengesetzlichkeiten auf den späteren Betriebsablauf, auf den Personaleinsatz, den Sachgüterverbrauch und damit auf die Kosten auswirken.

5) Die genaue Höhe der Investitionskosten liegt noch nicht fest.

6) Die Preise für die Arbeitskräfte und die Sachgüter sind noch nicht bekannt.

So gesehen leuchtet es ein, daß es sich bei dieser ersten Stufe der Kosten- und Erlösplanung nicht um eine genaue Berechnung, sondern nur um eine Schätzung oder Grobplanung der zu erwartenden Kosten und Erlöse handeln kann. Mit einiger Genauigkeit läßt sich zu diesem Zeitpunkt nur der Stellenbesetzungplan aufstellen. Daraus lassen sich dann die zu erwartenden Personalkosten berechnen, die in der Regel etwa 60 % der Gesamtkosten ausmachen. Bei den übrigen Kostenarten ist man auf Schätzungen anhand von Richtwerten angewiesen. Die Erlöse dagegen lassen sich relativ genau vorausberechnen, da für die Krankenhausleistungen Preisbindungsvorschriften bestehen und die zu erwartenden Erlöse mithin bekannt sind. Im Hinblick auf die Unsicherheit der künftigen Entwicklung empfiehlt sich, bei den geschätzten Kosten einen gewissen Aufschlag und bei den errechneten Erlösen einen gewissen Abschlag als Risikofaktor zu kalkulieren.

3. Verfahrensvergleich

Ungeachtet der dargestellten Schwierigkeiten zwingen der medizinische und technische Fortschritt, aber auch der natürliche Verschleiß der Einrichtung und Ausstattung das Krankenhaus immer wieder zu Investitionsüberlegungen, nicht nur bei der Entscheidung „Neubau oder Sanierung", sondern vor allem in den vielen Fällen, wo es darum geht, alte Anlagen oder Einrichtungen durch neue zu ersetzen[25]. Oft stehen mehrere Organisationsformen zur Auswahl (z. B. zentrale Geschirreinigung oder Verwendung von Einweg-Geschirr), und das Krankenhaus steht vor der Aufgabe zu prüfen, welche Organisationsform zu wählen ist. Ähnliche Überlegungen sind anzustellen, wenn die vorhandene Einrichtung noch brauchbar, also noch nicht abgeschrieben ist, infolge der raschen technischen Entwicklung aber schon neue Modelle auf dem Markt sind. In solchen Fällen ist zu überlegen, ob es sich schon jetzt als zweckmäßig erweist, die noch vorhandene Einrichtung durch eine neue zu ersetzen. Vergleichsrechnungen dieser Art bezeichnet man im allgemeinen als Verfahrensvergleich. Das vielfach anzutreffende Denken der Krankenhäuser in Einnahme- und Ausgabekategorien und die Gewöhnung an Verlustsituationen (infolge unzureichender Pflegesätze) verleiten oft dazu, bei solchen Verfahrensvergleichen die Grundsätze und Erfahrungen der Investitionsrechnung außer acht zu

---

[25] Folgende Gesichtspunkte sind zu beachten, wenn zu beurteilen ist, eine vorhandene alte Anlage durch eine neue zu ersetzen: 1) Modernität der Anlage, 2) Abnutzungsgrad der Anlage, 3) technische Betriebsfähigkeit der Anlage, 4) Eignung der Anlage für die spezifische Aufgabe, (im Hinblick auf die Qualität und Quantität der Leistung sowie im Hinblick auf die betriebstechnische Elastizität). - Vgl. dazu Gutenberg, E., Grundlagen der Betriebswirtschaftslehre, 1. Band — Die Produktion, 19. Auflage, Berlin — Göttingen — Heidelberg 1972.

lassen. Die Sorgfalt der Krankenhauspraxis beim Vergleich der Wirtschaftlichkeit alternativ angebotener neuer Anlagen und Einrichtungen ist höchst unterschiedlich:

a) Nicht selten verzichtet man auf jegliche Beurteilung der Wirtschaftlichkeit der Investition. Man hat im Finanz- oder Haushaltsplan für die Anschaffung von Wäschereimaschinen 150 000,— DM vorgesehen. Die von der Firma X angebotenen Maschinen kosten 130 000,— DM. Die Maschinen finden Gefallen, sind modern, die Anschaffungskosten liegen im Rahmen des Finanzplanansatzes, und die Maschinen werden gekauft.

b) Andere Krankenhäuser begnügen sich mit einem Vergleich der Angebotspreise für die anstehende Investition: Angebot Firma X = 134 000,— DM; Angebot Firma Y = 128 000,— DM; Angebot Firma Z = 132 000,— DM. Das Angebot der Firma Z liegt in der Mitte und wird angenommen. Aber auch diese Rechnung ist falsch, denn nicht nur die Anschaffungskosten, sondern auch die Betriebskosten müssen bei der Investitionsentscheidung berücksichtigt werden.

c) Bei fundierteren Überlegungen über die Wirtschaftlichkeit von Investitionsmaßnahmen wird berechnet, in welcher Zeit die Anschaffungskosten der neuen Anlage, deren wirtschaftliche Lebensdauer die größte Unbekannte in der Berechnung ist, durch Einsparungen bei den „Betriebskosten" verdient werden. (Frage: „Wann hat sich die neue Anlage amortisiert?"). Zu diesem Zweck ermittelt man die Betriebskostenersparnisse der neuen Anlage, ohne Berücksichtigung der Abschreibungen auf die neue Anlage. Davon ausgehend wird dann berechnet, wann mit diesen Ersparnissen die Anschaffungskosten der neuen Anlage erwirtschaftet sind. — Beispiel: Die Betriebskosten der alten Wäschereianlage betragen rd. 214 000,— DM, die der neuen Wäschereianlage 165 000,— DM. Die jährliche Betriebskostenersparnis beträgt mithin 49 000,— DM. Machen die Anschaffungskosten der Wäschereianlage 170 000,— DM aus, dann hat sich die Anlage in rd. 3,5 Jahren „amortisiert". Schätzt man die Nutzungsdauer der neuen Maschinen auf 10 Jahre, dann ergibt sich aus dieser Rechnung, daß das Risiko der Anschaffung relativ gering ist. Selbst bei frühzeitiger wirtschaftlicher Überholung der neuen Wäschereianlage (z. B. durch Neukonstruktion) entstehen noch keine Verluste; das Risiko einer Fehlschätzung der technisch-wirtschaftlichen Lebensdauer der neuen Wäschereianlage ist also unbedeutend. Je größer die Differenz zwischen der geschätzten Nutzungsdauer und der Zeit, in der man die Anschaffungskosten durch Ersparnisse bei den Betriebskosten „verdient" hat, um so geringer ist das Risiko der Investition, um so größer ist der Anreiz, die Ersatzbeschaffung durchzuführen.

d) Die finanziellen Belastungen, die sich aus technischen und organisatorischen Umstellungen im Krankenhaus ergeben können, sind in der Regel so groß, daß auch diese Form der Investitionsrechnung noch nicht befriedigt. Nicht bei jeder Ersatzbeschaffung bedarf es einer komplizierten Berechnung, vor allem dann, wenn es sich um Routineanschaffungen handelt. Sobald aber bauliche, technische oder organisatorische Umstellungen anstehen, deren Auswirkungen auf die Kosten und Erlöse im voraus nicht bekannt sind, sollten Krankenhausträger und Krankenhausleitung eingehende Vergleichsrechnungen anstellen. Dabei darf man sich nicht damit begnügen, nur die Kosten der Investition oder nur die Betriebskosten zu erfassen; es müssen vielmehr sämtliche Kostenarten — Personalkosten, Sachkosten, Abschreibung und Zinsen — nach genauer Ermittlung und Berechnung einander gegenübergestellt und miteinander verglichen werden.

Beispiel:

Jährliche Gesamtkosten	Wäschereianlage alt DM	Wäschereianlage neu DM
a) Betriebskosten (Löhne, Energie, Wasser, Waschmittel, Instandhaltung usw.)	214 000	165 000
b) Abschreibungen (10 % vom Anschaffungswert)*) alte Anlage = 90 000 DM neue Anlage = 170 000 DM	9 000	17 000
c) Zinsen (7,5 % vom mittleren Anschaffungswert)*)	3 375	6 375
Gesamtkosten	226 375	188 375
Ersparnis	—	38 000
	226 375	226 375

*) Bei genauer Berechnung des Kapitaldienstes, d. h. der durchschnittlichen Abschreibungen und Zinsen wendet man die Annuitätsmethode an, indem man den einmaligen Anschaffungsbetrag mit dem sogenannten Wiedergewinnungsfaktor $\left(\frac{i \cdot (1+i)^n}{(1+i)^n - 1}\right)$ multipliziert. In der Praxis verzichtet man aber meist auf die genaue Ermittlung der Zinseszinsen und geht von einer konstanten Zinsbelastung aus, berechnet auf den mittleren Anschaffungswert. Schneider spricht in diesem Zusammenhang von „approximativer Annuitätsmethode" (vgl. Schneider, E.: Wirtschaftlichkeitsrechnung, Tübingen 1961, S. 26 ff.). Beispiel für die Annuitätsmethode: Anschaffungswert 170 000 DM; Nutzungsdauer = 10 Jahre; Zinssatz = 7,5%.

Annuität = $170\,000 \cdot \frac{0{,}075 \cdot (1 + 0{,}075)^{10}}{(1 + 0{,}075)^{10} - 1}$ = 170 000 · 0,136697 = 23 238,— DM

e) Vielfach wird es sich darum handeln, eine vorhandene und noch genutzte Anlage durch ein verbessertes Modell zu ersetzen. In allen diesen Fällen muß der Restbuchwert (Buchwert, abzüglich realisierbarer Restwert, z. B. Schrottpreis) der alten Anlage in die Rechnung einbezogen werden; denn der Umstand, daß eine moderne Anlage auf den Markt kommt, eine alte Anlage jedoch noch nicht abgeschrieben ist, bedeutet, daß man sich bei der Schätzung der wirtschaftlichen Lebensdauer der alten Anlage geirrt hat. Ersetzt man die alte, noch in Betrieb befindliche Anlage durch eine neue, dann entsteht in Höhe des Restbuchwertes der alten Anlage ein Kapitalverlust, der dem Krankenhaus nicht ersetzt wird. Aus diesem Grunde muß im Falle des Erwerbs einer neuen Anlage der Restbuchwert der alten Anlage bei der Feststellung der sich ergebenden Kostenersparnisse berücksichtigt werden, da die Investitionsrechnung in diesem Fall nicht die Wirtschaftlichkeit der Ersatzanlage, sondern des Verfahrensvergleiches beurteilen soll. Unterläßt man dies, dann kann ein Anlageersatz schon bei geringen Kostenvorteilen zweckmäßig erscheinen, obwohl der Kapitalverlust höher ist als die Betriebskostenersparnis. Eine weitere Belastung der neuen Anlage stellen die Zinsen dar, die auf den Restbuchwert der alten Anlage entfallen; auch diese müssen von der Bruttoersparnis der neuen Anlage abgezogen werden.

Beispiel:

Jährliche Gesamtkosten	Alte Wäschereianlage DM	Neue Wäschereianlage DM
a) Betriebskosten (Löhne, Energie, Wasser, Waschmittel, Instandhaltung usw.)	214 000	165 000
b) Abschreibungen (alte Anlage 10 % vom Anschaffungswert 90 000 DM Restbuchwert 45 000 DM	9 000	9 000
neue Anlage 10 % vom Anschaffungswert 170 000 DM)		17 000
c) Zinsen vom mittleren Anschaffungswert alte Anlage: 7,5 % von 45 000 DM neue Anlage: 7,5 % von 85 000 DM	3 375	3 375 6 375
Gesamtkosten	226 375	200 750
Nettoersparnis		25 625
	226 375	226 375

In fünf Jahren ist der Restbuchwert der alten Wäschereimaschinen abgeschrieben und es sind 128 125,— DM durch die Anschaffung der neuen Wäschereianlage erspart. Vom 6. Jahr an beträgt die jährliche Einsparung 38 000,— DM.

f) Bei Beurteilung der Wirtschaftlichkeit neuer Anlagen darf man vor allem im Krankenhaus nicht außer acht lassen, daß nicht alles gemessen und berechnet werden kann und daß nicht alle Eigenschaften einer neuen Anlage quantitativ erfaßbar und meßbar sind. Es kann nicht ausdrücklich genug darauf hingewiesen werden, daß jeder Verfahrensvergleich neben dem Rechenbaren auch die vielen Imponderabilien berücksichtigen muß, die man nicht rechnerisch erfassen und messen kann, die den betrieblichen Vorgängen im Krankenhaus aber anhaften. Es geht dabei um die Berücksichtigung der vielen ärztlichen, pflegerischen, aber auch technischen und der allgemeinen Unwägbarkeiten, die sich jeder quantifizierenden Erfassung entzieht. Sie betreffen in erster Linie die gebotene Leistung und die Arbeitsbedingungen für das Personal. So gesehen sind gerade solche Ersatzbeschaffungen, die sich nicht in Kostensenkung, sondern in Leistungssteigerung und in Verbesserung der Arbeitsbedingungen auswirken, besonders schwer zu beurteilen. Zu diesen Imponderabilien rechnen z. B. die individuelle Behandlung durch den Arzt, die individuelle Pflege durch die Schwester, die Schmackhaftigkeit des Essens, die Atmosphäre des Krankenhauses insgesamt, ferner die Arbeitsbedingungen für das Krankenhauspersonal, vor allem im Bereich von Pflege und Behandlung. Um welche Faktoren es sich im einzelnen auch handeln mag, über das Rechenbare hinaus spielen die ärztlichen, pflegerischen, technischen und sonstigen Imponderabilien, die die Wirtschaftlichkeitsberechnung einer Ersatzinvestition als solche nicht mehr erfassen kann, unter Umständen eine sehr bedeutende Rolle. Ergibt beim Verfahrensvergleich also die rechnerische Auswertung aller verfügbaren Unterlagen, daß die Anlage 2 gegenüber den Anlagen 1 und 3 erhebliche Kostenvorteile aufweist, so erleichtert diese Feststellung zwar die Investitionsentscheidung, ist aber nicht allein bestimmend dafür, ob Anlage 2 angeschafft werden soll oder nicht. Neben diesen rechnerisch quantifizierbaren Vorteilen sind es die nicht quantifizierbaren Unwägbarkeiten, die gemeinsam mit den finanziellen Möglichkeiten und anderen, mehr subjektiven Überlegungen des Krankenhausträgers oder der Betriebsleitung die Investitionsentscheidung letztlich determinieren.

G. Vorhaltungskosten

Bau, Einrichtung und Ausstattung gehen nicht wie Arbeitsleistungen und Sachgüter unmittelbar in die Leistung für den Patienten ein, sondern sie werden einmal beschafft und dann über eine Vielzahl von Jahren genutzt. Dabei verlieren sie ständig an Gebrauchsfähigkeit und scheiden schließlich aus dem Leistungsprozeß aus. Eine Röhre für Röntgendiagnostik kann heute z. B. insgesamt etwa 20 000 bis 30 000 Aufnahmen leisten. Sie wird einmal angeschafft und dann drei, vier oder sogar fünf Jahre genutzt, solange bis ihre Kapazität erschöpft ist und sie durch eine neue Röhre ersetzt werden muß. Anders ist es bei den Sachgütern und Dienstleistungen. Die Medikamente, die Lebensmittel, die Ferngespräche und die Leistungen des Reinigungsdienstes gehen unmittelbar in die Gesamtleistung für den Patienten ein. In allen diesen Fällen gibt es keine einmalige Anschaffung mit anschließender längerfristiger Nutzung eines Leistungspotentials wie bei der Röntgenröhre. Hier wird nur das beschafft, was sofort gebraucht wird.

Im allgemeinen werden die Kosten der Nutzung des Baues, der Einrichtung und der Ausstattung als Betriebsmittelkosten oder als Kosten der Vorhaltung bezeichnet. Dazu gehören einmal die Kosten des Substanzverzehrs, also des

Verlustes an Leistungsvermögen eines Anlagegegenstandes, der durch seinen Gebrauch während einer bestimmten Zeit bewirkt wird, zum anderen aber die Kosten für die laufende Instandhaltung [26]). Beide Größen (Abschreibungen und Instandhaltungskosten) sind insofern voneinander abhängig, als geringere Instandhaltungskosten die Lebensdauer einer Anlage verkürzen und so zu erhöhten Abschreibungen je Nutzungsjahr führen, während hohe Instandhaltungskosten durch Verlängerung der Lebensdauer einer Anlage die Belastung des einzelnen Jahres mit Abschreibungen vermindern.

1. Bestimmungsfaktoren für die Höhe der Vorhaltungskosten

Die Höhe der Vorhaltungskosten wird von vier Faktoren maßgeblich bestimmt:
Schätzung der Nutzungsdauer der Anlagegegenstände,
Verteilung des Gesamtaufwandes der Anlageinvestition entsprechend der Gesamtnutzungszeit,
Bewertung der Abschreibungen, die auf die jeweilige Nutzungszeit entfallen,
Bemessung der Instandhaltungskosten.

a) Nutzungsdauer

Die Frage der Nutzungsdauer von Anlagegegenständen wird meist im Zusammenhang mit den Fragen der Bemessung der Abschreibungen diskutiert. Das hat zur Folge, daß man ihr nur sekundäre Bedeutung zumißt und das Interesse in der Regel auf die geldmäßige Höhe der Abschreibungen konzentriert. Auch im Krankenhauswesen ist das Problem der Nutzungsdauer der Krankenhausanlage hinter die Diskussion über die Bemessung der Abschreibungen und über die Finanzierung der Vorhaltungskosten zurückgetreten.

Unter der Nutzungsdauer einer Anlage ist diejenige Zeit zu verstehen, während der die Anlage im Betrieb zweckentsprechend verwendet werden kann. Dabei schließt der Begriff „zweckentsprechend" die Verwendung im Rahmen der jeweiligen Zielsetzung sowie die wirtschaftliche, d. h. kostengünstige Verwendung ein.

Bei der Feststellung der Nutzungsdauer handelt es sich um Schätzungen, da eine vorausschauende exakte Berechnung der Gebrauchsdauer unmöglich ist. Die Schwierigkeiten bei der Schätzung der Nutzungsdauer liegen darin, daß man aus den Erfahrungen in der Vergangenheit (nur selten statistisch festgehalten) auf die Entwicklung in einer sehr weiten Zukunft schließen muß. Das ist bei der langlebigen Krankenhausanlage besonders schwierig. Der Umstand, daß ein um die Jahrhundertwende erbautes Krankenhaus heute

---

[26]) Es empfiehlt sich, die Zinsen nicht in den Begriff der Vorhaltungskosten im engeren Sinne einzubeziehen. Zinsen als Kosten der Finanzierung fallen für das gesamte betriebsnotwendige Kapital an, nicht nur bei der Anlagefinanzierung (Bau, Einrichtung und Ausstattung), sondern auch bei der Finanzierung des Umlaufvermögens. Man könnte Abschreibungen, Instandhaltungskosten und Zinsen für die Anlagefinanzierung vielleicht als „Vorhaltungskosten im weiteren Sinne" betrachten.

nicht mehr sanierungsfähig ist und durch einen Neubau ersetzt werden muß, besagt noch nicht, daß ein Krankenhaus, das heute in Betrieb genommen wird auch wiederum 70 Jahre seinen Zweck erfüllen kann. Für die möglichst genaue Ermittlung der Nutzungsdauer ist daher die Kenntnis der Ursachen von besonderer Bedeutung, die zu einer Verminderung der Nutzungsfähigkeit und Nutzungsdauer führen.

Man unterscheidet eine Reihe von Ursachen, die die Länge der Nutzungsdauer bestimmen. Dabei wird die Nutzungsdauer in der Praxis nicht nur von einer, sondern in der Regel von mehreren Ursachen gleichzeitig bestimmt. Im einzelnen kennt man folgende Einflußfaktoren:

1) Technischer Verschleiß

Die wichtigste Ursache, die man bei der Schätzung der Nutzungsdauer berücksichtigen muß, ist die technische Abnutzung durch Gebrauch. Hierbei handelt es sich um den Verlust an Nutzkraft als eine Funktion der Inanspruchnahme; die Höhe des Nutzkraftverlustes wird von der Intensität der Beanspruchung determiniert. So bedingt z. B. der Zweischichtenbetrieb in der Zentralwäscherei naturgemäß einen stärkeren Verschleiß der Maschinen als der normale Einschichtenbetrieb, zumal bei wechselndem Bedienungspersonal oft eine weniger sorgsame Behandlung der Anlagen nicht zu vermeiden ist.

2) Natürlicher Verschleiß

Ein weiteres, die Nutzungsdauer beeinflussendes Moment ist der natürliche oder ruhende Verschleiß im Zeitablauf. Während beim technischen Verschleiß der Gebrauch die Nutzungsdauer beeinflußt, handelt es sich beim ruhenden Verschleiß um die natürliche Wert- und Nutzungsminderung durch das Veralten (Verwittern, Verrosten, Zersetzen, Verschmutzen). Der ruhende Verschleiß trifft also auch alle diejenigen Anlagegegenstände, die nicht unmittelbar „in Gebrauch" sind. Er spielt vor allen Dingen eine große Rolle bei Gebäuden, die in der Regel nur einem geringen technischen Verschleiß unterliegen. Aber auch z. B. beim Notstromaggregat ist der natürliche Verschleiß ein entscheidender Grund für die Minderung der Nutzungsdauer.

3) Technischer Fortschritt

Die ständige Weiterentwicklung auf allen Bereichen der Technik hat zur Folge, daß die betrieblichen Anlagen laufend einer Überholungsgefahr ausgesetzt sind. Sobald technisch zweckmäßigere Anlagen auf den Markt kommen, verlieren die anderen Gegenstände an Fähigkeit, dem Betrieb in zweckentsprechender Weise zu dienen. Dies trifft vor allem für die diagnostischen und therapeutischen Geräte und Apparate zu.

4) Bedarfsverschiebungen

Auch Bedarfsverschiebungen können eine geringere Nutzungszeit von Anlagegegenständen zur Folge haben. Einrichtungen sind oft nur deshalb nicht mehr zu nutzen, weil kein Bedarf mehr für die damit erstellten Leistungen besteht.

5) Katastrophenverschleiß

Schließlich können auch Schädigungen der Anlagen infolge von Brand, Zerstörung, Explosion, Maschinenbruch usw. zu einer Begrenzung oder Verkürzung der Nutzungsdauer führen.

Von den fünf Determinanten der Nutzungsdauer lassen sich nur der technische Verschleiß als Folge der Inanspruchnahme und der ruhende Verschleiß in etwa genau vorausbestimmen. Die Schwierigkeiten bei der Festlegung der Nutzungsdauer sind primär darauf zurückzuführen, daß neben dem ständigen Gebrauch und dem zeitabhängigen Verschleiß vor allem der medizinische und der technische Fortschritt zur Minderung des Nutzungswertes beitragen. Die technische Lebensdauer eines Gebäudes ist dann beendet, wenn das Gebäude, bedingt durch Gebrauch und Verschleiß, abbruchreif ist. Unabhängig davon aber ist seine wirtschaftliche Lebensdauer zu berücksichtigen. Unter der wirtschaftlichen Lebensdauer eines Krankenhauses versteht man den Zeitraum, innerhalb dessen ein Krankenhaus sowohl mit Rücksicht auf die medizinische, hygienische und technisch-organisatorische Entwicklung als auch im Hinblick auf die sich ändernden allgemeinen Anforderungen (Anforderungen an Standard der Unterbringung und Versorgung) abgeschrieben werden muß, da es nach Ablauf dieser Zeit seine Zweckbestimmung nicht mehr oder nicht mehr voll erfüllen kann. Durch neue Behandlungsmethoden, durch Weiterentwicklung von Apparaten, Geräten und Betriebssystemen, durch Änderung der Arbeitsorganisation oder durch Änderung in den Lebensgewohnheiten und Ansprüchen der Menschen verliert ein Krankenhaus an Modernität. Die Einrichtung, die Ausstattung und auch das Gebäude eines älteren Krankenhauses können zwar durchaus noch verwendbar sein; sie sind aber gegenüber einem Krankenhaus neuester Entwicklung in vieler Hinsicht technisch, wirtschaftlich und standardmäßig überholt.

Alle diese Entwertungsursachen stehen zum Werteverzehr durch Gebrauch oder Verschleiß in keinem Zusammenhang. Es sind vielmehr andere Faktoren, wie funktionelle Gesamtzusammenhänge, Grundrißgestaltung, Verwendbarkeit des Innenausbaues oder der Einrichtung und Ausstattung, die die wirtschaftliche Lebensdauer eines Krankenhauses bestimmen.

Ähnliche Probleme entstehen durch Bedarfsverschiebungen, z. B. durch den Rückgang der Tuberkuloseerkrankungen. Neu gebaute Tuberkulosekrankenhäuser sind auf diese Weise in kurzer Zeit für die Krankenhausträger zu einer unzumutbaren wirtschaftlichen Belastung geworden. — Bei dem kaum vorherzusehenden Katastrophenverschleiß (Zerstörung durch Feuer, Wasser, Sturm usw.) ist es in der Wirtschaftspraxis üblich, dieses Risiko bei der Bemessung der Lebensdauer außer acht zu lassen und dafür entsprechende Wagniskosten anzusetzen.

Analysiert man die Krankenhausanlage im Hinblick auf ihre Nutzungsdauer, dann zeigt sich, daß die einzelnen Bestandteile des Krankenhauses eine sehr unterschiedliche Lebensdauer haben, selbst dann, wenn man von Qualitätsdifferenzen absieht. Das Mauerwerk z. B. ist von viel größerer Haltbarkeit und damit von einer viel längeren Lebensdauer als etwa die Türen, die Fenster und die Fußböden. Es wäre also falsch, die technische Lebensdauer eines Krankenhauses einseitig an der Standdauer des Mauerwerks oder einseitig an der Gebrauchsfähigkeit des Ausbaues zu orientieren. So gesehen ist es nicht möglich, von der Nutzungsdauer des Krankenhauses zu sprechen, sondern es ist erforderlich, für die wichtigsten Bestandteile der Krankenhausanlage die Nutzungszeiten gesondert zu ermitteln.

Von der Nutzungszeit her gesehen kann man bei der Krankenhausanlage langfristig, mittelfristig und kurzfristig nutzbare Teile unterscheiden.

1) Langfristig nutzbare Teile

Zu den Anlageteilen mit langfristiger Nutzung rechnen in erster Linie Erd-, Grund- und Rohbau. Hier wird man von einer recht langen Nutzungsdauer ausgehen können. Infolge der großen Haltbarkeit wird die Standdauer des Mauerwerkes im allgemeinen mit 100 Jahren angenommen; Beispiele aus der Vergangenheit zeigen, daß diese Zeit oft sogar überschritten wird. Eine Analyse von Krankenhausaltbauten zeigt jedoch, daß die wirtschaftliche Lebensdauer der Anlageteile mit langfristiger Nutzung und ihre Verwendbarkeit im Hinblick auf Zielsetzung und auf Wirtschaftlichkeit infolge der medizinischen, hygienischen, technischen und organisatorischen Entwicklungen begrenzt ist. Sie liegt weit unter der technischen Nutzungsdauer. Die Erfahrungen aus der Vergangenheit haben gezeigt, daß man unter Einbeziehung des allgemeinen technischen Fortschritts und der normalen Bedarfsverschiebungen mit einer wirtschaftlichen Leistungsdauer der langfristigen Teile von rd. 50 bis 60 Jahren rechnen kann. Darüber hinaus ist dem technischen Fortschritt bei der Bewertung der Abschreibung Rechnung zu tragen.

2) Mittelfristig nutzbare Teile

Wie die Entwicklung der Vergangenheit eindeutig zeigt, braucht der medizinische und technische Fortschritt für viele Ausbauteile wegen der relativ geringen Lebensdauer kaum berücksichtigt zu werden. Nur selten wird die technische Lebensdauer von der wirtschaftlichen unterschritten. Beim allgemeinen Ausbau ist es in erster Linie der technische und der ruhende Verschleiß, der die Lebensdauer, je nach der Art des Baugewerkes, auf 25 bis 35 Jahre begrenzt. Beim betriebstechnischen Ausbau schwankt die Nutzungsdauer zwischen 15 und 25 Jahren. Auch hier sind es in erster Linie der tatsächliche Gebrauch und der zeitbedingte Verschleiß, die die Nutzungsdauer bestimmen.

3) Kurzfristig nutzbare Teile

Die Nutzungszeit der Einrichtung schwankt zwischen 8 und 15 Jahren, die der Ausstattung beträgt im Durchschnitt etwa 5 bis 12 Jahre. Dabei wirkt sich der technische Fortschritt in erster Linie bei den medizinischen Apparaten und Großgeräten und beim medizinischen Mobiliar aus. Im übrigen ist die Nutzungsdauer der Einrichtungs- und Ausstattungsgegenstände rein technisch bedingt, d. h. durch den technischen Gebrauch und den zeitabhängigen Verschleiß.

So gesehen ergeben sich für die Hauptkostengruppen des Krankenhausbaues die in Tabelle 26 zusammengestellten durchschnittlichen Nutzungszeiten als

Tabelle 26: Durchschnittliche Nutzungszeiten für die Kostengruppen des Krankenhausbaues

Baukostenarten	Nutzungszeiten in Jahren		
	langfristig	mittelfristig	kurzfristig
1. Kosten des Baugrundstücks	—	—	—
2. Kosten der Erschließung	—	—	—
3. Kosten des Bauwerks			
3.1 Kosten der Baukonstruktion			
3.11 Kosten der Erd- und Grundbauarbeiten	50—60		
3.12 Kosten der Rohbauarbeiten	50—60		
3.13 Kosten der Allgemeinen Ausbauarbeiten		25—35	
3.2 Kosten des Betriebstechnischen Ausbaues (Installationen, Betriebstechnische Anlagen, Betriebliche Einbauten)		15—25	
4. Kosten der Einrichtung			8—15
5. Kosten der Ausstattung			5—12
6. Kosten der Außenanlagen	50—60		
7. Kosten für zusätzliche Maßnahmen	—	—	—
8. Baunebenkosten			
8.1 50%	50—60		
8.2 50%		25—35	
Anteil der Kostenarten 3, 4, 5, 6 und 8 an den Gesamtkosten*)	32—38%	43—44%	19—24%

*) Die Kosten des Baugrundstücks und der Erschließung sowie die Kosten für zusätzliche Maßnahmen müssen wegen der unterschiedlichen örtlichen Gegebenheiten bei dieser Durchschnittsrechnung außer Ansatz gelassen werden.

Durchschnittswerte aller jeweils in Frage kommenden Baugewerke oder Anlagegegenstände. (Die durchschnittliche Nutzungsdauer für den Betriebstechnischen Ausbau z. B. wird ihrerseits wiederum von den Nutzungszeiten der Heizung, der Be- und Entlüftungsanlagen, der Schwach- und Starkstromanlagen usw. bestimmt.) Die ausgewiesenen Werte basieren auf den Erfahrungen und Untersuchungen über Betrieb und Bau von Krankenhäusern im In- und Ausland sowie auf den allgemeinen Nutzungszeiten von Gebäuden und Baugewerken. Nach dem gegenwärtigen Stand der Erkenntnisse über den Einfluß des medizinischen und natürlichen Verschleißes auf die Gebrauchsfähigkeit der Krankenhausanlage sind die angegebenen Nutzungszeiten als „normal" anzusehen. Diese Nutzungszeiten für die einzelnen Kostengruppen des Krankenhausbaues sind zugrundezulegen, wenn die Leistungsbereitschaft und -fähigkeit des Krankenhauses im Rahmen der vorgegebenen Zielsetzung dauerhaft, qualitätsbeständig und wirtschaftlich gesichert bleiben sollen.

Will man zu einer durchschnittlichen Nutzungszeit der Krankenhausanlage kommen, dann bedarf es dazu noch der Ermittlung des Anteils der einzelnen Anlageteile an den Gesamtbaukosten. Analysen von Krankenhausinvestitionen zeigen, daß diese sich nach der Versorgungsstufe des Krankenhauses unterscheiden. Während der Anteil der mittelfristig nutzbaren Anlagegüter relativ konstant ist, nimmt der Anteil der langfristig nutzbaren Anlagegüter mit steigender Versorgungsstufe des Krankenhauses ab, während der Anteil der kurzfristigen Anlagegüter mit steigender Versorgungsstufe zunimmt. Im Mittel aller Krankenhaustypen errechnen sich etwa folgende Werte (vgl. auch Tabelle 26):

Anteil der langfristig nutzbaren Teile Erd- und Grundbauarbeiten, Rohbauarbeiten, Außenanlagen und Baunebenleistungen (50 %)	34 % (38 % — 32 %)
Anteil der mittelfristig nutzbaren Teile Allgemeine Ausbauarbeiten, Betriebstechnische Ausbauarbeiten, Baunebenleistungen (50 %)	43 % (43 % — 44 %)
Anteil der kurzfristig nutzbaren Teile Einrichtung und Ausstattung	23 % (19 % — 24 %)

Berücksichtigt man dazu die Nutzungszeiten, dann errechnet sich eine durchschnittliche Nutzungsdauer im Mittel aller Anlageteile und Krankenhaustypen von rd. 21,5 Jahren. Dabei ist diese Nutzungsdauer so zu verstehen, daß das eigentliche Gebäude eine wirtschaftliche Lebensdauer von etwa 50 bis 60 Jahren hat, der Allgemeine und Betriebstechnische Ausbau im Mittel etwa 25 Jahre gebrauchsfähig ist, durchschnittlich also einmal erneuert werden muß, Einrichtung und Ausstattung im Mittel etwa 10 Jahre genutzt werden können, durchschnittlich also vier- bis fünfmal erneuert werden müssen.

b) Verteilung der Abschreibungen über die Nutzungszeit

Nach Festlegung der Nutzungsdauer erhebt sich die Frage, wie man den Gesamtbetrag, der abzuschreiben ist, auf die verschiedenen Nutzungsperioden verteilt. Sieht man in der Abschreibung in erster Linie einen Ausdruck des Werteverzehrs infolge Nutzung, dann dürfte bei der über die Gesamtlaufzeit einer Krankenhausanlage kontinuierlich gleichbleibenden Inanspruchnahme die gleichmäßige zeitabhängige Verteilung des Abschreibungsbetrages am zweckmäßigsten sein. Im industriellen und gewerblichen Bereich gibt man demgegenüber im allgemeinen der degressiven Periodenabschreibung den

Vorrang, und zwar mit dem Hinweis, daß der Leistungsverlust bei den Anlagegegenständen in den ersten Jahren erheblich größer ist als in den letzten. Die degressive Abschreibungsmethode erscheint vor allem dann berechtigt, wenn man den Verkaufspreis einer gebrauchten Anlage als Maßstab für den Leistungsverlust zu Rate zieht. Der Wert eines Autos z. B. sinkt in den ersten Jahren sehr schnell, fast um 30 bis 50 % des Anschaffungswertes. Dazu kommt, daß die Anlagegegenstände infolge des technischen Fortschritts im Laufe der Zeit veralten und daß auch dadurch der Wert der abgegebenen Leistungen sinkt. Auch für die Einrichtung und Ausstattung im Krankenhaus trifft zu, daß die Leistungsabnahme in den ersten Jahren der Nutzung größer ist als in den letzten. Berücksichtigt man aber, daß das Alter der verschiedenen Einrichtungs- und Ausstattungsgegenstände durch die unterschiedlichen Ersatzbeschaffungstermine erheblich streut, dann werden sich in der Praxis Mehr- und Minderabschreibungen auf einer mittleren Ebene ausgleichen. Für die mittel- und langfristig nutzbaren Teile, den Erdbau, Grundbau, Rohbau und Ausbau, aber kann man von einer fast gleichbleibenden Leistungsabnahme ausgehen, vor allem dann, wenn man kontinuierliche Unterhaltungs- und Erneuerungsarbeiten voraussetzt.

So gesehen dürfte bei einer Gesamtabschreibung je Krankenbett die gleichbleibend lineare Abschreibung am zweckmäßigsten sein, vor allem dann, wenn man auch die Instandhaltungskosten mit einem Festbetrag normalisiert. Wenn nämlich mit zunehmender Nutzungsdauer auf der einen Seite die Leistungsfähigkeit einzelner Anlagegegenstände nachläßt und damit der Abschreibungsbetrag geringer wird, stehen dem steigende Instandhaltungskosten gegenüber. Erfahrungsgemäß gleichen sich diese Mehr- und Minderkosten wieder aus. Danach errechnen sich für Krankenhausbauten folgende konstante Abschreibungssätze:

für langfristig nutzbare Teile   1,66 bis 2 %
    Erd- und Grundbauarbeiten, Rohbauarbeiten,
    Außenanlagen und Baunebenleistungen (50 %) .

für mittelfristig nutzbare Teile   4 %
    Allgemeine Ausbauarbeiten,
    Betriebstechnische Ausbauarbeiten,
    Baunebenleistungen (50 %)

für kurzfristig nutzbare Teile   10 %
    Einrichtung und Ausstattung

Berücksichtigt man die anteilige Gliederung der Baukosten (ohne Kosten für Baugrundstück, Erschließung und zusätzliche Maßnahmen), dann ergibt sich im Mittel aller Krankenhaustypen ein durchschnittlicher Abschreibungssatz für die gesamte Krankenhausanlage (ohne Kosten für Baugrundstück, Erschließung und zusätzliche Maßnahmen) von 4,66 % (zu den Abschreibungssätzen für die verschiedenen Baugewerke und Anlagegegenstände (vgl. Tabelle 27).

Tabelle 27: Normalsätze für Nutzungsdauer und Abschreibungssatz

Gewerke/Gegenstände	Nutzungsdauer in Jahren	Abschreibungssatz in %
Erschließung	50 — 60	2
Außenanlagen	50 — 60	2
Erd- und Grundbauarbeiten	50 — 60	2
Rohbauarbeiten	50 — 60	2
Putz- und Stuckarbeiten	20 — 30	4
Fliesen- und Plattenarbeiten	50 — 60	2
Estricharbeiten	50 — 60	2
Asphaltbelagarbeiten	50 — 60	2
Tischlerarbeiten	50 — 60	2
Parkettarbeiten	50 — 60	2
Beschlagarbeiten	50 — 60	2
Rolladenarbeiten	12,5	8
Metallbauarbeiten	50 — 60	2
Verglasungsarbeiten	50 — 60	2
Ofen- und Herdarbeiten	25 — 30	4
Anstricharbeiten	5	20
Oberflächenschutzarbeiten an Stahl und Oberflächenschutzarbeiten (Anstrich) an Aluminiumlegierungen	5	20
Bodenbelagarbeiten	25 — 30	4
Tapezierarbeiten	5	20
Holzpflasterarbeiten	50 — 60	2
Gerüstarbeiten	25 — 60	4 — 2
Zentralheizungs-, Lüftungs- und zentrale Warmwasserbereitungsanlagen	25 — 30	4
Gas-, Wasser- und Abwasser-Installationsarbeiten	25 — 30	4
Starkstrom-Leitungsanlagen in Gebäuden	25 — 30	4
Schwachstrom-Leitungsanlagen in Gebäuden	12,5	8
Blitzschutzanlagen	50 — 60	2
Wärmedämmungsarbeiten	50 — 60	2
Medizinisch-technische Einrichtungen	10	10
Versorgungseinrichtungen	12,5	8
Verwaltungseinrichtungen	12,5	8
Allgemeine Einrichtungen	12,5	8
Medizinisches Mobiliar	15	6,6
Medizinische Geräte und Instrumente	8	12,5
Pflegemobiliar	15	6,6
Pflegegerät	5	20
Bettwerk	4	25
Wirtschaftsmobiliar	12,5	8
Wirtschaftsgerät	5	20
Büromobiliar	12,5	8
Büromaschinen	8	12,5
Beleuchtung	5 — 10	20 — 10
Sonstige Ausstattung	5 — 10	20 — 10

c) Bewertung der Abschreibungen

Maßgeblich für die Höhe der Abschreibungen ist letztlich die Bewertung der Anteilsbeträge, die auf die jeweilige Nutzungszeit entfallen. Eine Analyse der inhaltlichen Bedeutung des Kostendeckungsprinzips zeigt, daß entgegen den bestehenden handels- und steuerrechtlichen Bestimmungen unter bedarfswirtschaftlichen Gesichtspunkten auch die Aufwendungen, die zur funktionellen Erhaltung eines Betriebes notwendig sind, zu den betriebsnotwendigen rechnen können. So kommt es, daß Krankenhäuser die Forderung nach funktioneller Kapitalerhaltung erheben. Nicht nur der Nominalbetrag des im Krankenhaus investierten Geldkapitals, nicht nur die rein materielle Substanz des Sachkapitals will man gewahrt wissen, sondern darüber hinaus in Anpassung an den medizinisch-technischen Fortschritt die ständige Funktionstüchtigkeit des Krankenhauses. Für die mit Eigenkapital finanzierten Anlagegegenstände bedeutet das eine Bewertung der Abschreibung zum Wiederbeschaffungswert, wobei man unter Umständen vom Wiederbeschaffungswert funktionsgleicher Anlagegegenstände neueren Typs ausgehen muß, um dem technischen Fortschritt und der Weiterentwicklung der Medizin Rechnung zu tragen. Auf diese Weise wird nicht nur eine reproduktive, sondern auch eine funktionelle Substanzerhaltung — sogenannte Funktionserhaltung — sichergestellt. Dabei sind für die Gesamtheit aller Vermögensgegenstände Abschreibungen auf Anschaffungsbasis die untere Grenze, weil einmal auch nominell kein Eigenkapitalverlust entstehen darf, zum anderen aber nur im Falle der Fremdfinanzierung die Rückzahlung des Fremdkapitals nicht gefährdet werden darf. Soweit die Erstinvestition der Krankenhäuser voll durch die öffentliche Hand finanziert wird, gelten diese Feststellungen nur für die Bemessung der Abschreibungsbeträge, die für die Finanzierung der zwischenzeitlichen Erneuerung der mittel- und kurzfristigen Anlagegegenstände notwendig sind. Unabhängig von der Finanzierungsform — über Zuwendungen der öffentlichen Hand oder über den Preis — müssen sich diese Beträge in ihrer Höhe nach dem Wiederbeschaffungswert eines funktionsgleichen Krankenhauses richten (vgl. dazu Band II dieses Buches, 4. Kapitel, Abschnitt III, B 2).

d) Instandhaltungskosten

In der betriebswirtschaftlichen Praxis und Literatur werden unter Instandhaltung im weitesten Sinne des Wortes alle diejenigen Maßnahmen verstanden, die der Erhaltung oder Wiederherstellung der Leistungsfähigkeit und Betriebsbereitschaft von Anlagegütern, d. h. von Gebäuden, Einrichtung und Ausstattung (Betriebsmitteln) dienen. Dabei wird die Wesensart dieser Anlagegüter durch die Instandhaltungsmaßnahme nicht verändert, d. h. weder die Leistungsfähigkeit und Modernität werden erhöht noch die Nutzungsdauern verlängert. Mit anderen Worten, zur Instandhaltung rechnen nur solche Maßnahmen, die notwendig sind, um die Leistungsfähigkeit und Betriebsbereitschaft eines bestimmten Anlagegegenstandes während der für diesen Anlagegegenstand vorgesehenen Nutzungsdauer zu erhalten und zu sichern [27]).

Die Maßnahmen der Instandhaltung — in der Terminologie der Krankenhausfinanzierung: Instandhaltung und Instandsetzung [28]) — müssen einmal von denen der Instandsetzung abgegrenzt werden, d. h. von Großreparatur und Generalüberholungen, durch die die Leistungsfähigkeit von Anlagegütern erhöht oder die Nutzungsdauer verlängert wird. Zum anderen müssen sie von den Maßnahmen des Anlageersatzes unterschieden werden, d. h. von der Erneuerung und dem Austausch von Anlagekomplexen oder Anlageeinheiten.

---

[27]) Bei der Instandhaltung fallen zwei Gruppen von Kosten an: Stillstandskosten — sogenannte „indirekte Instandhaltungskosten" und Kosten der Instandhaltungsaktionen — sogenannte „direkte Instandhaltungskosten".
Wenn man im Krankenhaus von den Kosten der Instandhaltung spricht dann versteht man darunter in aller Regel die mit der Durchführung von Instandhaltungsaktionen unmittelbar verbundenen Kosten des Personaleinsatzes, des Materialeinsatzes, der Betriebsmittelnutzung und der damit verbundenen Finanzierungskosten — sogenannte „direkte Instandhaltungskosten".
Versteht man unter Instandhaltung sowohl die verschleißhemmenden als auch die verschleißbeseitigenden Maßnahmen im Hinblick auf die Erhaltung oder Wiederherstellung der Leistungsfähigkeit und Betriebsbereitschaft von Betriebsmitteln, dann lassen sich folgende Instandhaltungsaktionen unterscheiden:
a) Wartung
Wartung ist die periodisch durchgeführte Pflege von Anlagegütern zum Zwecke der Verschleißhemmung (nicht dagegen die „Betriebswartung").
b) Reparatur
Reparaturen sind einmal die bei Störungen erforderliche Wiederherstellung der Leistungsfähigkeit und Betriebsbereitschaft von Anlagegütern durch Instandsetzung oder durch Ersetzung beschädigter Einzelteile. Zum anderen rechnen zu den Reparaturen auch vorbeugende Maßnahmen dieser Art, soweit sie bei dem betreffenden Anlagegut die Erneuerung eines gewissen Grades künftiger Zuverlässigkeit bewirken.
c) Inspektion
Inspektion ist die geplante oder ungeplante, laufende oder zufällige Überprüfung und Überwachung der Funktionsfähigkeit von Anlagegütern. Sie umfaßt außerdem die Fehleraufdeckung bei Anlageausfällen.
Ausgehend von den drei der Verschleißhemmung und -beseitigung dienenden Instandhaltungsaktionen — Wartung, Reparatur und Inspektion — unterscheidet man für die Durchführung von Instandhaltungsmaßnahmen zwei Grundstrategien:
(1) Verschleißhemmende Strategien (Wartungsstrategien)
Während der gesamten Nutzungszeit werden durch systematische und planmäßige Wartung und Pflege die auf die Anlage einwirkenden Beanspruchungen vermindert und damit eine Verschleißhemmung erreicht.
(2) Verschleißbeseitigende Strategien (Präventiv-, Inspektions- und Individualstrategien)
Präventivstrategien — Unabhängig von einer Überwachung und Überprüfung der Funktionsfähigkeit werden die Anlagen zu festgesetzten Zeitpunkten repariert, gegebenenfalls aber auch schon vorher, wenn zwischenzeitlich eine Störung aufgetreten ist.
Inspektionsstrategien — Überwachung und Überprüfung der Funktionsfähigkeit der Anlage werden im voraus geplant. Bei festgestellter Verschlechterung der Anlage über das zulässige Maß hinaus oder bei Ausfall von Teilen werden die erforderlichen Reparaturen durchgeführt.
Individualstrategien — Individuelle Fehleraufdeckung sowie Wiederherstellung der Leistungsfähigkeit und Betriebsbereitschaft erfolgen nach Ausfall der Anlage.
Zur vorbeugenden Instandhaltung rechnen dabei die Wartungs-, Präventiv- und Inspektionsstrategien, zur ad hoc-Instandhaltung die Individualstrategien.

[28]) Die nachstehend dargestellten Abgrenzungen der Kosten der Instandhaltung von Kosten der Instandsetzung und des Anlageersatzes gehen von der den der Krankenhausfinanzierung zugrunde liegenden spezifischen Finanzierungsmodalitäten für die Erstinvestition, die Wiederbeschaffung der mittel- und kurzfristigen Anlagegüter sowie für die Instandhaltungsmaßnahmen aus. Dabei sei ausdrücklich darauf hingewiesen, daß unter dem KHG/Bundespflegesatzverordnungs-Begriff „Instandhaltung und Instandsetzung" nur die Instandhaltungsmaßnahmen im Sinne der betriebswirtschaftlichen Kostenrechnung zu verstehen sind, während die Instandsetzungsmaßnahmen im Sinne der betriebswirtschaftlichen Kostenrechnung unter den KHG/Bundespflegesatzverordnungs-Begriff „Wiederbeschaffung" fallen (vgl. dazu auch „Kosten für die Wiederbeschaffung der mittel- und kurzfristig nutzbaren Anlagegüter sowie der Instandhaltung und Instandsetzung von Krankenhäusern", in: Das Krankenhaus, Heft 9/1971, S. 386 f.).

die technisch oder wirtschaftlich überaltert sind und deren Nutzungsdauer abgelaufen ist (in der Terminologie der Krankenhausfinanzierung: Wiederbeschaffung von kurz- und mittelfristig nutzbaren Anlagegütern). Weiterhin bedarf es einer Abgrenzung gegenüber allen denjenigen Maßnahmen, die mit der Erweiterung, Verbesserung oder Modernisierung von Anlagen im Zusammenhang stehen, die mithin also auch die Wiederbeschaffungen im Bereich der langfristig nutzbaren Anlagegüter betreffen. Instandhaltungs-, Instandsetzungs- und Ersatzaktionen zusammengenommen machen den Bereich der „Anlageerhaltung" aus, während die Maßnahmen der Anlageerhaltung zusammen mit denen der Erweiterung, Verbesserung oder Modernisierung von Anlagen zum Gesamtbereich der „Anlagewirtschaft" zusammengefaßt werden.

Nicht zur Instandhaltung rechnen mithin alle diejenigen Maßnahmen, die einen Ersatz — sei es eine Erneuerung oder einen Austausch — von Anlagekomplexen oder Anlageeinheiten bezwecken, die technisch oder wirtschaftlich überaltert sind und deren Nutzungsdauer bereits abgelaufen ist. — Beispiel: Erneuert man nach 15, 20 oder 25 Jahren, nach Ablauf der prognostizierten Nutzungsdauer, den Fußbodenbelag, entweder in einem kontinuierlichen Arbeitsgang für das gesamte Krankenhaus oder aber auch abschnittsweise (d. h. Leistungsstelle für Leistungsstelle, Raum für Raum), dann rechnen die dabei anfallenden Aufwendungen nicht zu den Instandhaltungskosten, sondern zu den Kosten der mittelfristigen Wiederbeschaffung. Zur Instandhaltung zählt nur das zwischenzeitliche Auswechseln beschädigter Fußbodenplatten innerhalb einzelner Räume, das darauf abzielt, den Fußbodenbelag, so wie prognostiziert, 15, 20 oder 25 Jahre gebrauchsfähig zu erhalten.

An dieser Stelle zeigt sich also die enge Verbindung von Investitions- und Instandhaltungspolitik. Investitions- und Instandhaltungsmaßnahmen sind sehr voneinander abhängig, und zwar dergestalt, daß durch eine Intensivierung der Instandhaltung die Lebensdauer der Anlagegüter erhöht werden kann und umgekehrt. Wenn man also für Rohbau, Ausbau, Einrichtung und Ausstattung im Krankenhaus bestimmte Nutzungszeiten als normal ansieht, dann muß dabei ein ganz bestimmtes Maß an Instandhaltungsarbeiten als notwendig vorausgesetzt werden. Je länger ein Anlagegegenstand genutzt werden soll, um so höher ist in aller Regel der Instandhaltungsaufwand, und zwar sowohl im Periodendurchschnitt als auch auf die Gesamtzeit der Nutzung gesehen; je kürzer man die Nutzungszeiten bemißt, um so geringer ist der Instandhaltungsaufwand. Ist die vorgesehene Nutzungszeit abgelaufen und ersetzt man den Anlagegegenstand als Ganzes oder aber auch nach und nach in Teilen, dann handelt es sich dabei um werterhöhende Ersatzinvestitionen, nicht dagegen um werterhaltende Instandhaltungsmaßnahmen. Die damit verbundenen Kosten rechnen also nicht zu den Kosten der Instandhaltung, sondern zu den Kosten der Wiederbeschaffung. Im Gegensatz zu den Instandhaltungskosten, die in die laufende Rechnung eingehen, müssen die Kosten des Anlageersatzes über die Investitionsfinanzierung erstattet werden.

Diese Abgrenzungsschwierigkeiten zwischen Ersatz- und Instandhaltungsmaßnahmen bestehen in erster Linie im Bereich des Krankenhausgebäudes. Die baulich-technische Verbindung von Anlagegütern mit unterschiedlicher Nutzungsdauer — lang-, mittel- und kurzfristig — hat zur Folge, daß beim eigentlichen Krankenhausgebäude Instandhaltungs- und Ersatzmaßnahmen parallel laufen. Während die langfristig nutzbaren Anlageteile, also primär der Rohbau, über die gesamte Nutzungszeit des Krankenhauses nur instandgehalten zu werden braucht, müssen die mittelfristig nutzbaren Anlageteile in der Regel einmal erneuert, die kurzfristig nutzbaren Anlageteile dagegen vier- bis fünfmal erneuert werden. Dabei kann durch den Umstand, daß die Erneuerung der mittelfristig nutzbaren Anlagegüter nicht en bloc, sondern, wie am Beispiel der Fußbodenerneuerung dargestellt, abschnittsweise erfolgt, der Eindruck entstehen, daß es sich hierbei nicht um Erneuerungs-, sondern um Instandhaltungsmaßnahmen handelt. So gesehen ist auch zu verstehen, daß die Krankenhauspraxis vielfach nicht nur Wartung und Reparatur, sondern auch Ersatzmaßnahmen am eigentlichen Krankenhausgebäude zum Bereich der Instandhaltung rechnet und auf diese Weise höhere Instandhaltungskosten und niedrige Erneuerungskosten ausweist. Nicht selten wird auch der Aufwand für vom Instandhaltungspersonal selbst hergestellte Anlagegüter nicht exakt abgegrenzt und dann ebenfalls unter „Kosten der Instandhaltung" verbucht.

Eine Werterhöhung oder eine Verlängerung der für ein Anlagegut prognostizierten Nutzungsdauer kann nicht nur durch Ersatz von Anlagekomplexen oder Teilanlagen, sondern auch durch sogenannte Instandsetzungsmaßnahmen — auch als werterhöhende Reparaturen bezeichnet — erfolgen. Obwohl in der Praxis der Übergang zwischen Anlageersatz und Instandsetzung relativ fließend ist, erscheint es doch sinnvoll, diese Großreparaturen und Generalüberholungen von den Erneuerungen und dem Austausch von Anlagekomplexen oder Anlageeinheiten, deren Nutzungsdauer abgelaufen ist, zu unterscheiden. Beide Maßnahmen werden buchungstechnisch gleichlaufend behandelt: Aktivierung der damit verbundenen Ausgaben mit anschließender Verteilung der Ausgaben über die künftige Nutzungszeit. Während es sich bei den Ersatz- und Erneuerungsmaßnahmen darum handelt, einzelne Anlagegüter oder Teile von Anlagegütern voll auszutauschen (Beispiel: Erneuerung des Fußbodens — Erneuerung der Fenster — Erneuerung der Heizungsanlage — Erneuerung von Einzelteilen der Sanitärinstallation), werden bei Großreparaturen oder Generalüberholungen in aller Regel nur einzelne Anlageelemente erneuert, verbunden mit Ausbesserungsreparaturmaßnahmen, die zusammengenommen über den Umfang hinausgehen, der für eine normale Instandhaltung im Hinblick auf die Erhaltung der prognostizierten Nutzungsdauer notwendig ist. Da die Gesamtheit der mit Großreparaturen und Generalüberholungen verbundenen Teilerneuerungen, Verbesserungen und Wiederherstellungen an Anlagegütern zu einer Verlängerung der vorgesehenen Nutzungsdauer führt, rechnen die mit Großreparaturen und Generalüberholungen verbundenen Kosten nicht zu den Kosten der Instandhaltung, sondern zu denen der mittel- oder langfristigen Wiederbeschaffung. — Beispiele für Großreparaturen und Generalüberholungen: Einbau von Intensivpflegeeinheiten in ein bestehendes

Krankenhaus; Unterteilung von Krankensälen in kleine Krankenzimmer; nachträglicher Einbau von sanitären Installationen [29]).

Erfahrungswerte aus der Vergangenheit, sowohl bei Krankenhäusern als auch bei Staatsbauverwaltungen, zeigen, daß etwa ein Prozent der Investitionskosten für instandhaltungsbedürftige Anlagegüter ausreicht, sofern man von normalen Verhältnissen und von einer gleichmäßig linearen Verteilung der Instandhaltungsaufwendungen über die Gesamtnutzungszeit der Anlage ausgeht. Berücksichtigt man, daß in den allgemein bekannten Gesamt-Bettenrichtwerten auch nicht instandhaltungspflichtige Anlageteile enthalten sind (der überwiegende Teil der Außenanlagen sowie der Erd- und Grundbauarbeiten) dann dürfte ein Prozentsatz von 0,8 % oder, wie in den Bestimmungen über die Krankenhausfinanzierung vorgesehen, von 0,92 % ausreichen, je nachdem, welche Kosten in dem Gesamt-Bettenrichtwert eingeschlossen sind. Voraussetzung dafür, daß derart berechnete Instandhaltungsquoten ausreichen, ist

---

[29]) Für die Krankenhauspraxis ist eine derartige Abgrenzung von Ersatzbeschaffung, Instandsetzung und Instandhaltung insoweit ohne große Bedeutung, als man dabei an die Gesamtkosten der Anlageerhaltung denkt. Streng unterscheiden dagegen muß man immer dann, wenn man die Investitionsfinanzierung (Finanzierung der Wiederbeschaffung von Anlagegütern) und die Instandhaltungsfinanzierung getrennt und genau kalkulieren will und wenn unterschiedliche Zahlungspflichtige dafür zuständig sind — öffentliche Hand (Bund und Länder) für die Investitionsfinanzierung und Patienten bzw. deren Krankenkassen für die Instandhaltungsfinanzierung. Die Betriebswirtschaftslehre hat diesen Abgrenzungsfragen zwischen Instandhaltung, Instandsetzung und Ersatzbeschaffung von jeher große Bedeutung zugemessen. Zwar sind in der Vergangenheit sowohl die Fragen der Planung, Organisation und Kontrolle als auch die der Wirtschaftlichkeit von Instandhaltungsmaßnahmen weitgehend vernachlässigt und erst in der jüngsten Vergangenheit im Zuge der Automatisierung und Technisierung der Betriebe artikuliert worden. Dagegen hat sich die Betriebswirtschaftslehre schon seit langem mit der Fragen beschäftigt. wie der Aufwand für die Durchführung der Anlageerhaltung im Rechnungswesen, speziell im Rahmen der periodischen Erfolgsrechnung und in der Kalkulation, zu behandeln ist. Darüber hinaus sind die Fragen der Instandhaltung auch im Zusammenhang mit der Investitions- und Abschreibungsdiskussion aufgegriffen worden, weil die Instandhaltungsmaßnahmen die Nutzungsdauer der Anlagen und damit den Abschreibungszeitraum wesentlich beeinflussen. In diesem Zusammenhang geht es immer wieder um das Zentralproblem: Welche Ausgaben im Rahmen der Anlageerhaltung sind periodenbezogen und rechnen damit zu den Kosten der Instandhaltung und welche Ausgaben müssen aktiviert werden und rechnen damit zu den Kosten der Instandsetzung oder des Ersatzes, mithin also zu den Kosten der Wiederbeschaffung (Investitionskosten).
Dabei wird für Instandhaltungsmaßnahmen angenommen, daß sie werterhaltend und nicht werterhöhend sind und auch keinen Einfluß auf die Nutzungsdauer der Anlagegüter haben, mit der Folge, daß die damit verbundenen Ausgaben unmittelbar in die Kostenrechnung übernommen werden. Bei der Instandsetzung und beim Ersatz dagegen wird unterstellt, daß durch diese Maßnahmen der Wert der Anlagegüter erhöht oder deren Nutzungsdauer verlängert wird. Sie beeinflussen daher die Anlagerechnung mit der Folge, daß die Ausgaben für Instandsetzung und Ersatz zu aktivieren (dem Anlagewert zuzuschlagen oder auch getrennt auszuweisen) und dann entsprechend der Nutzungsdauer abzuschreiben sind.
Die rechnerische Abgrenzung zwischen Instandhaltungsmaßnahmen auf der einen Seite und den Instandsetzungs- und Ersatzmaßnahmen auf der anderen Seite bereiten jedoch in der Praxis große Schwierigkeiten, zu deren Vermeidung verschiedene Wege eingeschlagen werden. So behandelt man entweder die Reparaturausgaben bis zu einer bestimmten Grenze — deren Festlegung eine Tatfrage ist — als laufende Kosten und aktiviert nur das, was darüber hinausgeht. Oder aber werden sämtliche Reparaturen, soweit sie regelmäßig wiederkehren, als laufende Ausgaben verbucht. Eine weitere Möglichkeit besteht darin, einen bestimmten Bestand an Anlagegütern mit einem konstant bleibenden Festwert in der Bilanz zu führen und die Instandhaltungs-, Instandsetzungs- und Ersatzmaßnahmen als Kosten zu verbuchen.
Die LSP (Leitsätze für die Preisermittlung aufgrund von Selbstkosten) unterscheiden zwischen Ausgaben für die laufende Instandhaltung, die Kosten sind, und den Ausgaben für die Instandsetzung, die den Wert des Anlagegutes erhöhen oder die Nutzungsdauer verlängern, in der Bilanz aktiviert werden müssen und in der Kostenrechnung über Abschreibungen zu verrechnen sind.
Die steuerliche Rechtssprechung unterscheidet zwischen Erhaltungs- und Herstellungsaufwand, wobei der Erhaltungsaufwand der Instandhaltung entspricht, der Herstellungsaufwand der Instandsetzung und dem Ersatz.

allerdings, daß man sich an dem Gegenwartswert der Investitionskosten orientiert; denn für die Kosten der Instandhaltungsmaßnahmen gilt das Gehalts- und Preisniveau der jeweiligen Rechnungsperiode, nicht dagegen das einer vergangenen oder zukünftigen. Mehr- oder Minderaufwendungen in einzelnen Perioden gleichen sich über die Gesamtlaufzeit des Krankenhauses wieder aus [30]).

2. Abschreibungen und Instandhaltungskosten bei monistischer Finanzierung der Krankenhausleistungen über den Preis

Würden die Erstinvestitionen, die Wiederbeschaffungen und die Instandhaltungen der Krankenhäuser voll über den Preis finanziert, dann stellte sich die Berechnung der Abschreibungen und Instandhaltungskosten wie folgt dar: Entsprechend ihrer bedarfswirtschaftlich-gemeinnützigen Verhaltensweise begnügen sich die Krankenhäuser mit Kostendeckung. Die Forderung der Krankenhäuser auf Erstattung der Selbstkosten ist allerdings dahingehend einzuschränken, daß nur die Kosten erstattet werden, die bei wirtschaftlicher Betriebsführung entstehen würden. Auf die Vorhaltungskosten übertragen besagt dieser Grundsatz, daß den Abschreibungen und Instandhaltungskosten nur diejenigen Baukosten zugrunde gelegt werden dürfen, die bei zweckmäßiger und wirtschaftlicher Bauweise anfallen. Nicht nur das Fehlen einer Vermögens- und Anlagebuchführung in sehr vielen Krankenhäusern, sondern vor allem dieser Richtwertgedanke im Hinblick auf eine Begrenzung des Aufwandes beim Krankenhausbau auf das Notwendige und Angemessene sprechen dafür, bei Berechnung der Pflegesätze von Normalsätzen für Abschreibungen und Instandhaltungskosten auszugehen.

Grundlage für eine solche Normalisierung der Abschreibungen und der Instandhaltungskosten sind normalisierte Bettenwerte, die für die verschiedenen Krankenhaustypen unterschiedlich hoch sind (Zunahme des Bettenwertes mit steigender Anforderungsstufe der Krankenhäuser). Allein dieser Umstand würde schon zu unterschiedlichen Abschreibungsbeträgen führen. Da ferner, wie bereits dargestellt, einerseits auch die anteiligen Kosten des Ausbaues, der Einrichtung und Ausstattung mit steigender Versorgungsstufe des Krankenhauses zunehmen und andererseits die Lebensdauer gerade dieser Bauteile geringer ist als die der übrigen (Außenanlage, Erdbau, Grundbau und Rohbau), müssen auch die Abschreibungssätze für die verschiedenen Krankenhaustypen unterschiedlich hoch sein. Je höher die Versorgungsstufe des Krankenhauses,

---

[30]) Der Umstand, daß in der Krankenhauspraxis nicht selten ein relativ hoher Aufwand für Instandhaltung ausgewiesen wird, ist einmal darauf zurückzuführen, daß nicht selten Wiederbeschaffungsaufwendungen als Instandhaltungsaufwand deklariert werden, ein Umstand, der mit dafür bestimmend ist, Abschreibungen und Instandhaltungskosten als Einheit zu betrachten. Zum anderen setzt die Normalisierung der Instandhaltungskosten voraus, daß die baulich-technischen Gegebenheiten der Krankenhäuser den Basiswerten entsprechen, von denen bei der Bemessung der Instandhaltungsquoten ausgegangen wurde (vgl. dazu Abschnitt G, 3b dieses Kapitels). Weiterhin aber ist Voraussetzung, daß in den ersten Jahren der Nutzung wegen des geringeren Instandhaltungsaufwandes Rücklagen gebildet werden für die späteren Jahre, in denen die Aufwendungen für die Instandhaltung höher liegen. Alle diejenigen Krankenhäuser, die einen hohen Nachholbedarf an Instandhaltungsarbeiten haben, können also mit normalen Instandhaltungsquoten nicht auskommen.

je größer der Anteil des Ausbaues, der Einrichtung und Ausstattung, um so höher der Abschreibungssatz. Im Mittel aller Krankenhaustypen, etwa für die Versorgungsstufe „Differenzierte Regelversorgung" (Bettenrichtwert 1971 = 90 000,— DM; Abschreibungssatz = 4,66 %; Instandhaltungssatz = 0,8 %), errechnen sich die normalisierten Vorhaltungskosten auf 4230,— DM je Bett und Jahr oder 13,22 DM je Pflegetag (vgl. dazu Tabelle 28).

Tabelle 28: Normalisierte Vorhaltungskosten im Mittel aller Krankenhaustypen (etwa Versorgungsstufe „Differenzierte Regelversorgung")

Baukostenarten	Baukosten in DM *)	Abschreibungssatz	Abschreibungsbetrag in DM		Instandhaltungssatz	Instandhaltungsbetrag in DM	
			je Bett und Jahr	je Pflegetag**)		je Bett und Jahr	je Pflegetag**)
Langfristig nutzbare Teile	30 600 (34%)	2%	612	1,91	—	—	—
Mittelfristig nutzbare Teile	38 700 (43%)	4%	1 548	4,84	—	—	—
Kurzfristig nutzbare Teile	20 700 (23%)	10%	2 070	6,47	—	—	—
Insgesamt	90 000 (100%)	4,66%	4 230	13,22	0,8%	720	2,25

*) Basis: Bettenrichtwert 1971 (normalisierter Bettenwert für 1971 in Betrieb genommener Krankenhäuser der Versorgungsstufe „Differenzierte Regelversorgung").
**) Bei der Berechnung der anteiligen Beträge je Pflegetag wird davon ausgegangen, daß ein Krankenbett im Durchschnitt an 320 Tagen im Jahr belegt sein kann.

3. Kosten für die Wiederbeschaffung der mittel- und kurzfristig nutzbaren Anlagegüter sowie für die Instandhaltung bei dualistischer Finanzierung der Krankenhausleistungen über Steuermittel und über den Preis

Werden die Kosten der Erstinvestition von der öffentlichen Hand über Steuermittel finanziert — so wie im Gesetz zur wirtschaftlichen Sicherung der Krankenhäuser und zur Regelung der Krankenhauspflegesätze (KHG) geregelt —, dann lassen sich die Kosten für die Wiederbeschaffung der mittel- und kurzfristig nutzbaren Anlagegüter sowie für die Instandhaltung wie folgt ermitteln:

a) Bemessungsgrundsätze für den Wiederbeschaffungs- und Instandhaltungsbedarf

Die Finanzierung der Wiederbeschaffung mittel- und kurzfristig nutzbarer Anlagegüter über pauschal gewährte Abschreibungsbeträge (in der Terminologie des KHG „Pauschalabgeltung") muß sich im Hinblick auf die ständige Weiterentwicklung der Medizintechnik und der allgemeinen Krankenhaustechnik am Wiederbeschaffungswert eines funktionsgleichen Krankenbettes orientieren. Auf diese Weise ist es möglich, aus den angesammelten Abschreibungsbeträgen einen jeweils funktionsgleichen Gegenstand derselben Zweckbestimmung wiederzubeschaffen. Finanzierungstechnisch unproblematisch ist eine derartige Regelung nur für den Fall, daß alle Krankenhäuser zum gleichen Zeitpunkt errichtet worden sind, d. h. denselben Wiederbeschaffungsbedarf haben. Bei dem im Bundesgebiet höchst unterschiedlichen Baubestand, d. h.

bei einer Streuung von Alt- und Neubauten verschiedenster Baujahre, ist der Wiederbeschaffungsbedarf zumindest für die mittelfristig nutzbaren Anlagegüter von Krankenhaus zu Krankenhaus höchst unterschiedlich. Grob gesehen drückt sich das dadurch aus, daß in Altbauten der Flächen- und Raumaufwand weit unter dem bei Neubauten liegt. Geht man ins Detail, dann zeigt sich z. B., daß Neubauten Abschreibungen zur Erneuerung der bei ihnen installierten Transport- und Rohrpostanlage oder auch der sozialen Einrichtungen im Eingangsbereich (Restaurant, Einkaufskioske, Bank- und Postschalter, Friseur usw.) ansammeln müssen. Die Notwendigkeit dazu entfällt für Altbauten, da es in der Regel nicht möglich ist, technische und allgemeine Einrichtungen in derartigem Umfang nachträglich in Altbauten zu installieren. So gesehen wird sich die pauschale Finanzierung der Wiederbeschaffung von mittelfristig nutzbaren Anlagegütern nicht für alle Krankenhäuser einheitlich nach dem Wiederbeschaffungswert eines funktionsgleichen Krankenbettes richten dürfen; sie muß vielmehr auf den tatsächlich notwendigen, realisierbaren Erneuerungs- und Wiederbeschaffungsbedarf des einzelnen Krankenhauses abgestellt sein.

Dieselben Grundsätze gelten für die Finanzierung der Instandhaltung. Geht man davon aus, daß der Erneuerungsbedarf an mittel- und kurzfristig nutzbaren Anlagegütern laufend gedeckt wird, dann reduziert sich der reine Instandhaltungsaufwand für Altbauten entsprechend der viel geringeren Baumassen (unbeschadet eines etwaigen Nachholbedarfes infolge unterlassener Reparaturen in der Vergangenheit — vgl. dazu Abschnitt VI, G 1 d dieses Kapitels). Darüber hinaus ist zu berücksichtigen, daß der Instandhaltungsbedarf für Altbauten auch infolge des einfacheren Ausbaustandards geringer ist, zum Beispiel im Bereich der sanitären Installation (1950 = für vier bis sechs Betten ein Waschbecken — 1971 = für drei bis vier Betten ein WC und drei Waschbecken, nicht selten sogar eine Dusche). Schließlich ist der gesamte Innenausbau des Krankenhauses ständig komplizierter und damit auch instandhaltungsbedürftiger geworden.

Im Gegensatz dazu kann sich eine pauschale Finanzierung der Wiederbeschaffung von kurzfristig nutzbaren Anlagegütern sehr wohl für alle Krankenhäuser an dem Wiederbeschaffungswert eines funktionsgleichen Krankenbettes orientieren, da man auch bei Altbauten zur Aufrechterhaltung der Funktionsfähigkeit gezwungen ist, die Einrichtung und Ausstattung jeweils dem modernsten Stand der Medizintechnik und der allgemeinen Technik anzupassen. Es bedarf nur geringer Abstriche für Altbauten bei denjenigen Bereichen, die sich erst in der jüngsten Vergangenheit stärker entwickelt haben (z. B. Eingangsbereich, Versorgungsbereich).

Von diesen Überlegungen ausgehend ergeben sich für die Finanzierung der Wiederbeschaffung und der Instandhaltung unterschiedliche Vorgabewerte, je nachdem, ob es sich um Alt- oder Neubauten handelt. Müssen die Mittel für die Finanzierung der Wiederbeschaffung von mittelfristig nutzbaren Anlagegütern im Einzelfall beantragt werden, dann kann diesem unterschiedlichen

Finanzbedarf von Alt- und Neubauten auf dem Wege der Einzelbewilligung unmittelbar Rechnung getragen werden.

b) Ermittlung der Kosten für die Wiederbeschaffung mittel- und kurzfristig nutzbarer Anlagegüter sowie für die Instandhaltung

Grundlage für die Ermittlung des einzel- und gesamtwirtschaftlichen Finanzbedarfs für die Wiederbeschaffung der mittel- und kurzfristig nutzbaren Anlagegüter sowie für die Instandhaltung sind:
Gesamtbaukosten von Krankenhäusern;
Anteil der lang-, mittel- und kurzfristig nutzbaren Anlagegüter an den Gesamtbaukosten von Krankenhäusern;
Flächenaufwand im Krankenhausbau.

Dabei sind die Gesamtbaukosten und ihre Gliederung nach Fristigkeiten der Anlagegüter die Grundlage für die Ermittlung des sogenannten Wiederbeschaffungswertes, der Ausgangspunkt für die Bemessung des Wiederbeschaffungs- und Instandhaltungsbedarfs ist. Demgegenüber gibt der Flächenaufwand einen Hinweis darauf, inwieweit der Wiederbeschaffungs- und Instandsetzungsbedarf für Altbauten gegenüber Neubauten reduziert werden muß.

1) Vorgabewerte für die Gesamtbaukosten je Krankenbett (Bettenrichtwerte)

Für die Berechnung des einzel- und gesamtwirtschaftlich anstehenden Finanzbedarfs ist von den Richtwerten für die Kosten von Krankenhausbauten auszugehen, die für 1971 wie nachstehend dargestellt, ermittelt sind. Entsprechend der sich ändernden Gegebenheiten (Flächenaufwand, Ausbaustandard usw.) bedürfen sie der laufenden Fortschreibung und Anpassung.

Versorgungsstufe	Bettenrichtwert 1971/DM
Grundversorgung	80 000
Normale Regelversorgung	85 000
Differenzierte Regelversorgung	90 000
Zentralversorgung	110 000
Maximalversorgung	130 000

Einzelheiten dazu vgl. Abschnitt VI, C dieses Kapitels.

2) Vorgabewerte für die Gliederung der Gesamtbaukosten je Krankenbett nach der Fristigkeit der Anlagegüter

Nach der Fristigkeit der Anlagegüter gliedern sich die Gesamtbaukosten im Krankenhaus wie folgt [31]:

---

[31] Es sei ausdrücklich darauf hingewiesen, daß die angegebenen Vorgabewerte als „Normalgliederung" anzusehen sind. Die sehr großen Variationsmöglichkeiten bei der Wahl der Bautechniken, Baumaterialien, Betriebssysteme sowie der Einrichtung und Ausstattung, aber auch bei der Festsetzung der individuellen Nutzungszeiten erschweren ein Generalisieren der Abgrenzung der Anlagegüter nach der Fristigkeit. Abweichungen von dieser, den gegenwärtigen Verhältnissen im Krankenhausbau entsprechenden Normalgliederung sind im Einzelfall also durchaus möglich.

Versorgungsstufe	kurzfristig %	mittelfristig %	langfristig %
Grundversorgung	19	43	38
Normale Regelversorgung	21	43	36
Differenzierte Regelversorgung	23	43	34
Zentralversorgung	24	44	32
Maximalversorgung	24	44	32

Auf die Vorgabewerte für die Gesamtbaukosten je Krankenbett (Bettenrichtwerte 1971) übertragen, ergibt sich daraus folgendes:

Versorgungs-stufe	kurzfristig DM	%	mittelfristig DM	%	langfristig DM	%	Gesamtkosten DM	%
Grundversorgung	15 200	19	34 000	43	30 400	38	80 000	100
Normale Regelversorgung	17 850	21	36 550	43	30 600	36	85 000	100
Differenzierte Regelversorgung	20 700	23	38 700	43	30 600	34	90 000	100
Zentralversorgung	26 400	24	48 400	44	35 200	32	110 000	100
Maximalversorgung	31 200	24	57 200	44	41 600	32	130 000	100

3) Vorgabewerte für den Gesamtflächenaufwand je Krankenbett

Die Wiederbeschaffungs- sowie die Instandhaltungsaufwendungen lassen sich nicht für alle Krankenhäuser einheitlich nach dem Wiederbeschaffungswert eines funktionsgleichen Krankenbettes berechnen, sondern müssen auf den tatsächlich notwendigen und realisierbaren Bedarf des einzelnen Krankenhauses abgestellt sein (vgl. Abschnitt VI, G 3 a dieses Kapitels).

Bei der Ermittlung der Vorgabewerte für die Finanzierung der Wiederbeschaffung von mittelfristig nutzbaren Anlagegütern empfiehlt sich deshalb, für alle Krankenhäuser, die in der Vergangenheit in Betrieb genommen sind, entsprechend dem geringeren Flächenaufwand einen Abschlag vom Bettenrichtwert der Gegenwart zu machen. Die Reduzierung der Vorgabewerte an dem verringerten Flächenaufwand zu orientieren, bietet sich deshalb an, weil Flächenaufwand und Wiederbeschaffungsbedarf in direkter funktioneller Abhängigkeit stehen. Dieselben Grundsätze gelten für die Ermittlung der Vorgabewerte für die Finanzierung der Instandhaltung.

Für den Gesamtflächenaufwand[32]), differenziert nach dem Jahr der Inbetriebnahme, ergeben sich folgende Vorgabewerte[33]):

Jahr der Inbetriebnahme	Fläche qm	in % von 1971
bis 1950	40	57
1951 bis 1960	50	71
1961 bis 1965	55	79
1966 bis 1970	65	93
1971	70	100

Der Vorgabewert von 40 qm je Krankenbett für alle vor 1950 in Betrieb genommenen Krankenhausaltbauten liegt noch über den Richtwerten, die der Gutachterausschuß für das öffentliche Krankenhauswesen vor dem Zweiten Weltkrieg aufgestellt hat (38 qm).

Im Hinblick darauf, daß Altbauten zur Aufrechterhaltung der Funktionsfähigkeit gezwungen sind, ihre Einrichtung und Ausstattung jeweils dem modernsten Stand der Medizintechnik und der allgemeinen Technik anzupassen, empfiehlt sich, bei der Bemessung des Wiederbeschaffungsbedarfs für kurzfristig nutzbare Anlagegüter nur nach zwei Jahresgruppen zu differenzieren: Krankenhäuser bis 1950 und Krankenhäuser ab 1951. Für alle Krankenhäuser, die nach 1950 in Betrieb genommen wurden, muß für die Bemessung des kurzfristigen Wiederbeschaffungsbedarfes vom jeweils gültigen Bettenrichtwert ausgegangen werden. Dagegen sollten für alle diejenigen Krankenhäuser, die vor 1951 in Betrieb genommen wurden, von diesem Bettenrichtwert geringe Abstriche gemacht werden. Dabei bietet sich als Maßstab wiederum der Flächenaufwand an; entsprechend dem geringeren Flächenaufwand, vor allem in den Bereichen Eingang/Verwaltung und Versorgung, sollte der für 1971 gültige Flächenaufwand von 70 qm um 10 qm auf 60 qm reduziert und der Bettenrichtwert 1971 für Altbauten dementsprechend um rd. 14 % gekürzt werden.

4) Vorgabewerte für die Berechnung der Wiederbeschaffung der mittel- und kurzfristig nutzbaren Anlagegüter sowie der Instandhaltung

Ausgehend von den Bettenrichtwerten 1971, den Anteilen der lang-, mittel- und kurzfristig nutzbaren Anlagegüter — beide differenziert nach den Anforderungsstufen der Krankenhäuser — sowie von den Vorgabewerten für den Gesamtflächenaufwand — differenziert nach dem Jahr der Inbetriebnahme — ergeben sich die in den nachstehenden Tabellen 29 bis 31 dargestellten Vorgabewerte für die Berechnung der Wiederbeschaffung der mittel- und kurz-

---

[32]) Auch bei den Vorgabewerten für den Flächenaufwand sei ausdrücklich auf ihren „Normcharakter" hingewiesen.
[33]) Der Gesamtflächenaufwand schließt die Grundrißflächenanteile der verschiedenen Leistungsstellen mit ihren Nettonutzflächen (einschließlich der Nebenflächen), Verkehrsflächen, Funktionsflächen und Konstruktionsflächen ein (Grundrißflächen gemäß DIN 18227 Flächen von Grundstücken und Bauwerken im Industriebau - Berechnungsgrundlagen - und DIN 277 Hochbauten - Umbauter Raum - Raummeterpreis).

Tabelle 29: Vorgabewerte für die Berechnung der Wiederbeschaffung der mittelfristig nutzbaren Anlagegüter

Versorgungs-stufe Jahr der Inbetriebnahme	Grundver-sorgung DM	Normale Regelver-sorgung DM	Differen-zierte Regel-versorgung DM	Zentral-versorgung DM	Maximal-versorgung DM
bis 1950	19 608	20 834	22 059	27 588	32 604
1951 bis 1960	24 424	25 951	27 477	34 364	40 612
1961 bis 1965	27 176	28 875	30 573	38 236	45 188
1966 bis 1970	31 992	33 992	35 991	45 012	53 196
1971	34 400	36 550	38 700	48 400	57 200

Tabelle 30: Vorgabewerte für die Berechnung der Wiederbeschaffung der kurzfristig nutzbaren Anlagegüter

Versorgungs-stufe Jahr der Inbetriebnahme	Grundver-sorgung DM	Normale Regelver-sorgung DM	Differen-zierte Regel-versorgung DM	Zentral-versorgung DM	Maximal-versorgung DM
bis 1950	13 072	15 351	17 802	22 704	26 832
ab 1951	15 200	17 850	20 700	26 400	31 200

Tabelle 31: Vorgabewerte für die Berechnung der Instandhaltung der Anlagegüter

Versorgungs-stufe Jahr der Inbetriebnahme	Grundver-sorgung DM	Normale Regelver-sorgung DM	Differen-zierte Regel-versorgung DM	Zentral-versorgung DM	Maximal-versorgung DM
bis 1950	45 600	48 450	51 300	62 700	74 100
1951 bis 1960	56 800	60 350	63 900	78 100	92 300
1961 bis 1965	63 200	67 150	71 100	86 900	102 700
1966 bis 1970	74 400	79 050	83 700	102 300	120 900
1971	80 000	85 000	90 000	110 000	130 000

fristig nutzbaren Anlagegüter sowie der Instandhaltung. Entsprechend dem nach der Inbetriebnahme differenzierten Gesamtflächenaufwand wurde der Bettenrichtwert 1971 für die mittelfristige Wiederbeschaffung und die Instandhaltung fünfstufig differenziert (analog der Flächendifferenzierung von 70 - 65 - 55 - 50 - 40), für die kurzfristige Wiederbeschaffung dagegen zweistufig (entsprechend der Flächendifferenzierung von 70 - 60) [34]).

5) Hinweise zu Besonderheiten der Vorgabewerte

(1) Alle unter Punkt 1) bis 4) dargestellten Vorgabewerte haben Normativcharakter. Sie gehen von Krankenhausbauten mit normalisierter baulicher und betrieblicher Wirtschaftlichkeit aus, entsprechend den derzeitigen Erkenntnissen der betrieblich-organisatorischen und baulichen Gestaltung von Krankenhäusern.

(2) Hauptkriterium für die Bemessung der Vorgabewerte für die Wiederbeschaffung ist der Flächenaufwand. Für künftig zu erstellende Krankenhausneubauten kann davon ausgegangen werden, daß die Flächenvorgabewerte Normativcharakter haben und bei Planung und Bau als Richtwerte gelten. Bereits bestehende Krankenhäuser können aufgrund von Besonderheiten der Grundrißgestaltung bezüglich ihres tatsächlichen Flächenaufwandes von den Vorgabewerten erheblich abweichen, sowohl nach oben als auch nach unten. Gravierende Abweichungen von den Flächenvorgabewerten müßten bei der krankenhausindividuellen Festsetzung der Vorgabewerte für die Wiederbeschaffung im einzelnen Krankenhaus berücksichtigt werden.

(3) Eine Reihe von Gründen kann dafür bestimmend sein, daß der tatsächlich notwendige Instandhaltungsaufwand über den aus den normativen Vorgabewerten abgeleiteten Instandhaltungspauschalen liegt (z. B. erhöhter Flächen- und Raumaufwand bei Altbauten, Nachholbedarf für Instandhaltungsmaßnahmen). In allen diesen Fällen bedarf es einer Anpassung der Instandhaltungspauschalen an die tatsächlich notwendigen Instandhaltungskosten (Einzelhei-

---

[34]) Die in den Tabellen 29 bis 31 dargestellten Vorgabewerte sind, wie nachstehend an einem Krankenhaus der Zentralversorgung mit 700 Betten - im Jahre 1949 in Betrieb genommen - beispielhaft dargestellt, wie folgt abgeleitet worden:
Vorgabewert für die mittelfristige Wiederbeschaffung DM 110 000*) x 44 %**) x 57 %***) = DM 27 588
Vorgabewert für die kurzfristige Wiederbeschaffung DM 110 000*) x 24 %**) x 86 %***) = DM 22 704
Vorgabewert für die Instandhaltung und Instandsetzung DM 110 000*) x 57 %***) = DM 62 700
*) Bettenwert 1971 eines Krankenhauses der Zentralversorgung
**) Anteilprozentsatz der mittel- und kurzfristig nutzbaren Anlagegüter eines Krankenhauses der Zentralversorgung
***) Reduzierungsfaktor für Altbauten bis 1950

ten dazu vgl. Eichhorn, S.: Kosten und Finanzierung von Instandhaltungsmaßnahmen im Krankenhaus unter besonderer Berücksichtigung des Gesetzes zur wirtschaftlichen Sicherung der Krankenhäuser und zur Regelung der Krankenhauspflegesätze — KHG — und der Verordnung zur Regelung der Krankenhauspflegesätze (Bundespflegesatzverordnung — BPflV —), in: Das Krankenhaus, Heft 7/1973, S. 267 ff.; — —: Instandhaltungsstrategie und Instandhaltungsfinanzierung, in: Zentrallehrgang 1973, Hrsg. Studienstiftung der Verwaltungsleiter deutscher Krankenanstalten, Kulmbach 1973) [35]).

---

[35]) Die wichtigsten, mit der pauschalen Abgeltung der Instandhaltungskosten aufgrund von normativen Vorgabewerten verbundenen Probleme ergeben sich wie folgt:

a) Die Bemessungsgrundlage für die Vorgabewerte muß dem jeweils aktuellen Preisindex für die Instandhaltungsaktionen entsprechen. Das dürfte dann gewährleistet sein, wenn man als Bemessungsgrundlage vom Wiederbeschaffungswert einer funktionsgleichen Krankenhausanlage ausgeht. Dabei wäre der Wiederbeschaffungswert wie folgt zu definieren: Was muß zum Berechnungszeitpunkt — also nicht in der Vergangenheit und nicht in der Zukunft — für die verschiedenen Anlagegüter bezahlt werden?

b) Als Bemessungsgrundlage dient der Bettenrichtwert, d. h. die Investitionskosten zur Erstellung eines Krankenbettes. Der Bettenrichtwert schließt folgende Vorgaben ein: Flächenaufwand im Bereich von Eingang/Verwaltung, Untersuchung/Behandlung, Pflege, Versorgung, allgemeines Wegesystem; Gruppierung der Anlagegüter nach lang-, mittel- und kurzfristiger Nutzung; Standard von Bau, Einrichtung und Ausstattung; Baupreisindex. Er ist gestaffelt nach den Versorgungsstufen und Betriebstypen der Krankenhausversorgung.

c) Der Bettenrichtwert gilt als Bemessungsgrundlage für die Instandhaltungspauschalen uneingeschränkt für alle Krankenhausneubauten, soweit diese gehalten waren, die im Bettenrichtwert eingeschlossenen Vorgaben zu beachten. Soweit dem einzelnen Krankenhaus Abweichungen von diesen Vorgaben gestattet waren und sich diese auf Höhe und Struktur des Bettenrichtwertes auswirken, bedarf es einer Korrektur des Bettenrichtwertes.

d) Bestehende Krankenhäuser sind bezüglich ihres Instandhaltungsbedarfs durch Planung und Bau weitgehend festgelegt. So gesehen muß der Bettenrichtwert als Bemessungsgrundlage für die Instandhaltungspauschalen an den tatsächlich notwendigen und realisierbaren Instandhaltungsbedarf angepaßt werden. In Altbauten liegt der Flächen- und Raumaufwand vielfach unter dem bei Neubauten mit der Folge, daß sich der Instandhaltungsbedarf entsprechend der viel geringeren Baumassen reduziert. Nicht selten jedoch wird der Flächenaufwand infolge der Besonderheiten der Grundrißgestaltung von den im Bettenrichtwert eingeschlossenen Vorgaben auch nach oben abweichen.

Das aber bedeutet, daß bei bereits bestehenden Krankenhäusern die Bemessungsgrundlagen für die Instandhaltungspauschalen krankenhausindividuell festgesetzt und gravierende Abweichungen von den Vorgaben des Bettenrichtwertes berücksichtigt werden müssen. Dabei bietet sich an, die Korrektur des Bettenrichtwertes am Flächenaufwand zu orientieren, weil Flächenaufwand und Wiederbeschaffungs- und Instandhaltungsbedarf im direkten funktionellen Zusammenhang stehen.

e) Eine einmalige oder befristete, über die normale Instandhaltung hinausgehende Finanzierung zusätzlicher Instandhaltungsmaßnahmen kann für bereits bestehende Krankenhäuser unter folgenden Voraussetzungen erforderlich sein:

Die notwendigen laufenden Instandhaltungen wurden in der Vergangenheit infolge nicht kostendeckender Erträge unterlassen, so daß ein Instandhaltungsnachholbedarf besteht, der entweder einmalig oder innerhalb eines befristeten Zeitraumes abgedeckt werden muß.

Die Krankenhausanlage wird insgesamt oder bezogen auf bestimmte Bereiche von Anlagegütern bereits länger genutzt als normal (langfristig 50 bis 60 Jahre — mittelfristig 25 bis 30 Jahre — kurzfristig 10 Jahre). In allen diesen Fällen müssen die zur Aufrechterhaltung der Leistungsfähigkeit und Betriebsbereitschaft der Anlagegüter erforderlichen zusätzlichen Instandhaltungsmaßnahmen auch zusätzlich finanziert werden.

f) Die Finanzierung einer zeitgerechten Wiederbeschaffung der lang-, mittel- und kurzfristigen Anlagegüter muß jederzeit gewährleistet sein; denn die Instandhaltungspauschalen sind darauf abgestellt, die als normal angesehene Nutzungszeit der lang-, mittel- und kurzfristig nutzbaren Anlagegüter zu gewährleisten. Jede Verlängerung der Nutzungszeit erfordert höhere Instandhaltungsbeträge und damit eine zusätzliche Finanzierung. Die Finanzierung der Wiederbeschaffung muß jedoch nicht nur zeitgerecht sein, sondern ebenso auch bedarfsgerecht. Die Wiederbeschaffungsmittel müssen also dem tatsächlichen Wiederbeschaffungsbedarf entsprechen, d. h. die Beträge dürfen nicht gekürzt werden. Diese Forderungen betreffen insbesondere die mittelfristig nutzbaren Anlagegüter, da hier die Gefahr besteht, daß infolge des Einzelantragsverfahrens die Bewilligung der Finanzierung verzögert wird und daß die Mittel nicht in dem tatsächlich notwendigen Umfange bereitgestellt werden.

(4) Krankenhäuser, die stufenweise erneuert oder erweitert worden sind und bei denen kein einheitliches Inbetriebnahmejahr festzustellen ist, können wie folgt behandelt werden: Für die Bemessung der mittelfristigen Wiederbeschaffung sowie der Instandhaltung wird für das Gesamtkrankenhaus der durchschnittliche Flächenaufwand je Krankenbett ermittelt und das Krankenhaus dann unter Berücksichtigung seiner Anforderungsstufe aufgrund des Gesamtflächenaufwandes je Krankenbett der entsprechenden Jahresgruppe zugeordnet.

Beispiel: Ein Krankenhaus, erbaut im Jahre 1900, ist im Jahre 1970 erweitert worden. Auf den Neubauteil entfallen 70%, auf den Altbauteil 30% der Gesamtbaumassen. Für das Gesamtkrankenhaus beträgt der durchschnittliche Flächenaufwand je Krankenbett 68 qm. Für die Berechnung der mittelfristigen Wiederbeschaffung sowie der Instandhaltung wird das Gesamtkrankenhaus demnach so behandelt, als wenn es nach 1970 in Betrieb genommen worden wäre.

Für die Bemessung der kurzfristigen Wiederbeschaffung wird das einzelne Krankenhaus aufgrund des durchschnittlichen Flächenaufwandes je Krankenbett unter Berücksichtigung der Anforderungsstufe in die beiden Vorgabewertekategorien (bis 1950 und ab 1951 in Betrieb genommen) eingruppiert.

Beispiel: Das oben beispielhaft erwähnte Krankenhaus rechnet mit einem Gesamtflächenaufwand von 68 qm je Krankenbett zu der Jahresgruppe ab 1951, d. h. der Vorgabewert für die Berechnung der kurzfristigen Wiederbeschaffung geht vom vollen Bettenrichtwert 1971 aus. Liegt der durchschnittliche Flächenaufwand bei Mischbauten bei 40 qm je Krankenbett oder darunter, dann wird auch bei der Berechnung der kurzfristigen Wiederbeschaffung ein entsprechender Abschlag vom Bettenrichtwert 1971 gemacht, so wie in Tabelle 30 für die Krankenhausgruppe bis 1950 dargestellt.

(5) Fachkrankenhäuser können entsprechend ihrer Bettenzahl und ihres Flächenaufwandes je Krankenbett in die Vorgabewertmatrix für die Berechnung der mittel- und kurzfristigen Wiederbeschaffung sowie der Instandhaltung eingeordnet werden. Kinderkrankenhäuser können wie Allgemeine Krankenhäuser behandelt und entsprechend ihrer Bettenzahl und dem Jahr der Inbetriebnahme in die Vorgabematrix für die Berechnung der mittel- und kurzfristigen Wiederbeschaffung sowie der Instandhaltung eingeordnet werden. Gravierende Abweichungen von den Flächenvorgabewerten sollten gegebenenfalls durch Zu- oder Abschläge bei den Vorgabewerten berücksichtigt werden. Kinderbetten im Rahmen der qualifizierten Regelversorgung und der Zentralversorgung sind in deren Gesamtflächenaufwand eingeschlossen und rechnen deshalb wie Erwachsenenbetten.

VIERTES KAPITEL

GRUNDLAGEN DER PLANUNG UND ORGANISATION DES KRANKENHAUS-BETRIEBSPROZESSES

I. Planung und Organisation des Personaleinsatzes

A. Bedeutung des Produktivfaktors „Arbeit" im Krankenhaus

Das Krankenhaus ist ein arbeitsintensiver oder, von der Aufwandsseite her gesehen, ein lohnintensiver Betrieb. Aus diesem Grunde kommt der Planung und Organisation der Arbeitsleistungen — des Personaleinsatzes — besondere Bedeutung zu. Der Betriebsprozeß im Krankenhaus betrifft nicht nur unmittelbar den Menschen, und zwar den Patienten als den kranken Menschen, sondern er wird auch vom Menschen getragen. Vom einzelnen Mitarbeiter, von der gemeinsamen Arbeit in den vielen kleinen Mitarbeitergruppen und von der Zusammenarbeit aller dieser Gruppen untereinander hängt die Qualität der Krankenhausarbeit letztlich ab. Mehr als in allen anderen Betrieben des Wirtschaftslebens wird das Ansehen des Krankenhauses bei den Patienten und in der Öffentlichkeit vom Personal bestimmt. Individuelle Unterbringung, gute Verpflegung und eine moderne medizinisch-technische Einrichtung und Ausstattung können zwar eine besondere Anziehungskraft auf die Patienten ausüben; der ausschlaggebende Faktor bei der Wahl des Krankenhauses aber bleibt letztlich doch das Personal. In der Regel nimmt man einfachere Unterbringungsverhältnisse dann in Kauf, wenn man weiß, daß man vom Arzt und von der Schwester fürsorglich behandelt, gepflegt und betreut wird. Der eigentliche Ruf eines Krankenhauses wird nicht so sehr vom Zweibettzimmer oder von der Auswahlverpflegung bestimmt, wie von der Qualität der ärztlichen und pflegerischen Arbeit und von der Hilfsbereitschaft und dem tatbereiten Mitwirken aller anderen Personengruppen im Krankenhaus. So gesehen kommt es auf das gesamte Personal im Krankenhaus an, inwieweit es gelingt, dem Patienten zu helfen.

Mancher, der in der praktischen Arbeit im Krankenhaus steht und nicht selbst einmal schwer krank war, mag sich nicht vorstellen können, daß der Patient auf die vielen Bequemlichkeiten und Vorteile eines neuen Krankenhauses verzichtet und wegen einer individuelleren Behandlung seitens der Ärzte oder des Pflegepersonals ein altes Krankenhaus mit einfacheren Verhältnissen aufsucht. Diese Einstellung des Patienten wird verständlich, wenn man bedenkt, daß jeder Mensch mit dem Kranksein in gewisser Hinsicht hilflos wird. Er hat das Bedürfnis, umsorgt und behütet zu werden. Nicht das schöne Krankenzimmer ist es, das ihn beruhigt, sondern die persönliche Anteilnahme des Arztes und des Pflegepersonals. Dieses Gefühl ist bei dem

Patienten so dominierend, daß es seine gesamte Einstellung und alle seine Handlungen im Zusammenhang mit dem Krankenhausaufenthalt bestimmt. Bemüht man sich daher um die Bestgestaltung der Arbeit im Krankenhaus, dann darf man diese „Patientenpsychologie" nicht unberücksichtigt lassen. — Erwähnt sei noch, daß nicht nur die Leistungsqualität, sondern auch die Wirtschaftlichkeit des Betriebsgeschehens im Krankenhaus in erster Linie vom Personal abhängt.

B. Planung des Arbeitseinsatzes

In der Praxis sind die Fragen der Planung der menschlichen Arbeitsleistungen unter den Stichworten „Personalstellenplan" und „Personaleinsatzplan" sowie „Arbeitszeitplan" und „Dienstplan" bekannt. Systematisiert man alle damit zusammenhängenden Fragen, dann gliedert sich der gesamte Problemkreis in drei Fragenkomplexe:

1) Welche Art von Arbeitsleistungen wird verlangt, und zwar in welchem Umfang?

2) Wieviel Personal benötigt man zur Ausführung der verlangten Arbeitsleistungen?

3) Zu welchen Zeiten (Tageszeiten und Wochentagen) wird das Personal benötigt?

Dabei werden die ersten beiden Fragen in der Personalbedarfsplanung geregelt, die dritte Frage regelt die Arbeitszeitplanung.

Personalmangel, ständig ansteigendes Gehaltsniveau, Zunahme der Zahl der Teilzeitbeschäftigten, Verbesserung der Arbeitsbedingungen und Arbeitszeitverkürzung sind die Gründe dafür, daß die Planung des Arbeitseinsatzes im Krankenhaus so große Bedeutung gewonnen hat. Völlig überrascht stehen viele Krankenhäuser vor dem Problem, sich mit allen diesen Fragen auseinanderzusetzen; die wirtschaftlichen Auswirkungen und die organisatorischen Möglichkeiten müssen durchdacht und die Umstellungsmaßnahmen vorbereitet werden. Krankenhäuser, die glauben, diese Arbeiten umgehen zu können, werden einer Fülle von Schwierigkeiten unvorbereitet gegenüberstehen. Mit improvisierten Maßnahmen müssen sie dann versuchen, Anschluß an die veränderte Situation zu finden. Solche, unter Zeitdruck geborenen Maßnahmen bringen in den seltensten Fällen befriedigende Lösungen. Einheitliche Rezepte zur Bewältigung der anstehenden Probleme gibt es nicht; man muß sich schon die Mühe machen, sich in die Einzelheiten des Betriebsablaufes hineinzudenken. Die Literatur beschränkt sich vielfach darauf zu untersuchen, ob die angestrebten Neuregelungen der Arbeitszeit und der Diensteinteilung volkswirtschaftlich tragbar, arbeitsphysiologisch notwendig oder ethisch gerechtfertigt sind und ob Störungen irgendeiner Art befürchtet werden müssen. Solche Fragen sind zwar wichtig, aber nur zweitrangig gegenüber den planerischen und organisatorischen Notwendigkeiten zur Regelung des Arbeitseinsatzes.

1. Personalbedarfsplanung

Die Planung des Personalbedarfs beinhaltet folgende Teilpläne:

a) Planung der Arbeitsaufgabe

b) Planung des Arbeits- und Personalbedarfs

c) Planung der Arbeitsanforderungen (Qualifikationsmerkmale)

Die Durchführung der Personalbedarfsplanung setzt voraus, daß der Ablauf der Gesamtarbeit und der Einzeltätigkeiten an den einzelnen Leistungsstellen zumindest im groben und der Bau, die Einrichtung und Ausstattung, der Einsatz von Maschinen, Apparaten und technischen Hilfsmitteln im Detail geplant sind.

a) Planung der Arbeitsaufgabe

Unter der Arbeitsaufgabe versteht man die vom Personal einer bestimmten Leistungsstelle zu verrichtenden Tätigkeiten unter Berücksichtigung der besonderen Erfordernisse dieser Leistungsstelle. Gleichzeitig müssen die Gegebenheiten der vor-, parallel- oder nachgeschalteten Leistungsstellen beachtet werden. — Die Arbeitsaufgabe der Zentralsterilisation läßt sich z. B. nur dann sinnvoll planen, wenn man sie nicht isoliert betrachtet, sondern den Arbeitsablauf der Operationsabteilungen und der Pflegeeinheiten in die Überlegungen einbezieht. — Vor allem sind die medizinischen und technischen Besonderheiten zu beachten, die ärztlich-pflegerischen Erfordernisse, die Art der zu bedienenden Einrichtungen und Anlagen und die zur Verfügung stehenden technischen Hilfsmittel.

Die Planung der Arbeitsaufgabe legt fest, welche Art von Arbeitsleistungen an den einzelnen Leistungsstellen verlangt wird; es geht um das Zusammenstellen der Tätigkeitsmerkmale aller Arbeitsplätze. Die Bedeutung dieses Planungsabschnittes wird dann klar, wenn man bedenkt, daß von der Arbeitsaufgabe die Anforderungen des Arbeitsplatzes und die Qualifikationsmerkmale für das zu beschäftigende Personal abhängen. Krankenhauspraktiker glauben nicht selten zu wissen, welches die Arbeitsaufgaben der einzelnen Leistungsstellen sind, machen sich mithin nicht immer in ausreichendem Maße Gedanken darüber, welche Tätigkeiten die einzelnen Personen auszuführen haben. Das trifft vor allem für die Besetzung der leitenden Positionen der einzelnen Abteilungen und Bereiche zu. Wieviel ließe sich verbessern und erleichtern, wenn man sich hier immer die Arbeitsaufgabe bewußt machen würde. — Beispiele: Ist man sich über die vielfältigen Aufgaben der Küchenleitung nicht im klaren, dann ist man geneigt, anstelle eines gelernten Kochs einer angelernten Köchin die Küchenleitung zu übertragen. — Das gleiche gilt für die mehr ausführenden Tätigkeiten, z. B. in der Zentralspüle oder im zentralen Reinigungsdienst. Solange man sich damit begnügt, die Aufgaben aller dieser Leistungsstellen als „Hausarbeit" zu bezeichnen, kommt man den tatsächlichen Bedürfnissen keineswegs nach. So allein ist zu verstehen, daß man ein Hausmädchen ohne Anleitung an die Zentralspüle stellt und sich dann wundert, wenn das Geschirr nicht sauber wird, vermehrter Bruch anfällt und die gesamte Geschirrversorgung in Unordnung gerät. —

Das Ergebnis der Planung der Arbeitsaufgabe findet Niederschlag in genauen Stellenbeschreibungen. Stellenbeschreibungen fixieren im Detail diejenigen Aufgaben, die an den einzelnen Stellen auszuführen sind und leiten davon die Qualifikationsmerkmale für das einzusetzende Personal ab. Darüber hinaus wird die Stelle in das Gesamtgefüge der Aufbauorganisation eingeordnet (z. B. wem ist die Stelle unterstellt und wer ist der Stelle unterstellt). Dabei reichen Globalbezeichnungen nicht aus, es bedarf vielmehr einer detaillierten Akzentuierung. — Beispiel: Der große Bereich der sogenannten Hausarbeiten muß gegliedert werden, etwa wie folgendermaßen: nach Waschen, Mangeln, Bügeln, Grundreinigen, Servieren im Speisesaal, Gemüsevorbereiten, Spülen an der Zentralspüle usw. —

b) Planung des Arbeits- und Personalbedarfs

Die Planung des Arbeits- und Personalbedarfs beschäftigt sich damit, wieviel Arbeitszeit und Personal zur Ausführung der Arbeitsaufgaben benötigt werden. Ausgedrückt wird der Arbeitsbedarf einer Arbeitsaufgabe durch die Zahl der notwendigen Arbeitsstunden je Tag und je Woche, einschließlich der tageszeitlichen Verteilung des erforderlichen Zeitaufwandes. Unter Berücksichtigung der wöchentlichen Arbeitszeit errechnet sich aus dem Arbeitsbedarf der Personalbedarf.

Die Frage nach dem Arbeits- und Personalbedarf zur Ausführung der verlangten Leistungen, die sogenannte Arbeits- und Personalbedarfsberechnung, ist die Kernfrage der Arbeitseinsatzplanung überhaupt. Ausgehend vom Krankenhaus kann der Arbeits- und Personalbedarf wie folgt ermittelt werden:

1) Feststellung des Arbeitszeitaufwandes zur Ausführung einer bestimmten Leistung — Leistungseinheitsrechnung

Beispiel: Die Arbeitszeit für Massagen beträgt im Durchschnitt aller Leistungsarten 18,5 Minuten (einschließlich Erholungszeitzuschlag). Fallen wöchentlich 500 Massagen an, dann werden bei einer Wochenarbeitszeit von 40 Stunden benötigt

$$\frac{18,5 \text{ Minuten je Massage} \times 500 \text{ Massagen}}{60 \text{ Minuten} \times 40 \text{ Stunden}} = \frac{9\,250}{2\,400} = 3,85 \text{ Krankengymnastinnen}$$

2) Feststellung der täglichen und wöchentlichen Anwesenheitszeit zur Ausführung bestimmter Leistungen — Arbeitsplatzrechnung —

Beispiel: Die Telefonzentrale muß an sieben Wochentagen während 24 Stunden mit einer Person besetzt sein. Der Personalbedarf errechnet sich mithin auf:

$$\frac{24 \times 7}{42} = 4 \text{ Personen}$$

Diese Form der Personalbedarfsrechnung wird schwieriger, wenn an den verschiedenen Wochentagen mehrere Personen mit unterschiedlichen Arbeitszeiten anwesend sein müssen.

Beispiel: Bei 4 000 chirurgischen Patienten pro Jahr beträgt die Zahl der jährlichen Operationsleistungen rd. 3 600. Daraus errechnen sich bei 250 Operationstagen 14 bis 15 Operationen oder etwa 16,0 Operationsstunden täglich. Für die reine Operationstätigkeit — einschließlich Gipsarbeiten, ohne Anaesthesiedienst, Nebentätigen und Erholungszeiten sowie bei Vorhandensein einer Zentralsterilisation — errechnet sich der Personalbedarf für die Operationsabteilung wie nachstehend dargestellt:

Tätigkeiten	Arbeitsplätze		Personen		tägliche Anwesenheit in Stunden		Tage		Arbeitszeitbedarf in Stunden
			Montag bis Freitag						
Vorbereitung	3	x	1,0	x	0,50	x	5	=	7,5
Operation	3	x	2,5	x	5,25	x	5	=	197,0
Aufräumen	3	x	1,0	x	1,50	x	5	=	22,5
Gipsarbeiten	1	x	2,0	x	3,00	x	2	=	12,0
OP-Leitung	1	x	1,0	x	8,50	x	5	=	42,5
			Samstag						
Allgemeine Tätigkeiten	1	x	2,0	x	5,00	x	1	=	10,0
Tätigkeiten insgesamt									291,5

Alle Arbeits- und Personalbedarfsberechnungen im Krankenhaus lassen sich auf diese beiden Grundformen der Bedarfsermittlung zurückführen [1]).

Im einzelnen gilt es, bei der Arbeits- und Personalbedarfsrechnung folgendes zu beachten:

3) Kennzahlenrechnung (Anhaltszahlenrechnung)

In der Krankenhauspraxis bedient man sich bei Personalbedarfsplanungen in der Regel der sogenannten Kennzahlenrechnung (Anhaltszahlenrechnung), die von den Verhältniszahlen zwischen Personalbedarf und Leistungen oder Betten ausgeht. — Beispiele: Eine Pflegekraft je drei Patienten; 8 000 bis 12 000 Röntgenuntersuchungen je medizinisch-technische Assistentin und Jahr; für 25 bis 40 Krankenbetten ein Verwaltungsangestellter. — In einigen Fällen basieren derartige Verhältniszahlen auf den Ergebnissen von repräsentativ

---

[1]) In der Krankenhauspraxis bedient man sich bei Personalbedarfsplanungen in der Regel der sogenannten Kennzahlenrechnung, die von Verhältniszahlen zwischen Personalbedarf und Leistungen oder Betten ausgeht (1 Schwester je 3,1 Patienten; 8000 bis 12 000 Röntgenuntersuchungen je medizinisch-technische Assistentin und Jahr; für 25 bis 40 Krankenbetten 1 Verwaltungsangestellter). In einigen Fällen basieren derartige Verhältniszahlen auf den Ergebnissen von Leistungseinheits- oder Arbeitsplatzrechnung; in der Regel aber sind sie entweder aufgrund statistischer Erhebungen über den Ist-Bestand an Krankenhauspersonal oder aufgrund von Erfahrungswerten einzelner oder mehrerer Krankenhäuser aufgestellt.

durchgeführten Leistungseinheits- oder Arbeitsplatzberechnungen (Beispiel: DKG-Anhaltszahlen für die Besetzung der Krankenhäuser mit Pflegekräften); in der Regel sind sie aber entweder aufgrund statistischer Erhebungen über den Ist-Bestand an Krankenhauspersonal (durchschnittliche Personaldichte in mehreren Krankenhäusern) oder aufgrund von Erfahrungswerten einzelner oder mehrerer Krankenhäuser aufgestellt.

Die Bevorzugung der Kennzahlenrechnung gegenüber der Leistungseinheits- oder Arbeitsplatzrechnung wird in der Krankenhauspraxis vielfach mit dem Argument begründet: „Krankenhausleistungen, vor allem im Bereich von Diagnostik, Therapie und Pflege, lassen sich nicht in Zeit ausdrücken". Tatsächlich aber beinhaltet jede Personalkennzahl gleichzeitig eine bestimmte Zeitvorgabe. — Beispiel: Eine Pflegekraft je drei Patienten bedeutet, daß für drei Patienten durchschnittlich 40 Arbeitsstunden zur Verfügung stehen. Daraus errechnet sich eine Zeitvorgabe von 114,3 Minuten je Patient und Tag: (40 Arbeitsstunden x 60 Minuten) dividiert durch (3 Patienten x 7 Tage). — 8 000 bis 12 000 Röntgenuntersuchungen je medizinisch-technische Assistentin und Jahr bedeuten, daß bei 52 Arbeitswochen eine medizinisch-technische Assistentin wöchentlich 150 bis 230 Leistungen erbringen kann; daraus errechnet sich eine Zeitvorgabe von 11 bis 17 Minuten je Leistungseinheit. —

Wenn man die Dinge so betrachtet, müssen Kennzahlen (Anhaltszahlen) als Grundlage für die Ermittlung des Personalbedarfs keineswegs „humaner" oder „krankenhausadäquater" sein als Zeitvorgaben, da sich jede Kennzahl (Anhaltszahl) letztlich genommen auf eine Zeitvorgabe reduzieren läßt.

Einzelheiten zur Anwendung von Kennzahlen (Anhaltszahlen) für den Personalbedarf vgl. Punkt 5) (e).

4) Sonstige Möglichkeiten der Festlegung des Arbeits- und Personalbedarfs

Neben diesen, mehr analytischen Möglichkeiten der Berechnung des Arbeits- und Personalbedarfs kommt es in der Krankenhauspraxis nicht selten zu einer Festlegung des Arbeits- und Personalbedarfs aufgrund der nachstehenden Tatbestände:

(a) Übernahme faktischer oder rechtlicher Normen

Beispiele: Die Überwachung eines Krankenhauseinganges erfordert die dauernde Anwesenheit einer Person; ebenso die Überwachung eines Hochdruckkessels.

(b) Abspracheregelung

Beispiele: Die Leitende Krankenschwester verlangt bei Einstellung eine Sekretärin und drei Oberschwestern; der Leitende Krankenhausarzt verlangt bei Einstellung drei Oberarztstellen.

(c) Ableitung der Soll-Besetzung von der Ist-Besetzung

Bei der Ermittlung des Arbeits- und Personalbedarfs geht man vom „Ist" des Personalbestandes aus und erklärt dieses zum „Soll" des Personalbedarfs.

5) Hinweise zur Arbeits- und Personalbedarfsberechnung

(a) Konstante und variable Leistungsnormen

Die Personalbedarfsberechnung wäre dann relativ einfach, wenn zwischen Leistungsmenge und erforderlicher Arbeitszeit eine ganz bestimmte konstante Relation bestehen würde und wenn diese Relation allgemein Gültigkeit hätte, so wie oben am Beispiel der Massageleistungen und der dafür erforderlichen Krankengymnastinnen dargestellt. Derart einfache Personalbedarfsberechnungen sind im Bereich der industriellen Fertigung recht häufig anzutreffen, vor allem dort, wo Arbeitsleistung und Arbeitstempo von einer Maschine bestimmt werden. Beispiele dafür gibt es auch im Krankenhaus. Kennt man für die Karussellpresse die durchschnittliche Bearbeitungszeit für Kittel oder andere Wäschestücke, dann kann man auf diese Weise unschwer die Zahl der erforderlichen Bedienungskräfte ermitteln, soweit die Gesamtzahl der Kittel oder der anderen Wäschestücke, die über die Karussellpresse laufen sollen, festliegt. — Ist die Zeit für das Reinigen einer Spritze bekannt, dann hat man damit die Grundlage für die Bemessung der Personalbesetzung im Bereich der Spritzenreinigung. — Nach dem durchschnittlichen Zeitaufwand für eine Maschinenbuchung kann man den Bedarf an Buchhaltern und Buchungsmaschinen bemessen, sofern man weiß, wieviel Buchungen je Tag maximal bewältigt werden müssen.

Nur in Ausnahmefällen lassen sich Personalbedarfsberechnungen in der Praxis so einfach lösen, meist stellen sie sich schwieriger und vielschichtiger dar. Schwierigkeiten bereitet in vielen Fällen schon das Festlegen der notwendigen Arbeitszeit zur Ausführung einer Leistung, also das Aufstellen der Leistungsnorm. Nur selten wird bei zentraler Disposition und Leitung des Reinigungsdienstes genau geplant, wieviel Zeit für die Reinigung aller Flächen, Türen, Fenster usw. erforderlich ist, um danach den notwendigen Zeitaufwand und den Personaleinsatz zu bemessen. Daß das Finden gerade dieser Leistungsnormen nicht unmöglich ist, beweist die Existenz der vielen gewerblichen Reinigungsunternehmen, die, da sie um des Erwerbes willen arbeiten, ihre Arbeiten und ihr Personal genau einteilen und dabei von ganz bestimmten Leistungsnormen ausgehen müssen. Wieviel Laborleistungen, wieviel Bäder und wieviel Massagen eine Fachkraft leisten kann, sind Fragen, die noch nicht in jedem Krankenhaus geklärt sind.

Ein weiteres Problem bei der Personalbedarfsrechnung besteht darin, daß, der Personalbedarf nicht immer eine lineare Funktion der verlangten Leistung ist. Man kann nicht in allen Fällen von einer festen Relation zwischen Leistung und erforderlicher Arbeitszeit ausgehen, sondern muß berücksichtigen, daß die Tagesleistung einer Arbeitskraft, die Arbeitsproduktivität, vielfach mit dem Umfang der Gesamtleistung variiert. Einmal sind diese Produktivitätsunterschiede dadurch begründet, daß sich die Arbeit in einem größeren Betrieb besser organisieren läßt; zum anderen aber auch gestattet eine größere Kapazität die Anwendung rationeller Verfahrensweisen. — Beispiel: Schwedische Untersuchungen haben gezeigt, daß die Tagesleistung je Küchen-

Abb. 17: Raum- und Personalbedarf der Krankenhausküche

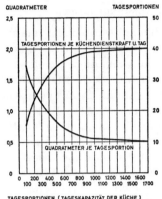

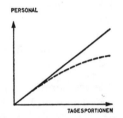
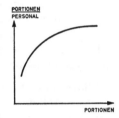

kraft mit der Größe der Küche erheblich schwankt (vgl. Abb. 17, ferner Molander, M. E.: Betriebswirtschaftliche Gesichtspunkte bei der Krankenhausplanung, in: Das Krankenhaus 7/1953). Bei insgesamt 200 Verpflegungsteilnehmern kann man mit einer durchschnittlichen Leistung je Küchenkraft von rd. 23 Tagesportionen rechnen, bei 1 700 Verpflegungsteilnehmern beträgt die durchschnittliche Leistung rund 40 Tagesportionen. — Ähnliche Verhältnisse findet man in der Wäscherei. Vor allem deshalb ist man vielerorts bestrebt, eine Zentralwäscherei für mehrere Krankenhäuser gemeinsam zu errichten. Leistungsverbesserungen von 30 % und mehr sind hier keine Seltenheit.

Aber auch die Konstanz der Auf- und Abrüstzeiten bei Serienarbeiten kann die Leistungsnorm beeinflussen. — Beispiel: Im Laboratorium hängt die Zeitvorgabe für die einzelnen Untersuchungen maßgeblich davon ab, wie viele Untersuchungen hintereinander ausgeführt werden. Aus diesem Grunde gehen die Vorgabewerte für den Zeitaufwand je Laboratoriumsuntersuchung in der Regel von einer durchschnittlichen Seriengröße aus. —

Schließlich muß auch noch auf das Problem der Mindestkapazität hingewiesen werden. Nicht selten muß eine bestimmte Personenzahl zur Aufrechterhaltung der Betriebsbereitschaft einer Leistungsstelle vorgehalten werden, obwohl das Personal vom Leistungsumfang her gesehen nicht voll ausgelastet ist. — Beispiel: Personalbesetzung im Arztdienst bei Fachabteilungen mit relativ kleiner Bettenzahl. — Derartige personelle Leerkapazitäten lassen sich dann vermeiden, wenn man mehrere kleine Leistungsstellen personell kombinieren kann. Voraussetzung dafür ist jedoch die Austauschbarkeit des Personaleinsatzes. — Beispiel: Operationsabteilung und Zentralsterilisation.

(b) Leistungsstandard — Normativcharakter des Arbeits- und Personalbedarfs

Die größte Schwierigkeit bei der Personalbedarfsberechnung überhaupt besteht in der Festlegung des notwendigen Leistungsstandards nach Qualität und Quantität. — Beispiele: Wieviel Personal der zentrale Reinigungsdienst erfordert, hängt letztlich von dem gewünschten Standard der Reinigung ab. Will man täglich alle Türen abwaschen, dann benötigt man im Vergleich zum wöchentlichen Turnus mehr Personal. — Soll das Pflegepersonal Zeit haben, sich eingehend um jeden einzelnen Patienten zu bemühen, ihn gründlich zu waschen, gut zu versorgen und sich im persönlichen Gespräch seiner Sorgen anzunehmen, dann benötigt man mehr Pflegepersonal gegenüber den Krankenhäusern, die auf eine so intensive und individuelle Pflege verzichten.

Immer wieder kommt man auf diesen Ausgangspunkt aller betrieblichen Überlegungen im Krankenhaus zurück, seien es bauliche, technische, kostenrechnerische, kostenvergleichende oder, wie in diesem Zusammenhang, planerische Überlegungen. Am Anfang aller Planungen steht die Entscheidung über den Standard der Krankenhausleistungen, über Art und Umfang von Diagnostik, Therapie, Pflege und Versorgung der Patienten. Ohne diese im Rahmen der ärztlich-pflegerischen Zielsetzung zu treffenden Entscheidungen fehlt den späteren betrieblichen und baulichen Überlegungen der Bezugspunkt.

In diesem Zusammenhang sei auf den Normativcharakter des Arbeits- und Personalbedarfs in allen Bereichen der unmittelbaren Patientenbetreuung hingewiesen. Entgegen der immer wieder vertretenen Meinung bedarf es der eindeutigen Feststellung, daß es nicht *den* Bedarf an ärztlichem und pflegerischem Personal gibt. Sowohl im ärztlichen als auch im pflegerischen Dienst läßt sich zwar rechnerisch eine Untergrenze für den Arbeits- und Personalbedarf ermitteln, der für die Versorgung der Patienten erforderlich ist. Nach oben aber läßt sich der Arbeits- und Personalbedarf bei der unmittelbaren Patientenbetreuung beliebig ausdehnen. Hiervon ausgehend leuchtet ein, daß die große Problematik bei der Planung des Arbeits- und Personalbedarfs im Krankenhaus darin liegt, die damit zusammenhängenden Überlegungen zu objektivieren, d. h. den Arbeits- und Personalbedarf normativ festzulegen, und zwar unter Berücksichtigung des begrenzten Arbeitskräftepotentials auf der einen Seite und der Vielzahl der zu bewältigenden Aufgaben auf der anderen Seite — beides sowohl das Krankenhaus- und Gesundheitswesen als auch die Gesamtwirtschaft betreffend. So gesehen dürfte es gesamtwirtschaftlich nicht zu vertreten sein, von überhöhten Normativvorgaben für den Arbeits- und Personalbedarf im Bereich der unmittelbaren Patientenbetreuung auszugehen. Auf diese Weise ließe sich ein beliebig hoher Personalfehlbedarf konstruieren, je nachdem, wie hoch man die normative Vorgabe ansetzt. Berücksichtigt man, daß ein derartiger Personalfehlbedarf infolge des künftig noch mehr begrenzten Arbeitskräftepotentials nie gedeckt werden kann, dann erscheint es sinnvoller, die Überlegungen im Krankenhaus dahingehend zu lenken, wie man das vorhandene Personal effizienter für die Patientenbetreuung einsetzen kann.

(c) Personalbedarf und Verweildauer

Verweildauer und Patientendurchgang verhalten sich umgekehrt proportional: Mit sinkender Verweildauer nimmt der Patientendurchgang zu und umgekehrt. — Beispiel: In einem 800-Betten-Krankenhaus werden während eines Zeitraumes von einem Jahr bei einer Verweildauer von 20 Tagen und bei 87,5 %iger Belegung im Durchschnitt der Wochentage etwa 45 bis 50 Patienten aufgenommen und entlassen. Sinkt die Verweildauer um 50 % auf 10 Tage, dann erhöht sich bei gleicher Belegung der Patientendurchgang von 12 800 um 100 % auf 25 600. Täglich werden also 90 bis 100 Patienten aufgenommen und entlassen. —

Bedenkt man nun den fallfixen Personalaufwand, dann beansprucht allein das Verfahren der Verwaltungsaufnahme, wie arbeitsanalytische Untersuchungen zeigen, je Patient in der Regel bereits 12 Minuten. Die 50 %ige Verkürzung der Verweildauer würde also den täglichen Zeitaufwand für die Verwaltungsaufnahme im obigen Beispiel von rd. 10 auf rd. 20 Stunden erhöhen. Für die Bettenaufbereitung bei Entlassung des Patienten ergibt sich ein Arbeitsaufwand von 25 Minuten je Bettplatz. Der Zeitvergleich errechnet sich im obigen Beispiel auf 24 zu 48 Stunden. Berücksichtigen wir alle, die mit dem Aufnahme- und Entlassungsverfahren verbundenen Arbeiten, ferner vor allem die je Fall nur einmal anfallenden Leistungen im Bereich von Diagnostik und Therapie, dann lassen schon diese Zahlen erkennen, daß bei gleichbleibender Belegung und sinkender Verweildauer eine Erhöhung der Arbeitsintensität und damit des Arbeits- und Personalbedarfs verbunden sein muß. Die aber betrifft in erster Linie die Bereiche Verwaltung, Pflege und Behandlung, während die Wirtschafts- und Versorgungsbereiche sowohl hinsichtlich der Arbeitsintensität als auch des Personal- und Sachgüterbedarfs von Verweildauerveränderungen weniger berührt werden.

Das aber bedeutet, daß, ausgehend von einer bestimmten ärztlich-pflegerischen Zielsetzung, Krankenhäuser mit kürzerer Verweildauer einen höheren Arbeits- und Personalbedarf und damit auch höhere Kosten je Pflegetag haben als Krankenhäuser mit einer längeren Verweildauer. Auf den Fall bezogen jedoch ist eine Verkürzung der Verweildauer mit einer Kostensenkung verbunden und wirkt sich damit gesamtwirtschaftlich gesehen in einer Reduzierung des Bettenbedarfs aus. Angemerkt sei, daß bei der gegenwärtigen Pflegesatzregelung (Gültigkeit des allgemeinen Pflegesatzes) alle diejenigen Krankenhäuser bestraft werden, die durch eine ärztlich-pflegerisch vertretbare Begrenzung oder Senkung der Verweildauer zu einer Entlastung und Begrenzung des Angebotes an Krankenbetten beitragen. Sie haben einen höheren Arbeits- und Personalbedarf und damit auch höhere Kosten je Pflegetag als die Krankenhäuser mit einer längeren Verweildauer; diese Mehrkosten werden ihnen aber in der Regel nicht erstattet. Nach den Bestimmungen der neuen Bundespflegesatzverordnung können diese Mehrkosten zwar berücksichtigt werden. Die Beweislast für den höheren Arbeits- und Personalbedarf und für die Kostensteigerung infolge Verweildauerverkürzung liegt jedoch beim Krankenhaus; gegebenenfalls muß es sich sogar einer Wirtschaftlichkeitsprüfung unterziehen. Mit anderen Worten, wirtschaftliches Handeln, in diesem Fall durch Senkung der Verweildauer, wird zumindest dadurch bestraft, daß man seine Wirtschaftlichkeit auch noch beweisen muß. Wer kann den Krankenhäusern dann verdenken, wenn sie nicht an einer Verkürzung der Verweildauer interessiert sind.

(d) Arbeitsstudien als Grundlage der Personalbedarfsberechnung

Grundlage einer sinnvollen Personalbedarfsberechnung ist der notwendige Zeitaufwand zur Ausführung der verlangten Arbeitsaufgabe. Mit den Methoden des Arbeitsstudiums (Arbeitsanalysen, Arbeitsablaufstudien und Zeitstudien) ermittelt man die unter normalen Bedingungen erforderliche Zeit zur Ausführung der einzelnen Tätigkeiten und Tätigkeitsgruppen. Der Quotient aus den an einer Leistungsstelle anfallenden Arbeitsstunden und der Arbeitszeiten des Personals ergibt dann den notwendigen Personalbedarf.

(e) Kennzahlen (Anhaltszahlen) für den Personalbedarf

Die heutige Krankenhauspraxis bedient sich bei der Personalbedarfsberechnung für die verschiedenen Leistungsbereiche und Leistungsstellen in der Regel bestimmter Kennzahlen (Anhaltszahlen), die angeben, auf wieviel Betten (Patienten) oder für welche Leistungen eine Arbeitskraft benötigt wird. So rechnet man z. B. auf 30 Betten einen Verwaltungsangestellten, auf 10 Betten ein Hausmädchen. Oder aber man geht aus von 60 kg Wäsche je Wäschereikraft und Tag, von 8000 Röntgenleistungen je medizinisch-technische Assistentin und Jahr. — Bei näherer Betrachtung stellt man dann fest, daß diese Anhaltszahlen in der Regel keine allgemeingültigen Grundlagen haben, sondern meist aus ganz bestimmten und besonderen örtlichen Verhältnissen abgeleitet oder aber auch als Durchschnittswerte einer Reihe verschiedenartiger Einzelwerte gewonnen sind. Dabei wird bei ihrer Anwendung dann völlig unberücksichtigt gelassen, welche örtlichen Verhältnisse (Organisation, Technik, Wochenarbeitszeit, Diensteinteilung usw.) den Zahlen jeweils zugrunde gelegen haben. Beispiele: Für die Festlegung der durchschnittlichen Tagesleistung einer Wäschereikraft ist u. a. von Bedeutung, welche Wäschereitechnik vorgegeben ist, welche Qualifikation beim Personal vorausgesetzt wird, ferner ob die Leistungsnorm das Holen der schmutzigen und das Bringen der sauberen Wäsche durch das Wäschereipersonal einschließt oder nicht . — Bei der Beurteilung der Leistungsnormen für die Laboratoriumsarbeit spielen dieselben Faktoren eine Rolle: Labortechnik, Qualifikation des Personals, Arbeitsorganisation (gehen die Laborantinnen zur Blutentnahme auf die Pflegeeinheiten oder aber kommen die Patienten zum Laboratorium). —

Wie sehr sich die unterschiedlichen örtlichen Bedingungen auswirken, sieht man, wenn man in der Krankenhauspraxis den Schwankungsbereich der Arbeitsleistungen analysiert. Bei der Röntgendiagnostik werden Jahresleistungen je Person von 5 000, aber auch von 12 500 Leistungen angetroffen. Im Operationssaal schwanken die Leistungen zwischen 300 und 550 je Person und Jahr, im Laboratorium zwischen 5 500 und 23 000, in der Physikalischen Therapie zwischen 3 500 und 8 000. Die jährliche Arbeitsleistung einer Wäschereikraft beträgt in einem Krankenhaus 9 000 kg, im anderen Krankenhaus 15 000 kg Trockenwäsche. Von einer Küchenkraft werden täglich 28 Personen, aber auch 48 Personen verpflegt.

Im Hinblick darauf, daß sich die Krankenhauspraxis bei der Planung des Arbeits- und Personalbedarfs immer wieder der Kennzahlenrechnung bedient, bedarf es einer eindeutigen Klärung der Voraussetzungen für die Anwendung von allgemeingültigen Kennzahlen bei der Ermittlung des Arbeits- und Personalbedarfs.

Wenn überhaupt, lassen sich derartige globale Leistungsnormen nur dann anwenden, wenn man genau weiß, welche Arbeitsleistungen — quantitativ und qualitativ — und welche organisatorischen und technischen Bedingungen im einzelnen vorausgesetzt werden:

(1) Welche Arbeitsleistungen und Einzeltätigkeiten sind eingeschlossen?

Beispiel: Schließt die Kennzahl für die Personalbesetzung im Arztdienst „Innere Medizin" die Tätigkeit in der Röntgen- und/oder Labordiagnostik ein?

(2) Von welchen organisatorischen und technischen Gegebenheiten ist auszugehen?

Beispiel: Geht die Kennzahl für die Personalbesetzung in der Zentralsterilisation von Einzel- oder Sammelverpackung des Sterilgutes aus?

(3) Welche baulichen Gegebenheiten werden vorausgesetzt?

Beispiel: Gehen die Kennzahlen für die Personalbesetzung im Operationsdienst von einer zentralen Operationsabteilung oder von dezentralen Operationssälen aus?

(4) Welcher Gesamtleistungsumfang wird vorausgesetzt?

Beispiel: Gehen die Kennzahlen für die Arbeitsleistung der medizinisch-technischen Assistentin im Laboratorium von 60 000 oder 240 000 Laborleistungen jährlich aus?

(5) Welche Voraussetzungen werden an die Qualifikation des Personals gestellt?

Beispiel: Welchen Anteil an Köchen und Diätassistentinnen schließt die Kennzahl für die Personalbesetzung in der Küche ein?

(6) Von welcher durch die Verweildauer determinierten Arbeitsintensität wird ausgegangen?

Beispiel: Gehen die Kennzahlen für die Personalbesetzung im Pflegedienst von einer 13tägigen, 15tägigen oder 17tägigen Verweildauer aus?

(7) Auf welche Weise ist die Kennzahl ermittelt worden?

Beispiel: Ist die Kennzahl aufgrund von repräsentativ durchgeführten Leistungseinheits- oder Arbeitsplatzrechnungen, aufgrund von statistischen Durchschnittswerten über den Ist-Bestand an Krankenhauspersonal oder aufgrund von Erfahrungswerten einzelner oder mehrerer Krankenhäuser ermittelt worden?

Nur unter der Voraussetzung, daß alle diese, den Kennzahlen für den Arbeits- und Personalbedarf zugrunde liegenden Tatbestände bekannt sind, können allgemeingültige Personalkennzahlen in der Krankenhauspraxis überhaupt angewendet werden.

Mit diesen Feststellungen wird die begrenzte Anwendungsmöglichkeit von allgemeingültigen Personalkennzahlen offensichtlich. Nur in Ausnahmefällen stimmen die arbeitsmäßigen, organisatorischen und technischen Gegebenheiten des einzelnen Krankenhauses mit den Tatbeständen überein, die den Personalkennzahlen zugrunde liegen. Das aber bedeutet, daß Personalkennzahlen also nur in Ausnahmefällen den Erfordernissen des einzelnen Krankenhauses entsprechen können. In aller Regel bedarf es eigener Feststellungen über den notwendigen Arbeits- und Personalbedarf. Dabei kann die Personalkennzahl dann zur Kontrolle der eigenen Ermittlungen herangezogen werden; oder aber man nimmt die Personalkennzahl als Ausgangspunkt für die eigenen Berechnungen und ermittelt aufgrund der Abweichungen der örtlichen Gegebenheiten von den der Personalkennzahl zugrunde liegenden Tatbeständen den im einzelnen Krankenhaus notwendigen Arbeits- und Personalbedarf.

So gesehen scheiden alle diejenigen Personalkennzahlen für die praktische Anwendung im Krankenhaus von vornherein aus, die entweder aufgrund von statistischen Erhebungen über den Ist-Bestand an Krankenhauspersonal oder aber aufgrund von Erfahrungswerten einzelner oder mehrerer Krankenhäuser abgeleitet sind, da sich in beiden Fällen die den Kennzahlen zugrunde liegenden arbeitsmäßigen, organisatorischen und technischen Gegebenheiten nicht klären und mit den Besonderheiten im Einzelfall abstimmen lassen.

Arbeits- und Personalbedarfsermittlungen, die auf derartigen Kennzahlen aufbauen, bewegen sich im Bereich der Vermutung, wobei man immer dann, wenn Vermutung gegen Vermutung steht, in den Bereich der Behauptung abgleitet, ohne daß die Behauptenden in der Lage sind, diese ihre Behauptung beweisen zu können. Beispiel dafür sind die Anhaltszahlen für die Personalbesetzung im Arztdienst, herausgegeben von der Deutschen Krankenhausgesellschaft, von dem Verband der leitenden Krankenhausärzte Deutschlands und von der Gewerkschaft öffentliche Dienste, Transport und Verkehr. Auf den ersten Blick ergeben sich Differenzen bis zu 100%, die jedoch bei richtiger Auslegung und Anwendung der Anhaltszahlen der Deutschen Krankenhausgesellschaft nicht mehr so stark ins Gewicht fallen. Abgesehen davon aber werden hier von drei Stellen Empfehlungen über den angemessenen Personalbedarf im Arztdienst gegeben, ohne daß man über die gegenwärtige Ist-Arbeitsleistung, d. h. über den tatsächlichen Zeitaufwand im Arztdienst noch über dessen Angemessenheit informiert ist. Man weiß heute weder, wieviel Zeit im Arztdienst insgesamt für den einzelnen Patienten aufgewendet wird, wie sich diese Zeiten nach Arbeitselementen (Visite, Diagnostik, Therapie, Schreibarbeiten, Verwaltungsarbeiten usw.) verteilen und wer sie leistet (Leitende Fachärzte, Oberärzte, Assistenzärzte); noch weiß man, ob diese Zeiten angemessen sind, sowohl in ihrer absoluten Höhe als auch in ihrer Relation nach Arbeitselementen und beteiligten Ärzten, sprich Facharzt oder Arzt in Ausbildung.

Wenn man die Dinge so betrachtet, dann ist Voraussetzung für die Anwendung allgemeingültiger Personalkennzahlen bei der Ermittlung des Arbeits- und Personalbedarfs, daß derartige Kennzahlen auf repräsentativ durchgeführten Leistungseinheits- oder Arbeitsplatzberechnungen basieren, deren Grundlagen allgemein bekannt sind. Die Anwendung von allgemeingültigen Personalkennzahlen ist ferner dort möglich, wo im Bereich der unmittelbaren Patientenbetreuung der Arbeits- und Personalbedarf normativ vorgegeben werden kann (z. B. im Bereich der allgemeinen pflegerischen und fürsorgerischen Betreuung der Patienten).

Es empfiehlt sich daher dringend, daß sich die Krankenhäuser — Krankenhausträger und Krankenhausleitungen — der nur begrenzten Anwendungsmöglichkeit von allgemeingültigen Kennzahlen für den Arbeits- und Personalbedarf bewußt werden. Dies gilt vor allem für die für die Personalplanung zuständigen Stellen der Krankenhausträger, die nicht selten unqualifiziert ermittelte Personalkennzahlen für das eigene Krankenhaus unbesehen und uneingeschränkt übernehmen, ohne dabei den Aussagewert der Personalkennzahl auf der einen Seite und die organisatorischen und technischen Gegebenheiten des eigenen Krankenhauses auf der anderen Seite zu berücksichtigen. Sicherlich bereitet bei dem differenzierten Leistungsgefüge des Krankenhauses in vielen Fällen das Festlegen der notwendigen Arbeitszeit für das Ausführen von Leistungen, mithin das Aufstellen von Leistungsvorgaben einige Schwierigkeiten. Dies gilt nicht nur für die Bereiche Diagnostik, Therapie und Pflege, sondern auch für die Bereiche Versorgung und Verwaltung. — Beispiel: Feststellung von notwendigem Zeitaufwand und Personalbedarf im zentralen Reinigungsdienst. — Daß das Ermitteln gerade dieser Leistungsvorgaben durchaus möglich ist, beweist die Existenz der vielen gewerblichen Reinigungsunternehmen, die, da sie um des Erwerbes willen arbeiten, ihre Arbeiten und ihr Personal genau einteilen und dabei von ganz bestimmten Leistungsvorgaben ausgehen müssen. Die große Bedeutung aber, die der Arbeitseinsatzplanung im Krankenhaus zukommt, rechtfertigt alle Bemühungen, den Arbeits- und Personalbedarf in jedem einzelnen Krankenhaus möglichst exakt zu ermitteln — unter Berücksichtigung der jeweiligen arbeitsmäßigen, organisatorischen und technischen Gegebenheiten — und sich dabei nicht nur auf mehr oder weniger unqualifiziert ermittelte Personalkennzahlen zu verlassen.

Angemerkt sei, daß diese Feststellungen zur Relativität von Personalkennzahlen auch von denjenigen Stellen des Bundes und der Länder beachtet werden müssen, die im Zusammenhang mit der Krankenhausfinanzierung die Fragen der Leistungsfähigkeit und Wirtschaftlichkeit einzelner Krankenhäuser beurteilen sollen.

(f) Grundfunktionen und Zusatzfunktionen — Stammpersonal und Reservepersonal

Die Zahl der notwendigen Arbeitsstunden zur Ausführung bestimmter Leistungen wird im allgemeinen als Grundfunktion bezeichnet; im Gegensatz dazu bezeichnet man die Zahl der Reservearbeitsstunden zum Abfangen von Arbeitsausfällen des Personals als Zusatzfunktionen. Aus den notwendigen Arbeitsstunden (Grundfunktionen) und der Arbeitszeit des Personals errechnet sich die Anzahl des Stammpersonals einer bestimmten Leistungsstelle. Mit dem Stammpersonal (ggf. zuzüglich eines Springers — vgl. Abschnitt I, B 2. d, dieses Kapitels) kann für die jeweilige Leistungsstelle die notwendige Anwesenheitsbesetzung ständig gewährleistet werden, Vertretungen für freie Tage werden aus dem Stammpersonal gestellt. Die Anzahl des über das Stammpersonal hinaus benötigten Reservepersonals hängt vom Umfang der Zusatzfunktionen ab, vor allem von folgenden Faktoren: durchschnittlicher Urlaubsanspruch, Unfall- und Krankheitsgefährdung, Hang zum unentschuldigten Fehlen sowie Belegschaftsaufbau nach Alter und Geschlecht. Das Alter und das Geschlecht sind deshalb von Bedeutung, weil einmal weiblichen Arbeitskräften, soweit sie einen eigenen Haushalt führen, unter gewissen Voraussetzungen monatlich ein Hausarbeitstag zusteht, zum anderen, weil Frauen krankheitsanfälliger sind als Männer, jugendliche Arbeitnehmer der Berufsschulpflicht unterliegen und die Höhe des Urlaubsanspruches nach dem Alter gestaffelt ist. Alle diese unterschiedlichen Gegebenheiten bestimmen die Zusatzfunktionen und damit den Reservesatz an Personal. Je nach der Personalkategorie machen die Zusatzfunktionen heute 12 bis 25 % der Grundfunktionen aus.

(g) Zeitliche Verteilung des notwendigen Arbeitsbedarfs über Wochentage und Tageszeiten

Die Ermittlung des insgesamt notwendigen Arbeitsbedarfs reicht als Grundlage für die Personalbedarfsplanung noch nicht aus; darüber hinaus muß feststehen, zu welchen Tageszeiten und Wochentagen der Arbeitsbedarf anfällt, d. h. es bedarf der Ermittlung des Arbeitszeitprofils. Dabei gilt für das Verhältnis von Personalbedarf und Arbeitszeitprofil folgende Grundregel: je gleichmäßiger das Arbeitszeitprofil (gleichmäßige Verteilung des insgesamt notwendigen Arbeitsbedarfs über Tageszeiten und Wochentage), um so günstiger läßt sich der Personaleinsatz disponieren. Davon ausgehend sollten die Arbeiten und Tätigkeiten so disponiert werden, daß Spitzenarbeitszeiten nach Möglichkeit vermieden werden und eine gleichmäßige Verteilung des Arbeitsbedarfs dominiert.

Überall dort, wo von den Bedürfnissen der Patienten her gesehen die Verteilung der Gesamtzahl der benötigten Stunden über die Wochentage oder Tageszeiten nicht vorgegeben ist (vorgegeben z. B. im Pflegebereich) wird die Entscheidung, in welcher Weise die insgesamt notwendigen Arbeitsstunden aufzuteilen sind, durch die technische Ausrüstung der Leistungsstelle, durch den zur Verfügung stehenden Raum, durch die Erfordernisse der vor-, parallel- oder nachgeschalteten Stellen und durch die Wünsche des Personals beeinflußt. Bei rein handwerklichen Arbeiten könnte theoretisch die Gesamtzahl der erforderlichen Arbeitsstunden an einem einzigen Wochentag während einer einzigen Schicht abgeleistet werden (z. B. gärtnerische Arbeiten, Reparaturarbeiten). Aber schon die Zahl der dann notwendigen Arbeitskräfte und Räume verbietet eine solche Lösung und macht die Aufteilung des Arbeitsbedarfs in der Regel auf mehrere Tage notwendig (Vermeidung von Leerlauf in der restlichen Zeit bei Personal und Raum).

Leistungsstellen mit maschineller Ausrüstung verlangen unter dem Gesichtspunkt der maximalen Auslastung eine möglichst gleichmäßige Inanspruchnahme aller zur Verfügung stehenden Maschinen an allen Wochentagen. Probleme ergeben sich, wenn die Kapazität der Maschinen größer ist als der Arbeitsbedarf. Ob es dabei zweckmäßiger ist, bestimmte Maschinen zeitweise stillzusetzen, um sie während der übrigen Zeiten maximal auszunutzen, oder ob eine verringerte Intensität während der ganzen Betriebszeit vorzuziehen ist, hängt vom Einzelfall ab, in erster Linie vom Verhältnis Personalkosten zu Betriebsmittelkosten. So wird die Wäscherei eines kleinen Krankenhauses nur an wenigen (zwei bis drei) Wochentagen waschen. An den übrigen Wochentagen sind die Waschmaschinen ungenutzt, das Personal mit Vor- und Nacharbeiten oder an anderen Leistungsstellen (z. B. Reinigungsdienst) beschäftigt.

Eine genaue Planung der Verteilung des Arbeitsbedarfs ist überall dort angezeigt, wo vom Patienten her gesehen eine Differenzierung nach Wochentagen und Tageszeiten geboten ist. In allen diesen Fällen ist es notwendig, die Anwesenheitsbesetzung entsprechend zu differenzieren. — Beispiele: Röntgendiagnostische Untersuchungen bei nüchternen Patienten können nur am Vormittag ausgeführt werden. Dies bedingt für diese Zeit einen erhöhten Personalbedarf für die Röntgenabteilung. — Im Pflegedienst wechselt die Beanspruchung des Personals nach Tageszeiten und Wochentagen. Spitzenbelastungen ergeben sich am frühen Vormittag und am Nachmittag (Einzelheiten dazu vgl. 5. Kapitel, IV, D). Am Wochenende, vor allem am Sonntag, ist der Arbeitsanfall geringer als an den übrigen Wochentagen.

Nicht immer kann man die Personalbesetzung den tageszeitlichen Schwankungen des Arbeitsbedarfes voll anpassen. In solchen Fällen ergeben sich dann Überlastungen in den Spitzenzeiten und Leerlauf in den freien Zeiten.

Deshalb muß man bemüht sein, die Tätigkeiten und Arbeiten dem Ablauf und der Zeit nach so zu planen, daß sie nach Möglichkeit den Tag gleichmäßig ausfüllen. Vielfach sind vorhandene Arbeitsspitzen durchaus zu verlagern. — Beispiel: Arbeitsstudien in Röntgenabteilungen haben gezeigt, daß die Arbeitsspitzen am Vormittag heute oft zu einem Leerlauf am Nachmittag führen, daß bei sinnvoller Abstimmung aber sehr wohl eine recht gleichmäßige tageszeitliche Verteilung der Röntgenarbeit möglich ist.

Davon ausgehend ergibt sich für die zeitliche Planung der verschiedenen Krankenhausaktivitäten folgendes:

(1) Festlegung der tageszeitlichen Arbeitszeitverteilung auf den Pflegeeinheiten, ausgehend von den Bedürfnissen des Patienten;

(2) zeitliche Fixierung der diagnostisch-therapeutischen Leistungen, soweit diese patientengebunden sind;

(3) zeitliche Fixierung der patientengebundenen Versorgungs- und Verwaltungsleistungen (z. B. Zentralküche) — gegebenenfalls auch zeitliche Entkopplung der Versorgungsleistungen von den zeitlichen Bedürfnissen des Patienten (z. B. Tiefkühlfertigkost);

(4) Optimierung der Arbeitszeiteinteilung in den zeitunabhängigen Leistungsstellen (z. B. Wäscherei). Dabei Abwägen von Personalkosten einerseits und Auslastung der apparativen und maschinellen Einrichtung und Ausstattung andererseits. Gegebenenfalls zeitliche Entkopplung der Versorgung der Pflegeeinheiten durch Lagerhaltung (z. B. im Bereich der Sterilversorgung);

(5) Abbau von Arbeitsspitzen und damit Glättung des Arbeitszeitprofils auf den Pflegeeinheiten, soweit die Arbeitsspitzen nicht patientenbedingt sind (z. B. diagnostisch-therapeutische Leistungen — Pflege) [2]).

c) Planung der Arbeitsanforderungen (Qualifikationsmerkmale)

Aus der Arbeitsaufgabe ergeben sich für das Personal Beanspruchungen fachlicher, körperlicher, geistiger und charakterlicher Art, die in ihrer absoluten Größe und ihrer Zusammensetzung in der Regel von Leistungsstelle zu Leistungsstelle variieren. Die Anforderungen jeder Leistungsstelle werden in der sogenannten Arbeitsbeschreibung — auch Stellenbeschreibung genannt — festgelegt. Dabei geht es lediglich um die Feststellung, daß an den einzelnen Leistungsstellen körperliche, geistige und sonstige Beanspruchungen in einem bestimmten Umfang auftreten können. (Macht man die Gehaltshöhe abhängig vom Beanspruchungsgrad, dann bedarf es neben der Arbeitsbeschreibung noch einer Arbeitsbewertung.)

Zur Erfüllung der an den verschiedenen Leistungsstellen auftretenden und in der Arbeitsbeschreibung fixierten Beanspruchungen müssen die zum Einsatz

---

[2]) In diesem Zusammenhang sei darauf hingewiesen, daß sich die mit dem Schichtdienst im Bereich des Pflegedienstes verbundenen Probleme des Personalmehrbedarfs im Hinblick auf einen patientengerechten, personalgerechten und wirtschaftlichen Personaleinsatz nur dann lösen lassen, wenn sich die Arbeitsspitzen auf den Pflegeeinheiten weitgehend abbauen lassen.

kommenden Personen bestimmte Mindestqualifikationen mitbringen. Diese Qualifikationen können das körperliche und geistige Leistungsvermögen, die fachliche Vorbildung, die praktische Erfahrung und die Bereitschaft zur Verantwortungsübernahme betreffen. Die Arbeitsbeschreibung muß somit Antwort auf folgende Fragen geben:

1) Welcher körperliche Einsatz wird verlangt?

2) Welches geistige Mindestvermögen muß vorliegen?

3) Welcher Ausbildungsgang, welche fachliche Vorbildung und welche praktische Berufserfahrung sind im einzelnen erforderlich?

In der heutigen Krankenhauspraxis werden die Qualifikationsmerkmale der verschiedenen Leistungsstellen oft noch nicht genug beachtet, sowohl bei ausführenden wie auch bei dispositiven Tätigkeiten. Erinnert sei nur an den Pflegedienst, wo immer noch Schwestern mit Hausarbeit beschäftigt werden und ungelerntes Personal in der Behandlungspflege tätig wird. — Ebenso wenig sinnvoll ist es, einen verdienten, bisher immer nur in ausführender Position tätigen städtischen Beamten zum Verwaltungsleiter eines 500-Betten-Krankenhauses zu bestellen, ohne die von dieser Position verlangten betriebsführerischen Fähigkeiten zu beachten.

d) Personalstellenplan — Personaleinsatzplan

Das Ergebnis der Personalbedarfsberechnung findet seinen Niederschlag im Personalstellenplan. Der Personalstellenplan gibt an, wieviel Personal der verschiedenen Berufskategorien in einem Krankenhaus erforderlich sind, wenn die in der Zielsetzung festgelegten Aufgaben — quantitativ und qualitativ — erfüllt werden sollen. Ausgehend vom Personalstellenplan verteilt der Personaleinsatzplan den Gesamtpersonalbedarf auf die verschiedenen Leistungsbereiche und Leistungsstellen.

2. Arbeitszeitplanung (Dienstplangestaltung)

a) Aufgaben des Arbeitszeitplanes

Aufbauend auf dem Personaleinsatzplan besteht der zweite Schritt bei der Planung des Arbeitseinsatzes in der Arbeitszeitplanung, in der Praxis meist „Aufstellen des Dienstplanes" genannt. Für das Personal bestimmt der Arbeitszeitplan Umfang, Ort und Zeit der geforderten Arbeitsleistung und der zugestandenen Freizeit. So gesehen beeinflußt der Arbeitszeitplan nicht nur das berufliche, sondern auch das private Leben eines jeden Mitarbeiters. Für die Betriebsleitung hat der Arbeitszeitplan einmal registrierenden Charakter. Er gibt Aufschluß darüber, wie sich die jeweilige betriebliche Situation auf das Personalgefüge auswirkt (z. B. zusätzliche Nachtwachen, zusätzliche Halbtagskräfte). Gleichzeitig ist der Arbeitszeitplan Grundlage für die betrieblichen Dispositionen, für die Aufsicht und für die Kontrolle des Personaleinsatzes.

b) Bestimmungsdaten des Arbeitszeitplanes

Grundlage für die Aufstellung eines Arbeitszeitplanes ist die Kenntnis folgender Daten: [3])

1) Höhe des notwendigen Zeitaufwandes und seine Verteilung auf Wochentage und Tageszeiten. Dabei ist zu beachten, daß Umfang und Verteilung der Arbeitsstunden zeitlich möglich sowie rechtlich zulässig und betrieblich zweckmäßig sind.

2) Wöchentliche Arbeitszeit des Personals. Sie wird geregelt durch den Tarifvertrag sowie durch betriebliche Vereinbarungen im Einzelfall.

3) Regelung der freien Tage.

4) Tägliche Arbeitszeit des Personals. Sie wird bestimmt durch die Erfordernisse der Krankenhausbehandlung und -pflege, durch die Arbeitszeitordnung, durch psychologische und physiologische Gesichtspunkte und durch organisatorische Notwendigkeiten.

c) Zweckmäßige Gestaltung des Arbeitszeitplanes

Die Arbeitszeitplanung muß flexibel sein. Sie darf nicht immer nach einmal aufgestellten Richtlinien ablaufen, sondern sie muß sich elastisch der jeweiligen Situation anpassen. Soweit überhaupt Arbeitszeitpläne aufgestellt worden sind, dürfte dieser Gesichtspunkt in der Vergangenheit gerade im Krankenhaus nicht ausreichend beachtet worden sein. Mangel an Elastizität, Bequemlichkeit oder Festhalten an einer liebgewonnenen Tradition haben Arbeitszeiten, Arbeitssysteme und Arbeitsverfahren erhalten, die infolge organisatorischer oder technischer Veränderungen oder aber auch infolge Wandlung der Anschauungen und Lebensgewohnheiten längst hätten abgelöst sein müssen. Nicht selten werden Tätigkeiten in überholten Methoden zeitlich disponiert, nur „weil man es immer so gemacht hat".

Im einzelnen sollte ein zweckmäßiger Arbeitszeitplan übersichtlich gestaltet sein, nur eine begrenzte Zahl von Leistungsstellen einbeziehen, alle erfaßten Personen bezüglich der Dauer ihrer Arbeits- und Freizeit sowie der Verteilung nach Wochentagen und Tageszeiten gleichartig behandeln, und so aufgestellt sein, daß er auch eingehalten werden kann. (Einzelheiten dazu sind am Beispiel der Dienstplangestaltung für den Pflegedienst dargestellt, vgl. dazu 5. Kapitel, Abschnitt IV D).

d) Stammpersonal und Springer

Wenn sich der Personalbedarf einer Leistungsstelle als Quotient aus der Zahl der notwendigen Arbeitsstunden und der Arbeitszeit je Person ergibt, dann

---

[3]) Ein Teil der die Arbeitszeitplanung determinierenden Daten ist gesetzlich vorgegeben. Dafür gelten die nachstehenden Bestimmungen:
Bundes-Angestelltentarifvertrag und Vergütungstarifverträge, Stand: 1. Januar 1975; dabei vor allem Anlage 2a mit den Sonderregelungen für Angestellte in Kranken-, Heil-, Pflege- und Entbindungsanstalten sowie in sonstigen Anstalten und Heimen, in denen die betreuten Personen in ärztlicher Behandlung stehen sowie Anlage 2c mit den Sonderregelungen für Angestellte als Ärzte und Zahnärzte von den in SR 2a und SR 2b genannten Anstalten und Heimen.

hat das in der Regel zur Folge, daß neben einer ganzen Zahl von Arbeitskräften, die ihre Arbeitszeit voll an dieser Stelle ableisten, eine Person nur mit einem Teil ihrer Arbeitszeit eingesetzt werden kann. Während der restlichen Arbeitszeit muß sie folglich an anderen Stellen beschäftigt sein. Die ständig an einem Arbeitsplatz tätigen Personen nennt man Stammpersonal, die an mehreren Stellen arbeitenden Springer.

Die Einteilung von Springern ist meist mit Schwierigkeiten verbunden, da das Personal nach Möglichkeit einer Stelle fest zugeteilt sein möchte. In der Regel ist es so, daß die Anzahl der notwendigen Springer um so größer ist, je kleiner die Stellen und je zahlreicher die selbständigen Stellen sind. Aus diesem Grunde sollte man die Arbeitsbereiche so planen, daß sich größere Organisationseinheiten ergeben. So kommen im Pflegedienst die Schaffung einheitlicher Pflegegruppen und die organisatorische Zusammenfassung mehrerer Pflegegruppen zur Pflegeabteilung dieser Forderung entgegen. Weiterhin ist es wichtig, gerade den Springern einen festen Arbeitszeitplan zu geben. Im übrigen empfiehlt sich, im Rahmen einer größeren Organisationseinheit das Personal abwechselnd als Stammpersonal oder als Springer einzusetzen. Unzweckmäßig ist, junges oder neues Personal (im Pflegebereich z. B. junge Schwestern unmittelbar nach dem Examen) als Springer einzuteilen. Gerade die jungen Kräfte sollten anfänglich einen festen Arbeitsplatz erhalten, da unregelmäßige Beschäftigung in den ersten Berufszeiten für die Fortbildung immer von Nachteil ist.

C. Organisation des Arbeitseinsatzes

Grundregeln für die Organisation des Arbeitseinsatzes ist, die menschliche Arbeit in den ärztlichen, pflegerischen, versorgenden und verwaltenden Diensten des Krankenhauses so zu organisieren, daß die durch die Planung bereitgestellten Arbeitskräfte ein Höchstmaß an Arbeitsleistungen erreichen. Bei diesem Bemühen ist zu beachten, daß die Wirksamkeit des Arbeitseinsatzes von folgenden Faktoren bestimmt wird:

1) Von der Fähigkeit und den inneren Antrieben, die das Personal für seine Arbeit mitbringt.

Ziel einer jeden Arbeitsorganisation muß sein, das Personal nach seiner Leistungsfähigkeit und seinen inneren Antrieben entsprechend zu beschäftigen.

2) Vom Verhältnis zum Gegenstand der zu verrichtenden Arbeiten und vom Leistungsbewußtsein.

Die Arbeitsorganisation muß helfen, die innere Bindung des Personals zur Krankenhausarbeit — zum Helfen und Heilen — zu erhalten. Verstärkt wird die Bindung zur Arbeit durch das Leistungsbewußtsein. Das Leistungsbewußtsein kann überall dort die Bindung zur Arbeit ersetzen, wo eine solche schwer möglich ist (z. B. im Versorgungs- und Verwaltungsdienst).

3) Von der Höhe des Arbeitsentgeltes.

Art und Umfang des Einflusses der Höhe des Arbeitsentgeltes auf die Arbeitsleistung stehen nicht eindeutig fest. Vielfach liegt zwar in der absoluten Höhe des Entgeltes ein gewisser Anreiz. Betriebswirtschaftlich wichtiger und damit arbeitsorganisatorisch relevanter ist, daß die Arbeitsleistung einer Person von der Relation abhängt, in der ihr Arbeitsentgelt zu dem Arbeitsentgelt der anderen steht. Wird die Relation als nicht gerecht empfunden, dann wird die Arbeitsleistung gehemmt, Mißstimmung und Arbeitsunlust sind die Folge.

Zu bevorzugen ist ferner eine solche Entgeltfestlegung, die gewisse Leistungsanreize schafft, vorausgesetzt, daß die Leistungsanreize auf die Dauer nicht zu Lasten der Arbeitsfähigkeit des Arbeitenden gehen. Die Formen der modernen Leistungsentlohnung eröffnen gerade auf diesem Gebiet vielfache Möglichkeiten. Bisher ist beim Krankenhaus hiervon nur sehr wenig Gebrauch gemacht worden; über erste Überlegungen ist man nicht hinausgekommen. Die vorliegenden Erfahrungen aus den USA sollten jedoch Anlaß dafür sein, künftig nicht nur die Krankenhausleitung finanziell am Wirtschaftsergebnis des Krankenhauses zu interessieren, sondern auch das leitende und ausführende Personal aller Leistungsbereiche [4]). Man sollte jedoch bei allen den Bereichen, die nicht unmittelbar den Patienten betreffen (Heizung, Reinigungsdienst, Küche, Wäscherei usw.), diese Möglichkeit der Leistungssteigerung erwägen (z. B. Prämien bei guten Leistungen oder bei sparsamem Materialverbrauch).

4) Von der Arbeitstechnik, von der Gestaltung des Arbeitsablaufes, von der Gestaltung des Arbeitsplatzes und des Arbeitsraumes

Alle Faktoren, die die optimale Arbeitsentfaltung hemmen, müssen abgebaut werden. Dabei kann die Wahl der zweckmäßigsten Arbeitsverfahren manueller und maschineller Art nicht dem Arbeitenden selbst überlassen bleiben. Vielmehr dienen Arbeitsstudien, Betriebsanalysen und Modellversuche der Feststellung der günstigsten Verfahrenstechnik. Gerade hier besteht im Krankenhaus noch ein großer Nachholbedarf.

---

[4]) Vgl. dazu: Bock, St. M.: Motivating employees to cut costs in: Hospitals, Heft November I, 1971, S. 51 ff.; Clarke, J.; Dennis, A. J.: Introducing an incentive scheme, in: The Hospital and Health Services Review, Heft November 1972, S. 393; Hanchett, J.: Profit Sharing Can Help Nonprofit Hospitals, in: The Modern Hospital, Heft September 1966, S. 118 ff.; Hegner, B.: Productivity Motivation, in: Institutions Magazine, Heft Juli 1966; Jehring, J. J.: Increasing Productivity in Hospitals: A Case Study of the Incentive Program at Memorial Hospital of Long Beach, Madison/Wisconsin 1966; --: The use of subsystem incentives in hospitals: A Case Study of the Incentive Program at Baptist Hospital, Pensacola/Florida, Madison/Wisconsin 1968; --:Employee incentive programs ... Shared savings can reward efficiency, reduce costs, in: Trustee, Heft September 1968; --: New Applications of Motivation Theories To Clinic Management. in: Medical Group Management, Heft March 1971.

II. Planung und Organisation des Sachgütereinsatzes

Zunahme und Differenzierung des Materialverbrauches im Pflege-, Behandlungs- und Versorgungsbereich lassen auch im Krankenhaus der Planung und Organisation des Sachgütereinsatzes größere Bedeutung zukommen. Grundlage der Materialeinsatzplanung ist die Planung des Materialbedarfes. Aufgabe dieses Teilplanes ist es, den Bedarf an den verschiedenen Materialien nach Zeiteinheiten (Tag, Woche, Monat, Jahr) zu planen. Während für bestimmte Bereiche im Krankenhaus der Materialbedarf anhand von Erfahrungswerten aus der Vergangenheit (z. B. Kartoffeln, Brennstoffe, Büromaterial) mit einiger Genauigkeit bestimmt werden kann, bereitet die Planung des medizinischen Bedarfs bereits größere Schwierigkeiten. Im Gegensatz zu den anderen Verbrauchsmaterialien ist der Arzneimittelbedarf vor allem der Art nach erheblichen Schwankungen unterworfen. Dazu kommt die Unsicherheit aufgrund der Vielzahl der laufend neu angebotenen Medikamente. Nur allzuoft erweist sich die Planung des Arzneimittelbedarfs durch neue Medikamente als schnell überholt.

A. Lagerhaltung

Die vielfältigen, mit der Materialeinsatzplanung verbundenen Probleme würden dann nicht auftreten, wenn das Material unmittelbar von der Beschaffung in den Verbrauch oder Gebrauch eingehen könnte. Bedeutung gewinnt die Planung der Materialbereitstellung immer nur in den Fällen, in denen man sich der Vorratshaltung bedienen und den vielfältigen und nach Zeit und Dringlichkeit unterschiedlichen Materialforderungen durch entsprechende Lagerhaltung begegnen muß. Die damit verbundenen Probleme können nur gelöst werden, wenn der Bedarf und die Vorräte systematisch geplant und die Bestände laufend kontrolliert werden. Aufgabe der Vorratsplanung ist es, den unterschiedlichen Rhythmus von Beschaffung und Verbrauch auszugleichen. Grundsätzlich geschieht jede Lagerhaltung aus dem Prinzip einer gewissen Vorsicht. Man will von dem nach Zeit, Menge und Dringlichkeit höchst unterschiedlichen Bedarf einerseits und von den sich ändernden Beschaffungsmöglichkeiten und Lieferfristen andererseits unabhängig sein. Zusammen mit der Beschaffungsplanung gilt es hier für die Vorratsplanung, das Optimum zu finden zwischen den Vorteilen der Lagerhaltung einerseits (günstige Einkaufsmöglichkeiten, Sicherung gegen plötzlich auftretenden Bedarf) und den unvermeidlichen Nachteilen andererseits, die mit jeder Lagerhaltung verbunden sind (Qualitätsminderung, Schwund, Veralterung, Lagerkosten, Zinsverlust). Nach unten wird der notwendige Lagerbestand begrenzt durch die sogenannte Melde- oder Bestellmenge, bei deren Erreichen eine neue Bestellung erfolgen muß. Die Höhe der Meldemenge richtet sich nach dem Bedarf und nach der Beschaffungszeit für das Material. Da den Bestimmungsfaktoren für die Meldemenge Normalwerte zugrunde liegen, wird vielfach noch ein Sicherheitszuschlag einkalkuliert. Erinnert sei in diesem Zusammenhang auch an die

Möglichkeit der Verlagerung des Lagerrisikos und der Lagerkosten auf den Lieferanten (einmalige Sammelbestellung und spätere Teillieferungen nach Termin oder auf Abruf). Von besonderer Bedeutung ist die Begrenzung der Lagerhaltung nach oben. Unerwünschter Lagerhaltung kann man nur dadurch begegnen, daß man für die verschiedenen Materialien einen Höchstbestand fixiert und daneben die Lagerbestände ständig kontrolliert. Vielfach führt das Prinzip der Vorsicht zu einer unnötigen Überhöhung der Lagerbestände. Wird das gleiche Material in mehreren Stufen gelagert (Hauptlager, Zwischenlager, Unterlager), dann kumuliert sich diese Wirkung. Dabei besteht die größte Gefahr der Zwischen- und Unterläger darin, daß sie ungeplant und heimlich sind, in keiner Bestandsmeldung erscheinen und damit auch nicht kontrolliert werden können. — Beispiel: Nicht selten ist festzustellen, daß die Krankenhausapotheke sowohl den Einkauf unnötig lange vorausdisponiert als auch größere Mengen bestellt, so daß sich auf diese Weise ein überhöhter Lagerbestand ansammelt. Jede Pflegeabteilung wiederum befürchtet, daß einmal ein Medikament fehlen könnte, und unterhält deshalb über den normalen Vorrat hinaus ein zusätzliches kleines Apothekenlager. Nicht selten findet man sogar in der Pflegegruppe einen nicht unerheblichen Medikamentenvorrat. Weder die Apotheke noch die Pflegeabteilungen noch die Pflegegruppen aber machen sich klar, welche Kosten sie durch die unnötig hohen Lagerbestände verursachen. —

Fortlaufende Kontrolle aller Lagerbestände (auch der Zwischen- und Unterläger) und ständige Korrektur des Meldebestandes bieten demnach die einzige Möglichkeit, daß einerseits ein genügender Lagerbestand zur Verfügung steht, andererseits aber die Kosten der Lagerhaltung auf ein Minimum begrenzt werden.

B. Materialverluste

Der Umfang des Materialeinsatzes wird nicht nur vom effektiven Materialverbrauch, sondern auch vom Materialverlust beeinflußt. Beim Materialverlust sind zu unterscheiden:

1. Materialabfälle

Selbst bei guter Materialkenntnis, erprobter Materialbehandlung und gründlicher Arbeitsvorbereitung werden immer Materialabfälle entstehen. Jedes Krankenhaus hat mit einem unvermeidlichen Materialverlust zu rechnen, der auf ungünstigen Einkauf, mangelnde Prüfung und unzweckmäßige Lagerung zurückzuführen ist. Alles auf Dauer nicht verwendete Material wird Abfall; auf diese Weise entsteht ein entsprechender Abfallverlust. — Beispiele: Wegen zu langer Lagerung nicht mehr zu verwendende Arzneimittel; wegen schlechter Lagerung nicht mehr zu verwendende Kartoffeln.

2. Materialausschuß

Beim Ausschuß handelt es sich nicht um Abfall an Rohmaterial, sondern um Abfall an Fertigleistungen, die entweder den an sie gestellten Anforderungen nicht entsprechen — Beispiel: Fehlaufnahmen bei der Röntgendiagnostik — oder aber vom Umfang her die Anforderungen übersteigen und deshalb nicht verwendet werden können — Beispiel: Speisenabfall.

Sowohl Materialabfall als auch Materialausschuß können entweder im eigenen Krankenhaus weiterverwendet oder aber auch verkauft werden. In beiden Fällen aber ist die Ergiebigkeit des Materialeinsatzes geringer als im Falle verlustloser Verwendung.

C. Materialnormung

Der Materialverbrauch ist um so geringer, je mehr von der Möglichkeit Gebrauch gemacht wird, standardisiertes oder genormtes Material zu verwenden. Standardisiertes oder genormtes Material ist die beste Voraussetzung für eine möglichst hohe Materialausnutzung und für minimalen Materialverlust (hohe Ergiebigkeit des Materialeinsatzes). Darüber hinaus liegen die Vorteile standardisierten und genormten Werkstoffeinsatzes im folgenden: Möglichkeiten zur fertigungstechnischen Spezialisierung und Automatisierung, Einsparung von Betriebsmitteln, Förderung der Austauschbarkeit sowie Reduzierung der Lagervorräte auf einen geringstmöglichen Bestand.

Art und Umfang der Normung sind unterschiedlich. Man kennt:

1. Betriebsnormung

Die Betriebsnormung kennzeichnet sich dadurch, daß für das Krankenhaus möglichst nur solche Materialien verwendet werden, deren Abmessungen, Gewichte und materialmäßige Beschaffenheit von der Betriebsleitung festgelegt sind.

2. DIN-Normung (Deutsche Industrie-Normung)

Die DIN-Normung zeichnet sich dadurch aus, daß die Normen nicht vom einzelnen Krankenhaus, sondern von allen Einrichtungen des Gesundheits- und Krankenhauswesens übernommen werden. Dies ist im Vergleich zur Betriebsnormung insoweit günstiger, als die Materialien in noch größerem Umfang benötigt und deshalb billiger hergestellt werden können.

III. Planung und Organisation des Arbeitsablaufes

Der schwierigste Bereich der betrieblichen Planung und Organisation, nicht nur im Krankenhaus, sondern auch in anderen Betrieben der Wirtschaft, ist der des Arbeitsablaufes. Nach der Aufgabe unterscheidet man die beiden Bereiche: Arbeitsablaufgestaltung und Termingestaltung. Während die Arbeitsablaufgestaltung die räumliche und technische Abfolge der Arbeiten beinhaltet, befaßt sich die Termingestaltung mit der zeitlichen Reihenfolge, den Fristen und den Terminen.

Versucht man, den Inhalt der Arbeitsablauf- und Termingestaltung zu konkretisieren und zu systematisieren, dann ergeben sich folgende Aufgabenkreise:

1) Schaffung einer sinnvollen und zweckmäßigen Folge aller Einzeltätigkeiten des Arbeitsablaufes

2) Abstimmung der verschiedenen Arbeitsabläufe untereinander

3) Zwangsläufige Gestaltung des Arbeitsablaufes

4) Erreichen einer optimalen Durchlaufzeit

5) Erreichen einer optimalen Auslastung der Betriebsmittel und des Personals

Methodisch geht die Arbeitsablauf- und Termingestaltung so vor, daß die räumlich-technische und zeitliche Abfolge aller Tätigkeiten festgelegt wird. Gegenstand dieses Abschnittes der Planung und der Organisation sind also nicht die Arbeitsbereiche der einzelnen Leistungsstellen, sondern die Vielzahl der Einzelfunktionen (Arbeitsabläufe), wie Operationen, Röntgen-Durchleuchtungen, Wäschekreislauf, Leistungserfassung und -abrechnung usw. Für jeden Schritt des Arbeitsablaufes werden dann Personaleinsatz, Arbeitsplatz, Organisationsform, technische Hilfsmittel, Zeitaufwand und Zeitablauf (Termine) festgelegt.

A. Sinnvolle und zweckmäßige Arbeitsablaufgestaltung

Arbeitsanalytische Untersuchungen in den verschiedenen Leistungsbereichen und Leistungsstellen des Krankenhauses verdeutlichen die Rationalisierungsreserven im Bereich der Arbeitsablaufgestaltung. Dabei bestehen die Mängel gegenwärtiger Planungs- und Organisationspraktiken vor allem in folgendem: fehlende oder mangelhafte Planung — fehlende, mangelhafte oder nicht ausreichende Organisation — fehlende oder lückenhafte Kontrolle; unzureichende Zentralisierung gleichartiger, für mehrere Leistungsstellen durchzuführende Tätigkeiten; unzweckmäßiger Einsatz von Personal; Fehlen von technischen Hilfsmitteln — Einsatz von unzweckmäßigen technischen Hilfsmitteln.

Sinnvolle Gestaltung der einzelnen Arbeitsabläufe sowie zweckmäßiger Einsatz von Personal und technischen Hilfsmitteln sind mithin wichtige Voraussetzungen für spürbare Verbesserungen im Bereich der Arbeitsorganisation, der Arbeitsbedingungen sowie der Wirtschaftlichkeit.

B. Gegenseitige Abstimmung der Arbeitsabläufe

Nicht nur die Gestaltung des einzelnen Arbeitsablaufes, sondern auch die Abstimmung der Arbeitsabläufe untereinander ist Aufgabe der Ablaufplanung. Nur in Ausnahmefällen kann der einzelne Arbeitsablauf für sich isoliert betrachtet werden, in der Regel steht er in wechselseitiger Abhängigkeit zu mehreren anderen Tätigkeiten. Diese funktionellen Zusammenhänge zu beachten, ist eine der wichtigsten Forderungen dieses Planungsabschnitts. — Beispiele: Die Termingestaltung für den täglichen Ablauf des zentralen Reinigungsdienstes kann nicht nur davon ausgehen, daß Halbtagskräfte vormittags zur Verfügung stehen, sondern sie muß berücksichtigen, daß einzelne Leistungsstellen erst am Nachmittag gereinigt werden können. — Der Botendienst muß seine Botengänge danach einrichten, daß die verschiedenen Leistungsstellen immer fristgerecht versorgt werden. — Wird das Geschirr zentral gereinigt und gelagert, dann kann man die Geschirrversorgung nicht unabhängig von der Speiseversorgung planen und organisieren, sondern muß beide Arbeiten aufeinander abstimmen.

C. Zwangsläufige Arbeitsablaufgestaltung

Die dritte Aufgabe der Arbeitsablauf- und Termingestaltung besteht darin, dem Ablauf der Tätigkeiten eine feste räumlich-technische und zeitliche Ordnung zu geben und ihm damit Zwangsläufigkeit zu verleihen. Dazu bedarf es neben einer sorgfältigen und detaillierten Planung vor allem strafferer und verbindlicher organisatorischer Regelungen, wenn man gewährleisten will, daß das betriebliche Geschehen den Vorstellungen des Krankenhausträgers und der Krankenhausleitung folgt. Es kann also nicht den einzelnen Leistungsstellen überlassen werden, darüber zu entscheiden, wie die Tätigkeiten ablaufen sollen; Entscheidungen über die Arbeitsablauf- und Termingestaltung gehören vielmehr zu den Aufgaben der Krankenhausleitung.

In weiten Bereichen der Krankenhausarbeit regeln heute noch nicht Planung und Organisation der Betriebsleitung, sondern Meisterwirtschaft und Improvisation der jeweiligen Leistungsstelle den Arbeitsablauf. So gestalten z. B. die Pflegeeinheiten ihre Arbeit höchst unterschiedlich, in der Regel so, wie es die jeweilige Stations- oder Gruppenschwester gelernt hat. Das trifft die vielen kleinen Routinearbeiten, die sich dauernd wiederholen und täglich, oft sogar stündlich anfallen: Anlegen von Verordnungsplänen, Überwachen von Verordnungen, Austeilen von Medikamenten, Essenausteilen usw. Ähnlich sind die Verhältnisse im Bereich von Diagnostik, Therapie und Versorgung. Es fehlt die Bindung an eine einheitlich geplante und organisierte Abfolge der Arbeiten und Tätigkeiten.

Die Forderung nach Zwangsläufigkeit des Arbeitsablaufes ist für das Personal keineswegs gleichbedeutend mit einem Verlust der persönlichen Gestaltungsfreiheit seiner Arbeit. Es soll lediglich für möglichst viele Arbeiten der Rahmen für den Ablauf vorgegeben werden. Vor allem die Tätigkeiten, die routinemäßig und zu festen Zeiten anfallen, können geplant und dann organisatorisch generell geregelt werden (Aufstellen von Termin- oder Fahrplänen usw.). Dies trifft z. B. für die routinemäßigen Transporte des Essens, der Wäsche, des Abfalls, der Post und des Untersuchungsmaterials zu. Aber auch solche Tätigkeiten, deren zeitlicher Ablauf fallweise entschieden wird, lassen sich vorplanen. Hierzu zählen z. B. die verschiedenen pflegerischen Tätigkeiten, die Arbeitsabläufe in der Küche und in der Wäscherei, selbst die Notaufnahme bei Unfällen.[5])

D. Optimale Durchlaufzeit

Eine für die industrielle Fertigung sehr wichtige Aufgabe der Ablaufgestaltung ist das Erreichen einer optimalen Durchlaufzeit für die einzelnen Aufträge (möglichst schnelle Bearbeitungszeit); denn die Bindung des Materials im Produktionsprozeß ist ein bedeutsamer Faktor der Kostenverursachung. Im Krankenhaus gilt diese Forderung in unveränderter Form nur für die rein technisch bestimmten Arbeitsbereiche wie Wäscherei, Handwerks- und Reparaturbetriebe. Im übrigen aber hat diese Forderung im Krankenhaus eine andere Bedeutung. Sie beinhaltet einmal das Bemühen um eine „organisatorisch optimale Verweildauer der Patienten", zum anderen um „optimale Zeitabläufe bei allen diagnostischen und therapeutischen Maßnahmen".

Vor allem in größeren Krankenhäusern mit überdimensionierten ärztlichen Fachabteilungen besteht die Gefahr, daß Patienten nach ihrer Aufnahme mehrere Tage warten müssen, bevor die diagnostischen und therapeutischen Maßnahmen eingeleitet werden und daß sich diese Maßnahmen oft über einen unnötig langen Zeitraum erstrecken. So kommt es, daß sich die Verweildauer über das ärztlich-pflegerisch notwendige Maß hinaus verlängern kann. Die Forderung nach „organisatorisch optimaler Verweildauer" bedeutet also erstens: möglichst sofortiger Beginn von Diagnostik und Therapie, falls nicht aus ärztlich-pflegerischen Gründen ein längeres Eingewöhnen des Patienten notwendig ist. Zweitens aber besagt sie: möglichst zeitliche Konzentration aller Behandlungsmaßnahmen. Um diese Forderung erfüllen zu können, müssen die Kapazitäten der Behandlungsabteilung entsprechend groß bemessen sein, damit sie dem Arbeitsanfall nachkommen können. Die Forderung nach einem optimalen Zeitablauf bei allen diagnostischen und therapeutischen Leistungen betrifft aber auch die Ausführung der einzelnen Behandlungsmaßnahmen selbst. Sicherlich ist es vom Kostenstandpunkt aus gesehen uninteressant, wie lange der Patient vor dem Operationssaal, vor der Röntgenabteilung oder vor der Physikalischen Therapie warten muß, bevor er behandelt wird. Für den

---

[5]) Daneben wird es immer wieder Situationen geben, die sich planerisch und organisatorisch nicht erfassen lassen oder für die sich Planung und Organisation nicht lohnen. In solchen Fällen wird improvisiert. Fällt z. B. der Fahrstuhl aus, dann müssen die Patienten über die Treppe getragen werden. Vermeiden aber läßt sich das improvisierte Anrichten von Rührei auf der Pflegeeinheit, wenn am Freitag für 18 Patienten Fisch bestellt worden ist und man dann feststellt, daß 5 oder 10 Patienten keinen Fisch essen. Bei einer geplanten Speisenversorgung kann dieser unnötige Aufwand vermieden werden.

Patienten aber bedeutet jede Behandlungsmaßnahme eine seelische Belastung, die alle diejenigen, die im Krankenhaus arbeiten, selbst nicht mehr in dem Maße empfinden. Eine vernünftige Terminplanung kann solche Wartezeiten auf ein Minimum begrenzen. An dieser Stelle überschneiden sich zwei Forderungen der Ablaufplanung: einmal Vollauslastung der Betriebsmittel und des Personals — also keine Leerzeiten in den Behandlungsabteilungen —, zum anderen aber keine unnötigen Wartezeiten für die Patienten. Aufgabe der Krankenhausleitung ist es, auch hier durch sinnvolle Planung einen vernünftigen Ausgleich beider Forderungen zu finden, so, daß sowohl die Belange des Patienten als auch die der Wirtschaftlichkeit gewahrt werden.

E. Optimale Auslastung der Betriebsmittel und des Personals

Der letzte bei der Arbeitsablauf- und Termingestaltung zu berücksichtigende Gesichtspunkt ist die optimale Auslastung der Betriebsmittel und des Personals. Raum, Einrichtung und Ausstattung sowie Arbeitskräfte sind bestimmend für die Höhe der fixen Kosten im Krankenhaus. Von ihrer Vollauslastung hängt es ab, wieweit es gelingt, die Kosten je Leistungseinheit zu senken. Je höher die Auslastung, desto geringer sind die Kosten je Leistungseinheit und umgekehrt. Die Wirksamkeit, die hier eine sinnvolle Planung haben kann, läßt sich an einer Vielzahl von Beispielen nachweisen. Erwähnt seien hier der täglich nur ein oder zwei Stunden genutzte Computer in der Krankenhausverwaltung; die vier Waschmaschinen in einem 300-Betten-Krankenhaus, die nur an drei Tagen betrieben werden; der vierte Röntgendiagnostik-Arbeitsplatz in einem 250-Betten-Krankenhaus; die drei Operationssäle einer chirurgischen Abteilung mit 70 Betten, in denen nur an drei Tagen in der Woche operiert wird. Alle Beispiele zeigen, daß mangelnde Ablaufplanung zu einer Überdimensionierung der Einrichtung, Ausstattung und Personalbesetzung führen kann, die bei sorgfältiger Planung der Arbeitsabläufe und bei Abstimmung der Bereitstellungsplanung mit der Ablaufplanung vermieden würde.

Die in diesem Zusammenhang anstehenden planerischen Entscheidungen können von weitgehendem Einfluß auf die Struktur und das Gefüge des Betriebsgeschehens sein. — Beispiele: Die schlechte Auslastung der Wäschereimaschinen kann zu Überlegungen Anlaß geben, den krankenhauseigenen Wäschereibetrieb einzustellen und die Wäsche im Lohnverfahren waschen zu lassen (gewerbliche Wäschereibetriebe oder Zentralwäscherei für mehrere Krankenhäuser). — Die Bindung des Betriebsablaufes der Zentralküche an die Mahlzeiten der Patienten und des Personals hat zur Folge, daß Personal und Einrichtung in der Küche starken Spitzenbelastungen ausgesetzt sind, andererseits bei der zeitlich ausgedehnten Arbeitsbereitschaft aber auch sehr viel Leerlauf zu verzeichnen haben. Dies dürfte auch der Hauptgrund dafür sein, daß sich eine Reihe von Krankenhäusern um die Verwendung von Tiefkühlfertigkost bemüht.

IV. Organisationsmethodik

A. Betriebsgliederung, Arbeitsablaufgliederung und Arbeitsgliederung

Wenn man sich im Krankenhaus darum bemüht, den Ablauf der Vielzahl der Einzeltätigkeiten im Bereich von Diagnostik, Therapie, Pflege, Versorgung und Verwaltung durch eine Verbesserung der Betriebsorganisation zu vereinfachen, dann setzt das eine Einteilung des Krankenhaus-Betriebsprozesses nach Arbeitsbereichen, Arbeitsabläufen und Arbeitsträgern voraus. Dabei unterscheidet man:

Gliederung des Krankenhauses in Arbeitsbereiche = Betriebsgliederung,

Gliederung der Krankenhausdienste nach Arbeitsabläufen = Arbeitsablaufgliederung,

Verteilung der Aufgaben auf Arbeitsträger (Einzelpersonen, Gruppen und Abteilungen) = Arbeitsgliederung.

1. Betriebsgliederung

a) Nach dem Ort (Raum)

Die Betriebsgliederung nach dem Ort faßt räumlich abgegrenzte Betriebsteile zu einer Leistungsstelle zusammen. Sie spielt dann eine Rolle, wenn es sich um räumlich abgegrenzte, einheitliche Verrichtungen handelt (z. B. Kreißsaal, EKG-Raum, Nähstube) oder wenn ein einheitlicher, räumlich abgegrenzter Verantwortungsbereich entstanden ist, der als Ganzes kontrolliert werden soll (z. B. Zentralsterilisation, Küche, Wäscherei). Räumlich zusammengefaßte Betriebsteile können in verschiedene Leistungsstellen aufgegliedert werden, wenn ein anderer Einteilungsgesichtspunkt dies erforderlich macht (z. B. Strahlenabteilung — gegliedert in Strahlendiagnostik und Strahlentherapie).

b) Nach der Funktion (Verrichtung)

Die Leistungsstellenbildung nach der Funktion (Verrichtung) ist eine arbeitstechnisch orientierte Gruppierung. Gleichartige Arbeitsgänge werden dabei zu einem Bereich zusammengefaßt. — Beispiel: Zusammenfassung aller Laboratoriumsuntersuchungen zum Bereich „Laboratoriumsdiagnostik". — Sind die zusammengefaßten Verrichtungen hinsichtlich des Kostenverzehrs sehr unterschiedlich, so kann eine Aufgliederung bis zum einzelnen Arbeitsplatz notwendig werden. — Beispiel: Gliederung des Laboratoriums in klinisch-chemischen, serologischen, hämatologischen, bakteriologischen und histologischen Bereich. — Damit erhöht sich die Genauigkeit der Kontrolle, jedoch auch der Arbeitsanfall für die Kostenverteilung.

c) Nach dem Verantwortungsbereich (Leitung)

Die Leistungsstellenbildung nach Verantwortungsbereichen wird sich zum Teil mit der Verrichtungsgliederung decken. — Beispiel: Pflegebereich, Entbindungsabteilung. — Der organisatorische Aufbau des Krankenhauses zeigt jedoch, daß in einzelnen Abteilungen durchaus verschiedene Arbeitsoperationen vorgenommen werden. Insbesondere im Versorgungsbereich wird dies deutlich. In diesem Fall tritt die Arbeitsgruppe (Verrichtungsgliederung) als kontrollbedürftiges Merkmal wieder in den Vordergrund (z. B. Versorgung, aufgeteilt in Küche, Wäscherei, Energieversorgung usw.).

d) Nach der Leistungsart (Kostenträger)

Die Leistungsstellenbildung nach Leistungsarten (Kostenträgern) ist vor allem im Hinblick auf die Wirtschaftlichkeitskontrolle der verschiedenen Leistungskategorien (Regelleistungen — Sonderleistungen) sowie der verschiedenen Behandlungskategorien (vollstationäre, semistationäre und ambulante Versorgung) von Bedeutung.

Die Bildung der Leistungsstellen ist unter kontrollmäßigen und unter verrechnungstechnischen Gesichtspunkten zu sehen. Dies führt dazu, daß je nach der Kontrollbedürftigkeit unterschiedlich große Betriebsteile zusammengefaßt werden. Leistungsstellen können einen Betriebsbereich (z. B. Pflegebereich), eine Abteilung (z. B. chirurgische Pflegeabteilung), eine Unterabteilung (z. B. Station oder Pflegegruppe) oder auch einen Arbeitsplatz (z. B. Pflegearbeitsplatz) umfassen. So gesehen kann die Einteilung des Krankenhauses nach Arbeitsbereichen, Abteilungen und Leistungsstellen sehr unterschiedlich sein, vor allen Dingen im Hinblick auf die Tiefe der Gliederung. Im allgemeinen ist es üblich, das Krankenhaus in vier große Bereiche aufzuteilen: Beschaffung — Leistungserstellung — Leistungsangebot — Verwaltung.

Der Bereich der Beschaffung gliedert sich auf in Einkauf und Lagerwirtschaft.

Der Bereich der Leistungserstellung gliedert sich auf in Behandlungsdienst, Pflegedienst, Versorgungsdienst sowie Lehre und Forschung.

Der Bereich des Leistungsangebotes gliedert sich auf in Verhandlungen mit Krankenkassen, Verhandlungen mit Krankenhausträgervereinigungen, Tarifpolitik und Beziehung zu einweisenden Ärzten.

Der Bereich der Verwaltung gliedert sich auf in Personalverwaltung, Sachverwaltung, Finanz- und Kassenwesen, Rechnungswesen, Bürowesen und allgemeine Verwaltung.

2. Arbeitsablaufgliederung

Unter Arbeitsablauf versteht man das räumliche und zeitliche Fortschreiten der Arbeit im Krankenhaus bei der Erfüllung einer bestimmten Einzelaufgabe. — Beispiele: Speiseverteilung; Wäschetausch; Verordnung, Erfassung und Verrechnung von Laboratoriumsleistungen. — Jeder einzelne Arbeitsablauf setzt sich aus einer Reihe von Arbeitsvorgängen (auch Schritte genannt) zusammen, die zeitlich und räumlich nebeneinander oder auch nacheinander geschaltet sein können. Dabei kann die Tiefe der Gliederung des Arbeitsablaufes nach Schritten höchst unterschiedlich sein. Von der Vielzahl der Unterteilungsbezeichnungen sei hier folgende angeführt: Arbeitsablauf, Arbeitsreihe, Arbeitsstufe, Teilarbeit, Arbeitsart, Arbeitselement.

Arbeitsablauf: Bearbeitungs- oder Transportvorgang zur Erfüllung einer Betriebsaufgabe — Beispiel: Speisenverteilung.

Arbeitsreihe: Arbeitsfolge an einem Einzel- oder Teilobjekt innerhalb eines Arbeitsablaufes — Beispiel: Servieren auf der Pflegeeinheit.

Arbeitsstufe: Kleinste abgeschlossene Bearbeitung oder sonstiger Vorgang am Objekt einer Arbeitsreihe — Beispiel: Austragen der Speisen.

Teilarbeit: Anteil von Personen oder Hilfsmitteln an einer Stufe — Beispiel: Tragen des Tabletts.

Arbeitsart: Abgeteilte, artmäßig bestimmbare Verrichtung (Sprechen, Schreiben, Hantieren, Lesen) — Beispiel: Gehen ins Krankenzimmer.

Arbeitselement: Letztes nicht mehr als verschieden erkennbares Element einer Verrichtung (Basiselement) — Beispiel: Abstellen der Speisen auf dem Nachttisch des Patienten.

3. Arbeitsgliederung

Die Arbeitsgliederung (Arbeitsverteilung) vollzieht sich stufenweise. In der ersten Stufe der Arbeitsverteilung wird lediglich bestimmt, welche Arbeitsträger oder welche Stellen bestimmte Arbeitsleistungen vollziehen sollen, nicht dagegen, in welcher Reihenfolge diese Stellen beteiligt sind. Es handelt sich also nur um eine Zuständigkeitsregelung. Auf der zweiten Stufe wird die Reihenfolge der Arbeiten am Objekt geregelt. Die dritte Stufe der Arbeitsverteilung bestimmt neben der Reihenfolge auch die zeitliche Beanspruchung der Mitarbeiter, allerdings zunächst nur hinsichtlich der Einzelleistungen, nicht hinsichtlich des Gesamtarbeitspensums. Auf der vierten und höchsten Stufe der Arbeitsverteilung wird für alle beteiligten Mitarbeiter nicht nur die Arbeitszeit der einzelnen Leistung festgelegt, sondern auch die Gesamtleistung geregelt, zeitlich berechnet und abgestimmt.

B. Organisationsprogramm (Arbeitsvereinfachungsprogramm)

I. Grundgedanken

Das Organisationsprogramm beinhaltet die Methodik der organisatorischen Umstellung mit der Zielsetzung der Arbeitsverbesserung oder -vereinfachung (den Arbeitsprozeß für das Personal zu erleichtern, die Leistung zu steigern oder die Kosten zu senken und damit die Arbeit wirtschaftlicher zu gestalten). Das Organisationsprogramm ist unkompliziert, für jeden leicht erlernbar und von jedem anwendbar, dazu ohne große Aufwendungen durchführbar. Es stellt eine wohl durchdachte Methodenanalyse dar, die aber so einfach aufgebaut ist, daß sie weder durch den damit verbundenen finanziellen Aufwand noch durch eine allzu wissenschaftliche Darstellung ihre Anwendung verhindert. Sie baut vielmehr auf einem System von einzelnen Gedankengängen auf, die keineswegs dogmatisch gehandhabt zu werden brauchen, sondern nur helfen wollen, die richtigen Fragen nach den organisatorischen Grundproblemen zu stellen. Die Antwort muß von Fall zu Fall den örtlichen Verhältnissen und dem gesunden Menschenverstand überlassen bleiben.

Die Methodik der Organisation geht vom bestehenden Betrieb — vom bestehenden Krankenhaus — aus, d. h. sie befaßt sich mit der Umorganisation der Arbeitsprozesse in einem bestehenden Krankenhaus. Sie schließt damit aber auch die völlige Neuorganisation ein, also die Organisation bei der Neuplanung eines Krankenhauses; denn der Unterschied zwischen der Um- und der Neuorganisation besteht nur darin, daß die Neuorganisation keine Rücksicht auf das Bestehende — auf das bereits vorhandene alte Krankenhaus — zu nehmen hat, sondern völlig ungebunden ist.

Will man in einem bestehenden Krankenhaus Aufbau- und/oder Ablaufstruktur irgendeiner Arbeit umorganisieren, dann handelt es sich dabei immer um eine Verbesserung oder Vereinfachung der Arbeitsgestaltung. Ausgehend von dieser Zielvorstellung, die jeder Umorganisation des Arbeitsprozesses zugrunde liegt, baut das Organisationsprogramm auf zwei Grundgedanken auf:

1) Jeder Arbeitsvorgesetzte hat das Bestreben, die Arbeiten in seinem Verantwortungsbereich so gut und wirkungsvoll wie nur möglich zu gestalten.

2) Die klare Erkenntnis des tatsächlichen Ist-Zustandes der Arbeit ist der erste und der entscheidende Schritt zur Ausschaltung etwaiger Mängel.

2. Feststellen des Ist-Zustandes der Arbeit

Ausgehend von diesem Grundgedanken steht am Anfang aller Bemühungen um eine Umorganisation der Arbeit sowie einer jeglichen anderen Form der Arbeitsverbesserung oder -vereinfachung die Erfassung des arbeitsmäßigen Ist-Zustandes. Jede Umorganisation beginnt also damit, daß man sich ein genaues Bild über die Gestaltung der Arbeiten zum gegenwärtigen Zeitpunkt macht. Einzelheiten dazu vgl. Abschnitt IV, C dieses Kapitels.

3. Kritische Analyse des Ist-Zustandes der Arbeit

a) Beurteilungsgesichtspunkte

Die Ermittlung des Ist-Zustandes der Arbeit stellt gewissermaßen eine Inventur des bestehenden Ist-Zustandes der Arbeitsgliederung, der Arbeitsverteilung und der Arbeitsablaufgestaltung dar. Für die kritische Analyse der festgestellten Ablauforganisation ergeben sich folgende Beurteilungsgesichtspunkte:

1) Ist das Personal entsprechend seinen Fähigkeiten eingesetzt?

2) Verrichtet das Personal zuviele verschiedenartige Arbeiten (optimale Arbeitsteilung)?

3) Ist das Personal gleichmäßig belastet?

4) Entspricht die Entlohnung der Leistung?

5) Entspricht die zeitliche Verteilung der Einzeltätigkeiten ihrer Bedeutung im Rahmen der gesamten Abteilungsaufgabe?

6) Sind die einzelnen Arbeitsabläufe zweckmäßig und wirtschaftlich in Arbeitsvorgänge unterteilt?

7) Sind die Arbeitsplätze und die Arbeitsvorgänge sinnvoll hintereinander geschaltet?

8) Ist der Transport von Arbeitsvorgang zu Arbeitsvorgang optimal organisiert?

9) Sind die einzelnen Arbeitsvorgänge und die Tätigkeiten an den Arbeitsplätzen optimal organisiert?

10) Sind die bei den einzelnen Arbeitsvorgängen und an den Arbeitsplätzen eingesetzten Maschinen, Apparate und sonstigen technischen Hilfsmittel zweckmäßig?

11) Ist das zeitliche Zusammenwirken von Personal, Betriebsmitteln und Sachgütern dem Arbeitsablauf angepaßt; sind Wartezeiten für Personal und Betriebsmittel und Liegezeiten für Materialien vermieden?

12) Entsprechen Betriebsmittel sowie Einrichtung und Ausstattung den arbeitsphysiologischen Anforderungen der Arbeitenden?

13) Inwieweit werden die Vorgabezeiten für einzelne Arbeitsvorgänge unter- oder überschritten?

b) Maßstäbe für die Beurteilung des Ist-Zustandes

Wirtschaftlichkeitsüberlegungen beinhalten stets einen Vergleich von Soll und Ist. Zur Beurteilung des gegenwärtigen Ist-Zustandes der Arbeitsorganisation stehen die nachstehenden Maßstäbe zur Verfügung:

1) Intuition und Erfahrung

Vieles erkennt man bereits durch das Beobachten. Wer auf arbeitsanalytische Untersuchungen spezialisiert ist, bekommt ein Gefühl dafür, ob eine Arbeit sinnvoll, zweckmäßig und optimal organisiert ist. Schnelle Auffassungsgabe, gutes Vorstellungsvermögen und schöpferisches Denken sind die wichtigsten Anforderungen an den Organisator.

2) Zeitvergleich

Ein erster Vergleichsmaßstab sind die Ergebnisse arbeitsanalytischer Untersuchungen aus der Vergangenheit des gleichen Krankenhauses. Hierbei besteht allerdings die Gefahr, daß die Arbeit in der vergangenen Periode ebenfalls schlecht organisiert war. Beobachtet man mehrere Jahre hintereinander, dann kann man aus den festgestellten Ist-Werten Durchschnittswerte ableiten und diese zum Vergleich heranziehen. Wichtig aber ist schon einmal, daß man die Veränderungen gegenüber dem Vorjahr erkennt, entweder Verbesserungen oder Verschlechterungen (Signalfunktion). Stellt man Verschlechterungen fest, dann muß man diesen sofort nachgehen und die Gründe dafür ermitteln. Aber auch Verbesserungen darf man nicht unbesehen hinnehmen, sondern ergründen, ob nicht noch mehr hätte verbessert werden können. Insgesamt gesehen sind die Möglichkeiten des Zeitvergleichs begrenzt.

3) Betriebsvergleich

Man kann als Maßstab auch Werte aus einem anderen Krankenhaus heranziehen. Dies ist allerdings nur dann möglich, wenn das andere Krankenhaus strukturell gleichgeartet ist. Ein Betriebsvergleich ist deshalb um so eher möglich, je tiefer man das Gesamtkrankenhaus in Arbeitsbereiche, Leistungsstellen und Arbeitsabläufe unterteilt. Man wird selten ein Krankenhaus finden, das sich in seiner Gesamtheit mit einem anderen vergleichen läßt. Bessere Möglichkeiten bieten sich, wenn man auf die einzelnen Leistungsstellen oder Arbeitsabläufe zurückgeht.

4) Betriebsindividuelle Kennzahlen (Soll-Werte oder Planwerte)

Mit Hilfe von arbeitsanalytischen Untersuchungen kann man betriebsindividuelle Soll-Werte als Grundlage für die Beurteilung des gegenwärtigen Ist-Zustandes der Arbeit ermitteln. Ausgehend von einer kritischen Analyse des Ist-Ablaufes versucht man von den Ist-Werten zu Soll-Werten zu gelangen. Dazu ist es erforderlich, daß man die einzelnen Arbeitsabläufe in ihre kleinsten Schritte zerlegt und für jeden dieser Schritte den optimalen Ablauf ermittelt. Anschließend reiht man alle diese auf optimalen Abläufen aufbauenden Schritte aneinander und konstruiert so einen Soll-Arbeitsablauf. Ein auf diese Weise ermittelter Soll-Arbeitsablauf enthält dann alle Kennzahlen für eine Beurteilung der Wirtschaftlichkeit des gegenwärtigen Ist-Ablaufes. Die umfangreichen Methoden des Arbeitsstudiums stellen für die Ermittlung des Zeitverbrauches, des Materialverbrauches und der eigentlichen Arbeitsablaufgestaltung exakte Methoden zur Verfügung.

4. Exakte Fixierung der Aufgabenstellung als Grundlage der Arbeitsorganisation

Bevor man aufgrund der kritischen Analyse des Ist-Zustandes Vorschläge für die Umorganisation entwickelt und einen neuen Soll-Zustand aufstellt, muß man die konkrete Aufgabenstellung des jeweiligen Arbeitsprozesses überprüfen und gegebenenfalls neu fixieren. Nur dann, wenn man genau weiß, was mit der Arbeit im einzelnen erreicht werden soll, können Aufbau und Ablauf zweckentsprechend organisiert werden. Sowohl für die Krankenhausarbeit als Ganzes als auch für jeden einzelnen Arbeitsprozeß bedarf es einer Zielsetzung, die festliegen muß, bevor man mit dem Organisieren beginnt.

5. Entwicklung von Soll-Vorschlägen für die Gestaltung der Arbeitsbereiche und Arbeitsabläufe

Nach der kritischen Analyse anhand von Vergleichswerten für Arbeitsgestaltung und Arbeitsablauf und nach Überprüfung der Aufgabenstellung müssen Soll-Vorschläge für Aufbau und Ablauf der einzelnen Arbeitsprozesse entwickelt werden. Die Vorschläge enthalten:

1) Wie sollen die Einzelverrichtungen ausgeführt werden?
2) Wie ist der einzelne Arbeitsplatz zu gestalten?
3) Welche technischen Hilfsmittel soll man einsetzen?
4) Wie sind die Einzelverrichtungen zeitlich und räumlich zueinander zu ordnen?
5) Welche Transportmittel sind zu verwenden?
6) Welches Personal ist einzusetzen?
7) Wieviel Personal ist einzusetzen?

Erleichtert wird die Ermittlung des Solls der Arbeit dadurch, daß für die meisten Arbeitsabläufe im Pflege-, Behandlungs-, Versorgungs- und Verwaltungsbereich vielfach erprobte Leitbilder (optimale Möglichkeiten zur Ausführung bestimmter Tätigkeiten) bestehen. Bei der Konstruktion des Soll-Arbeitsablaufes geht man also zweckmäßig so vor, daß man sich zuerst darüber orientiert, welches die Leitbilder sind, die für die Ausführung des anstehenden Arbeitsprozesses in Frage kommen. Anschließend untersucht man, welches von diesen Leitbildern man im eigenen Krankenhaus realisieren kann, und zwar unter den gegebenen Umständen bestmöglich. Es bedarf also nicht in jedem Fall Grundsatzüberlegungen darüber, wie der einzelne Arbeitsablauf am besten zu organisieren ist. Man kann vielmehr auf die gemachten Erfahrungen zurückgreifen und seine Überlegungen darauf beschränken festzustellen, inwieweit und mit welchen Abänderungen sich diese Erfahrungen im eigenen Krankenhaus realisieren lassen. — Beispiel: Es steht fest, daß sich der Speisentransport bei der Speisendirektversorgung heute in der Regel nur im Wärmewagensystem oder im Tablett-System optimal organisieren läßt. Das einzelne Krankenhaus braucht für sich also nur noch zu untersuchen, welches dieser beiden Verteilsysteme sich im konkreten Einzelfall am besten eignet und in welcher Form es sich zweckmäßig realisieren läßt.

6. Berechnung der Wirtschaftlichkeit des Soll-Zustandes der Arbeit

Ziel einer jeden organisatorischen Umstellung ist letztlich eine Verbesserung der Wirtschaftlichkeit. Bevor man also einen neuen Arbeitsablauf endgültig vorschlägt, muß man nachprüfen, ob er sich auch tatsächlich als wirtschaftlich erweist. Hier wird in der Praxis nicht selten gesündigt. Man schafft Einrichtungen an, ohne ihre Wirtschaftlichkeit nachgewiesen zu haben. Nicht selten nimmt man sogar Unwirtschaftlichkeiten nur um des Prestiges willen in Kauf. Beispiel: Eigene EDV-Anlagen im Kleinkrankenhaus. — Wenn man aber die Wirtschaftlichkeit der neuen Organisationsformen berechnet, dann oft nicht in der richtigen Form. Das anzutreffende Denken der Krankenhäuser in Einnahme- und Ausgabekategorien und die Gewöhnung an Verlustsituationen (infolge unzureichender Pflegesätze) verleiten nicht selten dazu, bei solchen Überlegungen die Grundsätze und Erfahrungen der Investitionsrechnung außer acht zu lassen. Nicht bei jeder Ersatzbeschaffung braucht eine komplizierte Rechnung angestellt zu werden. Oft handelt es sich um Routineanschaffungen, die keine eingehende Berechnung erfordern. Sobald es sich aber um bauliche, technische oder organisatorische Umstellungen handelt, deren Auswirkungen auf die Kosten im voraus nicht bekannt sind, sollte das Krankenhaus eingehende Vergleichsrechnungen anstellen. Dabei darf man sich nicht damit begnügen, nur die Kosten der Investition oder nur die Betriebskosten zu erfassen, sondern man muß sämtliche Kostenarten — Personalkosten, Sachkosten, Abschreibungen und Zinsen — nach genauer Ermittlung und Berechnung einander gegenüberstellen und miteinander vergleichen. Wird im Zuge der Umorganisation eine vorhandene und noch genutzte Anlage durch eine verbesserte neue Einrichtung ersetzt, dann ist zu beachten, daß in allen diesen Fällen der Restbuchwert (Buchwert, abzüglich realisierbarer Restwert, z. B. Schrottpreis) der alten Anlage in die Rechnung einbezogen werden muß (Einzelheiten dazu vgl. 3. Kapitel, Abschnitt VI, F 3).

7. Beratung des Soll-Zustandes der Arbeit

Es erweist sich als zweckmäßig, das Ergebnis der Ist-Aufnahme der Arbeitsablauforganisation und die Vorschläge für den Soll-Zustand mit den jeweiligen Mitarbeitern zu diskutieren mit dem Ziel, die Beratungsfunktion der Mitarbeiter nutzbar zu machen und sie von der Notwendigkeit der Umorganisation des Soll-Zustandes zu überzeugen. Im einzelnen muß eine solche Beratung, in der vom Personal alle Gegenargumente, Einwendungen und Abänderungsvorschläge vorgebracht werden können, folgendes erreichen:

1) Es muß die Einsicht vorhanden sein, daß in der Arbeitsgestaltung Mängel bestehen, die behoben werden müssen.

2) Die Mängel müssen richtig definiert und beschrieben werden, um sie dem Personal deutlich zu machen.

3) Es müssen alle mit den Mängeln zusammenhängenden Tatsachen gesammelt und anschaulich dargestellt werden.

4) Die Tatsachen müssen sorgfältig analysiert werden, um ihre Bedeutung für die Abstellung der Mängel erkennen zu lassen.

5) Das Abstellen der Mängel muß aus der Erkenntnis der bestehenden Tatsachen entwickelt werden.

6) Der neue Ablauf muß die erkannten Schwächen soweit wie möglich beseitigen und muß sich als wirtschaftlich erweisen.

7) Der verbesserte Ablauf muß von allen Beteiligten akzeptiert werden.

Dabei wird man die Mitarbeiter bereits bei der kritischen Analyse des Ist-Zustandes der Arbeit in den Entscheidungsprozeß einbeziehen.

8. Erprobung des Soll-Zustandes der Arbeit

Vor allgemeiner Einführung des Soll-Zustandes ist es zweckmäßig, die neue Organisationsform im Krankenhaus zu erproben, um etwaige Mängel fest- und abstellen zu können. Ein solcher Test dient der Eigenkontrolle der Krankenhausleitung, ob sich die geplante Organisation in der Praxis auch verwirklichen läßt. Dabei taucht die Frage auf, ob man die Erprobung auf einen bestimmten Bereich begrenzen kann und soll, oder ob man sie zweckmäßigerweise auf das ganze Krankenhaus ausdehnt. Erprobungen an einer Stelle haben den Vorteil, daß Mängel nicht sofort im gesamten Krankenhaus bekannt werden. Außerdem kann man sich zur Erprobung die Stellen aussuchen, die „mitziehen". Diese sind dann später ein Beispiel für andere, weniger umstellungswillige Stellen.

9. Einführung des Sollzustandes der Arbeit

Nach Erprobung wird die neue Organisationsform allgemein eingeführt. Schriftliche Arbeitsanweisungen, Arbeits-, Zeit- und Dienstpläne und die laufende Kontrolle ihrer Einhaltung sind die Voraussetzung dafür, daß sich die einzelnen Bereiche auch an die neuen Organisationsformen halten. Vielfach wird in den ersten Tagen der Einführung eine praktische Einweisung des Personals in die neue Organisation durch die Krankenhausleitung notwendig sein.

C. Methoden zur Feststellung des Ist-Zustandes der Arbeit

Für die Feststellung des Ist-Zustandes der Arbeit bieten sich folgende Methoden an:

1) Auswertung vorhandener Unterlagen (Dienstanweisungen, Organisationspläne, Arbeitsplatzbeschreibungen, Dienstpläne usw.)

2) Aufzeichnungen des Personals (aus dem Gedächtnis oder als laufende Anschreibung)

3) Befragung des Personals

4) Beobachtung der Arbeiten (Arbeitsstudien)

Im einzelnen ist dazu folgendes anzumerken:

1. Auswertung vorhandener Unterlagen

Ausgangspunkt sind die im Krankenhaus vorhandenen Aufzeichnungen, wie Dienstanweisungen, Organisationspläne, Arbeitsplatzbeschreibungen usw. Befinden sie sich auf dem laufenden, dann hat man bereits eine wertvolle Grundlage. Alle diese Unterlagen, die den Soll-Zustand der Arbeiten darlegen, reichen jedoch für eine Beschreibung und Beurteilung des Ist-Zustandes keineswegs aus; denn in den seltensten Fällen stimmt der Ist-Zustand des Arbeitsablaufs mit dem Soll-Zustand überein. Der Soll-Zustand stellt das Wunschbild des Krankenhausträgers oder der Betriebsleitung dar, der Ist-Zustand dagegen zeigt die praktische betriebliche Wirklichkeit.

2. Aufzeichnungen des Personals

Eine gute Informationsmöglichkeit über den Ist-Zustand der Arbeit bieten Aufzeichnungen, die das Personal anfertigt. Man muß unterscheiden zwischen Aufzeichnungen aus dem Gedächtnis und Aufzeichnungen aufgrund von laufenden Anschreibungen. Für Aufzeichnungen aus dem Gedächtnis sollten nicht mehr als vier bis fünf Tage Zeit gelassen werden. Je länger die Zeitspanne, um so größer ist die Gefahr, daß das Personal sich abspricht oder die Aufzeichnungen sogar in Gemeinschaftsarbeit fertigt. Demgegenüber kann bei einer zu kurzen Frist der Einwand kommen, die Zeit wäre für eine gewissenhafte Erledigung der Aufzeichnungen nicht ausreichend gewesen. Aufzeichnungen aufgrund von Anschreibungen enthalten einen zeitlichen Arbeitsausschnitt. Dieser ist um so aussagefähiger, je länger die Anschreibungen vorgenommen worden sind. Da im Krankenhaus an den meisten Arbeitsplätzen die Tätigkeiten regelmäßig wiederkehren, genügen meist ein bis zwei Wochen, um den Ist-Zustand ausreichend zu erkennen.

Der größte Nachteil einer jeden Aufzeichnung besteht darin, daß die Angaben des Personals subjektiv beeinflußt sein können und daß die unmittelbare Anschauung desjenigen fehlt, der später den Ist-Zustand der Arbeit beurteilt. Zur Klärung des Sachverhaltes sind deshalb oft Rückfragen erforderlich.

Die wichtigsten Aufschreibungsarten sind folgende: Anfertigen einer Tätigkeitsliste (Liste aller Tätigkeiten, Funktionen und Befugnisse), tägliche Aufzeichnung aller Arbeiten (laufende Anschreibung der Tätigkeitsabfolge nach Art und Zeit), Beschreibung des Ablaufes bestimmter Arbeiten (Arbeitsablaufdarstellung).

3. Befragung des Personals — Interview

Verzichtet man auf eine eigene Beobachtung des Ablaufs der Arbeiten, dann müssen die Aufzeichnungen des Personals durch Befragungen ergänzt werden. Grundlage ist ein vorher aufgestellter Fragenkatalog. Dabei sollte man sich jedoch nicht auf die vorbereiteten Fragen beschränken, sondern gleichzeitig ein der jeweiligen Situation angepaßtes freies Gespräch führen, um den Ist-Zustand aus den unterschiedlichsten Perspektiven möglichst vielseitig zu erfassen und zu klären. Durch ein solches Gespräch entsteht auch ein unmittelbarer persönlicher Kontakt zum Personal, der es dann erleichtert, einen zuverlässigen Eindruck von dem Beobachteten und seinem Arbeitsbereich zu gewinnen. Denkbar ist auch, die Feststellung des Ist-Zustandes der Arbeit allein auf das Gespräch zu beschränken. Eine solche Methode erfordert aber sehr viel Erfahrung und ebenso viel Zeit. Außerdem gibt es Arbeiten, über die durch ein Gespräch kaum ausreichende Erkenntnisse zu gewinnen sind. Aus der praktischen Erfahrung heraus empfiehlt es sich daher, organisatorische Umstellungen nicht ausschließlich auf die gesprächsweise Information zu begründen, sondern das Interview nur als eine Ergänzung der schriftlichen Aufzeichnungen des Personals zu verwenden.

4. Beobachtung der Arbeiten — Arbeitsstudien

Die sicherste Methode, den Ist-Zustand der gegenwärtigen Arbeit zu ermitteln, besteht darin, den Ablauf der Arbeiten mit Hilfe von sogenannten Arbeitsstudien zu beobachten. Mit Arbeitsstudien bezeichnet man also die Möglichkeiten zur Erfassung des gegenwärtigen Ist-Zustandes der Arbeitsgestaltung aufgrund von eigenen Beobachtungen. Man unterscheidet Arbeitsanalysen, Arbeitsablaufstudien, Frequenzstudien, ferner Zeitstudien, Bewegungsstudien und Multimomentaufnahmen.

a) Arbeitsanalyse

Die Arbeitsanalyse bezweckt, alle Tätigkeiten, die an einer Leistungsstelle vorkommen, festzuhalten, zu gruppieren und ihren zeitlichen und prozentualen Anteil an der Gesamtarbeit zu fixieren, wobei festgestellt wird, wer diese Tätigkeiten ausführt. Auf diese Weise wird ermittelt, zu welchem Anteil die einzelnen mit welchen Tätigkeiten beschäftigt sind. Mit anderen Worten, die Arbeitsanalyse ermittelt einmal, was getan wird, und zwar in welchem Umfange (zeitlich gesehen), und zum anderen, wie sich die verschiedenen Arbeiten auf die einzelnen Personalgruppen verteilen. Die Arbeitsanalyse entspricht also der täglichen Arbeitsaufzeichnung aller Personen einer Leistungsstelle.

Bei der Durchführung von Arbeitsanalysen geht man so vor, daß man feststellt, welche Tätigkeiten die einzelnen Personen einer Leistungsstelle ausführen und wie lange sie jeweils damit beschäftigt sind. Die Vielzahl der registrierten Einzeltätigkeiten wird anschließend gruppiert und zu Hauptgruppen zusammengefaßt, die den Aufgaben des jeweiligen Arbeitsbereiches entsprechen. Die Ergebnisse der Arbeitsanalyse werden dann in eine sogenannte Arbeitsverteilungsübersicht eingeordnet. Auf diesem Bogen wird für jeden Mitarbeiter eine Zeile und für jede Abteilungsaufgabe eine Spalte angelegt. Die Tätigkeiten der einzelnen Mitarbeiter werden dann in waagerechten Zeilen in die Spalten der Hauptarbeitsgruppen und Abteilungsaufgaben eingeordnet. Addiert man die von den einzelnen Mitarbeitern aufgewendeten Spalten senkrecht, so zeigt sich, wieviel Zeit für die einzelnen Abteilungsaufgaben insgesamt benötigt wird (vgl. Abb. 18).

Die so gewonnene Aufstellung ist schon deshalb wertvoll, weil man mit ihrer Hilfe auf den ersten Blick ein Bild von der inneren Organisation und von der Arbeitsverteilung bekommt. Noch wichtiger ist die Auswertung einer solchen Analyse vor allem unter folgenden Gesichtspunkten:

Welche Abteilungsaufgaben nehmen die meiste Zeit in Anspruch?

Abb. 18: Beispiel einer Arbeitsverteilungsübersicht — Arbeitsverteilungsübersicht für eine Pflegeeinheit
Zeitaufwand in Minuten für die Pflegearbeit, gegliedert nach Tätigkeitsgruppen, Städtisches Krankenhaus X

Pflegebereich: Innere Medizin, Männer
Pflegegruppe: 17 b   Sollbetten: 32   ⌀ Belegung: 96 %   Untersuchungszeit: 14., 17. und 18. 5. 1965

Tätigkeiten Personal	Grundpflege					Behandlungspflege					Verwaltung und Versorgung				Hausarbeit						Arbeitsaufwand insges.
	101 persönl. Hilfeleistungen	102 Körperpflege, Betten	103 Speisenversorgung	104 sonstige Grundpflege	105 insgesamt	201 Visite, Besprechungen	202 Behandlungsmaßnahmen	203 Reinigen v. ärztl. Gerät	204 sonstige Behandlungspflege	205 insgesamt	301 Schreibarbeit	302 Transport u. Botendienst	303 sonstige Verw. Tätigkeiten	304 insgesamt	401 Reinigung Krankenzimmer	402 Reinigung Betriebsräume	403 Reinigung Verkehrsflächen	404 Geschirr-Reinigung	405 sonstige Hausarbeit	406 insgesamt	
Stationsschwester	78	—	100	5	183	358	54	3	16	431	543	26	308	877	—	—	—	—	—	—	1 491
Zweitschwester	47	103	249	41	440	21	87	13	114	235	114	159	301	574	—	33	—	—	82	115	1 364
Schwester	119	204	436	51	810	—	144	74	176	394	22	42	28	92	—	—	—	—	29	29	1 325
Schwester	22	128	148	83	381	2	161	60	165	388	57	42	104	203	—	32	—	—	25	57	1 029
Pfleger	74	82	119	27	302	4	98	27	83	212	60	3	58	121	—	—	—	—	15	15	650
Schw. Schülerin	63	125	4	129	321	5	118	6	119	248	—	39	87	126	—	—	—	—	—	—	695
Pflegeschüler	100	156	391	92	739	—	121	88	64	273	3	79	94	176	15	—	—	11	54	80	1 268
Pflegeschüler	84	246	17	221	568	—	367	—	115	482	5	102	35	142	—	63	—	—	27	90	1 282
Pflegeschüler	61	199	11	167	438	—	72	—	46	118	—	23	2	25	—	—	—	—	8	8	589
DRK-Helferin	—	—	223	—	223	—	4	63	—	67	—	18	—	18	—	—	—	—	562	562	870
Hausgehilfin	2	—	188	—	190	—	—	—	—	—	—	129	61	190	664	193	29	69	127	1 082	1 462
Hausgehilfin	—	—	—	—	—	—	—	—	—	—	—	57	11	68	332	33	37	250	245	897	965
Zeitaufwand insges.	650	1 243	1 886	816	4 595	390	1 226	334	898	2 848	804	719	1 089	2 612	1 011	354	66	330	1 174	2 935	12 990
Zeitaufwand je Patient und Tag	7,0	13,5	20,5	8,9	49,9	4,2	13,3	3,6	9,8	30,9	8,7	7,8	11,8	28,3	11,0	3,8	0,7	3,6	12,7	31,8	140,9
Gliederung des Zeitaufwandes nach Arbeitsarten	5,0	9,6	14,5	6,3	35,4	3,0	9,4	2,6	7,0	21,9	6,2	5,5	8,4	20,1	7,8	2,7	0,5	2,6	9,0	22,6	100

Gibt es irgendwelchen Leerlauf?
Sind alle Mitarbeiter ihren Fähigkeiten entsprechend beschäftigt?
Verrichten einzelne Mitarbeiter zuviele verschiedenartige Arbeiten?
Ist die Arbeit verzettelt?
Ist die Arbeitsleistung gleichmäßig verteilt?

Hat man alle Positionen der Arbeitsverteilungsübersicht nach diesen Gesichtspunkten sorgfältig überprüft, können häufig schon dann Umstellungen, Zusammenlegungen und Änderungen in der Arbeitsverteilung vorgenommen werden. Alle diejenigen Tätigkeiten, die nach der Ermittlung der Arbeitsanalyse sehr viel Zeit beanspruchen, aber auch solche, die nur wenig Zeit beanspruchen, jedoch mit Hilfe der Arbeitsanalyse noch nicht abschließend geklärt werden konnten, werden im Anschluß daran mit Hilfe von sogenannten Arbeitsablaufstudien weiter untersucht.

b) Arbeitsablaufstudie

Die Arbeitsablaufstudie erfaßt den räumlichen und zeitlichen Ablauf eines Arbeitsvorganges. Dazu unterteilt sie den Gesamtablauf, der zeitlichen und räumlichen Folge entsprechend, in einzelne Schritte, je nach dem Grad der notwendigen Detaillierung in Arbeitsreihen, -stufen oder -elemente (vgl. dazu auch Abschnitt IV, A 2 dieses Kapitels). Für jeden dieser Schritte werden die Art der Tätigkeit, die aufgewendete Zeit, die beteiligten Personen, der Ort oder der Platz der Ausführung, die Art der Ausführung und die technischen Hilfsmittel ermittelt. Die Arbeitsablaufstudie geht also nicht, wie die Arbeitsanalyse, von der Person, sondern von der Funktion aus. Dabei ist es in der Regel so, daß an einem Arbeitsablauf mehrere Personen beteiligt sind. Ihrem Inhalt nach entspricht die Arbeitsablaufstudie mithin der Beschreibung des Arbeitsablaufes.

Die eigentliche Aufnahme des Arbeitsablaufs erfolgt in der Weise, daß für jeden einzelnen Schritt des Ablaufs die erforderlichen Angaben unter Feststellung der aufgewendeten Zeit registriert werden. Der so ermittelte Ablauf wird auf einer sogenannten Arbeitsablaufkarte schriftlich fixiert, oft auch graphisch dargestellt (vgl. Abb. 19). Es ist wichtig, daß man den Arbeitsablauf genau so aufnimmt, wie er normalerweise durchgeführt wird, und nicht etwa so, wie es erwünscht oder vorgeschrieben ist. Jede Ungenauigkeit bedeutet Selbsttäuschung, kann zu falschen Folgerungen führen und die Analyse wertlos machen.

Die Darstellung des Arbeitsablaufes auf der Arbeitsablaufkarte ist bereits ein wertvolles Hilfsmittel, um die Zweckmäßigkeit der Abfolge der Einzeltätigkeiten zu beurteilen. Der eigentliche Wert der Studie besteht jedoch auch hier in der Auswertung, d. h. in einer bis ins einzelne gehenden Prüfung eines jeden Schrittes. Diese besteht darin, daß man die einfachen organisatorischen Grundfragen nach dem Was?, dem Warum?, dem Wer?, dem Wo?, dem Wann?, dem Wie? und dem Wie lange? auf jeden einzelnen Schritt anwendet.

Die Methodik mutet im ersten Augenblick fast zu einfach an. Bei näherer Überlegung aber erkennt man, daß sich dahinter eine systematische Kontrolle der Art und Weise der Ausführung, der technischen Hilfsmittel sowie der Notwendigkeit der Beibehaltung der einzelnen Schritte verbirgt. Man fragt dabei folgendes: Was wird gemacht? Warum muß diese Arbeit geleistet werden, was ist das Ziel dieser Arbeit? Wer ist am besten für die Arbeit

Abb. 19: Beispiel einer Arbeitsablaufdarstellung — Darstellung des Arbeitsablaufes Röntgenaufnahmen, Ist-Zustand und Soll-Zustand.
Einzelheiten dazu s. Deutsches Krankenhausinstitut, Strahlenuntersuchungen und Strahlenbehandlungen, Band 8, 1963 der Schriften des Deutschen Krankenhausinstituts, Westdeutscher Verlag Köln — Opladen, S. 118.

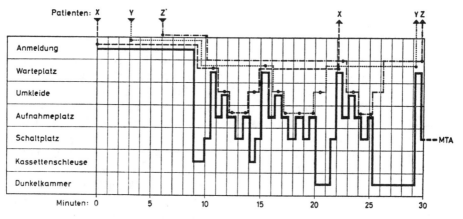

Arbeitsablauf - Röntgenaufnahme (Ist-Zustand)

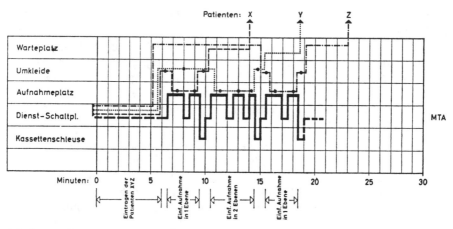

Arbeitsablauf Röntgenaufnahme (Soll-Zustand bei wirtschaftlicher Organisation)

geeignet? Wo ist der beste Platz für die Arbeit? Wann ist die beste Zeit für die Erledigung der Arbeit? Wie kann man die Arbeit am besten erledigen? Wieviel Zeit benötigt man für die Arbeit? — Aus der Beantwortung dieser Fragen ergeben sich Hinweise für die Ausschaltung überflüssiger Tätigkeiten, für die Verbesserung der Abfolge der einzelnen Schritte, für den Einsatz arbeitskraftsparender Geräte und Hilfsmittel sowie für die Verbesserung der Einrichtung und Ausstattung der Arbeitsplatzgestaltung und -anordnung.

Gerade die Arbeitsablaufstudie ist für die Vereinfachung des Arbeitsablaufes und damit für die Wirtschaftlichkeit der Arbeitsgestaltung von allergrößter Bedeutung. Sie hilft, nicht notwendige Arbeiten zu eliminieren, notwendige Arbeiten zu vereinfachen, Arbeitsgänge aufeinander abzustimmen und Leerlauf zu vermeiden, Botengänge und Transporte auf ein Minimum zu begrenzen sowie Arbeitsgänge zu mechanisieren (zu automatisieren) oder aber die bestehenden technischen Einrichtungen zu verbessern.

c) Frequenzstudie

Die Frequenzstudie, auch Arbeitszählung genannt, gibt Aufschluß über das anfallende Arbeitsvolumen. Sie soll Arbeitsanfall und Auslastung der Mitarbeiter oder Maschinen abstimmen. Gezählt werden können z. B. erledigte Briefe, Ferngespräche, Buchungen, Besucher, erteilte Auskünfte. Um verwertbare Zahlen zu erhalten, muß sich eine solche Zählung stets über einen größeren Zeitraum erstrecken. Im allgemeinen genügt ein Zeitabschnitt von drei Wochen Oft wird man bereits vorhandene Unterlagen zugrunde legen oder die Zahlen der Durchnumerierung von Unterlagen (z. B. Auftragsformularen) entnehmen können. Irgendwelche Formulare oder bindende Grundregeln sind für die Arbeitszählung nicht vorgeschrieben. Die Anwendungsmöglichkeiten der Frequenzstudie sind fast unerschöpflich. Hier sei nur angedeutet, daß sich die Arbeitszählung vor allem für angemessene Arbeitszuteilung, Zusammenlegen verwandter Tätigkeiten, Bestimmung des Wertes einer Arbeitsstufe, Feststellung von Engpässen, Belegen von Personalbedarf und Nachweis von Überspezialisierung empfiehlt.

Eine besonders wichtige Anwendungsmöglichkeit der Frequenzstudie besteht darin, daß man aus der Frequentierung einzelner Arbeitsplätze und Arbeitsräume Rückschlüsse für die räumliche Zuordnung der Arbeitsplätze und Arbeitsräume zieht. Wie man die Arbeitsplätze in der Röntgendiagnostik am zweckmäßigsten gruppiert, kann man erst festlegen, wenn man weiß, von wem und wie oft sie frequentiert werden. Über die Notwendigkeit von Art und Zahl der Behandlungsplätze in der Physikalischen Therapie kann man erst dann etwas aussagen, wenn man ihre Inanspruchnahme, ihre Frequentierung kennt.

So gesehen kommt der Arbeitszählung in Gestalt von Frequenzstudien für die bauliche Gliederung und für die Grundrißgestaltung von Krankenhäusern besondere Bedeutung zu.

d) Zeitstudie und Bewegungsstudie

Neben Arbeitsanalyse, Arbeitsablaufstudie und Frequenzstudie gehören zum Arbeitsstudienprogramm noch die Zeitstudie und die Bewegungsstudie.

Die Zeitstudie ermittelt, wieviel Zeit der arbeitende Mensch oder eine Maschine für die Ausführung einer bestimmten Tätigkeit benötigt. Zeitstudien werden schon im Rahmen der Arbeitsanalysen und der Arbeitsablaufstudie angestellt. Isoliert durchgeführt, können Zeitstudien dazu dienen, Vorgabezeiten als Grundlage für die Personalbesetzung oder für eine leistungsgerechte Entlohnung in Stück- und Prämienlohn zu ermitteln.

Bewegungsstudien haben zu prüfen, wie sich der Wirkungsgrad der menschlich körperlichen Arbeit verbessern läßt, wie man überflüssige und ungünstige Arbeitsbewegungen vermeidet und entlastet, wie man unbequeme Haltungen erleichtert. Die Bewegungsstudien wirken sich dann auf die Gestaltung der Maschinen und Ausstattungsgegenstände sowie auf die Anordnung von Arbeitsplätzen und Einrichtungen dahingehend aus, daß der Ermüdung bei der Arbeit entgegengewirkt und dadurch die Leistungsfähigkeit des Personals soweit wie möglich erhalten wird.

e) Multimomentaufnahme

Der relativ hohe Zeitaufwand von Totalbeobachtungen der Arbeitsgliederung durch Arbeitsanalysen sowie der Arbeitsablaufgestaltung durch Arbeitsablaufstudien hat zur Entwicklung einer neuen Beobachtungstechnik in Form der sogenannten „Multimomentaufnahme" geführt. Die Multimomentaufnahme besteht im Erfassen der Häufigkeit bestimmter Arbeitsarten mit Hilfe stichprobenmäßig durchgeführter Kurzzeitbeobachtungen. Der Begriff „Multimoment" wurde dem Lateinischen entlehnt, wobei multo = viel und momentum = Augenblick bedeutet. Bei der Multimomentaufnahme wird zu vorher festgesetzten Zeitpunkten auf Betriebsrundgängen die Art der Tätigkeit oder des Ablaufs bei bestimmten Tätigkeitsbereichen oder Arbeitsabläufen beobachtet. Aufgrund vieler solcher Moment-Beobachtungen kann ein aussagefähiges Abbild der Ist-Arbeitsgliederung oder des Ist-Arbeitsablaufes gewonnen werden.

Der Grundgedanke der Multimomentaufnahme beruht auf der Stichprobe, die anstelle einer kontinuierlichen Beobachtung tritt. Inwieweit dabei das Stichprobenergebnis von der Totalbeobachtung abweichen kann, bestimmt sich nach dem Gesetz der mathematischen Statistik.

Der Vorteil der Multimomentaufnahme besteht darin, daß unter tragbarem Aufwand Ist-Zustände untersucht werden können, die sich bei einer Totalbeobachtung aus Kostengründen jeder Untersuchung entziehen. Sie ist allerdings nur bei relativ gleichförmigen Arbeitsprozessen und Arbeitsabläufen anwendbar. Im industriellen Bereich ist die Multimomentaufnahme heute zu einem festen Bestandteil der Methoden des Arbeitsstudiums geworden.

Ein besonderer Vorteil der Multimomentaufnahme ist darin zu sehen, daß die Aufnahme ohne wesentlichen Aufwand wiederholt werden kann. Dabei kann eine derartige Wiederholung sowohl zur Kontrolle früherer Aufnahmen dienen als auch zur Feststellung von Veränderungen eines früher ermittelten Zustandes.

5. *Möglichkeiten und Grenzen arbeitsanalytischer Untersuchungen im Krankenhaus*

In Einzelfällen wird auch heute noch eingewandt, die Methoden arbeitsanalytischer Untersuchungen seien nicht immer ganz geeignet, die organisatorischen Grundlagen der Krankenhausarbeit in ihrer Vielschichtigkeit und Vielseitigkeit zu erfassen. Dabei ist Hauptsorge immer wieder die, daß bei arbeitsanalytischen Untersuchungen die vielen nicht erfaßbaren und nicht quantifizierbaren Faktoren des Krankendienstes unberücksichtigt bleiben. Derartige Bedenken werden schon dann gegenstandslos, wenn man berücksichtigt, daß die arbeitsanalytischen Erhebungen nur den Ist-Zustand erfassen und daß Auswertung und Vorschläge den im Krankendienst Erfahrenen und Verantwortlichen überlassen bleiben. Darüber hinaus darf aber auch nicht verkannt werden, daß bei ständiger Beobachtung der Verrichtungen im Pflege- und Behandlungsdienst das Arbeitsstudienpersonal auch ein Gespür für die Atmosphäre bekommt, die in dem jeweiligen Krankenhaus herrscht und den Ablauf der Krankenhausarbeit wesentlich bestimmt. Allgemeine Eindrücke, Zeitaufnahmen und Befragungen der dafür Zuständigen und Verantwortlichen lassen also in gewissen Grenzen auch ein Urteil über die Qualität der ausgeführten Arbeiten zu. Bei der Beurteilung der Arbeitsleistung und der Personalbesetzung muß ferner berücksichtigt werden, daß der Zeitaufwand in bestimmtem Umfang auch von der Arbeitsgeschwindigkeit und von der Arbeitsintensität des Personals beeinflußt wurde. Differenzen können einmal vom individuell unterschiedlichen Arbeitstempo des Personals, zum anderen auch vom Temperament der Leitung abhängen. Sie können aber auch vom allgemeinen Zeitdruck, vom Bewußtsein, beobachtet zu werden oder aber auch von dem Bemühen, ungünstige bauliche, einrichtungs- oder ausstattungsmäßige Bedingungen durch höheres Tempo auszugleichen, bestimmt sein. Diese, die Zeitaufnahme beeinflussenden Fehlerquellen und Unterschiede können aber bei der Auswertung zum großen Teil veranschlagt werden, so daß die Aussagefähigkeit der ermittelten Zeiten nicht beeinträchtigt wird.

D. Ablauf von organisatorischen Umstellungen

1 Feststellen des Ist-Zustandes

10 Gegenwärtige Aufgabenstellung

11 Grobuntersuchung
- Allgemeine Information
- Betriebsgliederung Arbeitsgliederung (grob)
- Arbeitsverteilung (detailliert)
- Arbeitsablaufgliederung

12 Detailuntersuchung
- Arbeitsanalyse (Wer? Was? Wie lange?)
- Arbeitsablaufstudie (Wer? Warum? Was? Wo? Wie? Wie lange?)
- Frequenzstudie (Wie oft?)
- Zeitstudie / Bewegungsstudie (Wie lange? Wie und womit?)

2 Analyse und Kritik des Ist-Zustandes

20 Zweckmäßigkeit der Aufgabenstellung

21 Notwendigkeiten der Tätigkeiten
- Notwendigkeit (Ja oder nein?)
- Nutzungsquotient (Art und Umfang der Nützlichkeit)

- Personaleinsatz nach Fähigkeiten
- Gleichmäßige Belastung des Personals
- Zeitaufwand der Einzeltätigkeiten entsprechend ihrer Bedeutung
- Sinnvolle Hintereinanderschaltung der Arbeitsplätze und Arbeitsvorgänge
- Organisation der Arbeitsvorgänge an den Arbeitsplätzen
- Wartezeiten für Personal und Maschinen; Liegezeiten für Materialien
- Einhaltung der Vorgabezeiten für einzelne Arbeitsvorgänge

22 Zweckmäßigkeit der Tätigkeiten
- Art und Umfang der Arbeitsteilung und Spezialisierung
- Leistungsgerechte Entlohnung
- Zweckmäßige Unterteilung der Arbeitsabläufe
- Organisation der Transporte
- Einsatz von Maschinen, Apparaten und sonstigen technischen Hilfsmitteln
- Gestaltung der Betriebsmittel, Einrichtung und Ausstattung entsprechend der arbeitsphysiologischen Anforderungen

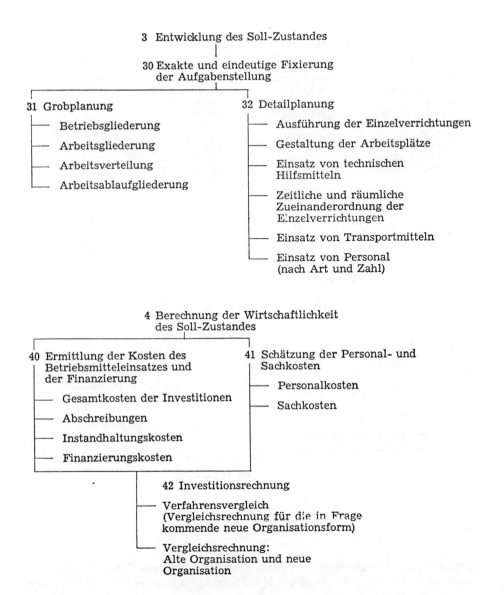

5 Beratung des Soll-Zustandes

| 50 Beratung und Ausarbeitung von Stellungnahmen zu dem vorgeschlagenen Soll-Zustand durch Betriebsleitung und Abteilungsleiter | 51 Ausarbeitung von Entgegnungen zu den Stellungnahmen durch Organisator | 52 Diskussion über Vorschläge und Gegenvorschläge zwischen Betriebsleitung, Abteilungsleitern und Organisator | 53 Entscheidung über Vorschläge |

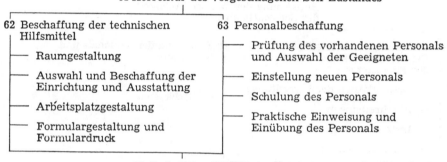

E. Rationalisierung

Sich abwendend von der engen Auslegung: „Rationalisierung bedeutet Technisierung", sieht man heute folgende Tatbestände als wesentliche Kennzeichen einer jeden Rationalisierung an:

1) Bei der Rationalisierung handelt es sich um eine wissenschaftliche Methode, die helfen soll, die traditionelle Routine im Betrieb durch systematische Planung, Organisation und Kontrolle zu ersetzen. Aufgabe der Rationalisierung ist also Bestgestaltung der Arbeit, und zwar als dauerhaftes qualitatives Optimum.

2) Ziel einer jeden Rationalisierung ist die Hebung der Wirtschaftlichkeit.

3) Alle Rationalisierungsmaßnahmen müssen die betriebssoziologischen Gegebenheiten berücksichtigen.

Im Gegensatz zu früher wird also heute nicht mehr die technische Seite des Betriebes als Hauptgegenstand der Rationalisierung betrachtet, sondern das gesamte Betriebsgeschehen mit seinen technischen, wirtschaftlichen und sozialen Bereichen in die Überlegungen einbezogen. Das aber bedeutet, daß die Rationalisierung im Wesen eines jeden Betriebes begründet liegt; denn ein Betrieb hat, dem Wirtschaftlichkeitsprinzip folgend, Leistungen für Dritte zu erstellen und dabei die begrenzt zur Verfügung stehenden personellen und materiellen Mittel ohne Verluste einzusetzen. Eine ständige Überwachung des Ablaufes aller Tätigkeiten muß dafür sorgen, daß das betriebliche Geschehen dem Wirtschaftlichkeitsprinzip folgt. Rationalisierung kann somit als das bewußte Bestreben im Betrieb aufgefaßt werden, die Wirtschaftlichkeit zu verbessern. Rationalisierung bedeutet bewußtes Bemühen um eine Vereinfachung des Arbeitsvollzugs durch organisatorische Maßnahmen und unter Einsatz der jeweils geeigneten technischen Hilfsmittel. Je nach Art der Tätigkeit, die rationalisiert — vereinfacht — werden soll, liegt das Schwergewicht mehr auf den organisatorischen Maßnahmen oder mehr auf dem Einsatz technischer Hilfsmittel. In den kapitalintensiven Betrieben der Schwerindustrie versucht man, immer mehr hochwertige Maschinen einzusetzen, wobei man allerdings auch dort nicht ohne die entsprechende organisatorische Eingliederung der neuen Maschinen in den Gesamtprozeß der betrieblichen Leistungserstellung auskommt. Anders ist es in den arbeitsintensiven Betrieben, z. B. in den Krankenhäusern, wo die menschliche Arbeit im Mittelpunkt steht. Hier liegt das Schwergewicht bei der Rationalisierung auf den organisatorischen Maßnahmen, die technische Einrichtung und Ausstattung tritt oft nur ergänzend hinzu. Es gibt im Krankenhaus sogar eine Vielzahl von Rationalisierungsmaßnahmen, die sich auf organisatorische Umstellungen beschränken und keiner zusätzlichen technischen Hilfsmittel bedürfen (Beispiel: Zentralisierung des Reinigungsdienstes und der Botengänge). Legt man auf diese Weise das Schwergewicht bei der Arbeitsvereinfachung auf die organisatorischen Maßnahmen und definiert Rationalisierung nicht fälschlich mit Technisierung, dann öffnet sich der Rationalisierung auch im Krankenhaus ein weites Feld der Betätigung. Dabei werden die Möglichkeiten der Rationalisierung, vor allem unter Einsatz geeigneter technischer Hilfsmittel, mit zunehmender Entfernung vom Krankenbett naturgemäß größer.

Aus der Begriffsbestimmung Rationalisierung ersieht man, daß Änderungen in der Organisation der menschlichen Arbeit und in technischer Hinsicht nur dann eine Rationalisierung darstellen, wenn sie die wirtschaftliche Stellung eines Betriebes stärken. Sämtliche Rationalisierungsmaßnahmen sind deshalb unter dem Blickwinkel der Wirtschaftlichkeit zu überprüfen. Bei konkreten Rationalisierungsmaßnahmen muß zuerst eine klare, präzise Aufgabe gestellt werden: Es gilt, das in Aussicht genommene Ziel zu erkennen. Der nächste Schritt besteht in der Erfassung des bestehenden Zustandes, der zur kritischen Betrachtung und zur Darlegung vorliegender Mängel überleitet. Sind Unzweckmäßigkeiten ermittelt, dann kann mit der Ausarbeitung des Idealplanes begonnen werden. In der nächsten Stufe der Planung muß der durch Anpassung an die gegebenen Verhältnisse zu verwirklichende Soll-Zustand ermittelt werden, und zwar in engstem Kontakt mit den maßgeblichen Mitarbeitern. Wenn es gelingt, die betreffenden Personen für das Projekt zu interessieren, dann liegen die besten Bedingungen für eine reibungslose Einführung vor. Gewisse Anlaufschwierigkeiten ergeben sich immer, jedoch kann man sie bei sorgfältiger Vorbereitung mit gutem Willen auf ein erträgliches Maß begrenzen. Damit ist die Rationalisierung aber noch nicht abgeschlossen; eine laufende Kontrolle muß Auskünfte über das erzielte Ergebnis und Anregungen für weitere Verbesserungen liefern. Schließt ein Betrieb seine Rationalisierungen in der Meinung ab, der wünschenswerte Stand der wirtschaftlichen Leistungserstellung sei erreicht, so zeigt dies, daß das Wesen der Rationalisierung falsch verstanden worden ist. Die Rationalisierung stellt sich nämlich nicht als eine einmalige Aufgabe, sondern als ein laufender Prozeß dar. Immer wieder tauchen neue Probleme auf, die es zu lösen gilt. Wesentlich ist schließlich, daß die einzelnen Elemente der Betriebsaufgabe nicht isoliert gelöst werden, sondern nur im Zusammenhang mit der Gesamtheit der Betriebsaufgaben.

FÜNFTES KAPITEL

STRUKTUR, PLANUNG UND ORGANISATION DES PFLEGEDIENSTES

I. Zielsetzung des Pflegedienstes

Ausgangspunkt aller organisatorischen Überlegungen um Struktur und Ablauf des Pflegedienstes ist die pflegerische Zielsetzung, d. h. die Frage, was mit der Pflege erreicht werden soll. Von der Aufgabenstellung her gesehen beinhaltet der Pflegedienst alle diejenigen pflegerischen und hilfspflegerischen Tätigkeiten, die zur laufenden Betreuung der Patienten notwendig sind[1]. Art und Umfang der Krankenpflege werden also von den Bedürfnissen des Patienten, von seinen normalen Lebensbedürfnissen, von den Bedürfnissen nach Behandlung und von seinen Bedürfnissen nach allgemeiner — psychischer und sozialer — Betreuung bestimmt. Dabei sind die normalen Lebensbedürfnisse des Patienten dieselben wie die eines gesunden Menschen: Erhaltung der Lebensfunktionen, des körperlichen Wohlergehens, der allgemeinen Hygiene und der Bequemlichkeit. Im Gegensatz zum gesunden Menschen sind viele Patienten jedoch nicht in der Lage, für ihre Grundbedürfnisse so wie im täglichen Leben selbst zu sorgen. Der entscheidende Unterschied zwischen den Bedürfnissen eines gesunden und eines kranken Menschen aber liegt in dem Bedürfnis nach Behandlung, wobei für den Krankenhauspatienten charakteristisch ist, daß er einer Krankenhausbehandlung bedarf. Schließlich sind es die Bedürfnisse nach psychischer und sozialer Betreuung, die den Inhalt der Krankenpflege mitbestimmen. Gerade diese seelische Betreuung des Patienten ist ein bedeutsamer Bestandteil der Pflegearbeit.

Ausgehend von diesem materiellen Inhalt des Pflegedienstes läßt sich die Zielsetzung der Krankenpflege wie folgt definieren:

1) Hauptziele

a) Bestmögliche und individuelle Pflege — ganzheitliche Betreuung, d. h. Einheit von körperlicher Versorgung, Behandlungspflege, psychischer und sozialer Betreuung, Kontakt zu Angehörigen;

b) Hilfe für den Arzt bei der Behandlung und Behandlungspflege (Beobachten der Patienten, Assistenz bei ärztlichen Maßnahmen, selbständiges Durchführen der Behandlungspflege, Überwachen des Behandlungsvollzuges).

2) *Nebenziele*

a) Berufliche Fortbildung;

b) Beitrag zur Weiterentwicklung (allgemeine Verbesserung) der Krankenpflege.

---

[1] Die folgenden Ausführungen betreffen alle im Pflegedienst tätigen Personalgruppen (Krankenschwestern und Krankenpfleger, Kinderkrankenschwestern, Krankenpflegeschülerinnen und -schüler, Kinderkrankenpflegeschülerinnen, Krankenpflegehelferinnen und Krankenpflegehelfer sowie sonstiges Pflegepersonal). Im Interesse einer vereinfachten Darstellung wird jedoch in der Regel nur von „Pflegeperson", „Pflegekraft" oder „Schwester" gesprochen. Die Abgrenzung der Aufgabenbereiche für die einzelnen Personalgruppen ergibt sich aus dem jeweiligen Berufsbild.

II. Aufgabengliederung der Pflegearbeit

Versucht man, von der Zielsetzung des Pflegedienstes ausgehend, die pflegerischen Aufgaben zu gliedern und zu gruppieren, dann kann man drei große Tätigkeitsgruppen (Arbeitsgruppen) unterscheiden:

1. Pflege

Die Pflege umfaßt sämtliche Tätigkeiten, die der Befriedigung der Grundbedürfnisse, der Bedürfnisse nach Behandlung und der Bedürfnisse nach psychischer und sozialer Betreuung der Patienten dienen. Von den Anforderungen der Patienten ausgehend kann man die Tätigkeitsgruppe Pflege wiederum in Grundpflege und Behandlungspflege unterteilen. Die Grundpflege schließt alle diejenigen Tätigkeiten des Pflegepersonals ein, die der Befriedigung der Grundbedürfnisse und der Bedürfnisse der psychischen und sozialen Betreuung der Patienten dienen. Die Behandlungspflege betrifft die Bedürfnisse der Patienten nach Krankenhausbehandlung (Diagnostik und Therapie).

2. Verwaltung und Versorgung

Die Verwaltung und Versorgung umfaßt alle diejenigen Tätigkeiten, die notwendig sind, um die allgemeine Versorgung der Pflegeeinheiten sicherzustellen und um einen geregelten Ablauf der pflegerischen Arbeiten zu gewährleisten.

3. Hausarbeit

Die Hausarbeit umfaßt alle die mit der Pflege arbeitsorganisatorisch untrennbar verbundenen hauswirtschaftlichen Tätigkeiten, die zur Erhaltung der Sauberkeit und zur Sicherung der allgemeinen Hygiene im unmittelbaren Patientenbereich (Bettplatz innerhalb des Krankenzimmers) und zur persönlichen Versorgung der Patienten notwendig sind.

Nach Arbeitselementen gegliedert, stellt sich die Pflegearbeit wie folgt dar:

1. Grundpflege

1.0 Aufnahme und Entlassung auf der Pflegeeinheit

1.01 Aufnahmegespräch, Zuweisen des Zimmers, Annahme von Wertsachen

1.02 Zubettbringen

1.03 Verlegen innerhalb des Krankenhauses

1.04 Entlassungsgespräch, Ausgeben von Wertsachen, Verabschieden

1.1 Persönlicher Kontakt und persönliche Hilfeleistung

1.11 Persönlicher Kontakt (Unterhaltung, pflegerisches Gespräch, allgemeine und seelsorgerische Fürsorge, Rundgänge)

1.12 Persönliche Hilfeleistungen (Hilfe beim Aufstehen, beim An- und Ausziehen, beim Gehen und beim Benutzen von Wagen oder Rollstuhl; Erfüllung persönlicher Sonderwünsche)

1.13 Gespräche mit Angehörigen (Beraten, Erteilen von Auskünften)

1.2 Körperpflege

1.21 Waschen des Patienten im Krankenzimmer und Baden im Badezimmer (einschließlich der Vorbereitungsarbeiten)

1.22 Spezielle Körperpflege (Mund- und Zahnpflege, Haar- und Nagelpflege)

1.23 Hilfeleistungen beim Gebrauch von Steckbecken, Nachtstuhl, Urinflasche (Reichen, Leeren, Säubern und Abstellen der Geräte; im Zusammenhang damit Waschen der Kranken oder Gelegenheitgeben zum Waschen)

1.3 Betten und Lagern

1.31 Bettenmachen (routinemäßig; dabei auch Wechseln der Bettwäsche)

1.32 Zwischenzeitlich bequemes Lagern

1.33 Versorgen druckgefährdeter Stellen (Dekubitusprophylaxe, Geben von Wasser- und Luftkissen)

1.4 Speisenversorgung

1.41 Vorbereiten, Anrichten, Servieren und Abräumen der Mahlzeiten

1.42 Hilfeleisten beim Essen (auch Füttern Schwerkranker und Kinder)

1.43 Verabreichen von Sondennahrung

1.5 Sonstige Grundpflege

2. *Behandlungspflege*

2.0 Arztvisite (einschließlich Vorbereiten und Besprechungen mit Ärzten)

2.1 Laufende Untersuchungen

2.11 Wiegen und Messen

2.12 Messen von Temperatur, Puls und Atmung

2.13 Messen des Blutdrucks

2.2 Besonderes Beobachten

2.21 Narkosewache

2.22 Beobachten nach Eingriffen sowie während und nach Transfusionen und Infusionen

2.23 Beobachten Bewußtloser und Schwerkranker

2.3 Vorbereiten diagnostischer und therapeutischer Maßnahmen

2.31 Vorbereiten des Kranken (hier auch Vorbereiten zur Operation)

2.32 Vorbereiten der Geräte

2.4 Begleiten zu diagnostischen und therapeutischen Maßnahmen außerhalb des Pflegebereiches

2.5 Ausführen von diagnostischen und therapeutischen Maßnahmen auf der Pflegeeinheit

2.51 Entnahme von Blut, Legen von Magen- und Duodenalsonden

2.52 Durchführen von Funktionsprüfungen (z. B. Nieren- oder Leberfunktionsprüfungen)

2.53 Bereitstellen von Untersuchungsmaterial (Stuhl, Urin, Sputum usw.)

2.54 Austeilen und Verabreichen von Medikamenten in Form von Tabletten, Tropfen, Suppositorien

2.55 Ausführen von Injektionen und Infusionen

2.56 Ausführen von Einreibungen, Inhalationen, Wärme- und Kältegaben, Bestrahlungen, Bädern usw.

2.57 Ausführen von Magen- und Darmspülungen, Blasenspülungen, Katheterisieren, Klistieren usw.

2.58 Versorgen von Wunden (einfache Verbände, Schienen, Gipsverbände, Tamponaden usw.)

2.6 Hilfeleistungen bei diagnostischen und therapeutischen Maßnahmen des Arztes

2.7 Pflege Sterbender und Versorgen Toter

2.8 Aufräumen nach diagnostischen und therapeutischen Maßnahmen (Vorreinigen von Geräten, Instrumenten und Material; auch Säubern, Desinfizieren, Sterilisieren und Lagern, soweit noch im Bereich der Pflegeeinheit verblieben)

2.9 Sonstige Behandlungspflege

3. *Verwaltung und Versorgung*

3.0 Arbeitseinteilung, Arbeitsdisposition und Arbeitskontrolle

3.1 Besprechungen mit der Krankenhausleitung

3.2 Schreibarbeiten

3.21 Führen der Fieberkurvenblätter

3.22 Leistungsanforderung (Strahlenabteilung, Laboratorium, Physikalische Therapie usw.)

3.23 Medikamentenanforderung

3.24 Führen der Verordnungspläne

3.25 Speisenanforderung

3.26 Allgemeine Verwaltung (Aufnahme, Entlassung, Belegungsstatistik, allgemeine Statistik, Material- und Reparaturanforderungen usw.)

3.27 Sonstige Schreibarbeiten

3.3 Führen und Beantworten von Telefongesprächen

3.4 Pflegen und Verwalten von Einrichtung, Ausstattung und Material (Mobiliar, Apparate, Geräte, Instrumente, Wäsche, Medikamente, allgemeine Materialien)

3.5 Transport- und Botendienste

3.6 Einführen und Belehren neuen Personals

3.7 Aus- und Fortbilden des Personals (im Rahmen der praktischen Pflegearbeit)

3.8 Sonstige Verwaltung und Versorgung

4. Hausarbeit

4.1 Leichte Säuberungsarbeiten im unmittelbaren Patientenbereich — Bettplatz innerhalb des Krankenzimmers —;
4.2 Wäscheversorgung → Arbeiten in Verbindung mit dem Wäschetausch —;
4.3 Versorgen von Blumen
4.4 Sonstige Hausarbeit

III. Struktur und Ablaufprinzipien im Pflegedienst

A. Struktur des Pflegebereiches

Für die organisatorische und bauliche Gliederung des Pflegebereiches sind neben Geschlecht (Pflegeeinheiten für Männer und Frauen), Alter (Kinderkrankenpflege und Erwachsenenkrankenpflege) und Infektionsmöglichkeit (Infektionspflegeeinheiten, septische und aseptische Pflegeeinheiten) primär die aus der Behandlungszuständigkeit des Patienten folgende ärztliche Fachdisziplin (auch Fachbereich oder Fachteilgebiet) oder aber die aus der Behandlungs- und Pflegeintensität folgende System- und Arbeitsintensitätsorientierung bestimmend.

1. Fachdisziplinäre Strukturierung

Bei der fachdisziplinären Strukturierung werden die in die Behandlungszuständigkeit einer ärztlichen Fachdisziplin (auch Fachbereich oder Fachteilgebiet) gehörenden Patienten zur sogenannten ärztlichen Fachabteilung (meist „Fachabteilung" genannt) organisatorisch und räumlich zusammengefaßt. Dabei wird innerhalb der Fachabteilung zuweilen weiter unterteilt nach den Behandlungsmethoden oder aber auch nach den technischen und personellen Möglichkeiten der Behandlung.

2. System- und arbeitsintensitätsorientierte Strukturierung

Die system- und arbeitsintensitätsorientierte Strukturierung gruppiert die Patienten entsprechend der Behandlungs- und Pflegeintensität sowie nach den Notwendigkeiten der Behandlungsorganisation (System- oder Problemorientierung der Behandlung). Danach gliedert sich der Pflegebereich nach Intensiv-, Normal-, Langzeit- und Minimalpflegebereich — sogenannte Progressivpflege —, wobei diese einzelnen Teilbereiche in kleine flexibel kombinier- und nutzbare Pflegegruppen (der Organisation der Behandlung entsprechend) unterteilt sind [2]).

---

[2]) Art und Umfang der pflegerischen Betreuung für den einzelnen Patienten richten sich weitgehend nach dem Grad der Erkrankung. Einmal erfordert der Schwerkranke einen höheren Grad an Pflege wie der Leichtkranke. Zum anderen ist erfahrungsgemäß die notwendige Pflegeintensität während der Aufenthaltsdauer für den Patienten nicht immer gleich hoch. Im allgemeinen nimmt sie mit zunehmender Aufenthaltsdauer ab, in den letzten Tagen könnte dem Patienten oft zugemutet werden, einen Teil seiner Grundpflege selbst zu erledigen. Diesen Gedanken greift die sogenannte „Progressivpflege" (Progressive Care) auf. Die anglo-amerikanische Konzeption sieht baulich, technisch, einrichtungs- und ausstattungsmäßig, aber auch personell unterschiedlich ausgestattete Pflegeeinheiten vor, und zwar entsprechend der abnehmenden Pflegeintensität vier verschiedene Typen: Intensive Care Unit (für Patienten, die dauernd der Beobachtung bedürfen), Intermediate Care Unit (für Patienten, die nicht dauernd der Beobachtung bedürfen, aber ständig gepflegt werden müssen), Self Care Unit (für Patienten, die einen Teil oder die Gesamtheit der Grundpflege selbst erledigen können), Continuation - Long Term - Care Unit (für langzeit- oder chronischkranke Patienten). Oft wird die Home Care (Hauspflege) als fünfter Typ der Krankenpflege in das System der Progressive Care miteingeschlossen. Der Patient wird entsprechend dem Grad seiner Erkrankung in die für ihn zuständige Pflegeeinheit eingewiesen und später, mit sich ändernder Pflegeintensität, in die dann zuständigen Pflegeeinheiten verlegt. Der akutkranke Pa-

Bisher folgte die organisatorische und bauliche Gliederung des Pflegebereiches primär der fachdisziplinären Gliederung. Dabei wurden die Patienten entweder innerhalb der Fachabteilung oder aber auch innerhalb der einzelnen Pflegeeinheiten nach der Behandlungs- und Pflegeintensität oder nach dem Behandlungssystem/-problem gruppiert. Den Entwicklungen im Bereich der Organisation von Diagnostik, Therapie und Pflege folgend, wird die Struktur des Pflegebereiches in zunehmendem Maße vom Prinzip der System- und Arbeitsintensitätsorientierung bestimmt. Danach gliedert sich der Gesamtpflegebereich primär nach Krankenpflegekategorien (Intensiv-, Normal-, Langzeit-, Minimalpflege), sekundär, innerhalb dieser behandlungs- und pflegeintensitätsdeterminierten Pflegebereiche, dann nach fachbereichs- oder fach-

---

tient kann während seines Krankenhausaufenthaltes also drei Pflegeeinheiten durchlaufen, wobei sich die Aufenthaltsdauer auf den einzelnen Pflegeeinheiten nach der individuell bedingten und sich ändernden Pflegeintensität richtet. Angemerkt sei allerdings, daß etwa die Hälfte der Patienten auf den „Self-Care"-Pflegeeinheiten nur dort verweilt (vgl. Abschnitt V. D dieses Kapitels).
Es leuchtet ein, daß ein häufiger Wechsel der Pflegeeinheiten bei kurzer Verweildauer der Zielsetzung „ganzheitliche Pflege" widersprechen kann, sowohl vom Patienten als auch von der Schwester her gesehen. Dazu kommen in der Praxis die Schwierigkeiten bei der Personaldisposition: Schwestern wollen in der Regel nicht n u r Schwerstkranke, nicht n u r Chronischkranke und nicht n u r Leichtkranke pflegen, wobei ein Ausgleich durch Wechseln des Pflegepersonals von einer Pflegeeinheit zur anderen auch nicht immer befriedigen kann. Da sich der Grundgedanke der Progressivpflege aber aus ärztlicher und auch aus wirtschaftlicher Sicht als durchaus zweckmäßig erweist (flexiblere Organisation der Krankenpflege bei System- oder Problemorientierung der Behandlung; einrichtungs- und personalsparende Möglichkeiten zur Beobachtung und Pflege Schwerstkranker im Rahmen der Intensivpflegeeinheit; Zentralisierung der Minimalpflege), bedarf es der Überlegung, auf welche Weise sich die Progressivpflege mit der Zielsetzung „ganzheitliche Pflege" vereinbaren läßt. Seit langem bekannte Lösungen in dieser Richtung sind, neben den Normalpflegeeinheiten innerhalb der einzelnen Fachabteilungen jeweils eine Intensivpflegeeinheit vorzusehen, ferner gesonderte Pflegeeinheiten für Chronisch- und Langzeitkranke. Auch die Ausgliederung derjenigen Patienten, die sich selbst versorgen können, wird in einer Reihe von Krankenhäusern bereits praktiziert. Dabei ist man bemüht, auch bei dieser Gliederung des Pflegebereiches nach mehreren pflegeintensitätsmäßig verschiedenen Typen von Pflegeeinheiten das Ziel der ganzheitlichen Pflege, wonach der Patient von möglichst wenigen Personen umfassend betreut werden soll, soweit wie möglich zu wahren — die Pflege auf den einzelnen Pflegeeinheiten ist nicht funktionell, sondern gruppenweise organisiert; der für die Normalpflegeinheit zuständige Arzt (patientgebundene fachärztliche Versorgung) betreut auch seine vorübergehend auf der Intensivpflegeeinheit liegenden Patienten, gemeinsam mit dem für die Intensivpflege zuständigen Arzt; die Aufenthaltsdauer auf der Intensivpflegeeinheit wird entweder begrenzt oder ausgedehnt; der Wechsel zwischen den verschiedenen Pflegeeinheiten wird auf das notwendige Minimum begrenzt usw. —. Alles das sind Bemühungen, die Zielsetzung „ganzheitliche Pflege" auf der einen Seite zu wahren, auf der anderen Seite aber die Vorteile, die der Grundgedanke der progressiven Pflege mit sich bringt, soweit wie möglich zu nutzen.

disziplinär gebundenen Pflegeeinheiten (vgl. dazu 3. Kapitel, Abschnitt IV, B und Band II dieses Buches, 1. Kapitel, Abschnitt III, E 2) [3]).

B. Ablauforganisation im Pflegedienst

1. Organisationsprinzip

Für den Ablauf der pflegerischen Versorgung einer bestimmten Gruppe von Patienten durch eine bestimmte Anzahl von Pflegepersonen können zwei Organisationsprinzipien bestimmend sein:

Funktionspflege: Man teilt die Pflegearbeit nach Funktionen auf und läßt die einzelnen Pflegepersonen nur bestimmte Funktionen für eine größere Zahl von Patienten ausführen.

Gruppenpflege: Man teilt die Gesamtzahl der Patienten in kleine Gruppen auf und läßt ein kleines Pflegeteam sämtliche pflegerischen Arbeiten für nur wenige Patienten ausführen.

a) Funktionelle Pflege

Beim Prinzip der funktionellen Pflege werden alle Patienten einer Pflegeeinheit (im Bereich der Normalpflege sind 30 bis 35 Patienten zur sogenannten Station zusammengefaßt) gemeinsam von mehreren Pflegepersonen betreut. Dabei übernimmt jede Pflegeperson bestimmte pflegerische Funktionen und führt sie für *alle* Patienten der Station aus. Die Verantwortung für die Gesamtheit der pflegerischen Tätigkeiten für alle Patienten der Pflegeeinheit liegt bei der Stationsschwester. Sie ist dem Arzt gegenüber verantwortlich, daß die bei der Visite getroffenen Verordnungen für die Patienten ordnungsgemäß ausgeführt werden. Die einzelnen Pflegepersonen sind jeweils nur für die ihnen übertragenen Funktionen der Stationsschwester gegenüber verantwortlich, sind

---

[3]) Während die Progressivpflege ein Prinzip für die Strukturierung des Pflegebereiches nach Pflegeeinheiten ist, handelt es sich bei der Gruppenpflege um ein Prinzip, das den Gesamtablauf der Pflegearbeit innerhalb der einzelnen Pflegeeinheiten bestimmt (vgl. nachstehendes Schema).

Organisationsprinzipien für die Pflegearbeit / Organisatorische Gliederung des Pflegebereiches	Funktionelle Pflege	Gruppenpflege
Standardpflege	Funktionelle Standardpflege	Standard-Gruppenpflege
Progressivpflege	Progressive Funktionspflege	Progressive Gruppenpflege

So betrachtet bringt die progressive Gruppenpflege als eine individuelle und ganzheitliche, nach Pflegeintensität gestaffelte Krankenpflege (im Gegensatz zur progressiven Funktionspflege als einer anonymen und arbeitsteiligen, nach Pflegeintensität gestaffelten Krankenpflege) die bestmögliche Kombination der Vorteile der Gruppenpflege einerseits und der Progressivpflege andererseits. Zwischen Gruppenpflege und Progressivpflege besteht also kein Gegensatz, sondern eine sinnvolle und zweckmäßige Ergänzungsmöglichkeit. Krankenhausträger und Krankenhausleitung müssen also zweimal entscheiden: einmal im Hinblick auf das Organisationsprinzip (funktionelle Pflege oder Gruppenpflege) und zum anderen im Hinblick auf das Einteilungsprinzip (Standardpflege oder Progressivpflege).

also arbeits- und weisungsmäßig der Stationsschwester untergeordnet. In der Regel sind die Arbeiten so verteilt, daß die Stationsschwester und die Zweitschwester (je nach Größe der Pflegeeinheit auch eine weitere Schwester) die Behandlungspflege und die Verwaltung übernehmen, während die jüngeren Schwestern, die Schwesternschülerinnen und das pflegerische Hilfspersonal die Grundpflege, die Versorgungsdienste und die Hausarbeiten ausführen. Arbeitsverteilung und Leitung sind also bei der funktionellen Pflege streng hierarchisch geregelt. — Im Gesamtorganismus des Pflegedienstes sind die Pflegeeinheiten (Stationen) bei funktioneller Pflege selbständige Arbeits- und Organisationseinheiten. Alle pflegerischen Verrichtungen im Bereich von Grundpflege, Behandlungspflege, Verwaltung, Versorgung und Hausarbeit werden in eigener Verantwortung innerhalb der Station ausgeführt. Die Sttaionsschwester untersteht in der Regel unmittelbar der Leitung des Pflegedienstes.

b) Gruppenpflege

Beim Prinzip der Gruppenpflege werden einem Pflegeteam sämtliche pflegerischen Funktionen für eine Pflegegruppe (im Bereich der Normalpflege 16 bis 18 Patienten) übertragen. Das Pflegeteam erledigt selbständig und eigenverantwortlich alle Arbeiten, und zwar nicht nur die Grundpflege, sondern auch die Behandlungspflege, die Verwaltung, die Versorgung und die Hausarbeit, soweit alle diese Tätigkeiten für eine eigenständige Pflege notwendig sind. Dabei sind Pflegepersonen innerhalb des ihrem Berufsbild entsprechenden Aufgabenbereiches gleichberechtigt, d. h. sie können gleichermaßen sämtliche pflegerischen Tätigkeiten ausführen, für die sie zuständig sind[4]. Die Verantwortung für die Gesamtpflege liegt bei dem Pflegeteam, und zwar in erster Linie bei der sogenannten „Gruppenschwester". Ihre Stellung ist keineswegs mit der einer Stationsschwester zu vergleichen; sie entspricht vielmehr der eines „primus inter pares". Mehrere Pflegegruppen (vier bis sechs) sind organisatorisch zu einer Pflegeabteilung zusammengefaßt, und zwar unter Leitung einer Abteilungsschwester. Der Abteilungsschwester obliegen Organisation, Arbeitseinteilung und Personaleinsatz, bestimmte Aufgaben der Verwaltung und Versorgung, Überwachung der Pflegearbeit in den Pflegegruppen, Anleitung jüngerer Schwestern, Aufsicht bei der praktischen Ausbildung von Schülerinnen; darüber hinaus kann die Abteilungsschwester in besonderen Fällen pflegerisch tätig sein. In der Weisungshierarchie untersteht die Gruppenschwester der Abteilungsschwester, die Abteilungsschwester der Leitung des Pflegedienstes. In der Gesamtorganisation des Pflegedienstes ist die Abteilung eine in sich geschlossene und selbständige Arbeits- und Organisationseinheit, die alle pflegerischen Verrichtungen in eigener Verantwortung durchführt, und zwar im Rahmen der Pflegegruppen. Innerhalb der Abteilung bilden die einzelnen Pflegegruppen pflegerisch selbständige und eigenver-

---

[4] Die relative Gleichberechtigung des Personals bei der Gruppenpflege ist der Grund dafür, daß diese Organisationsform im angelsächsischen Bereich „Teampflege" genannt wird.

antwortliche Einheiten, organisatorisch dagegen sind sie unselbständig und nur im Rahmen der Abteilung denkbar.

c) Entscheidungskriterien für die Festlegung des Organisationsprinzips

1) Die Krankenpflege umfaßt den ganzen Menschen. Sie dient der Befriedigung der menschlichen Vitalbedürfnisse, die unmittelbar miteinander verbunden sind und sich auch gegenseitig beeinflussen: Allgemeines Wohlbefinden und seelische Ausgeglichenheit sind für die Genesung der Patienten ebenso von Bedeutung wie der ordnungsgemäße Ablauf der Behandlungsmaßnahmen. Wenn man also vermeiden will, daß die Wirksamkeit der Behandlung durch den Einfluß eines allgemeinen Unbehagens körperlicher oder seelischer Art beeinträchtigt wird, dann erscheint es ratsam, die gesamte Betreuung eines Patienten (Behandlungsmaßnahmen, körperliche und seelische Betreuung) einer Person oder möglichst wenigen Personen zu übertragen und nicht, nach Verrichtungen getrennt, auf viele Personen aufzuteilen. Eine solche Aufsplitterung, eine Verteilung der Einzelarbeiten auf verschiedene Personen, entspricht zwar dem Prinzip der industriellen Arbeitsteilung, die Pflege aber wird dadurch unpersönlich. Der Patient hat nicht mehr *seine* Schwester, sondern er wird von einer Vielzahl von Pflegekräften versorgt und vermißt deshalb leicht die notwendige Ruhe und Geborgenheit. Dies trifft in besonderem Maße dann zu, wenn das Pflegepersonal im Schichtdienst arbeitet und sich die Zahl der Pflegepersonen, mit denen der Patient während des Tages in Kontakt kommt, mindestens verdoppelt. Im Gegensatz zur Gruppenpflege, die die unmittelbare arbeitsmäßige Beziehung Patient — Schwester fördert, beeinträchtigt die funktionelle Pflege den notwendigen persönlichen Kontakt von Schwester zu Patient und kann mehr dazu beitragen, die Atmosphäre des Krankenhauses unpersönlich zu gestalten als die Gesamtheit aller denkbaren technischen Einrichtungen.

2) Die Krankenpflege ist auf den Menschen als Ganzheit ausgerichtet und ihrer Natur nach etwas Einheitliches. Jede Aufspaltung der Pflegearbeit wird vom Pflegepersonal als Mangel empfunden. Dazu kommt, daß bei der funktionellen Pflege viel zu wenigen Schwestern eine wirklich eigenverantwortliche Tätigkeit geboten wird. Im Gegensatz dazu ermöglicht die Gruppenpflege, daß sich die Schwester um den *ganzen* Menschen kümmert und die Gesamtpflege eigenverantwortlich übernehmen kann.

3) Da der Anteil der Grundpflegearbeiten im Tagesablauf überwiegt, können bei funktioneller Organisation nur wenige Schwestern in der verantwortungsvollen Behandlungspflege eingesetzt werden. Der Kontakt mit dem Arzt, die Übersicht über die ärztlichen Verordnungen und über den Verlauf der Krankheit, das Führen der Fieberkurvenblätter usw. fallen in der Regel nur der Stationsschwester zu. Die Übersicht über das Gesamtgeschehen, die Möglichkeiten einer ständigen Weiterbildung und die sich daraus ergebende Gelegenheit zum beruflichen Fortkommen sind bei der funktionellen Pflege begrenzt. — In der Praxis wirkt sich die funktionelle Pflege so aus, daß es zu einer

Trennung von Grund- und Behandlungspflege kommt. Die Behandlungspflege wird weitgehend von der Stationsschwester und der Zweitschwester ausgeführt, die Grundpflege wird dem übrigen Pflegepersonal belassen[5]). Im Gegensatz dazu arbeiten bei der Gruppenpflege alle Schwestern im Team eng zusammen und nicht nur nebeneinander, da jede die gleiche Verantwortung trägt. Einfachere und interessantere Arbeit ist gleichmäßig verteilt. Die Patientengruppe hat eine überschaubare Größe und die vielen einzelnen diagnostischen, therapeutischen und pflegerischen Maßnahmen runden sich zu einem geschlossenen Bild ab, so daß jede Schwester einen echten Bezug zum Gesamtgeschehen hat.

4) Bei funktioneller Organisation des Pflegedienstes können sich gemäß dem Prinzip der Arbeitsteilung einzelne Pflegepersonen auf bestimmte Verrichtungen spezialisieren, und die nach Anforderungen unterschiedlichen Tätigkeiten können auf das Personal entsprechend der verschiedenen Qualifikationen verteilt werden. Das kann zu einer besseren (geübteren) und schnelleren Ausführung der Einzeltätigkeiten führen. Der Vorteil der Arbeitsteilung kann bei funktioneller Organisation auch im Pflegedienst genutzt werden. Allerdings geht der notwendige Überblick (von der Schwester aus gesehen) und der erforderliche Zusammenhang der pflegerischen Maßnahmen (vom Patienten aus gesehen) verloren.

5) Die Gruppenpflege ermöglicht nicht nur eine persönlichere Betreuung, sondern auch eine intensivere Beschäftigung mit dem einzelnen Patienten. Die Schwester hat jederzeit einen Überblick über den Krankheitszustand ihrer Patienten und ist deshalb immer in der Lage, dem Arzt darüber zu berichten. Auf großen Stationen kann es bei der arbeitsteiligen Pflege infolge der schwierigen Arbeitsübersicht dagegen zu Arbeitsüberschneidungen und Doppelarbeit kommen. Es fehlt die Möglichkeit, pflegerische Verrichtungen beliebig zu kombinieren, wie das bei der Gruppenpflege der Fall ist (Geben von Spritzen beim Betten schwerbeweglicher Patienten). Eine solche Kombination pflegerischer Verrichtungen aber wirkt sich angenehm und schonend für die Patienten aus und gleicht im übrigen einen Teil der Vorteile aus, die sonst die arbeitsteilige Pflege aufweist.

6) Bei der heute so differenzierten und intensiven Diagnostik und Therapie, verbunden mit einer immer kürzer werdenden Verweildauer, kann eine Stationsschwester für eine Normalstation mit 35 Patienten die volle pflegerische Verantwortung kaum noch tragen. Dazu kommt der vermehrte Einsatz von pflegerischem Hilfspersonal, das Anleitung und Aufsicht erfordert, aber auch die heute stark wechselnden Dienstzeiten (z. B. bei Teilzeitbeschäftigten). Aus diesem Grunde bevorzugen die meisten Schwestern kleine Pflegeeinheiten. Räumlich und betrieblich völlig selbständige Kleinstationen aber sind unwirt-

---

[5]) Dabei ist es oft so, daß in dem Bestreben, die Pflege individuell zu gestalten, die Behandlungspflege zwar funktionell ausgeführt wird (d. h. von zwei bis drei Schwestern für alle Patienten der Pflegeeinheit), die Grundpflege aber dagegen gruppenweise (Aufteilung der Station in zwei Halbstationen), wobei die Grundpflege von zwei Pflegepersonen für jeweils eine Halbstation übernommen wird.

schaftlich. Die Gruppenpflege entspricht in ihrem pflegerischen Tagesablauf praktisch der Kleinstation; die organisatorischen Nachteile der Kleinstation jedoch werden durch die Organisationseinheit Pflegeabteilung wieder ausgeglichen.

7) Für den behandelnden Arzt ist es notwendig, daß er ständig über das Verhalten der Patienten unterrichtet wird. Bei der Verkürzung der Verweildauer und der Intensivierung der ärztlichen Behandlung und der Behandlungspflege ist diese Berichterstattung bei Stationen mit 35 Betten für eine Stationsschwester nicht ganz einfach. In den kleinen Pflegegruppen dagegen können alle Schwestern stets über den Krankheitsverlauf ihrer Patienten gut orientiert sein.

8) Für die Ausbildung des Krankenpflegepersonals bietet die Gruppenpflege Vorteile. Anstatt laufend auf einer Station die gleichen Verrichtungen auszuführen, lernt die Schülerin von Anbeginn den Gesamtablauf der Pflege kennen und hat auf diese Weise auch mehr Gelegenheit, den einzelnen Patienten zu beobachten.

9) Auch das pflegerische Hilfspersonal kann besser in die Pflege einbezogen und beaufsichtigt werden. Alle Befürchtungen, daß durch den Einsatz von Pflegehelferinnen die Qualität der Pflege gemindert wird, werden gegenstandslos in dem Augenblick, wo die Pflegehelferin ständig gemeinsam mit Vollschwestern in einem Team zusammenarbeitet.

10) Die Gruppenpflege tendiert dahin, die Verantwortung für die Pflegeeinheit auf möglichst viele Pflegepersonen zu verteilen. Im Gegensatz dazu konzentriert die funktionelle Pflege die Gesamtverantwortung bei der Stationsschwester. So gesehen kommt die Gruppenpflege den modernen Formen der Menschenführung entgegen, die sich bemühen, die Verantwortungen weitgehend zu delegieren, möglichst viele Personen eigenverantwortlich arbeiten zu lassen und differenzierte Aufstiegsmöglichkeiten zu schaffen (Pflegeschwester — Gruppenschwester — Abteilungsschwester — Oberin; Pflegeschwester — Stationsschwester — Oberin).

11) Bei der Gruppenpflege sind mehrere Pflegegruppen organisatorisch zu einer Pflegeabteilung unter Leitung einer Abteilungsschwester zusammengefaßt. Arbeitseinsatz, Arbeitseinteilung und Diensteinteilung (auch Nachtwache, Urlaub, freie Tage und Vertretung) lassen sich im Rahmen einer solchen Pflegeabteilung besser durchführen als im Rahmen einer Station. Organisatorische Fragen, Koordinierung verwaltungstechnischer, versorgungstechnischer und pflegerischer Maßnahmen, Kontrolle und Verbesserung des pflegerischen Standards, Weiterbildung der Pflegeschwestern, Einführen von neuen Mitarbeiterinnen und Schülerinnen, Einweisen von Patienten sind eine Fülle von Aufgaben für eine hochqualifizierte Abteilungsschwester, die damit wesentlich zur Erleichterung und Verbesserung des Ablaufes der Pflegearbeiten in den Pflegegruppen beitragen kann.

12) Eine straffe Leitung des Pflegedienstes setzt voraus, daß die leitenden Schwestern in Planung und Organisation geschult sind. Gegenwärtig mangelt es vielfach noch an solchen Schwestern, vor allem für die Stellung der Abteilungsschwester. Hier kann nur eine verstärkte und systematische Fortbildung Abhilfe schaffen.

13) Die Aufgliederung der Pflegeeinheit in kleiner Pflegegruppen hat eine Verkürzung der Arbeitswege und damit eine bedeutende arbeitswegemäßige Entlastung des Pflegepersonals zur Folge. Diese räumliche Begrenzung des Arbeitsbereiches für ein Pflegeteam führt weiterhin dazu, daß die auf der Normalstation sonst übliche Unruhe und Hast und die damit verbundene Lärmbelästigung für den Patienten fortfallen.

14) Arbeitsstudien auf Pflegeeinheiten haben erwiesen, daß bei gleichem Pflegestandard die Gruppenpflege keineswegs personalaufwendiger ist als die funktionelle Pflege. Die Gruppenpflege erfordert jedoch selbständig arbeitende und verantwortungsfreudige Schwestern. Soweit die fachlichen Voraussetzungen für ein selbständiges Arbeiten noch fehlen, läßt sich durch eine Intensivierung der Schwesternausbildung Abhilfe schaffen. Daß Schwestern nicht eigenverantwortlich arbeiten wollen, trifft sicher nur in den wenigsten Fällen zu. Reicht bei der Mehrzahl des Pflegepersonals die fachliche oder persönliche Qualifikation für ein eigenständiges Arbeiten nicht aus oder ist die Personalbesetzung quantitativ unzureichend, dann ist der funktionellen Organisation des Pflegedienstes der Vorzug zu geben.

Bei der Entscheidung, welchem Organisationsprinzip bei der praktischen Gestaltung der Pflegearbeit der Vorzug zu geben ist, sollte man einmal berücksichtigen, daß der moderne Krankenhausbetrieb zunehmend unpersönlicher wird. Neue und bessere Behandlungsmöglichkeiten und Verkürzung der Verweildauer, die damit verbundene Intensivierung der ärztlichen Behandlung und der Behandlungspflege, vermehrter Einsatz medizinisch-technischer Apparate und Geräte, die Technisierung der Versorgungsdienste und vor allen Dingen die erhöhte Personaldichte sind die Gründe dafür. Hier besteht also eine Gefahr, daß das Krankenhaus für den Patienten eine anonyme Institution wird. Auf der anderen Seite aber weiß man heute, ausgehend von den modernen Erkenntnissen der Psychologie und der Soziologie, daß die mitmenschliche Hilfe, die individuelle Pflege und Betreuung einen großen Anteil an der Gesundung des kranken Menschen haben. So gesehen sollte man im Pflegedienst dem Organisationsprinzip den Vorrang geben, das dazu beiträgt, die Pflege individuell zu gestalten und damit ein Gegengewicht schafft zu der „Institution" Krankenhaus. Zum anderen muß die Entscheidung davon abhängen, bei welchem Organisationsprinzip das Pflegepersonal die Voraussetzungen und die Arbeitsbedingungen findet, die den heutigen Vorstellungen von einer eigenständigen Pflegearbeit am besten entsprechen [6]).

Unter Abwägen aller Vor- und Nachteile kann man also feststellen, daß die Gruppenpflege wesentlich dazu beiträgt, den persönlichen Kontakt zwischen Schwester und Patient zu fördern und damit die Pflege individueller zu gestalten. Darüber hinaus schafft sie die Voraussetzungen dafür, möglichst vielen Pflegepersonen im Pflegedienst ein eigenständiges und selbstverantwortliches Tätigkeitsfeld zu geben. Schließlich erlaubt die organisatorische und bauliche Gliederung des Pflegebereiches nach einer Vielzahl kleiner, variabel kombinierbarer Pflegegruppen eine flexiblere Einteilung und Nutzung des voll- und semistationären Krankenhausbereiches, ein Vorteil, der vor allem im Hinblick auf die Dynamik der medizinischen Entwicklung und die sich daraus ergebenden wechselnden Anforderungen an das Krankenhaus von Bedeutung ist. Dies dürften auch die Gründe dafür sein, daß man heute in den meisten Fällen dem Organisationsprinzip „Gruppenpflege" den Vorzug gibt, soweit es die räumlichen, technischen, organisatorischen und personellen Gegebenheiten zulassen [7]).

2. Hinweise zum Arbeitsablauf

a) Arbeitsverteilung und allgemeiner Arbeitsablauf

Bei normaler Pflegeintensität im Allgemeinen Krankenhaus (Bereich der Normalpflege) werden 16 bis 18 Patienten von einem Pflegeteam betreut (Anwesenheitsbesetzung je nach Tageszeit / Pflegeintensität — ein bis drei Pflegepersonen). Dieses Pflegeteam erledigt alle Arbeiten, und zwar nicht nur die Grundpflege (Körperpflege, Betten und Lagern, Austeilen von Essen), sondern auch die einfache Behandlungspflege (Fiebermessen, Pulsmessen), die besondere Behandlungspflege (Arztvisiten, Medikamentenverteilung und

---

[6]) In diesem Zusammenhang sei darauf hingewiesen, daß in den USA die Entwicklung bereits dahin geht, von der Gruppenpflege zum sogenannten primary-nursing, d. h. zur „Einzelpflege" überzuwechseln. Bei der „Einzelpflege" — etwa der „Zimmerpflege" entsprechend — übernimmt jede Schwester für sich allein die Betreuung einer entsprechend kleinen Gruppe von Patienten und führt sämtliche Verrichtungen der Grundpflege, Behandlungspflege, Verwaltung und Versorgung sowie Hausarbeit allein und eigenverantwortlich für diese ihre Patienten aus. Bei einer Arbeitszeiteinteilung im Schichtdienst ist eine Schwester für die Gesamtplanung der Pflegearbeit während aller drei Schichten verantwortlich. Voraussetzung für eine derartige Arbeitsorganisation ist allerdings eine relativ hohe und gleichmäßige pflegerische Qualifikation aller Pflegepersonen, Gegebenheiten, denen wir bei dem Mangel an qualifiziertem Pflegepersonal nicht immer entsprechen können. Dazu kommen sicherlich nicht unbeträchtliche Schwierigkeiten in der organisatorischen Abwicklung der Pflegearbeiten innerhalb der Pflegeabteilung. Interessant ist diese Entwicklung insoweit, als man sich in den USA alle nur erdenkliche Mühe gibt, trotz der Unpersönlichkeit im normalen Leben die Krankenpflege so persönlich wie möglich zu gestalten. Erwähnt sei allerdings auch, daß ein wichtiger Grund für die Entwicklung vom team-nursing zum primary-nursing der ist, daß die vollausgebildete Krankenschwester nicht nur organisieren, sondern tatsächlich pflegen möchte (vgl. dazu Manthey, M.; Ciske, K.; Robertson, P., and Harris, I.: Primary Nursing, in: Nursing Forum, Vol. IX, Heft 1/1970, S. 65 ff.; Manthey, M. and Kramer, M.: A Dialogue on Primary Nursing, in: Nursing Forum, Vol. IX, Heft 4/1970, S. 357 ff.).

[7]) Bei den nachstehenden Hinweisen zum Arbeitsablauf im Pflegedienst wird deshalb vom Organisationsprinzip der Gruppenpflege ausgegangen.

sonstige Tätigkeiten im Zusammenhang mit Diagnostik und Therapie); ferner alle Schreibarbeiten, wie Führen von Fieberkurvenblättern, Ausfüllen der Anforderungs- und Auftragsscheine für Röntgenabteilung, Laboratorium und Physikalische Therapie, Küche, Materialien usw. Auch die Wäscheversorgung und die leichten Hausarbeiten, soweit diese von der Pflegehelferin ausgeführt werden, liegen bei der Pflegegruppe. Abgesehen von der Medikamentenversorgung (vgl. dazu Punkt b) verläuft die tägliche Arbeit auf der Pflegegruppe weitgehend analog der auf der Station.

Organisation und Leitung mehrerer Pflegegruppen sind der Abteilungsschwester übertragen. Im einzelnen obliegen der Abteilungsschwester folgende wichtige Arbeiten: Aufnahmen und Entlassungen; wahlweise Teilnahme an der Visite; Kontrolle des Verordnungswesens der Pflegegruppen (Fieberkurvenblätter, Anforderungs- und Auftragsscheine); Medikamentenversorgung; Verwaltung der allgemeinen Materialien und des Inventars; Mitarbeiterbesprechungen; Aufsicht bei der Ausbildung und Anleitung von Schülerinnen und jungen Schwestern; Arbeitseinsatz aller Pflegekräfte, u. U. auch des Reinigungspersonals (soweit nicht zentral disponiert). Darüber hinaus kann sich die Abteilungsschwester, da sie frei ist von der pflegerischen Verantwortung für jeden einzelnen Patienten, bestimmter Patienten (z. B. Schwerkranker) pflegerisch besonders eingehend annehmen [8]).

b) Medikamentenversorgung

In dem Betreben, den Medikamentenvorrat der Pflegeeinheiten auf ein Minimum zu begrenzen, hat es sich bei der Gruppenpflege als zweckmäßig erwiesen, die auf den Pflegeeinheiten gelagerten Medikamente soweit wie möglich bei der Abteilungsschwester zu zentralisieren. Die Apotheke versorgt die Pflegeabteilung nach Anforderung der Abteilungsschwester. Die Pflegegruppen werden mit den jeweils verordneten Medikamenten ohne besondere Anforderung aus dem Abteilungsmedikamentenschrank beliefert und halten sie bei der Pflegegruppe in den notwendigen Mengen solange vor, wie die Verordnung läuft. Bei Beendigung der Therapie wird das Medikament an die Abteilung zurückgegeben, sofern es nicht noch gleichzeitig bei einem anderen Patienten benötigt wird. Die Pflegegruppen haben also außer einem Sortiment für Kreislauf-Schocktherapie, Opiate, Schmerz-, Schlaf- und Abführmittel nur noch die Arzneimittel der laufenden Verordnung in ihrem Vorrat. Zusätzlich zu der Kontrolle durch die Apotheke ist die Abteilungsschwester verpflichtet, aufgrund ihrer Übersicht dafür zu sorgen, daß weder bei der Abteilung noch bei den Pflegegruppen unnötige Vorräte angesammelt werden und daß nicht mehr gebrauchte Medikamente zwischen den Pflegegruppen ausgetauscht oder zur Apotheke zurückgegeben werden.

---

[8]) Erfolgt die Datenübertragung zwischen den Pflegeeinheiten und dem Krankenhausinformationssystem im on-line-Betrieb, dann ist die Datenein- und -ausgabe für sämtliche Pflegegruppen bei der Abteilungsschwester zentralisiert, die gleichzeitig für Organisation und Technik der Datenein- und -ausgabe verantwortlich ist (gegebenenfalls unterstützt von einer „Dokumentationsassistentin").

c) Flexible Gestaltungsmöglichkeit einer gruppenweise organisierten Pflegearbeit

Gruppenpflege und Funktionspflege sind Organisationsprinzipien, die in der Pflegepraxis eine Vielzahl von Gestaltungsformen zulassen. Entscheidet man sich heute bei den meisten Krankenhausneubauten, aber auch in vielen bestehenden Krankenhäusern für die Gruppenpflege, dann bleibt für die praktische Durchführung ein breiter Spielraum, angefangen von der strengsten Form (eine Schwester betreut vollverantwortlich eine ensprechend kleine Patientengruppe) bis zu den vielen Mischformen Gruppenpflege/Funktionspflege (ein Teil der Pflegearbeit — meist die Behandlungspflege — wird funktionell für viele Patienten, der andere Teil gruppenweise für wenige Patienten ausgeführt).

Gruppenpflege besagt also nur: möglichst ganzheitliche Pflege der Patienten (im Gegensatz dazu funktionelle Pflege: möglichst arbeitsteilige Pflege der Patienten). Der Patient soll von möglichst wenigen Personen umfassend betreut werden, die einzelnen Pflegepersonen sollen entweder alle oder möglichst viele pflegerische Verrichtungen selbstverantwortlich ausführen. Lassen es die personellen, räumlichen und technischen Voraussetzungen zu, dann werden sämtliche pflegerischen Verrichtungen im Rahmen der Pflegegruppe ausgeführt. Fehlen bestimmte Voraussetzungen auch nur zeitweilig, dann können einzelne Funktionen für zwei oder auch noch mehr Pflegegruppen gemeinsam einer Schwester übertragen werden, während die übrige Arbeit gruppenweise abläuft. — Beispiel: In einer Pflegegruppe fällt durch Krankheit eine Schwester aus, sie kann nur durch eine Pflegehelferin ersetzt werden. Die der Krankenschwester vorbehaltenen Maßnahmen der Behandlungspflege werden dann von der Schwester der Nachbarpflegegruppe mitübernommen, die diese Tätigkeiten dann „funktionell" für beide Pflegegruppen ausführt. Die übrige Pflegearbeit läuft gruppenweise weiter. — Wichtig ist nur, daß man sich für eines der beiden Prinzipien entscheidet und unter Berücksichtigung der jeweiligen Gegebenheiten versucht, dieses Prinzip soweit wie möglich zu realisieren.

d) Größe der Pflegegruppe (Prinzip der pflegeintensitäts-flexiblen Personalbesetzung)

Die nach Tageszeiten unterschiedliche Belastung im Pflegedienst führt dazu, daß man neben Zeiten mit normaler Belastung sogenannte „ruhige" Zeiten und Bereitschaftszeiten unterscheidet. Dieser Wechsel in der Pflegeintensität wirkt sich auch auf die Personalbesetzung aus: je höher die Pflegeintensität, um so größer die Personalbesetzung. Während in den Morgenstunden je Pflegegruppe (16 bis 18 Patienten) drei Pflegekräfte anwesend sein müssen, kann der Frühdienst von einer Schwester übernommen werden. Beim Mittagsdienst und beim Spätdienst reicht ebenfalls eine Pflegeperson aus, wobei man u. U. für zwei Pflegegruppen einmal eine Schwester und zum anderen eine Pflegehelferin beschäftigen kann. Die Größe der Pflegegruppe (größte von einem

Schwesternteam ganzheitlich zu versorgende Pflegeeinheit) ist also nicht fest vorgegeben, sondern kann sich je nach der Pflegeintensität sehr wohl ändern[9]).

So kommt es, daß bei der Gruppenpflege einmal 16 bis 18 Patienten, zum anderen 35 Patienten, zu betriebsschwachen Zeiten aber auch noch mehr Patienten (rd. 70) pflegerisch zusammengefaßt sind, je nachdem, wie hoch die Pflegeintensität (Prinzip der pflegeintensitäts-flexiblen Personalbesetzung) ist. Die nach Tageszeiten unterschiedlichen Möglichkeiten für die Organisation einer Pflegeabteilung mit 70 Patienten zeigt Abb. 20.

e) Größe der Pflegeabteilung

Organisations- und Arbeitseinheit bei der funktionellen Pflege ist die Station, bei der Gruppenpflege die Pflegeabteilung und nicht die einzelnen Pflegegruppen. Die Gruppen arbeiten zwar pflegerisch selbständig und vollverantwortlich; Arbeitsgestaltung, Organisation und Personaldisposition liegen jedoch bei der Abteilungsschwester. Darüber hinaus schaltet sie sich bei komplizierten und besonders schwierigen pflegerischen Verrichtungen selbst in die praktische Pflegearbeit ein und unterstützt die Gruppe in schwierigen Situationen, z. B. beim Gespräch mit Angehörigen. Bei dieser Aufgabenstellung für die Pflegeabteilung ist deren Größe nach oben und auch nach unten zwangsläufig begrenzt. Bei der gegenwärtigen Pflegeintensität im Normalpflegebereich des Allgemeinen Krankenhauses liegt die optimale Größe der Pflegeabteilung bei 70 bis 80 Betten, die maximale bei etwa 100 Betten, die minimale bei etwa 60 Betten[10]). Geht die Größe der Normalabteilung darüber hinaus, dann ist sie von einer Abteilungsschwester leitungsmäßig nicht mehr zu bewältigen. Die Pflegeabteilung entwickelt sich dann zur mehr oder weniger autonomen Klinik mit einer Klinikoberschwester an der Spitze, mit einer Vielzahl völlig autarker Kleinstationen und den damit verbundenen personellen und organisatorischen Schwierigkeiten, sowohl für die Klinikoberschwester als auch für die leitende Schwester des Krankenhauses. Liegt die Bettenzahl einer Normalabteilung dagegen unter 60 Betten, dann ist die Abteilungsschwester nicht ausgelastet. Bei Krankenhäusern mit acht Pflegegruppen auf einer Geschoßebene (also mit etwa 140 Betten) zeigen die Erfah-

---

[9]) Personaleinsatz, Arbeitsablauf und Diensteinteilung auf der einen und möglichst individuelle Betreuung auf der anderen Seite sind die Gründe dafür, jeweils drei Pflegepersonen (maximale Anwesenheitsbesetzung) zu einem Pflegeteam zusammenzufassen. Im Normalpflegebereich des Allgemeinen Krankenhauses kann ein solches Pflegeteam etwa 16 bis 18 Patienten betreuen. Bei Patienten der Sonderpflegeklasse mit ausschließlich Ein- oder Zweibettzimmern reduziert sich diese Zahl auf etwa 10 bis 13 Patienten. Die Größe der Pflegegruppe hängt also davon ab, wie viele Patienten von einem Pflegeteam versorgt werden können. So gesehen verlangen Abweichungen in der Pflegeintensität (vor allem bedingt durch Art und Schwere der Krankheiten sowie durch Veränderungen der Verweildauer) eine Änderung der Pflegegruppengröße. Eine geringere Pflegeintensität ermöglicht, die Zahl der Patienten zu erhöhen; eine höhere Pflegeintensität verlangt, die Pflegegruppen zu verkleinern. Es leuchtet mithin ein, daß die Pflegegruppengröße wechselt, je nachdem, ob es sich um den Intensiv-, Normal-, Langzeit- oder Minimalpflegebereich handelt (Einzelheiten zur Größe der Pflegegruppe im Intensiv-, Langzeit- sowie Minimalpflegebereich vgl. Abschnitt V dieses Kapitels).

[10]) Zur Größe der Pflegeabteilung im Intensiv-, Langzeit- und Minimalpflegebereich vgl. Abschnitt V dieses Kapitels.

Abb. 20: Pflegeintensitäts-flexible Personalbesetzung einer Pflegeabteilung mit 70 Patienten bei Gruppenpflege nach Tageszeiten [11])

Tageszeiten	Organisationseinheit			
6 - 7 Uhr	Gruppe I 1 Schwester └─→	Gruppe II 1 Pflegehelf. ggf. Aushilfe	Gruppe III 1 Schwester └─→	Gruppe IV 1 Pflegehelf. ggf. Aushilfe
7 - 13 Uhr	1 Abteilungsschwester			
	Gruppe I 2 Schwestern 1 Pflegehelf.	Gruppe II 2 Schwestern 1 Pflegehelf.	Gruppe III 2 Schwestern 1 Pflegehelf.	Gruppe IV 2 Schwestern 1 Pflegehelf.
13 -16 Uhr	Gruppe I und Gruppe II 1 Schwester ↔ 1 Pflegehelf.		Gruppe III und Gruppe IV 1 Schwester ↔ 1 Pflegehelf.	
16 - 19 Uhr	1 Abteilungsschwester			
	Gruppe I 1 Schwester 1 Pflegehelf.	Gruppe II 1 Schwester 1 Pflegehelf.	Gruppe III 1 Schwester 1 Pflegehelf.	Gruppe IV 1 Schwester 1 Pflegehelf.
19 - 22 Uhr	Gruppe I und Gruppe II 1 Schwester ↔ (ggf. zusätzl. 1 Pflegehelf.)		Gruppe III und Gruppe IV 1 Schwester ↔ (ggf. zusätzl. 1 Pflegehelf.)	
22- 7 Uhr	Gruppen I, II, III und IV 1 Schwester 1 Pflegehelferin			

---

[11]) Zu ähnlichen Überlegungen ist man in Schweden gekommen. Im Danderyd-Krankenhaus in Stockholm hat eine derartig flexible Organisation des Pflegedienstes zu Personaleinsparungen in Höhe von 18% geführt (vgl. Fewer sick care personnel required in new type of organization, in: Moderna sjukhus, Heft 6/1966, S. 60/61).

rungen der Praxis, daß zwei Abteilungsschwestern eingesetzt werden müssen. Es hat sich weiterhin erwiesen, daß es unmöglich ist, eine dieser Abteilungsschwestern nach angelsächsischem und skandinavischem Vorbild durch eine Abteilungssekretärin zu ersetzen. Die bei der Pflegeabteilung anfallenden Schreibarbeiten erfordern weitgehend pflegerische Kenntnisse (z. B. in der Medikamentenversorgung). Die übrigen Schreibarbeiten sind relativ gering und verteilen sich so über den Tag, daß eine Sekretärin damit nicht ausgelastet ist [12]).

f) Pflegeabteilung und ärztliche Fachdisziplin

Folgt die Struktur des Pflegebereiches dem Prinzip der System- und Arbeitsintensitätsorientierung, dann ist denkbar, daß innerhalb einer Pflegeabteilung Patienten untergebracht werden, die in die Behandlungszuständigkeit verschiedener Fachdisziplinen gehören. In derartigen Pflegeabteilungen werden die Patienten der verschiedenen Fachdisziplinen, soweit wie möglich und notwendig, pflegegruppenweise zusammengefaßt und innerhalb der Pflegegruppe von fachlich vorgebildeten Schwestern versorgt. Die Abteilungsschwester, primär für Organisation, Personaldisposition, Verwaltung und Versorgung verantwortlich, kann fachlich unterschiedlichen Pflegegruppen vorstehen.

---

[12]) Die Erfahrungen der Krankenhauspraxis zeigen, daß Abteilungssekretärinnen weniger Schreibarbeiten für den Pflegedienst übernehmen als Funktionen wie Patienten- und Besucherempfang, allgemeine Auskünfte sowie Schreibarbeit und Organisationstätigkeit für den Arztdienst. In Krankenhäusern, in denen die Datenübertragung zwischen den Pflegeeinheiten und dem Krankenhausinformationssystem im on-line-Betrieb erfolgt, ist jedoch denkbar, daß eine „Dokumentationsassistentin" die Datenein- und -ausgabe übernimmt und in diesem Zusammenhang die Pflegegruppen und die Pflegeabteilung von allen mit dem Verordnungs- und allgemeinen Bestellwesen zusammenhängenden Schreibarbeiten entlastet.

IV. Leitung, Personalbedarfsplanung und Arbeitszeitplanung im Pflegedienst

A. Leitung des Pflegedienstes

1. Leitungsstruktur im Pflegedienst

Die Struktur der Leitungshierarchie richtet sich einmal nach der Größe des Krankenhauses und zum anderen nach dem den Ablauf der Pflegearbeit bestimmenden Organisationsprinzip. So gesehen kann man für die Leitungshierarchie im Pflegedienst vier Grundformen unterscheiden:

a) *Großkrankenhaus — Gruppenpflege*

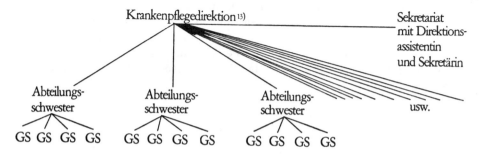

b) *Großkrankenhaus — Funktionspflege*

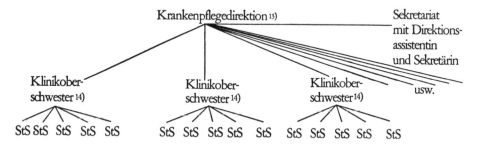

Erläuterung: GS = Gruppenschwester, StS = Stationsschwester

---

[13]) Je nach den Aufgaben der Krankenpflegedirektion im Bereich des Personalwesens können dort neben der Leitenden Krankenschwester (Leitenden Krankenpfleger) eine oder auch mehrere Oberschwestern (Oberpfleger) tätig sein.

[14]) Je nach Größe der Klinik können dort neben einer Leitenden Klinikoberschwester (Leitenden Klinikoberpfleger) eine oder auch mehrere Oberschwestern (Oberpfleger) tätig sein.

c) *Mittleres (und kleines) Krankenhaus — Gruppenpflege*

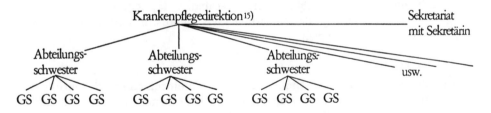

d) *Mittleres (und kleines) Krankenhaus — Funktionspflege*

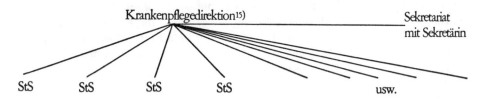

2. Entscheidungsprozeß im Pflegedienst

Im Interesse von Patienten, Personal und Wirtschaftlichkeit ist es unumgänglich, die Grundsatzfragen der Leitung des Pflegedienstes nicht der autonomen Entscheidung der Stationsschwester und der Klinikoberschwester oder aber der Gruppenschwester und der Abteilungsschwester zu überlassen, sondern von seiten der Krankenpflegedirektion für das gesamte Krankenhaus — für alle Stationen, Kliniken oder Abteilungen — einheitlich zu regeln. Dabei sollen diese Regelungen die Pflegeeinheiten auf einigen Bereichen sehr eng binden, ihnen auf anderen Bereichen jedoch Gestaltungsfreiheiten überlassen. Sehr oft werden solche Regelungen und Richtlinien zweistufig erfolgen, einmal in Abstimmung mit den Stations- oder Abteilungsschwestern, zum anderen in Abstimmung mit der Krankenhausleitung (Ärztliche Direktion und Krankenhausbetriebsdirektion) oder aber auch mit anderen Leistungsstellen (Speisenversorgung — Küche; Wäscheversorgung — Wäscherei; Versorgung mit sterilem Gut — Zentralsterilisation).

Einheitlich für das Krankenhaus müssen folgende Fragen geregelt werden:

a) Arbeitsgestaltung

Entscheidungen über die Organisation der Pflegearbeit entsprechend den festgelegten Organisationsprinzipien (funktionelle Pflege — Gruppenpflege) und dem vorgegebenen Pflegestandard (Arbeitsumfang der einzelnen pflegerischen Verrichtungen, vor allem Intensität der persönlichen Betreuung, Körperpflege usw.).

---

[15]) Je nach den Aufgaben der Krankenpflegedirektion im Bereich des Personalwesens können dort neben der Leitenden Krankenschwester (Leitender Krankenpfleger) eine oder auch mehrere Oberschwestern (Oberpfleger) tätig sein.

b) Arbeitsablaufgestaltung

Entscheidungen über den Ablauf der verschiedenen pflegerischen Verrichtungen (Speisenverteilung, Bettenmachen, Wäschetausch, Vollzug und Kontrolle der Verordnungen usw.).

c) Arbeitsverteilung

Entscheidungen über Art und Umfang der von den einzelnen Personengruppen auszuführenden Tätigkeiten (Aufgaben der Krankenschwestern, Krankenpfleger, Krankenpflegehelferinnen und -helfer usw.).

d) Personalbesetzung und Personaleinsatz

Entscheidungen über Art und Zahl des Personals zur ordnungsgemäßen Ausführung der Pflegearbeit innerhalb der einzelnen Pflegeeinheiten (Stammpersonal, Urlaubs- und Krankheitsvertretung, Nachtdienstbesetzung usw.) sowie über den Einsatz des Pflegepersonals (unter Abstimmung mit den jeweils zuständigen leitenden Fachärzten).

e) Diensteinteilung

Entscheidungen über die wöchentliche und tageszeitliche Diensteinteilung (unter Abstimmung mit der Gesamtdiensteinteilung des Krankenhauses).

Einzelheiten des Entscheidungsprozesses — Verteilung der Entscheidungs-, Anordnungs- und Ausführungsaufgaben auf die Leitungshierarchie im Pflegedienst — sind in Band II dieses Buches, 1. Kapitel, Abschnitt III, D 5 dargestellt.

B. Arbeitsanalytische Untersuchungen im Pflegedienst als Grundlage für den Personalbedarf

1. Kennzahlen (Anhaltszahlen) für den Personalbedarf im Pflegedienst

Grundlage für die Ermittlung des Personalbedarfs im Pflegedienst ist der Zeitaufwand für alle pflegerischen und hilfspflegerischen Arbeiten (Arbeitsbedarf), der erforderlich ist, wenn die Patienten dem in der ärztlich-pflegerischen Zielsetzung des Krankenhauses vorgegebenen Standard entsprechend gepflegt werden und wenn die Arbeitsbedingungen im Pflegedienst dem Personal eine optimale Arbeitsentfaltung ermöglichen. Die Personalbedarfsberechnung beschäftigt sich also damit, wieviel Arbeitszeit und Personal zur Ausführung der Pflegearbeiten benötigt werden. Dabei wird der Arbeitsbedarf ausgedrückt durch die Zahl der notwendigen Arbeitsstunden je Tag und je Woche, einschließlich der tageszeitlichen Verteilung des erforderlichen Zeitaufwandes.

Voraussetzung für die Anwendung allgemeingültiger Personalkennzahlen bei der Ermittlung des Personalbedarfs ist, daß derartige Kennzahlen auf repräsentativ durchgeführten Leistungseinheits- oder Arbeitsplatzberechnungen basieren, deren Grundlagen allgemein bekannt sind. Die Anwendung von allgemeingültigen Personalkennzahlen ist ferner dort möglich, wo im Bereich der unmittelbaren Patientenbetreuung der Arbeits- und Personalbedarf normativ vorgegeben werden kann. Dagegen sollten alle diejenigen Personalkennzahlen für die praktische Anwendung im Krankenhaus von vorneherein ausscheiden, die entweder aufgrund statistischer Erhebungen über den Ist-Bestand an Krankenhauspersonal oder aufgrund von Erfahrungswerten einzelner oder mehrerer Krankenhäuser abgeleitet sind; in den beiden Fällen sind die den Kennzahlen zugrunde liegenden arbeitsmäßigen, organisatorischen und technischen Gegebenheiten nicht bekannt und lassen sich mit den Besonderheiten des einzelnen Krankenhauses deshalb nicht abstimmen (Einzelheiten zur Problematik der Anwendung von Personalkennzahlen bei der Ermittlung des Personalbedarfs im Krankenhaus vgl. 4. Kapitel Abschnitt I, B).

Für die im Zusammenhang mit den Personalbedarfsüberlegungen im Pflegedienst als Richtwerte geltenden Kennzahlen sind beide Voraussetzungen für die Anwendung allgemeingültiger Personalkennzahlen gegeben. Die Vorgabewerte für den Pflegezeitaufwand (Arbeitsbedarf) im Pflegedienst basieren auf den Ergebnissen arbeitsanalytischer Untersuchungen (Arbeitsanalysen und Arbeitsablaufstudien), die das Deutsche Krankenhausinstitut — Institut in Zusammenarbeit mit der Universität Düsseldorf — (HKI) in bundesdeutschen Krankenhäusern durchgeführt hat und deren Ergebnisse nachstehend zusammengestellt sind[16]). Die dabei ermittelten Werte werden durch weitere Untersuchungen laufend ergänzt und verifiziert, vor allem im Hinblick auf Änderungen der Pflege- und Behandlungsintensität der Arbeitsorganisation, der Diensteinteilung sowie der baulich-technischen Gestaltung der Pflegeeinheiten[17]).

2. Gesamtpflege

Auf den arbeitsanalytisch untersuchten Pflegeeinheiten werden für die eigentliche Pflege zwischen 123 und 47 Minuten je Patient und Tag aufgewendet, für Verwaltung und Versorgung zwischen 27 und 7 Minuten und für Haus-

---

[16]) In den Tabellen 32 bis 36 sind die in den verschiedenen Krankenhäusern festgestellten Maximal- und Minimalwerte für die Pflegearbeit insgesamt sowie für die verschiedenen Tätigkeitsgruppen und Arbeitselemente dargestellt. Aus diesem Grunde lassen sich die Tabellen nicht aufaddieren.

[17]) Angemerkt sei, daß ähnliche, repräsentativ angelegte arbeitsanalytische Untersuchungen im Pflegedienst auch in anderen Ländern durchgeführt worden sind. Wenn dabei zum Teil höhere Vorgabewerte für den Pflegezeitaufwand ausgewiesen werden, dann muß berücksichtigt werden, daß je Pflegeeinheit im anglo-amerikanischen und skandinavischen Bereich die Personalbesetzung täglich aufs neue an die unterschiedliche Belegung der einzelnen Pflegeeinheiten angepaßt wird (Aufspaltung in eine fixe Grundbesetzung und eine variable Zusatzbesetzung, abgesehen von Unterschieden in der Wochenarbeitszeit). Auf diese Weise ist es möglich, im Gegensatz zu der in der Bundesrepublik Deutschland üblichen fixen und inflexiblen Personalbesetzung (der Pflegezeitaufwand variiert umgekehrt proportional zur Belegung) mit einem relativ geringen Personaleinsatz je Pflegeeinheit einen relativ hohen und konstanten Pflegezeitaufwand pro Patient und Tag abzudecken.

arbeit zwischen 57 und 18 Minuten [18]). Am Gesamtzeitaufwand gemessen macht die Pflege im Durchschnitt aller untersuchten Pflegeeinheiten rd. 61,5% der auf den Pflegeeinheiten anfallenden Tätigkeiten aus, die Verwaltung und Organisation rd. 17% und die Hausarbeit rd. 21,5% [19]). Der Grundpflegeanteil beläuft sich auf 38,5%, der Behandlungspflegeanteil auf 23% (vgl. dazu Tabelle 32).

Tabelle 32: Zeitaufwand für die Pflegearbeit insgesamt

Tätigkeit Pflegeeinheiten		Grundpflege		Behandlungspflege		Verwaltung und Versorgung		Hausarbeit		Pflegearbeit insgesamt	
		Min.	%	Min.	%	Min.	%	Min.	%	Min.	%
Alle Pflegeeinheiten	Max. Min.	82,6 31,6	55,2 31,5	40,4 16,1	29,3 16,0	26,9 6,7	20,5 7,9	51,1 18,1	32,8 19,2	170,0 85,0	100 100
Chirurgie	Max. Min.	82,6 31,6	55,2 31,5	40,4 16,1	29,3 16,0	26,9 9,0	19,8 9,0	51,1 21,7	32,8 19,5	170,0 89,5	100 100
Innere Medizin	Max. Min.	79,6 34,1	50,5 33,5	35,6 16,9	27,5 16,0	22,8 6,7	20,5 7,9	41,4 18,8	30,2 19,2	157,0 85,0	100 100
Gynäkologie	Max. Min.	48,5 32,0	33,6 32,2	39,5 22,3	27,4 22,4	15,0 12,5	15,0 8,7	43,5 28,4	30,3 28,4	144,0 99,5	100 100
Durchschnitt aller Pflegeeinheiten		50,0	38,5	30,0	23,0	22,0	17,0	28,0	21,5	130,0	100

3. Grundpflege

Die Grundpflege entspricht den normalen Lebensbedürfnissen der Patienten und den Bedürfnissen nach psychischer und sozialer Betreuung. Charakteristisch für die Grundpflege ist, daß sie in ihren Grundanforderungen für alle Patienten gleich ist, unabhängig davon, an welcher Krankheit der einzelne Patient leidet. Arbeitsanalytisch ergeben sich die wichtigsten Aufgaben der Grundpflege wie folgt: persönlicher Kontakt und persönliche Hilfeleistungen; Körperpflege; Betten und Lagern; Speisenversorgung; sonstige Grundpflegearbeiten.

Der Zeitaufwand für die Grundpflege schwankt auf den untersuchten Pflegeeinheiten zwischen 82,6 und 31,6 Minuten je Patient und Tag. Der Zeitanteil an der Gesamtpflegearbeit bewegt sich zwischen 55,2 und 31,5%, der Zeitanteil

---

[18]) In allen in die arbeitsanalytischen Untersuchungen einbezogenen Krankenhäusern war der Pflegebereich fachdisziplinär und nicht nach der Pflege- und Behandlungsintensität der Patienten gruppiert — abgesehen von kleinen Wachstationen im chirurgischen Bereich, die aber primär der postoperativen Beobachtung dienten. Der festgestellte Zeitaufwand entspricht also dem Durchschnitt aller Patienten.

[19]) In der Mehrzahl der in der Zeit von 1955 bis 1966 arbeitsanalytisch untersuchten Pflegeeinheiten waren die pflegerischen Versorgungsdienste und der Reinigungsdienst dezentral organisiert. Der Zeitaufwand für hauswirtschaftliche Tätigkeiten schließt mithin nicht nur die mit der Pflege untrennbar verbundene Hausarbeit ein, sondern auch die vom Hauspersonal — sogenannten „Hausmädchen" — ausgeführten Arbeiten (vgl. dazu Punkt 6 — „Hausarbeit").

an der eigentlichen Pflegearbeit (Grund- und Behandlungspflege) liegt fast konstant bei rd. 62%/o (vgl. Tabelle 32). — Zeitaufwand und Zeitanteil für die

Tabelle 33: Zeitaufwand für die Grundpflege

Tätigkeit Pflegeeinheiten		Pers. Kontakt u. pers. Hilfe- leistung Min. %		Körper pflege Min. %		Betten und Lagern Min. %		Speisen- ver- sorgung Min. %		Sonstige Grund- pflege Min. %		Grund- pflege insgesamt Min. %	
Alle Pflege- einheiten	Max. Min.	26,8 3,2	16,5 2,4	7,5 1,8	6,8 1,8	20,8 6,3	16,2 4,2	34,9 11,9	23,3 10,0	6,9 0,2	5,4 0,1	82,6 31,6	55,2 31,5
Chirurgie	Max. Min.	26,8 3,9	16,5 3,3	7,5 1,8	6,8 1,8	20,8 10,9	16,2 9,0	34,9 11,9	23,3 10,0	6,9 0,8	5,4 0,8	82,6 31,6	55,2 31,5
Innere Medizin	Max. Min.	23,5 3,2	15,9 2,4	6,4 2,1	6,0 1,9	17,1 5,7	14,0 4,9	29,2 15,4	22,4 14.2	4,8 0,8	3,2 0,6	79,6 34,1	50,5 33,5
Gynäkologie	Max. Min.	17,4 4,0	12,0 4,0	2,5 2,0	2,1 1,8	7,7 6,3	6,2 4,3	20,9 14,5	18,6 18,4	1,3 0,2	1,3 0,1	48,5 32,0	33,6 32,2
Durchschnitt aller Pflegeein- heiten		10,0	7,7	5,0	3:8	10,0	7,7	23,0	17,7	2,0	1,6	50,0	38,5

wichtigsten Grundpflegetätigkeiten sind Tabelle 33 zu entnehmen. Danach beträgt die Schwankungsbreite im Zeitaufwand für persönlichen Kontakt und persönliche Hilfeleistungen 84%, für Körperpflege 42%, für Betten und Lagern 33% und für Speisenversorgung 29%.

Eine Analyse der Pflegearbeit zeigt, daß der Zeitaufwand für die Grundpflege hauptsächlich von folgenden Faktoren bestimmt wird:

a) Pflegebedürftigkeit der Patienten

b) Fähigkeiten und Ausbildungsstand des Personals

c) Anzahl des Personals

d) Arbeitsorganisation und Arbeitstechnik für die verschiedenen pflegerischen Tätigkeiten

e) Leitung des Pflegedienstes

f) Grundrißgestaltung der Pflegeeinheiten

g) Einrichtung und Ausstattung der Pflegeeinheit

zu a) Der Zeitaufwand für die Grundpflege wird maßgeblich beeinflußt von der Pflegebedürftigkeit der Patienten, d. h. von Art und Umfang ihrer Hilfsbedürftigkeit. Dabei sind Alter sowie Art und Schwere der Krankheit die wichtigsten Bestimmungsgründe dafür, ob und inwieweit die Patienten nicht in der Lage sind, für ihre notwendigen Lebensfunktionen selbst zu sorgen. Während einzelne Patienten über 24 Stunden des Tages von einer Schwester betreut werden müssen, können andere Patienten für sich selbst sorgen. Die Bedeutung des Faktors „Hilfsbedürftigkeit" für den Zeitaufwand bei der Grundpflege zeigt sich deutlich daran, daß die Schwankungen im Zeitaufwand bei den Tätigkeiten „Persönlicher Kontakt und persönliche Hilfeleistungen" sowie „Körperpflege" am größten sind. Aber auch der Zeitaufwand für „Betten und Lagern" und für „Speisenversorgung" hängt von der Hilfsbedürftigkeit der Patienten ab, wenn man bedenkt, daß das Bettenmachen bei Aufstehpatienten viel weniger Zeit beansprucht als bei bettlägerigen Patienten und daß das Füttern Hilfloser viel mehr Zeit beansprucht als das Anreichen eines Tabletts bei solchen Patienten, die ohne Hilfe essen können.

zu b) Ohne Zweifel hängt der Zeitaufwand für die pflegerischen Tätigkeiten von den Fähigkeiten und vom Ausbildungsstand des Personals ab. Dies trifft nicht nur für die Grundpflege, sondern auch für die anderen pflegerischen Verrichtungen zu. Es leuchtet ein, daß einer vollausgebildeten und in langjähriger praktischer Tätigkeit erfahrenen Schwester die Arbeiten in der Regel besser und schneller von der Hand gehen als einer jungen Schwester oder einer Schülerin. Dabei ist der Einfluß der „Fertigkeit" bei der Grundpflege noch nicht so groß, da diese Tätigkeiten schneller erlernbar sind als die schwierigeren Verrichtungen im Bereich der Behandlungspflege.

zu c) Während theoretisch der notwendige Zeitaufwand den Personalbedarf bestimmt, hängt in der Praxis der tatsächliche Zeitaufwand vielfach von der verfügbaren Zeit, d. h. von der Anzahl des vorhandenen Personals ab. Aus Mangel an Pflegepersonal sind die Pflegeeinheiten oft nicht in ausreichendem Maße besetzt. Als Folge davon liegt die Zeit, die für die pflegerische Betreuung des einzelnen Patienten tatsächlich zur Verfügung steht, oft unter dem Zeitaufwand, der bei einer ordnungsgemäßen pflegerischen Versorgung notwendig wäre. Dabei erweist sich, daß das Pflegepersonal personelle Unterbesetzungen gerade durch eine Verringerung des Zeitaufwandes in der Grundpflege auszugleichen versucht. Während bei der Behandlungspflege und bei der Verwaltung und Versorgung der Zeitaufwand entweder infolge Art und Schwere der Krankheit der Patienten oder infolge der organisatorischen und technischen Gegebenheiten der Pflegeeinheiten und des Krankenhauses nicht so sehr beeinflußbar ist, ist der Zeitaufwand in der Grundpflege als weitgehend variabel, d. h. als vom Pflegepersonal beeinflußbar zu bezeichnen. Wenn das Personal nicht ausreicht, kann man bei Behandlungsmaßnahmen keine Zeit einsparen, sondern höchstens bei Gesprächen mit den Patienten, bei der Körperpflege, beim Bettenmachen, bei der Speisenversorgung usw.

Zu d) Zeitaufwand und Arbeitsorganisation (einschließlich Arbeitstechnik) stehen bei den verschiedenen pflegerischen Verrichtungen unmittelbar in funktionellem Zusammenhang. Unrationelle Arbeitsweisen erhöhen den Zeitaufwand, zweckmäßige Arbeitsorganisation und Arbeitstechnik dagegen sparen Zeit. Ausgehend von den in die Untersuchung einbezogenen Pflegeeinheiten kommt dem Einfluß der technischen Gegebenheiten geringe, dem Einfluß der organisatorischen Gegebenheiten dagegen erhöhte Bedeutung zu.

Zu e) Der Ablauf der Pflegearbeit hängt wesentlich davon ab, ob und inwieweit die Gruppenschwester, die Stationsschwester oder die Abteilungsschwester in der Lage sind, die Arbeiten einzuteilen, das Personal zu führen und anzuleiten.

Die Fähigkeit der Schwester, die Pflegearbeiten zu planen, zu organisieren und zu kontrollieren, ist also ein wesentlicher Bestimmungsfaktor für den Zeitaufwand bei der Pflegearbeit. Es zeigt sich deutlich, daß ein planloser Ablauf der Pflegearbeit wesentlich zu einer Erhöhung des Zeitaufwandes für die einzelnen pflegerischen Verrichtungen beiträgt. Kurze Arbeitsbesprechungen bei Dienstbeginn, straffe Arbeitspläne und genaue Dienstpläne dagegen verhüten Überschneidungen bei der Arbeit und tragen wesentlich dazu bei, den Ablauf der Arbeiten reibungslos zu gestalten.

Zu f) Ein großer Teil des Zeitaufwandes im Bereich der Grundpflegetätigkeiten wird von den Wegezeiten beansprucht. Gerade bei den persönlichen Hilfeleistungen fallen in der Regel jeweils zwei Hin- und Rückwege zwischen dem Krankenzimmer und dem jeweiligen Arbeitsplatz (Pflegearbeitsraum, Anrichte, Schwesternarbeitsplatz) an. Da die Wegezeiten von der Länge der Wege abhängen, beeinflußt die Grundrißgestaltung der Pflegeeinheit auch unmittelbar den Zeitaufwand für die pflegerischen Verrichtungen. Dort, wo es gelungen ist, durch zweckmäßige Grundrißgestaltung die Wege für das Personal zu verkürzen, wird gleichzeitig Zeit eingespart. So gesehen ist der Zeitaufwand für die Grundpflegetätigkeiten auf den Pflegeeinheiten in der Regel um so geringer, je weniger Krankenzimmer einem Pflegearbeitsbereich zugeordnet sind.

Zu g) Nicht nur die Grundrißgestaltung, sondern auch die Einrichtung und Ausstattung der Pflegeeinheiten bestimmen den Zeitaufwand. So ist z. B. der Zeitaufwand für die Speisenversorgung auf vielen Pflegeeinheiten nur deshalb so hoch, weil die Speisen kalt auf die Pflegeeinheit kommen und in der Anrichte nochmals aufgewärmt werden müssen.

4. Behandlungspflege

Die Behandlungspflege entspricht dem Bedürfnis der Patienten, im Krankenhaus diagnostiziert, therapiert und gegebenenfalls auch rehabilitiert zu werden. Im Gegensatz zur Grundpflege hängen Art und Umfang der Behandlungspflege in erster Linie von Art und Schwere der Krankheit der Patienten ab. Das ist auch der Grund dafür, daß der Zeitaufwand für die Behandlungspflege auf den Pflegeeinheiten der verschiedenen Fachabteilungen höchst unterschiedlich ist.

Arbeitsanalytisch ergeben sich die wichtigsten Aufgaben der Behandlungspflege wie folgt: Arztvisite (einschließlich Vorbereitung) und Besprechung mit Ärzten; Behandlungsmaßnahmen; Reinigen, Sterilisieren und Aufräumen von Instrumenten und Pflegegerät; sonstige Behandlungspflege.

Der Zeitaufwand für die Behandlungspflege auf den untersuchten Pflegeeinheiten schwankt zwischen 40,4 und 16,1 Minuten je Patient und Tag. Der Zeitanteil an der Gesamtpflege bewegt sich zwischen 29,3 und 16%, der Zeitanteil an der eigentlichen Pflegearbeit liegt fast konstant bei rd. 23% (vgl. Tabelle 32). Zeitaufwand und Zeitanteil für die wichtigsten Behandlungs-

Tabelle 34: Zeitaufwand für die Behandlungspflege

Pflegeeinheiten	Tätigkeit	Arztvisiten, Besprechungen mit Ärzten Min.	%	Behandlungsmaßnahmen Min.	%	Reinigen, Sterilisieren u. Aufräumen v. Instrum. u. Gerät Min.	%	Sonstige Behandlungspflege Min.	%	Behandlungspflege insgesamt Min.	%
Alle Pflegeeinheiten	Max.	7,2	6,2	26,1	19,4	10,4	7,5	17,9	12,5	40,4	29,3
	Min.	0,9	0,7	9,3	7,6	0,9	0,5	0,5	0,6	16,1	16,0
Chirurgie	Max.	7,2	6,2	26,1	19,4	6,6	5,4	11,8	8,8	40,4	29,3
	Min.	0,9	0,7	10,3	7,6	0,9	0,5	0,5	0,6	16,1	16,0
Innere Medizin	Max.	6,2	4,5	24,4	19,2	10,4	7,5	4,9	3,1	35,6	27,5
	Min.	1,9	1,3	9,3	8,8	2,0	1,3	1,3	1,1	16,9	16,0
Gynäkologie	Max.	4,2	2,9	14,9	13,7	3,6	3,6	17,9	12,5	39,5	27,4
	Min.	2,1	2,1	13,6	10,3	2,5	1,7	3,0	3,0	22,3	22,4
Durchschnitt aller Pflegeeinheiten		3 0	2,3	21,0	16,2	5,0	3,8	1,0	0,7	30,0	23,0

pflegemaßnahmen sind Tabelle 34 zu entnehmen. Danach liegt bei den Arztvisiten der Zeitaufwand im Maximum achtmal über dem im Minimum, bei den Behandlungsmaßnahmen nahezu dreimal, beim Reinigen, Sterilisieren und Aufräumen von Instrumenten und Pflegegerät etwa elfmal.

Die wichtigsten Bestimmungsgründe für die Höhe des Zeitaufwandes bei der Behandlungspflege sind:

a) Art und Schwere der Krankheit der Patienten

b) Fähigkeiten und Ausbildungsstand des Personals

c) Anzahl des Personals

d) Leitung des Pflegedienstes

Arbeitsorganisation und Arbeitstechnik für die verschiedenen pflegerischen Verrichtungen, Grundrißgestaltung sowie Einrichtung und Ausstattung der Pflegeeinheit dagegen spielen für die Höhe des Zeitaufwandes bei der Behandlungspflege eine nachgeordnete Rolle.

Zu a): Während der Zeitaufwand für die Grundpflege maßgeblich von dem Bedürfnis der Patienten nach körperlicher und seelischer Betreuung bestimmt wird, richtet sich der Zeitaufwand in der Behandlungspflege wesentlich nach Art und Schwere der Krankheit der Patienten. Das ist der Grund dafür, daß die Anforderungen in der Grundpflege im wesentlichen für alle Patienten recht einheitlich sind, während sie bei der Behandlungspflege von Patient zu Patient stark wechseln können. So ist auch zu erklären, daß der Zeitaufwand in den verschiedenen Fachabteilungen höchst unterschiedlich ist. Bei der Arztvisite verhalten sich die Maximumwerte von Chirurgie, Innerer Medizin und Gynäkologie/Geburtshilfe wie 1 zu 0,86 zu 0,58, bei den Behandlungsmaßnahmen wie 1 zu 0,94 zu 0,57.

Zu b): In noch stärkerem Maße als bei der Grundpflege wird bei der Behandlungspflege der Zeitaufwand von den Fähigkeiten und von dem Ausbildungsstand des Personals bestimmt. Die Bedeutung, die diesem Einflußfaktor bei der Behandlungspflege zukommt, ist darauf zurückzuführen, daß die Tätigkeiten in der Behandlungspflege zum Teil qualifizierter und technischer Art sind und damit höhere Anforderungen an das Personal stellen als die Grundpflegetätigkeiten. Es leuchtet ein, daß man eine Schwesternschülerin recht schnell in der Speisenversorgung beschäftigen kann, daß es aber eine längere Zeit dauert, bis eine junge Schwester die notwendige Übung und Sicherheit in der Ausführung differenzierter Behandlungsmaßnahmen erwirbt.

Zu c): Dem Einflußfaktor „Anzahl des vorhandenen Personals" kommt bei der Bestimmung des Zeitaufwandes im Bereich der Behandlungspflege geringere Bedeutung zu als im Bereich der Grundpflege. Das ist darauf zurückzuführen, daß die Tätigkeiten im Bereich der Behandlungspflege, von Art und Schwere der Krankheit bestimmt, nicht so variabel sind wie die Grundpflegetätigkeiten, die weitgehend von der Pflegebedürftigkeit des Patienten abhängen und deshalb bei Personalknappheit notfalls auch eingeschränkt werden können. Die meisten Tätigkeiten der Behandlungspflege müssen im Interesse der Genesung des Patienten ausgeführt werden, unabhängig davon, wie hoch die Personalbesetzung ist. Das ist der Grund dafür, daß man auf unterbesetzten Pflegeeinheiten versucht, die für die unbedingt notwendigen Behandlungsmaßnahmen notwendige Zeit bei den vom Pflegepersonal disponierbaren Grundpflegetätigkeiten einzusparen.

Zu d): Ebenso wie bei der Grundpflege wirkt sich auch bei der Behandlungspflege eine gute Leitung durch die Gruppenschwester, die Stationsschwester oder die Abteilungsschwester auf den Zeitaufwand aus. Auch hier wird eine genaue Arbeitseinteilung zu Zeitersparnissen führen, auch hier wird planloses Arbeiten Arbeitsüberschneidungen und damit unnötigen Zeitaufwand zur Folge haben.

Die geringe Disponierbarkeit im Bereich der Behandlungsmaßnahmen ist auch der Grund dafür, daß sich die Arbeitsorganisation und Arbeitstechnik für die verschiedenen pflegerischen Verrichtungen, die Grundrißgestaltung sowie die Einrichtung und Ausstattung der Pflegeeinheiten nur unwesentlich auf den Zeitaufwand in der Behandlungspflege auswirken können, abgesehen von der Tätigkeitsgruppe „Reinigen, Sterilisieren und Aufräumen von Instrumenten und Pflegegerät". (Der hohe Unterschied in dem Zeitaufwand zwischen dem Maximum- und dem Minimumwert ist auf unterschiedliche Organisationsformen — dezentrales Aufbereiten auf den Pflegeeinheiten oder zentrales Aufbereiten in der Zentralsterilisation — zurückzuführen.)

5. Verwaltung und Versorgung

Alle diejenigen Tätigkeiten im Bereich des Pflegedienstes, die dazu notwendig sind, einen ordnungsmäßigen Ablauf der Grund- und Behandlungspflege zu ermöglichen, faßt man unter dem Begriff „Verwaltung und Versorgung" zusammen. Arbeitsanalytisch schließt diese Tätigkeitsgruppe folgende wichtigen Einzelaufgaben ein: Schreibarbeiten; Telefongespräche; Verwaltung von

Einrichtung, Ausstattung und Materialien; Arbeitseinteilung und Disposition; Botendienste; sonstige Verwaltungs- und Versorgungstätigkeiten.

Der Zeitaufwand für die Tätigkeiten im Bereich von Verwaltung und Versorgung auf den untersuchten Pflegeeinheiten schwankt zwischen 26,9 und 6,7 Minuten je Patient und Tag, der zeitliche Anteil an der Gesamtpflege bewegt sich zwischen 20,5 und 7,9% (vgl. Tabelle 32). Zeitaufwand und Zeitanteil für die Einzeltätigkeiten sind Tabelle 35 zu entnehmen.

Tabelle 35: Zeitaufwand für die Verwaltung und Versorgung

Pflegeeinheiten	Tätigkeit	Schreibarbeiten		Transporte und Botendienste		Sonstige Verwaltungstätigkeiten		Verwaltung u. Versorgung insgesamt	
		Min.	%	Min.	%	Min.	%	Min.	%
Alle Pflegeeinheiten	Max.	11,8	9,6	10,4	7,9	12,0	7,7	26,9	20,5
	Min.	3,0	2,7	0,2	0,1	0,9	0,6	6,7	7,9
Chirurgie	Max.	10,8	7,9	10,4	7,5	5,7	4,1	26,9	19,8
	Min.	3,5	2,7	2,8	2,9	1,1	0,9	9,0	9,0
Innere Medizin	Max.	11,8	9,6	8,4	7,9	12,0	7,7	22,8	20,5
	Min.	3,0	3,5	0,2	0,1	0,9	1,1	6,7	7,9
Gynäkologie	Max.	8,7	6,2	3,5	3,5	5,3	5,3	15,0	15,0
	Min.	6,2	6,1	2,9	2,0	0,9	0,6	12,5	8,7
Durchschnitt aller Pflegeeinheiten		8	6,2	6	4,6	8	6,2	22	17

Der Zeitaufwand im Bereich von Verwaltung und Versorgung wird in erster Linie von folgenden Faktoren bestimmt:

a) Organisation des Verordnungswesens

b) Organisation der Lager- und Inventarverwaltung

c) Organisation der Transporte, Technik des Kommunikationswesens sowie Bauform des Krankenhauses

d) Leitung der Pflegeeinheit

Zu a): Art und Umfang der Schreibarbeiten hängen wesentlich von der Organisation des Verordnungswesens ab. Es leuchtet ein, daß sorgfältig geführte Verordnungspläne und schriftliche Krankenbeobachtungen zwar die Sicherheit des Behandlungsvollzuges wesentlich erhöhen, natürlich aber auch Zeit erfordern. Ist das Gedächtnis der Schwester die einzige Kontrolle für den Behandlungsvollzug, dann wird zwar weniger Zeit für Schreibarbeiten aufgewandt, die Kontrolle des Behandlungsvollzuges jedoch ist weitaus unsicherer. Auf der anderen Seite können zweckmäßige Formulargestaltung, Verwendung von Adressette und Stempel, einheitliche Fieberkurvenblätter usw. wesentlich zur Senkung des Zeitaufwandes für die Schreibarbeiten beitragen.

Zu b): Eine ordnungsgemäße Lager- und Inventarverwaltung kann helfen, den Werteverlust an Einrichtungs-, Ausstattungs- und auch Verbrauchsgegenständen zu begrenzen, erfordert natürlich bestimmte Verwaltungsarbeiten und damit auch Zeitaufwand. Auch hier können zweckmäßige Organisationsformen und gute Formulargestaltung den Zeitaufwand möglichst niedrig halten. — Wie sehr die unter a) und b) behandelten Faktoren den Zeitaufwand für Verwaltung und Versorgung bestimmen können, zeigt die große Schwankungsbreite des Zeitaufwandes für die Schreibarbeiten (400%).

Zu c): Der Zeitaufwand für Transporte und Botengänge hängt in erster Linie davon ab, wie die Transporte organisiert sind: dezentral durch das Personal der Pflegeeinheiten oder zentral durch einen zentralen Botendienst. Selbstverständlich wirkt sich hier auch die Bauform des Krankenhauses aus (Pavillonbau mit langen Wegen — Blockbau mit kurzen Wegen). Auch Art und Umfang der Kommunikationstechnik (Rohrpost, Förderanlage, Personenrufanlage usw.) können den Zeitaufwand für die Verwaltung und Versorgung wesentlich beeinflussen.

Zu d): Einen besonderen Einfluß auf die Höhe des Zeitaufwandes für alle Verwaltungs- und Versorgungstätigkeiten hat die Leitung der Pflegeeinheit. Umsichtige Gruppenschwestern, Stationsschwestern und Abteilungsschwestern können den Zeitaufwand für die Verwaltungsarbeiten stark begrenzen. Bei einer umständlichen Schwester dagegen kann gerade der Zeitaufwand für die Verwaltung sehr hoch liegen. Eine klare Planung, eine straffe Organisation und eine funktionsfähige Kontrolle dürften die wichtigsten Mittel sein, um in diesem Bereich des Pflegedienstes Zeit zu sparen. Das Aufstellen von Dienst-, Arbeits- und Verordnungsplänen erfordert zwar zu Beginn einen etwas größeren Zeitaufwand, erleichtert hinterher aber ganz erheblich den Ablauf der Pflegearbeit.

6. Hausarbeit

Die pflegerischen Versorgungsdienste und der Reinigungsdienst auf den untersuchten Pflegeeinheiten sind dezentral organisiert. Die Hausarbeit umfaßt deshalb alle hauswirtschaftlichen Tätigkeiten im Bereich der Pflegeeinheiten, die vom Pflegepersonal, Pflegehilfspersonal und Hauspersonal ausgeführt werden, und zwar leichte und schwere Putzarbeiten, Geschirreinigung, Wäscheversorgung, Versorgung von Blumen und sonstigen Hausarbeiten.

Der Zeitaufwand für die Hausarbeiten auf den untersuchten Pflegeeinheiten schwankt zwischen 51,1 und 18,8 Minuten je Patient und Tag, der Zeitanteil an der Gesamtpflege bewegt sich zwischen 32,8 und 19,2% (vgl. Tabelle 32). Zeitaufwand und Zeitanteil für die Einzeltätigkeiten sind Tabelle 36 zu entnehmen.

Die Höhe des Zeitaufwandes für die Hausarbeiten hängt von folgenden Faktoren ab:

a) Standard der Reinigung

b) Arbeitsorganisation und Technik der Hausarbeiten

d) Einrichtung und Ausstattung der Pflegeeinheiten

e) Leitung des Pflegedienstes

Zu a): Je höher der Reinigungsstandard, je größer ist der Zeitaufwand für die Reinigungsarbeiten. Tägliches Abwaschen der Türen auf den Pflegeeinheiten erfordert selbstverständlich mehr Zeit als wöchentliche Reinigung.

Zu b): Von besonderem Einfluß auf den Zeitaufwand der Hausarbeiten sind Organisation und Technik der verschiedenen hauswirtschaftlichen Tätigkeiten. Moderne Fußbodenreinigung (Feuchtwischmethode) erfordert weniger Zeit als konventionelle Reinigungsformen. Primitive Abwaschmethoden in der Anrichte können den Zeitaufwand für die Hausarbeit wesentlich erhöhen.

Tabelle 36: Zeitaufwand für die Hausarbeit

Pflegeeinheit	Tätigkeit	Putzarbeit		Geschirr-Reinigung		Sonstige Hausarbeit		Hausarbeit insgesamt	
		Min.	%	Min.	%	Min.	%	Min.	%
Alle Pflegeeinheiten	Max.	34,4	21,1	18,0	16,3	5,2	3,8	51,1	32,8
	Min	9,8	7,1	3,9	4,3	0,1	0,1	18,8	19,2
Chirurgie	Max.	34,4	20,3	18,0	16,3	5,2	3,7	51,1	32,8
	Min.	12,1	10,2	3,9	4,3	0,1	0,1	21,7	19,5
Innere Medizin	Max.	27,6	20,9	17,0	10,8	4,7	3,8	41,4	30,2
	Min	9,8	7,1	7,5	7,0	0,7	0,8	18,8	19,2
Gynäkologie	Max.	30,3	21,1	12,3	9,3	1,7	1,7	43,5	30,3
	Min.	17,3	17,4	9,2	8,6	0,9	0,8	28,4	28,4
Durchschnitt aller Pflegeeinheiten		14	10,7	11	8,5	3	2,3	28	21,5

Zu c): Auch die Einrichtung und Ausstattung hat einen Einfluß auf den Ablauf und damit auch auf den Zeitaufwand der Hausarbeit. Moderne Fußböden erleichtern die Reinigungsarbeit.

Zu d): Wie bei allen Pflegearbeiten, so kann auch bei der Hausarbeit die straffe Leitung der Gruppenschwester, Stationsschwester oder Abteilungsschwester wesentlich dazu beitragen, den Zeitaufwand zu begrenzen.

C. Arbeitsbedarf, Personalbedarf und Personalbesetzung im Pflegedienst

1. *Normative Vorgabewerte für den Pflegezeitaufwand (Arbeitsbedarf) im Pflegedienst*

Ausgehend von den Ergebnissen arbeitsanalytischer Untersuchungen und deren Auswertung sind die nachstehend dargestellten normativen Vorgabewerte für den Pflegezeitaufwand (Arbeitsbedarf) im Pflegedienst (vgl. Punkt a) und Punkt b)) ermittelt worden. Sie schließen denjenigen Pflegezeitaufwand ein, der aufgrund medizinischer, arbeitswissenschaftlicher, gesundheitspolitischer und gesamtwirtschaftlicher Grundsatzentscheidungen im Hinblick sowohl auf eine medizinisch zweckmäßige und ausreichende Patientenversorgung (vgl. Bundespflegesatzverordnung § 3) als auch auf das Sozialprodukt, das Arbeitskräftepotential und den allgemeinen Wohlstand erforderlich ist und damit dringlicher ist als die Befriedigung anderer Dienstleistungsbedürfnisse.

Die Vorgabewerte für den Pflegezeitaufwand unterscheiden nach zentraler und dezentraler Organisation der pflegerischen Versorgungsdienste. Bei zentraler Organisation der pflegerischen Versorgungsdienste sind vor allem folgende Einrichtungen und organisatorischen Maßnahmen vorgesehen: Zentrale Speisenversorgung; zentrale Geschirreinigung; Bettenwechsel in der Bettenzentrale; Zentralsterilisation; optimale Organisation der Wäscheversorgung; zentraler Reinigungsdienst; zentraler Hol- und Bringedienst und/oder Mechanisierung (Automatisierung) der Transporte; Rationalisierung der Schreibarbeiten; funktionell zweckmäßig gestaltete Pflegeeinheiten. Wenn Krankenhäuser nicht alle baulichen, technischen und organisatorischen Möglichkeiten der Zentralisierung realisiert haben, die für den Pflegezeitaufwand bei zentraler Organisation der pflegerischen Versorgungsdienste vorausgesetzt sind, dann liegt der erforderliche Pflegezeitaufwand in dem betreffenden Krankenhaus zwischen den beiden Vorgabewerten. Der Personalmehrbedarf errechnet sich im Einzelfall aus dem zusätzlichen Zeitaufwand, der sich aus dem Fehlen bestimmter Einrichtungen ergibt[20]). Dabei läßt sich der zusätzliche Zeitaufwand entweder aus den Ergebnissen repräsentativ durchgeführter Arbeitsstudien oder aber aus krankenhausindividuellen arbeitsanalytischen Erhebungen ableiten.

---

[20]) Beispiel für die Ermittlung des Personalmehrbedarfs bei Krankenhäusern mit nicht vollständig zentraler Organisation: Die Speisenversorgung ist in einem Krankenhaus mit zentraler Organisation der pflegerischen Versorgung noch konventionell organisiert (ohne Wärmewagen oder Tablettsystem, d. h. Aufwärmen der Speisen in der Anrichte und Servieren der Speisen mit Tablett von der Anrichte aus). Gegenüber der zentralen Speisenversorgung beträgt aufgrund repräsentativ durchgeführter Arbeitsstudien der zeitliche Mehraufwand 8,5 Minuten je Patient und Tag. Bei der Pflegeabteilung mit 70 Patienten errechnet sich in der Woche ein Mehraufwand von rd. 70 Stunden (8,5 Minuten x 70 Patienten x 7 Tage = 69,4 Stunden). Mithin sind unter Berücksichtigung einer Arbeitsausfallquote von 15% für die Pflegeabteilung nahezu 2,0 Beschäftigte zusätzlich erforderlich.

a) Normative Vorgabewerte für den Pflegezeitaufwand im Pflegedienst (Arbeitsbedarf) bei zentraler Organisation der pflegerischen Versorgungsdienste in Minuten je Patient und Tag

Tätigkeitsgruppen Krankenpflegekategorien	Grundpflege	Behandlungspflege	Verwaltung u. Versorgung	Hausarbeit	Pflegearbeit insgesamt	Pflegearbeit insgesamt
						Nachtdienst
		Tagesdienst				
Allgemeine Normalpflege	50	29	16	6	101	12—18
Allgemeine Langzeitpflege	65	19	11	6	101	12—18
Infektionspflege	70	40	16	14	140	16—23
Frühgeborenenpflege	106	43	16	10	175	32—50
Säuglings- und Kinderkrankenpflege	65	35	16	10	126	14—20 [21]
Neugeborenenpflege	70	7	7	6	90	14—20
Psychiatrische Akutpflege	52	27	16	6	101	12—18
Psychiatrische Normalpflege	41— 56	8— 10	6— 8	5— 6	60— 80	10—14
		Tages- und Nachtdienst				
Intensivbehandlung	235—300	255—360	20	15—20	525—700	
Intensivüberwachung und -pflege	108—220	43—102	16—20	8	175—350	
Allgemeine Minimalpflege	6	12— 15	10—12	2	30— 35	
Psychiatrische Langzeitpflege	20— 23	7— 8	6	5	38— 42	

[21] Bei der Säuglingskrankenpflege liegt der Zeitaufwand im oberen Bereich, bei der Kinderkrankenpflege im unteren Bereich.

b) *Normative Vorgabewerte für den Pflegezeitaufwand im Pflegedienst (Arbeitsbedarf) bei dezentraler Organisation der pflegerischen Versorgungsdienste in Minuten je Patient und Tag*

Tätigkeitsgruppen Krankenpflege-kategorien	Grundpflege	Behandlungs-pflege	Verwaltung u. Versorgung	Hausarbeit	Pflegearbeit insgesamt	Pflegearbeit insgesamt
			Tagesdienst			Nachtdienst
Allgemeine Normalpflege	52	32	22	6	112	12—18
Allgemeine Langzeitpflege	73	21	12	6	112	12—18
Infektionspflege	70	43	20	14	147	16—23
Frühgeborenenpflege	112	46	22	10	190	32—50
Säuglings- und Kinder-krankenpflege	74	39	22	10	145	14—20 [22]
Neugeborenenpflege [23]	70	7	7	6	90	14—20
Psychiatrische Akutpflege	54	30	22	6	112	12—18
Psychiatrische Normalpflege	48— 62	8— 10	9—12	5— 6	70— 90	10—14
		Tages- und Nachtdienst				
Intensivbehandlung [24]	235—300	285—360	20	15—20	525—700	
Intensivüberwachung und -pflege [24]	108—220	43—102	16—20	8	175—350	
Allgemeine Minimalpflege [25]	6	12— 15	10—12	2	30— 35	
Psychiatrische Langzeitpflege	20— 23	7— 8	11	5	43— 47	

[22] Bei der Säuglingskrankenpflege liegt der Zeitaufwand im oberen Bereich, bei der Kinderkrankenpflege im unteren Bereich.
[23] Im Bereich der pflegerischen Versorgungsdienste besteht kein Unterschied zu Krankenhäusern mit zentraler Organisation.
[24] In aller Regel wird der Intensivpflegebereich auch in Krankenhäusern mit dezentral organisiertem Versorgungsdienst zentral versorgt. In soweit besteht kein Unterschied im Pflegezeitaufwand.
[25] Im Bereich der Allgemeinen Minimalpflege entfallen die pflegerischen Versorgungsdienste, da die Patienten die Leistungsstellen der Diagnostik, Therapie und Versorgung aufsuchen können. So gesehen entspricht der Pflegezeitaufwand dem bei zentraler Organisation der Versorgungsdienste.

c) Hinweise zur Anwendung der normativen Vorgabewerte für den Pflegezeitaufwand (Arbeitsbedarf) im Pflegedienst

1) Art, Umfang und Standard der in den normativen Vorgabewerten für den Pflegezeitaufwand eingeschlossenen Tätigkeiten

Die Vorgabewerte für den Pflegezeitaufwand im Pflegedienst schließen folgende Tätigkeiten ein:

(a) Grundpflege (vor allem: persönlicher Kontakt und persönliche Hilfeleistungen; Körperpflege; Betten und Lagern; Speisenversorgung)

(b) Behandlungspflege (vor allem: Visiten; Vorbereitung und Durchführung von Behandlungsmaßnahmen; Reinigen und Aufräumen von Geräten und Instrumenten)

(c) Verwaltung und Organisation (vor allem: Führen von Fieberkurvenblättern und Verordnungsplänen; sonstige Schreibarbeiten; Telefongespräche; Transporte und Botengänge; Material- und Inventarverwaltung)

(d) Hausarbeit (alle mit der Pflege arbeitsorganisatorisch untrennbar verbundenen hauswirtschaftlichen Tätigkeiten — vor allem: leichte Säuberungsarbeiten im unmittelbaren Patientenbereich — Bettenplatz innerhalb des Krankenzimmers; Wäscheversorgung — Arbeiten in Verbindung mit dem Wäschetausch; Versorgen von Blumen)

Bezüglich des Standards der pflegerischen Versorgung wird von der Regelleistung des Krankenhauses („allgemeine Krankenhausleistungen" im Sinne der Bundespflegsatzverordnung §§ 3 und 6) ausgegangen. Das bedeutet für den Normalpflegebereich eine Unterbringung der Patienten entweder überwiegend in Dreibettzimmern oder überwiegend in Zweibett-/Vierbettzimmern.

Die Vorgabewerte für den Pflegezeitaufwand schließen also alle pflegerischen Tätigkeiten und alle pflegerischen Hilfstätigkeiten ein und damit die Arbeitsgebiete, die dem Berufsbild nach entweder von Krankenschwestern und Krankenpflegern oder von Krankenpfleger(innen) ausgeführt werden sollen. Nicht einbezogen sind die groben Reinigungsarbeiten sowie das Geschirrspülen, soweit dies auf den Pflegeeinheiten erledigt wird (vgl. dazu auch Punkt 3) dieses Abschnittes). Wenn ein Teil der in dem Pflegezeitaufwand enthaltenen Tätigkeiten in einzelnen Krankenhäusern nicht von Krankenpflegepersonal oder -hilfspersonal, sondern von anderen Personen (z. B. Hausmädchen) ausgeführt wird, so ist deren Arbeitszeit auf den Pflegezeitaufwand anzurechnen — zur Anrechnung der Schülerinnen vgl. Punkt 4 dieses Abschnittes. Da auch alle Verwaltungs- und Organisationstätigkeiten im Bereich der Pflegeeinheiten in dem Pflegezeitaufwand enthalten sind, schließt der Pflegezeitaufwand bei Funktionspflege auch die Arbeit der Stationsschwester und bei Gruppenpflege auch die Arbeit der Abteilungsschwestern ein. Will man die Stationsschwestern oder Abteilungsschwestern im Stellenplan gesondert berechnen, dann muß der Pflegezeitaufwand entsprechend gekürzt werden.

2) Beschäftigung von Krankenpflegehelfer(innen) und Pflegehilfspersonal

Die Intensivmedizin sowie andere neue Möglichkeiten von Diagnostik und Therapie und die damit verbundene Intensivierung der Krankenhausarbeit bedingen künftig einen steigenden Bedarf an Pflegepersonal. Neben den Entlastungsmöglichkeiten durch Reduzierung des Gesamtbettenangebotes oder durch Einrichtung von Minimalpflegeeinheiten (Hostels) wird man dem ständig steigenden Personalbedarf nur dadurch begegnen können, daß man das Pflegepersonal in fachlicher und organisatorisch-leitender Hinsicht weiter qualifiziert und darüber hinaus zusätzliches Pflegehilfspersonal einsetzt. Für die sich daraus ergebende Differenzierung der Pflegeberufe bietet sich folgende Form an:

Krankenpflegefachpersonal

Pflegepersonal für spezialisierte Pflegearbeiten — Intensivpflege, Anästhesiedienst, Operationsdienst usw. —, ferner für organisatorische und leitende Aufgaben in allen Pflegebereichen (Intensiv-, Normal-, Langzeit- und Minimalpflege)

Krankenpflegepersonal

Pflegepersonal für die normalen Grund- und Behandlungspflegearbeiten

Krankenpflegehilfspersonal

Personal für hilfspflegerische Tätigkeiten, die mit der eigentlichen Krankenpflege arbeitsorganisatorisch untrennbar verbunden sind

Die Krankenpflegepraxis bestätigt diese Tendenz zur weiteren Differenzierung der Pflegeberufe. Einmal beträgt der Anteil des nicht voll ausgebildeten Pflegepersonals heute bereits 50 % und mehr, je nach der Organisation der pflegerischen Versorgung. Zum anderen bilden bereits heute einzelne Krankenhäuser ihre Krankenpflegehelfer(innen) für die normale Grund- und Behandlungspflege aus und schulen darüber hinaus, ebenfalls in krankenhausinternen Kurzkursen, geeignetes Personal für die Ausführung von Pflegehilfstätigkeiten. Für die zusätzliche Ausbildung zu Krankenpflegefachpersonal hat die Deutsche Krankenhausgesellschaft bereits Empfehlungen verabschiedet (vgl. dazu Empfehlungen der Deutschen Krankenhausgesellschaft vom 25. Mai 1971 für die Weiterbildung zu Fachkrankenschwestern/Fachkrankenpflegern/ Fachkinderkrankenschwestern, in: Das Krankenhaus 6/1971, S. 269 ff.). Angemerkt sei, daß die sich auf diese Weise ergebende Pflegeberufskarriere durch eine Zusatzausbildung für organisatorische, leitende und pädagogische Aufgaben im Hochschul- oder Fachhochschulbereich ergänzt werden muß (vgl. dazu Band II dieses Buches, 1. Kapitel, Abschnitt III, F).

3) Beschäftigung von Hauspersonal

Alle mit der Pflege arbeitsorganisatorisch untrennbar verbundenen hauswirtschaftlichen Tätigkeiten sind in dem Pflegezeitaufwand eingeschlossen. Soweit die übrigen hauswirtschaftlichen Dienste zentralisiert sind, lassen sich allgemeingültige Vorgabewerte für deren Arbeitszeitbedarf nicht ermitteln, da

Bau und Technik des Krankenhauses die Organisationsformen der zentralen Dienste, vor allen Dingen aber Art und Umfang der eingesetzten technischen Hilfsmittel die notwendige Arbeitszeit wesentlich beeinflussen. Der Arbeitszeitbedarf muß also für jeden Einzelfall gesondert ermittelt werden. Auch bei dezentraler Organisation der übrigen hauswirtschaftlichen Dienste (vor allem Reinigung und Geschirrspülen) wird der Arbeitszeitbedarf wesentlich von den örtlichen Gegebenheiten bestimmt (z. B. Art der Fußböden, Einrichtung und Arbeitsmöglichkeiten in der Teeküche). Wenn man auch für diesen Fall keine allgemeingültigen Vorgabewerte geben kann, so ist doch davon auszugehen, daß bei Dezentralisierung der hauswirtschaftlichen Dienste ein Arbeitszeitaufwand von etwa 20 Minuten je Bett und Tag ausreicht (ohne Zuschlag für Arbeitsausfall infolge Urlaub, Krankheit, Kuren usw., der im Bereich des hauswirtschaftlichen Dienstes im Durchschnitt etwa 20 Prozent beträgt).

4) Anrechnung der Arbeitszeit von Schüler(innen) der Krankenpflege und Krankenpflegehilfe auf den Pflegezeitaufwand

Bei der Festsetzung des Anrechnungsverhältnisses für die Arbeitszeit der Schüler(innen) der Krankenpflege und Krankenpflegehilfe ist zu beobachten, daß Art und Umfang des praktischen Arbeitseinsatzes der Schüler(innen) höchst unterschiedlich sind. Ausgehend von der tatsächlichen Arbeitszeit der Schüler(innen) auf den Pflegeeinheiten ist einmal zu berücksichtigen, daß die Schüler(innen) zumindest in der ersten Zeit in der Pflegearbeit weniger geübt sind. Zum anderen muß beachtet werden, daß das tätige Pflegepersonal durch die Anleitung in seiner Arbeitsleistung beeinträchtigt wird. Beim Anrechnungsverhältnis ist daher sowohl die Minderleistung der Schüler(innen) als auch die Minderleistung der im Pflegedienst Tätigen zu berücksichtigen, darüber hinaus die durch den Schulbetrieb sehr verringerte Disponierbarkeit („blockweiser" theoretischer Unterricht, festliegende Studientage, freies Wochenende usw.).

Es empfiehlt sich daher, diese „Minderleistungen" im Einzelfall zu ermitteln und danach das Anrechnungsverhältnis festzusetzen. Nach allgemeiner Erfahrung kann man davon ausgehen, daß bei der heutigen Organisation der Ausbildung im Bereich der Krankenpflege und Krankenpflegehilfe die Arbeitszeit der Schüler(innen) in der Krankenpflege etwa mit 33 Prozent, die der Schüler (innen) in der Krankenpflegehilfe etwa mit 50 bis 60 Prozent angesetzt werden können [26].

5) In dem Pflegezeitaufwand eingeschlossene Dienstzeiten

Abgesehen vom Intensiv- und Minimalpflegebereich sind die Vorgabewerte für den Pflegezeitaufwand unterteilt nach Tages- und Nachtdienst. Sie gehen

---

[26] Die Anrechenbarkeit von Schüler(innen) auf den Pflegezeitaufwand muß nach Abschluß der bevorstehenden gesetzlichen Novellierung des Krankenpflegerechts, die u. a. zu einer Anpassung des Berufsbildungsrechtes in der Kranken- und Kinderkrankenpflege an das Gesetz zu dem europäischen Übereinkommen vom 25. Oktober 1967 über die theoretische und praktische Ausbildung von Krankenschwestern und Krankenpflegern vom 13. Juni 1972 (vgl. BGBl. II/1972, S. 629) führen soll, den dann geltenden Vorschriften entsprechend neu geregelt werden.

von der heute allgemein üblichen tageszeitlichen Verteilung der Krankenhausarbeit aus (Arbeitsspitzen — vor allem im Bereich der Diagnostik und Therapie am Vormittag). Der Tagesdienst schließt die Dienstzeiten von 6.00 bis 22.00 Uhr ein.

Die Vorgabewerte für den Pflegezeitaufwand betreffen mithin den eigentlichen Tagesdienst (Dienstbeginn zwischen 6.30 und 7.30 Uhr — Dienstende zwischen 19.00 und 20.00 Uhr), den Frühdienst (Beginn 6.00 Uhr) und den Spätdienst (Ende 22.00 Uhr). Die Einrichtung eines Frühdienstes zur Unterstützung der Nachtwache beim Waschen, Fieber- und Pulsmessen der Patienten erscheint im Interesse der Patienten dringend geboten; denn bei der geringen Nachtdienstbesetzung und dem großen Arbeitsanfall am frühen Morgen ist es sonst in aller Regel nicht zu vermeiden, die Patienten zu einer zu frühen Zeit zu wecken. Verlagert man die morgendliche Grundpflege dagegen auf den Frühdienst, dann ist es möglich, die Patienten zu normalen Zeiten (etwa ab 6.00 Uhr) zu wecken [27]. Die Einrichtung des Spätdienstes — ein bis zwei Pflegepersonen auf etwa 35 Patienten bis etwa 22.00 Uhr — soll die Abwicklung der am Abend anfallenden pflegerischen Tätigkeiten erleichtern und den übrigen Beschäftigten im Pflegedienst eine pünktliche Beendigung des Tagesdienstes ermöglichen.

Der Nachtdienst schließt bei der Einrichtung eines Früh- und Spätdienstes die Zeit von 22.00 bis 6.00 Uhr ein, dauert einschließlich der Überlappungszeiten mithin nur neun Stunden. Verzichtet man in einzelnen Krankenhäusern auf den Frühdienst oder den Spätdienst und werden diese Tätigkeiten von der Nachtwache übernommen (d. h. die Nachtwache arbeitet dann mehr als neun Stunden), dann müssen diese Arbeitsstunden bei der Berechnung des Personalbedarfs für den Tagesdienst abgesetzt werden.

Die Höhe des Personalbedarfs im Nachtdienst hängt wesentlich von der räumlichen Gestaltung des Pflegebereiches und von der Übersichtlichkeit der Pflegeeinheiten ab. Abgesehen vom Intensiv- und Minimalpflegebereich lassen sich deshalb keine allgemeingültigen normativen Vorgabewerte für den Pflegezeitaufwand und den sich daraus ergebenden Personalbedarf im Nachtdienst ermitteln, da die räumlichen Gegebenheiten der einzelnen Krankenhäuser sehr unterschiedlich sind. Bei Einrichtung eines Früh- und Spätdienstes kann die Nachtwachenbesetzung jedoch sehr begrenzt werden. Bewährt hat sich, die Nachtdienstanwesenheit innerhalb der Pflegeeinheiten auf ein Minimum zu begrenzen, dafür aber eine zentrale Nachtwachenreserve vorzusehen, die allabendlich von der sogenannten „Hauptnachtwache" (Leitung des Pflegedien-

---

[27] Eine weitere Entlastungsmöglichkeit für die frühmorgendliche Arbeitsspitze im Pflegedienst besteht darin, einen Teil der Ganzwäsche oder Patienten auf betriebsschwache Zeiten (z. B. nachmittags) zu verlagern (vgl. auch Kroeber, D.: Arbeitsorganisation und Arbeitsverteilung auf Krankenpflegestationen, in: Jahrestagungen 1958-1959 der Fachvereinigung der Verwaltungsleiter deutscher Krankenanstalten, Kulmbach 1959). Gerade diese Regelung kann für den Frühdienst eine wesentliche Entlastung bringen. Die Erfahrungen modern organisierter Krankenhäuser haben gezeigt, daß es auf diese Weise sehr wohl möglich ist, das zu frühe Wecken der Patienten zu vermeiden. Es sei allerdings darauf hingewiesen, daß sich der Rhythmus der übrigen Dienste (vor allem Arztdienst und Küchendienst) auf diese Regelung einstellen und sich entsprechend anpassen muß.

stes während der Nacht) entsprechend den stets wechselnden Bedürfnissen der einzelnen Pflegeeinheiten disponiert wird. In kleineren Krankenhäusern übernimmt es die Hauptnachtwache selbst, auf einzelnen Pflegeeinheiten auszuhelfen.

Zur Ermittlung des Personalbedarfs im Nachtdienst empfiehlt sich, eine auf die besondere Situation des Krankenhauses bezogene Arbeitsplatzrechnung für den Nachtdienst anzustellen, daneben aber anhand der normativen Vorgabewerte für den Pflegezeitaufwand im Nachtdienst die obere und untere Grenze für den Arbeitszeit- und Personalbedarf zu ermitteln. Nach einem Vergleich der Ergebnisse beider Berechnungsmethoden muß dann krankenhausindividuell über den Personalbedarf im Nachtdienst entschieden werden.

Beispiel für die Ermittlung des Personalbedarfs im Nachtdienst:

(a) Krankenhausindividuelle Arbeitsplatzberechnung

In einem Allgemeinen Krankenhaus mit einer durchschnittlichen Belegung von rd. 350 Patienten sind nach den Ermittlungen und Befragungen der Krankenpflegeleitung insgesamt zehn Nachtwachenarbeitsplätze mit einer Arbeitszeit von 21.30 bis 6.30 Uhr zu besetzen.

10 Nachtwachenarbeitsplätze x 7 Wochentage x 9 Stunden = 630 Stunden/Woche

630 Stunden : 40 Wochenarbeitsstunden = 15,75 Pflegepersonen

(b) Kontrollrechnung anhand normativer Vorgabewerte für den Pflegezeitaufwand

Obere Grenze: 350 Patienten x 18 Minuten x 7 Tage = 735 Stunden/Woche

Untere Grenze: 350 Patienten x 12 Minuten x 7 Tage = 490 Stunden/Woche

Der aufgrund der krankenhausindividuellen Arbeitsplatzrechnung für den Nachtdienst ermittelte Gesamtpflegezeitaufwand mit 630 Stunden/Woche liegt innerhalb der aus den normativen Vorgabewerten ermittelten Spanne. Mithin entspricht das Ergebnis der Arbeitsplatzrechnung, wonach täglich zehn Nachtwachenarbeitsplätze (mit je neun Arbeitsstunden) zu besetzen sind, den Erfordernissen (ohne Vertretung für Urlaub und Krankheit).

Die Vorgabewerte für den Intensiv- und Minimalpflegebereich sind nicht nach Tages- und Nachtdienst differenziert. Sie schließen die Zeiten von 0.00 bis 24.00 Uhr ein, gehen mithin von einer 24stündigen Besetzung aus.

Alle Vorgabewerte für den Pflegezeitaufwand gehen von der gegenwärtig üblichen Gesamtorganisation der Krankenhausarbeit aus. Sie berücksichtigen mithin, daß die tageszeitliche Arbeitsverteilung — vor allem im Bereich von Diagnostik und Therapie — zu einer Arbeitsspitze in den Vormittagsstunden führt. Daraus ergibt sich für den Bereich des Pflegedienstes eine unterschiedliche Arbeitsintensität, wobei die stärkste Belastung etwa in den Zeiten von 7.00 bis 10.00 Uhr und von 16.00 bis 19.00 Uhr liegt (vgl. Abschnitt IV, D 1.).

Die Anpassung der sich aus den Vorgabewerten ergebenden Personalbesetzung an den tageszeitlich unterschiedlichen Arbeitsbedarf ist sowohl über den Einsatz von Teilzeitbeschäftigten als auch über den sogenannten „geteilten Dienst" möglich, d. h. die normativen Vorgabewerte für den Pflegezeitaufwand gehen — abgesehen vom Intensiv- und Minimalpflegebereich — vom sogenannten „gemischten Dienst" aus. Dabei können je nach Art und Zahl der Teilzeitbeschäftigten etwa 60 bis 70 Prozent der Dienste durchgängig gestaltet werden (Einzelheiten über den Zusammenhang von Personalbedarf und Dienstplangestaltung vgl. Abschnitt D dieses Kapitels).

Alle Vorgabewerte für den Pflegezeitaufwand basieren weiterhin auf der vollen Arbeitsintensität des Krankenhauses. Die Pflegeintensität und damit der Pflegezeitaufwand werden jedoch von der wöchentlichen Diensteinteilung beeinflußt, je nachdem, ob an sieben, sechs, fünfeinhalb oder fünf Wochentagen voll gearbeitet wird. In aller Regel reduzieren die Krankenhäuser zum Wochenende die Arbeitsintensität, entweder zur Fünfeinhalb-Tagewoche (samstagvormittags mit voller Arbeitsintensität, samstagnachmittags und sonntags mit Reduzierung der Arbeitsintensität bis auf etwa 50 Prozent) oder zur Fünftagewoche (samstags und sonntags Reduzierung der Arbeitsintensität bis auf etwa 50 Prozent). Demzufolge wird bei der Ermittlung des wöchentlichen Arbeitsbedarfs für das Wochenende nicht von dem Faktor „2" (samstags und sonntags volle Arbeitsintensität), sondern von dem Faktor „1,3" (Fünfeinhalb-Tagewoche; samstags 80prozentige und sonntags 50prozentige Arbeitsintensität; Fünftage-Woche: samstags und sonntags jeweils 65prozentige Arbeitsintensität) ausgegangen. Der wöchentliche Arbeitsbedarf ergibt sich mithin durch Multiplikation des täglichen Pflegezeitaufwandes mit dem Wochentagefaktor „6,3" (montags bis freitags volle Arbeitsintensität — Faktor „5"; zum Wochenende reduzierte Arbeitsintensität = Faktor „1,3").

Bei Säuglings- und Kinderpflege muß mit dem Wochentagefaktor „6,5" multipliziert werden, da die Arbeitsintensität für diese Krankenpflegekategorien zum Wochenende etwa 75 Prozent beträgt. Bei der Frühgeborenen- und Neugeborenenpflege sowie bei der Intensivbehandlung, -überwachung und -pflege, in der Regel auch bei der Minimalpflege bleibt die Arbeitsintensität zum Wochenende unverändert; der Wochentagefaktor beträgt für diese Krankenpflegekategorien mithin „7".

6) Berücksichtigung des Arbeitsausfalls infolge Urlaub und Krankheit

Der aufgrund der Vorgabewerte für den Pflegezeitaufwand ermittelte Personalbedarf deckt die zur pflegerischen Betreuung der Patienten insgesamt erforderliche Anwesenheitsbesetzung ab. Der Pflegezeitaufwand schließt mithin den Reservebedarf zur Abdeckung der freien Tage des Pflegepersonals, nicht dagegen einen Zuschlag für Arbeitsausfall infolge Urlaub und Krankheit ein. Bei der Berechnung des notwendigen Personalbedarfs ist mithin ein entsprechender Zuschlag erforderlich. Erfahrungsgemäß schwankt beim Pflegepersonal der Arbeitsausfall infolge Urlaub, Krankheit, Kuren usw. zwischen 12 und 20 Prozent. Es empfiehlt sich daher, über einen längeren Zeitraum eine

Fehlzeitenstatistik zu erstellen, um die tatsächliche Höhe der Arbeitsausfallquote zu ermitteln.

7) Bezugsgröße für den Pflegezeitaufwand

Bei der Berechnung des Personalbedarfs für den Pflegedienst wird der Pflegezeitaufwand auf die Zahl der im Durchschnitt anwesenden Patienten bezogen, d. h. auf die Zahl der durchschnittlich belegten Betten. Die aus den normalen Schwankungen in der Belegung folgenden Unterschiede in der Arbeitsbelastung im Pflegedienst können erfahrungsgemäß durch unterschiedliche Arbeitsintensität ausgeglichen werden. Eine vorübergehende außergewöhnlich hohe Minderbelegung (z. B. an Feiertagen oder bei vorübergehender Schließung einzelner Pflegeeinheiten), die die Jahresdurchschnittsbelegung stark vermindert, kann bei Ermittlung der Bezugsgröße für den Pflegezeitaufwand gegebenenfalls unberücksichtigt bleiben.

8) Arbeitsablauforganisation im Pflegedienst

Arbeitsstudien auf Pflegeeinheiten haben gezeigt, daß bei gleichem Pflegestandard die Gruppenpflege keineswegs personalaufwendiger ist als die Funktionspflege. Die normativen Vorgabewerte für den Pflegezeitaufwand gelten mithin unabhängig davon, ob die Pflegearbeit nach dem Prinzip der Funktionspflege oder der Gruppenpflege organisiert ist. Bei der Funktionspflege ist auch die Arbeit der Stationsschwester und bei der Gruppenpflege auch die Arbeit der Abteilungsschwester eingeschlossen (vgl. Punkt 1) dieses Abschnittes).

Es sei jedoch darauf hingewiesen, daß die Gruppenpflege selbständig arbeitende und verantwortungsfreudige Schwestern erfordert. Reicht bei der Mehrzahl des Pflegepersonals die fachliche oder persönliche Qualifikation für ein derartiges eigenständiges Arbeiten nicht aus, dann muß einer gemischten oder sogar einer funktionellen Organisation des Pflegedienstes der Vorzug gegeben werden. Die sich aus der Organisation der Pflegearbeit ableitenden Anforderungen an die Personalbesetzung betreffen mithin nicht die Quantität, sondern die Qualität des Pflegepersonals.

9) Berücksichtigung der Verweildauer

Der durchschnittliche Zeitaufwand für die pflegerische Versorgung der Patienten wird maßgeblich von deren Verweildauer beeinflußt. Dabei ist die Existenz fallfixer Leistungen bestimmend dafür, daß die Arbeitsintensität und damit der Pflegezeitaufwand mit sinkender Verweildauer steigt und umgekehrt. Die Vorgabewerte für den Pflegezeitaufwand gehen von einer Arbeitsintensität aus, die einer durchschnittlichen Verweildauer (im Durchschnitt aller Patienten und aller Krankenpflegekategorien eines normal strukturierten Allgemeinen Krankenhauses) von etwa 15 bis 16 Tagen entspricht. Gravierende Abweichungen der Verweildauer nach oben oder unten erfordern eine Korrektur des vorgegebenen Pflegezeitaufwandes; geringfügige Abweichungen können durch eine entsprechende Regulierung der Pflegeintensität ausgeglichen werden. Eine Anpassung der Vorgabewerte für den Pflegezeitaufwand an Verweildaueränderungen ist allerdings dann nicht erforderlich, wenn der Pflegebereich entsprechend der Behandlungs- und Pflegeintensität der Patienten strukturiert ist und die pflegerische Mehrbelastung infolge Verkürzung der Verweildauer durch einen in seiner Kapazität entsprechend ausgelegten Intensivpflegebereich abgefangen wird.

10) Dienstplangestaltung und Personalbedarf

Die von den Bedürfnissen der Patienten vom Pflegepersonal sowie vom Krankenhausträger und von der Krankenhausleitung ausgehenden Erwartungen und Forderungen an die Arbeitszeitplanung und Dienstplangestaltung[28]) im Pflegedienst sind vielgestaltig und schließen sich zum Teil gegenseitig aus. Dies betrifft vor allem die Forderung nach Anpassung des Personalbedarfs an die tageszeitlich unterschiedlichen Pflegebedürfnisse des Patienten sowie nach Wirtschaftlichkeit des Personaleinsatzes auf der einen Seite und der Forderung des Pflegepersonals nach Schichtdienst auf der anderen Seite. Ausgehend von den normativen Vorgabewerten für den Pflegezeitaufwand kann bei der derzeit üblichen Gesamtorganisation der Krankenhausarbeit die isolierte Einführung des Schichtdienstes für den Pflegedienst — unter voller Berücksichtigung der von den Bedürfnissen der Patienten bestimmten und über den Tag verteilten Arbeitsspitzen sowie unter der Voraussetzung, daß ausschließlich Vollzeitkräfte eingesetzt sind — einen Personalmehrbedarf von maximal rd. 35 % erfordern. Verlagert man einen Teil der Vormittagsarbeit auf den Nachmittag, so reduziert sich der Mehrbedarf auf etwa 25 %. Die Begründung für diesen hohen Personalmehrbedarf ist vor allem darin zu suchen, daß die Personalbesetzung der einzelnen Schichten der Spitzenarbeitsbelastung innerhalb der jeweiligen Schicht angepaßt werden und auch während der arbeitsschwachen Zeit durchgezogen werden muß (keine Möglichkeiten, die Personalbesetzung an den nach Tageszeiten unterschiedlichen Arbeitsbedarf anzupassen). Zum anderen erfordern die sogenannten „Übergabezeiten" bei Schichtwechsel (Überlappen der Personalbesetzung zweier Schichten) einen Personalmehrbedarf. Im Gegensatz dazu kann man bei geteiltem Dienst und beim Einsatz von Teilzeitkräften sowie bei entsprechender Disposition der Dienstzeiten und der freien Zeiten die Anwesenheitsbesetzung der sich nach Tageszeiten ändernden Arbeitsbelastung weitgehend anpassen und die Leerzeiten zu einem großen Teil auffangen.

Beläßt man es dagegen bei den Normalvorgabewerten für den Pflegezeitaufwand und gestaltet den Dienstplan ohne Personalvermehrung in Form des Schichtdienstes, dann ergibt sich zwangsläufig für einige Tageszeiten eine partielle Unterbesetzung, für andere Tageszeiten eine partielle Überbesetzung. Auf der einen Seite kann die nun gleichmäßig über den Tag verteilte Personalbesetzung den aus den Bedürfnissen der Patienten folgenden Arbeitsspitzen nicht mehr voll gerecht werden, mit der Folge, daß einige pflegerische Tätig-

---

[28]) Einzelheiten zur Arbeitszeitplanung und Dienstplangestaltung vgl. Abschnitt IV, D, dieses Kapitels.

keiten — primär im Bereich der Grundpflege — unterlassen oder nur unvollkommen ausgeführt werden. Auf der anderen Seite entsteht zwangsläufig zeitweiliger Leerlauf.

Es zeigt sich also, daß die isoliert vom Pflegepersonal erhobene Forderung nach Einführung des Schichtdienstes im Bereich des Pflegedienstes entweder mit erheblichen einzel- und gesamtwirtschaftlichen Mehrbelastungen verbunden ist oder aber die Intensität der Krankenpflege, besonders die der Grundpflege, beeinträchtigen kann.

Obwohl gegenwärtig noch keine allgemeingültigen Präferenzen bestehen, die Dienstzeiteinteilung im Bereich der Krankenpflege nach dem Prinzip des Schichtdienstes zu organisieren, so wird es doch auf Dauer gesehen für eine Reihe von Krankenhäusern unumgänglich sein, sich für diese Form der Arbeitszeitplanung zu entscheiden. Zur teilweisen Vermeidung der aufgezeigten Nachteile im Bereich des Personalbedarfs bieten sich folgende Möglichkeiten an:

(a) Der gesamte Krankenhausbetrieb, insbesondere der Bereich von Diagnostik und Therapie, arbeitet zweischichtig — gegebenenfalls sogar zum Wochenende —, mit der Folge, daß sich Diagnostik und Therapie gleichmäßig über die Tagesstunden und Wochentage verteilen.

Eine derartige organisatorische Umstellung könnte wesentlich dazu beitragen, die Arbeitsspitzen im Pflegedienst abzubauen und für eine gleichmäßige Arbeitsbelastung nach Arbeitsstunden und Wochentagen zu sorgen. Auf diese Weise würde die sich aus der Schichtdiensteinteilung ergebende tageszeitliche Personalbesetzung in etwa der jeweiligen Arbeitsbelastung entsprechen. Der zweischichtige Betrieb im Bereich von Diagnostik und Therapie ist weiterhin die Voraussetzung für eine spürbare Verkürzung der Verweildauer. Die damit verbundene Reduzierung des notwendigen Bettenangebotes würde zu einer Freistellung von Pflegepersonal führen, die es ihrerseits wiederum ermöglichen würde, den mit der Schichtdiensteinteilung verbundenen Personalmehrbedarf auszugleichen.

(b) Der gesamte Krankenhausbetrieb arbeitet durchgehend von 8.00 bis 17.00 Uhr, insbesondere der Bereich von Diagnostik und Therapie.

Bei einer derartigen Diensteinteilung kommt es ebenfalls zu einer relativ gleichmäßigen Arbeitsbelastung während dieser Hauptarbeitszeit. Paßt sich die Schichtdiensteinteilung im Pflegedienst dieser Gesamtarbeitseinteilung des Krankenhauses an, dann läßt sich die Personalbesetzung während dieser Hauptarbeitszeit konzentrieren und durchgehend gestalten, ohne daß es zu nicht bewältigten Spitzenbelastungen auf der einen Seite und Leerzeiten auf der anderen Seite kommt.

(c) Die derzeit übliche Gesamtorganisation der Krankenhausarbeit wird beibehalten, die Arbeitsspitzen am Vor- und Nachmittag werden durch den Einsatz von Teilzeitkräften abgefangen.

Bei einer derartigen Regelung kann der überwiegende Teil des Pflegepersonals im durchgehenden Dienst arbeiten [29]).

Sieht man von den sich aus den Patientenbedürfnissen und dem Zwang zur Wirtschaftlichkeit des Personaleinsatzes ergebenden Begrenzungen ab, dann sind die Forderungen, die vom Pflegepersonal an die Arbeitszeitplanung und Dienstplangestaltung gestellt werden, höchst unterschiedlich und zum Teil auch widersprüchlich. So gesehen lassen sich keine allgemeingültigen Empfehlungen aufstellen, welche Gestaltungsprinzipien für die Arbeitszeitplanung im einzelnen bestimmend sein sollen. Es ist vielmehr erforderlich, daß man sich an die baulich-technischen, personellen und organisatorischen Gegebenheiten des jeweiligen Krankenhauses orientiert und danach über die Dienstzeiteinteilung im Pflegedienst krankenhausindividuell entscheidet.

Als Entscheidungshilfe bedarf es jedoch der eindeutigen Feststellung, daß die Einführung des Schichtdienstes mit einer Erhöhung des Personalbedarfs im Bereich der Krankenpflege verbunden ist, ohne daß dadurch die Qualität der Pflege gesteigert wird. Maximal beträgt der Personalmehrbedarf rd. 35%. Er reduziert sich je nach der Gestaltung des Dienstplanes im Einzelfall, wobei vor allem folgende Faktoren für den Personalmehrbedarf bestimmend sind: Anteil der im durchgehenden Dienst Tätigen; Anteil der Vollzeit- oder Teilzeitkräfte; Schichtlänge und zeitliche Verteilung der Schichten; Länge der Übergabezeit sowie Anzahl der an der Übergabe beteiligten Pflegepersonen; Anzahl der Tage, an denen das Pflegepersonal im durchgehenden Dienst arbeitet (z. B. Montag bis Sonntag oder nur Montag bis Freitag).

Nach allgemeinen Erfahrungen beträgt der Personalmehrbedarf bei Einführung des Schichtdienstes, selbst unter Berücksichtigung aller Entlastungsfaktoren, mindestens 10%. In der Regel ist mit einem Personalmehrbedarf von 15 bis 20% zu rechnen. Dabei wird davon ausgegangen, daß der Pflegestandard unverändert beibehalten wird, d. h., daß man den nach Tageszeiten unterschiedlichen pflegerischen Bedürfnissen der Patienten voll nachkommt [30]).

---

[29]) Angemerkt sei, daß bei allen Varianten der zeitlichen Arbeitsverteilung und Dienstplangestaltung die Vormittagsschicht stärker besetzt werden muß als die Nachmittagsschicht, mit der Folge, daß das Pflegeteam in aller Regel bei Übergang von einer in eine andere Schichtart in seiner Zusammensetzung wechselt.

[30]) Der Mangel an Pflegepersonal in den bundesdeutschen Krankenhäusern wird heute mit mindestens 40 000 Personen beziffert. Wenn alle Krankenhäuser im Bundesgebiet zu einem Stichtag ihre Dienstplangestaltung im Pflegedienst auf Schichtdienst umstellen, dann erhöht sich der Fehlbedarf an Krankenpflegepersonen um weitere 40 000 bis 60 000 Pflegepersonen, ohne daß es zu einer spürbaren Verbesserung der Leistungsfähigkeit der Krankenhäuser kommt. Eine allgemeine Einführung des Schichtdienstes im Bereich der Krankenpflege ist also nur dann zu vertreten, wenn durch eine damit verbundene zeitliche Intensivierung der gesamten Krankenhausarbeit, einschließlich der Bereiche Diagnostik und Therapie — etwa durch einen Zwölfstundenbetrieb an sechs Wochentagen —, eine nachhaltige Verkürzung der Verweildauer und damit eine Reduzierung des notwendigen Bettenangebotes erreicht wird — mit anderen Worten, eine Steigerung der Leistungsfähigkeit. Nur auf diese Weise, d. h. durch Abbau des Gesamtbettenangebotes, kann der durch die Einführung des Schichtdienstes notwendige Mehrbedarf an Krankenpflegepersonal ausgeglichen werden. Sicherlich sind sich die meisten Schwestern und Pfleger, aber auch die Krankenpflegeleitungen, die die Einführung des Schichtdienstes fordern, dieser gesamtwirtschaftlichen Zusammenhänge nicht voll bewußt. Aber selbst dort, wo man die Gesamtzusammenhänge kennt (z. B. bei den Schwesternverbänden), werden derartige Forderungen gestellt, ohne Rücksicht auf die sich daraus er-

11) Anwendungsbereich der Vorgabewerte für den Pflegezeitaufwand (Krankenhausarten und Fachdisziplinen)

Der Pflegezeitaufwand gilt für alle Krankenhäuser der Allgemeinen Krankenversorgung. Arbeitsanalytische Untersuchungen haben ergeben, daß die Arbeitsbelastung im Pflegedienst für die einzelnen Fachdisziplinen unterschiedlich sein kann. Aber auch innerhalb der einzelnen Fachdisziplinen kann der Arbeitsanfall von Pflegeeinheit zu Pflegeeinheit höchst verschieden sein, je nach Art und Schwere der Krankheiten der dort zu versorgenden Patienten. Die Vielzahl der Differenzierungsmöglichkeiten verbietet, alle diese Unterschiede zahlenmäßig zu erfassen und in gesonderten Vorgabewerten für den Pflegezeitaufwand auszudrücken. Außerdem hat sich erwiesen, daß für das Allgemeine Krankenhaus im Durchschnitt aller Pflegeeinheiten einer bestimmten Krankenpflegekategorie die Arbeitsbelastung relativ konstant ist. Die Vorgabewerte für den Pflegezeitaufwand basieren also auf der durchschnittlichen Arbeitsbelastung der verschiedenen Krankenpflegekategorien des Allgemeinen Krankenhauses. Fachkrankenhäuser der Allgemeinen Krankenversorgung müssen den Pflegezeitaufwand gegebenenfalls nach oben oder unten korrigieren. Eine Korrektur kann auch dann notwendig werden, wenn besondere Bedingungen (z. B. Infektionspflege, Lehre und Forschung) [31] oder über die Regelleistung hinausgehende Sonderleistungen (z. B. Unterbringung der Patienten ausschließlich in Einbettzimmern) den Arbeitsanfall im Pflegedienst überdurchschnittlich erhöhen. Im übrigen muß es der Krankenpflegeleitung des einzelnen Krankenhauses überlassen bleiben, im Rahmen des durch den Pflegezeitaufwand vorgegebenen Gesamtpersonalbedarfs der unterschiedlichen Arbeitsbelastung der einzelnen Pflegeeinheiten durch eine entsprechende Verteilung der Pflegepersonen — Personalbesetzung — gerecht zu werden.

2. Personalbedarfsberechnung im Pflegedienst

Der Personalbedarf im Pflegedienst wird von folgenden Faktoren determiniert:

1) Zahl der zu versorgenden Patienten

2) Krankenpflegekategorien der zu versorgenden Patienten

Zu unterscheiden sind: Intensiv-, Normal-, Langzeit- oder Minimalpflege

---

gebende zwangsläufige Verschärfung des Zielkonfliktes zwischen Leistungsfähigkeit und Wirtschaftlichkeit unserer Krankenhäuser. Unter Berücksichtigung aller dieser Umstände sollte man es unter keinen Umständen dem Pflegepersonal im einzelnen Krankenhaus überlassen, über die Arbeitszeiteinteilung und die Dienstplangestaltung autonom zu entscheiden. Der große Einfluß der Dienstplangestaltung, sowohl auf die Qualität der Patientenversorgung als auch auf den Personalbedarf, lassen es angezeigt sein, in jedem Fall die mit Änderungen in der Dienstplangestaltung verbundenen Auswirkungen auf die Kosten der Krankenhausversorgung und auf die gesamtwirtschaftliche Belastung des Arbeitsmarktes zu berechnen und in die Überlegungen einzubeziehen. Dabei haben sich die bisherigen Umstellungen einzelner Krankenhäuser auf teilweisen oder vollen Schichtdienst nur deshalb noch nicht spürbar auf die Arbeitsmarktsituation ausgewirkt, weil diese Krankenhäuser den Personalmehrbedarf bisher zu Lasten anderer Krankenhäuser oder zu Lasten des immer noch geringfügigen Zuwachses an Krankenpflegepersonal decken konnten.

[31] In Universitätskrankenhäusern kann sich der Pflegezeitaufwand infolge Mehrbelastung des Pflegepersonals durch die Aufgaben der Lehre und Forschung um rd. 15% erhöhen.

3) Krankenhausorganisation

Zentrale oder dezentrale Organisation der pflegerischen Versorgungsdienste

4) Arbeitsbedarf im Pflegedienst

Pflegezeitaufwand je Patient und Tag

5) Tageszeitliche Diensteinteilung

Je nachdem, ob die Dienstplangestaltung im Pflegedienst von den Grundlagen der Vorgabewerte für den Pflegezeitaufwand abweicht, bedarf es entsprechender Korrekturen. — Beispiel: Sind im Normalpflegebereich nur Vollzeitkräfte eingesetzt und sollen alle Pflegepersonen im Schichtdienst (drei Arbeitsschichten mit je acht Arbeitsstunden) arbeiten, dann müssen die Vorgabewerte für den Pflegezeitaufwand über einen Umrechnungsfaktor[32]) erhöht werden (vgl. Abschnitt IV, C 1. c 10) dieses Kapitels).

6) Art und Umfang der Sonderleistungen oder sonstiger Gegebenheiten

Bei Unterbringung der Patienten ausschließlich in Einbettzimmern muß der Pflegezeitaufwand je Patient und Tag mit Hilfe eines Umrechnungsfaktors[32]) erhöht werden. Dasselbe gilt, wenn Lehre und Forschung oder Infektionspflege den Arbeitsbedarf erhöhen.

7) Wöchentliche Diensteinteilung

Umrechnungsfaktor für die Zahl der Wochenarbeitstage (6,3; 6,5 oder 7)

8) Arbeitsausfallquote für Urlaub, Krankheit usw.

9) Wöchentliche Arbeitszeit

Von diesen neun Determinanten ausgehend errechnet sich der Personalbedarf wie folgt:

$$\text{Personalbedarf} = \frac{\begin{array}{l}\text{Pflegezeitaufwand je Patient und Tag (in Minuten)}\\ \text{x Umrechnungsfaktor für tageszeitliche Diensteinteilung x Umrechnungsfaktor für Sonderleistungen}\\ \text{x Zahl der Patienten x Wochentagefaktor x Arbeitsausfallfaktor}\end{array}}{\text{60 Minuten x Wochenarbeitszeit des Personals (in Stunden)}}$$

---

[32]) Der Umrechnungsfaktor läßt sich entweder aus den Ergebnissen repräsentativ durchgeführter Arbeitsstudien oder aber aus krankenhausindividuellen arbeitsanalytischen Erhebungen und Berechnungen ableiten.

Berechnungsbeispiel:

Determinanten für den Personalbedarf

Zahl der Patienten	350 Patienten im Jahresdurchschnitt
Krankenpflegekategorie	Normalpflege
Krankenhausorganisation	Zentrale Organisation der pflegerischen Versorgungsdienste
Pflegezeitaufwand je Patient und Tag	101 Minuten je Patient und Tag
Tageszeitliche Diensteinteilung	Gemischter Dienst — Umrechnungsfaktor = 1
Art und Umfang der Sonderleistungen	Nur Regelleistungen — Umrechnungsfaktor = 1
Wöchentliche Diensteinteilung	Fünftagewoche — Wochentagesfaktor = 6,3
Arbeitsausfall infolge Urlaub, Krankheit usw.	15 % — Arbeitsausfallfaktor = 1,15
Wochenarbeitszeit	40 Stunden

Berechnung des Personalbedarfs

$$\text{Personalbedarf} = \frac{350 \times 101 \times 1 \times 1 \times 6{,}3 \times 1{,}15}{60 \times 40} = \frac{256\,110\,75}{2\,400} = 106{,}71 \text{ Personen}$$

3. DKG-Anhaltszahlen für die Besetzung der Krankenhäuser mit Pflegepersonal

Aufbauend auf den Vorgabewerten für den notwendigen Pflegezeitaufwand hat die Deutsche Krankenhausgesellschaft (DKG) im Jahre 1964 Anhaltszahlen für die Besetzung der Krankenhäuser mit Pflegepersonal herausgegeben (vgl. Das Krankenhaus 9/1964, S. 401 f.). Diese Anhaltszahlen basierten auf den Gegebenheiten der damaligen normativen Vorgabewerte für den Pflegezeitaufwand und implizierten eine Wochenarbeitszeit für das Krankenpflegepersonal von 47 Stunden, ferner eine Ausfallquote für Urlaub, Krankheit usw. von 15 %. Die sukzessive Reduzierung der Arbeitszeit seit 1964 und die Änderungen in Struktur und Organisation des Pflegedienstes sowie der Krankenhausarbeit insgesamt erforderten jeweils eine Überarbeitung dieser Anhaltszahlen. Eine Übersicht über die Entwicklung dieser Anhaltszahlen seit 1964 ist umseitig zusammengestellt. Dabei geben die als Personalschlüssel ausgedrückten Anhaltszahlen an, wie viele Patienten der entsprechenden Behandlungskategorie von einer Pflegekraft versorgt werden können.[33]

---

[33] Die von der DKG im Jahre 1959 veröffentlichten Anhaltszahlen für die Besetzung der Krankenhäuser mit Krankenpflegekräften (vgl. das Krankenhaus 2/1959, S. 47) sind nicht auf arbeitsanalytisch ermittelten Vorgabewerten für den notwendigen Pflegezeitaufwand aufgebaut, sondern gehen von Schätzwerten für den Personalbedarf unter Berücksichtigung der damals gültigen 51-Stunden-Woche für das Pflegepersonal aus.

Krankenpflegekategorien	DKG-Anhaltszahlen			
	15. 7. 1964 [34])	19. 9. 1969 [35])	15. 3. 1972 [36])	30. 10. 72 [37])
	47 Wochenarbeitsstunden	45 Wochenarbeitsstunden	43 Wochenarbeitsstunden	42 Wochenarbeitsstunden
Allgemeine Krankenpflege				
Zentrale Organisation	1 : 4	1 : 3,7	1 : 3,52	1 : 3,44
Dezentrale Organisation	1 : 3,5	1 : 3,3	1 : 3,18	1 : 3,10
Säuglings- und Kinderpflege				
Zentrale Organisation	1 : 2	1 : 1,9	1 : 1,83	1 : 1,78
Dezentrale Organisation	1 : 3	1 : 2,5	1 : 2,38	1 : 2,32
Frühgeborenenpflege				
Zentrale Organisation	1 : 2	1 : 1,9	1 : 1,83	1 : 1,78
Dezentrale Organisation	1 : 2	1 : 1,75	1 : 1,68	1 : 1,64
Neugeborenenpflege	1 : 4	1 : 3,7	1 : 3,56	1 : 3,47
Intensivüberwachung und -pflege		1 : 1,9 bis 1 : 1,0	1 : 1,83 bis 1 : 0,91	1 : 1,78 bis 1 : 0,89
Intensivbehandlung		1 : 0,7 bis 1 : 0,5	1 : 0,61 bis 1 : 0,45	1 : 0,59 bis 1 : 0,44

[34]) Das Krankenhaus, Heft 9/1964, S. 401 ff.
[35]) Das Krankenhaus, Heft 10/1969, S. 420 ff.
[36]) Krankenhausumschau, Heft 4/1972, S. 313.
[37]) Deutsche Krankenpflegezeitschrift, Heft 3/1973, S. 124.

Aus Anlaß der Arbeitszeitverkürzung zum 1. Oktober 1974 (Reduzierung der tariflichen Arbeitszeit auf 40 Wochenstunden im Durchschnitt eines Zeitraumes von acht Wochen) wurden die DKG-Anhaltszahlen erneut geändert. Die in den Empfehlungen der DKG vom 9. September 1974 veröffentlichten Anhaltszahlen für die Besetzung der Krankenhäuser mit Pflegepersonal (vgl. S. 390) sind jedoch nicht nur aus einer Fortschreibung der bisherigen Personalschlüssel unter Berücksichtigung der Arbeitszeitverkürzung entwickelt worden, sondern das Ergebnis von neuen Überlegungen zum Personalbedarf im Pflegedienst. Grundlage dieser Neuberechnungen waren die Vorstellungen und Erfahrungswerte mehrerer Krankenhäuser und Krankenpflegeleitungen darüber, wie viele Patienten von einer Pflegekraft versorgt werden können (differenziert

DKG-Anhaltszahlen für die Besetzung der Krankenhäuser mit Pflegepersonal, gültig ab 1. Oktober 1974 (vgl. Das Krankenhaus 10/1974, S. 427 ff.)

Dienstformen / Krankenpflegekategorien	Geteilter Dienst mit 2 Wochenendtagen reduziertem Dienst 6 - 22 Uhr	Geteilter Dienst mit 2 Wochenendtagen reduziertem Dienst 0 - 24 Uhr [38]	Mischform 5 Wochentage Schichtdienst / 2 Wochenendtage reduzierter geteilter Dienst 0 - 24 Uhr [38]	Schichtdienst mit 2 Wochenendtagen reduziertem Dienst 0 - 24 Uhr [38]
1. NORMALPFLEGEBEREICHE				
1.1 Allgemeine Krankenpflege				
von [39]	1 : 3,24	1 : 2,72	1 : 2,86	1 : 2,79
bis [40]	1 : 2,90	1 : 2,44	1 : 2,57	1 : 2,51
1.2 Kinderkrankenpflege				
1.21 Neugeborene (gesunde Säuglinge)	1 : 3,25	1 : 2,60	1 : 2,69	1 : 2,61
1.22 Kranke Säuglinge und Kinder				
von [39]	1 : 2,52	1 : 1,99	1 : 2,13	1 : 2,08
bis [40]	1 : 2,17	1 : 1,71	1 : 1,87	1 : 1,82
1.23 Frühgeborene				
von [39]	1 : 1,68	1 : 1,27	1 : 1,31	1 : 1,26
bis [40]	1 : 1,53	1 : 1,16	1 : 1,22	1 : 1,19
1.3 Psychiatrische Krankenpflege				
1.31 Akut- u. Aufnahmeversorgung				
von [39]	1 : 2,90	1 : 2,72	1 : 2,86	1 : 2,79
bis [40]	1 : 3,24	1 : 2,44	1 : 2,57	1 : 2,51
1.32 Regel- u. Langzeitversorgung				
von [39]	1 : 4,09	1 : 3,43	1 : 3,61	1 : 3,52
bis [40]	1 : 3,62	1 : 3,04	1 : 3,21	1 : 3,14
	0 - 24 Uhr	0 - 24 Uhr	0 - 24 Uhr	0 - 24 Uhr
2. INTENSIVPFLEGEBEREICHE Krankenpflege, Kinderkrankenpflege u. psychiatrische Krankenpflege in der Intensivüberwachung u. Intensivbehandlung [41]				
von	1 : 1,0	1 : 1,0	1 : 1,0	1 : 1,0
bis	1 : 0,43	1 : 0,43	1 : 0,43	1 : 0,43

[38]) Bei der Besetzung der Nachtdienste in den Normalpflegebereichen ist die DKG davon ausgegangen, daß in der allgemeinen und in der psychiatrischen Krankenpflege durchschnittlich 32 Patienten, in der Kinderkrankenpflege durchschnittlich zwischen 10 (Frühgeborene) und 30 (kranke Kinder) Patienten von einer Pflegekraft überwacht und im Bedarfsfalle versorgt werden. Die bauliche Gliederung des Krankenhauses sowie sonstige den Personalbedarf im Nachtdienst beeinflussende besondere Gegebenheiten sind bei der Organisation des Nachtdienstes zu berücksichtigen.

[39]) Zentralisierte pflegerische Versorgungsdienste.

[40]) Nichtzentralisierte pflegerische Versorgungsdienste.

[41]) Zur Differenzierung zwischen Intensivüberwachung und Intensivbehandlung sowie der Von-bis-Werte vgl. Richtlinien für die Organisation der Intensivmedizin in den Krankenhäusern, Empfehlungen der Deutschen Krankenhausgesellschaft vom 9. September 1974.

nach Früh-, Spät- und Nachtdienst). Die sich auf diese Weise ergebenden Werte wurden dann verglichen und bereinigt anhand der auf die 40stündige Arbeitswoche umgerechneten DKG-Anhaltszahlen vom 30. Oktober 1972. Im Ergebnis unterscheidet sich deshalb der nach den DKG-Anhaltszahlen vom 9. September 1974 ermittelte Personalbedarf nur geringfügig von dem, der sich aufgrund der normativen Vorgabewerte für den Pflegezeitaufwand errechnet. Die neuen Anhaltszahlen sind jedoch weiter differenziert: Es werden gesonderte Personalschlüssel für die psychiatrische Krankenpflege ausgewiesen, die Personalbesetzung für den Nachtdienst ist in den Schlüsselzahlen eingeschlossen, und es ist versucht worden, drei Formen der Dienstplangestaltung zu berücksichtigen.

Analysiert man die neuen DKG-Anhaltszahlen unter Heranziehung der dazu gegebenen Erläuterungen [42]), dann läßt sich vor allem folgendes feststellen:

1) Es fehlt an einer operationalen Darlegung von Art und Umfang der in den Anhaltszahlen eingeschlossenen Tätigkeiten.

2) Es fehlen Angaben über die den Anhaltszahlen zugrunde liegenden Vorstellungen über Qualität und Intensität der Pflegearbeit (angenommene Basis für die durchschnittliche Zahl der Betten je Krankenzimmer und damit Berücksichtigung einer Differenzierung des Pflegezeitaufwandes nach Regel- und Sonderleistungen; angenommene Basis für die Verweildauer und damit Berücksichtigung von Änderungen des Pflegezeitaufwandes aufgrund von Unterschieden in der Verweildauer).

3) Es fehlen Hinweise zur angestrebten Reduzierung des Pflegezeitaufwandes im Bereich der Minimalpflege, ebenso aber auch zu gegebenenfalls notwendigen Erhöhungen, z. B. im Bereich der Infektionspflege.

4) Die undifferenzierte Einbeziehung des Personalbedarfs für den Nachtdienst in eine den Gesamtpersonalbedarf (0 bis 24 Uhr) abdeckende Anhaltszahl läßt außer acht, daß gerade im Nachtdienst die individuellen räumlichen Gegebenheiten des einzelnen Krankenhauses sowie Art und Schwere der Krankheit der Patienten den Personalbedarf stärker beeinflussen als im Tagesdienst. Starre normative Vorgabewerte für den notwendigen Pflegezeitaufwand im Nachtdienst lassen sich deshalb nicht ermitteln. So gesehen muß die unbesehene Übernahme der DKG-Personalschlüssel 0 bis 24 Uhr zu Über- oder Unterdeckungen des Personalbedarfs im Nachtdienst führen. Das aber bedeutet, daß das einzelne Krankenhaus in aller Regel den sich aus den Anhaltszahlen ergebenden Personalbedarf für den Nachtdienst selbst ermitteln und diesen dann anhand einer krankenhausindividuellen Arbeitsplatzrechnung korrigieren muß (vgl. Abschnitt IV, C 1. c) 5) dieses Kapitels).

5) Die in den DKG-Anhaltszahlen eingeschlossene Arbeitsausfallquote von 15 % für Urlaub und Krankheit wird in der Krankenhauspraxis in aller Regel entweder unter- oder überschritten mit der Folge, daß das einzelne Kranken-

---

[42]) Vgl. Anhang, Seite 425

haus den Personalschlüssel entsprechend seiner krankenhausindividuellen Ausfallquote korrigieren muß.

6) Die Praxis der Dienstplangestaltung im Pflegedienst mit ihrer Vielzahl von Variationsmöglichkeiten — vor allem unter Berücksichtigung des Einsatzes von Teilzeitbeschäftigten — läßt sich nicht auf die den drei verschiedenen Anhaltszahlengruppen zugrunde liegenden Diensteinteilungsformen reduzieren.

7) Die bei den Anhaltszahlen vorgesehene Reduzierung der Pflegeintensität (Zahl der von einer Pflegekraft durchschnittlich zu versorgenden Patienten) beim Übergang vom geteilten Dienst zum Schichtdienst bestätigt die in Abschnitt IV, C 1. c) 10) dieses Kapitels getroffenen Feststellungen, wonach beim Schichtdienst entweder ein Mehrbedarf an Personal erforderlich ist oder aber die aus den Bedürfnissen der Patienten folgenden Arbeitsspitzen nicht mehr voll abgedeckt werden können.

Zusammenfassend läßt sich folgendes feststellen: Wie jede globale Anhaltszahl müssen auch die neuen DKG-Anhaltszahlen für die Besetzung der Krankenhäuser mit Pflegepersonal — vor allem infolge ihrer stärkeren Differenzierung — auf einer Reihe von globalen und damit zwangsläufig vereinfachenden Annahmen über die den Personalbedarf beeinflussenden organisatorischen, baulichen und technischen Gegebenheiten basieren. Da jedoch die Arbeitsbedingungen und -gegebenheiten nicht nur von Krankenhaus zu Krankenhaus höchst unterschiedlich sind, sondern sich darüber hinaus noch laufend verändern können (vor allem: Unterschiede in Organisation und Technik der Arbeitsabläufe, in Art und Umfang der Sonderleistungen, in der Verweildauer, in der Arbeitsausfallquote für Urlaub und Krankheit, in der Diensteinteilung — wechselnder und unterschiedlicher Einsatz von Teilzeitbeschäftigten mit reduzierter Wochenarbeitszeit — Änderung der Wochenarbeitszeit), bedarf es in aller Regel im einzelnen Krankenhaus vor Anwendung der Anhaltszahlen einer Umrechnung der globalen Personalschlüssel, wenn man den Gegebenheiten des einzelnen Krankenhauses gerecht werden und den Personaleinsatz an den tatsächlich notwendigen Bedarf anpassen will.

Eine derartige Umrechnung aber ist nur dann möglich, wenn man auf den den „Brutto"-Anhaltszahlen zugrunde liegenden „Netto"-Pflegezeitaufwand zurückgeht und diesen entsprechend den hausindividuellen Gegebenheiten korrigiert. So gesehen erscheint es nicht ganz verständlich, warum man in der Krankenhauspraxis auf den bei ihrer Anwendung inflexiblen und umständlichen Anhaltszahlen beharrt und nicht von den weitaus flexibleren und variabel zu handhabenden normativen Vorgabewerten für den Pflegezeitaufwand ausgeht. Dies erscheint um so unverständlicher, als das einzelne Krankenhaus den seinen individuellen Verhältnissen angepaßten Personalbedarf im Pflegedienst nicht ohne eine Zeitvorgaberechnung ermitteln kann.

Angemerkt sei, daß die Bevorzugung der Anhaltszahlenrechnung gegenüber der Zeitvorgaberechnung immer wieder mit dem Argument begründet wird, daß sich Pflegeleistungen nicht in Zeit ausdrücken lassen oder aber, daß die

Ermittlung des Personalbedarfs aufgrund der normativen Vorgabewerte für den Pflegezeitaufwand eine zu komplizierte Berechnungsmethode sei. Dazu sei darauf hingewiesen, daß jeder Personalschlüssel gleichzeitig eine bestimmte Zeitvorgabe enthält (vgl. dazu 4. Kapitel, Abschnitt I, B) und daß im gesamten anglo-amerikanischen und skandinavischen Bereich jegliche Personalbedarfsberechnung im Krankenhaus — nicht nur im Bereich des Pflegedienstes — aufgrund von Vorgabewerten für den jeweils notwendigen Zeitaufwand erfolgt. Gerade im Hinblick auf die bei den steigenden Kosten und der Begrenzung des Arbeitskräftepotentials immer dringender werdende Kontrolle der Wirtschaftlichkeit des Personaleinsatzes erscheint es an der Zeit, von der globalen Anhaltszahlenrechnung zu einer differenzierten Zeitvorgabenberechnung als Grundlage für die Ermittlung des Personalbedarfs im Pflegedienst, aber auch in den übrigen Krankenhausbereichen überzugehen [43] [44].

4. Personalbesetzung im Pflegedienst

Unter „Personalbesetzung" versteht man die Verteilung des im Rahmen der Personalbedarfsberechnung festgestellten Gesamtbedarfs an Pflegepersonen auf die verschiedenen Pflegebereiche und Pflegeeinheiten. Während die Personalbedarfsberechnung zum Personalstellenplan führt, ergibt sich aus den Überlegungen zur Personalbesetzung der Personaleinsatzplan.

Die normativen Vorgabewerte für den Pflegezeitaufwand gehen vom durchschnittlichen Arbeitsbedarf im Pflegedienst eines Allgemeinen Krankenhauses aus, schließen mithin alle zum Bereich der Allgemeinen Krankenversorgung gehörenden Fachbereiche, Fachdisziplinen und Fachteilgebiete ein. Dabei kann der Pflegezeitaufwand von Pflegeeinheit zu Pflegeeinheit höchst unterschiedlich sein, je nach Art und Schwere der Krankheit der dort zu behandelnden Patienten. Es ist Aufgabe der Leitung des Pflegedienstes im einzelnen Krankenhaus (Krankenpflegedirektion, Klinikleitung, Abteilungsleitung), die Gesamtzahl der Pflegepersonen entsprechend der unterschiedlichen Arbeitsbelastung auf die einzelnen Pflegebereiche und Pflegeeinheiten zu verteilen. Variiert in den einzelnen Pflegeeinheiten die Arbeitsbelastung kurzfristig und

---

[43] Im Hinblick darauf, daß die Kosten für die Gesundheit weitaus stärker ansteigen als das Sozialprodukt und daß auf dem Arbeitsmarkt auch in Zukunft nicht mit einer fühlbaren Entspannung zu rechnen ist, müssen im einzelnen Krankenhaus Überlegungen angestellt werden, zumindest einen Teil des sich aus der Arbeitszeitverkürzung rechnerisch ergebenden Personalmehrbedarfs durch Ablaufrationalisierung und/oder Reduzierung des Pflegezeitaufwandes abzufangen. Damit kann ein wesentlicher Beitrag geleistet werden, die immer stärker werdenden Zielkonflikte zwischen Leistungsfähigkeit und Wirtschaftlichkeit unserer Krankenhäuser zu entschärfen (vgl. Eichhorn, S.: Zielkonflikte zwischen Leistungsfähigkeit, Wirtschaftlichkeit und Finanzierung der Krankenhausversorgung, in: Das Krankenhaus 5/1974).

[44] Angemerkt sei, daß sich allgemeingültige globale Anhaltszahlen für den Bedarf an Pflegepersonal im Funktionsdienst deshalb nicht ermitteln lassen, weil für diese Bereiche der Personalbedarf nicht normativ vorgegeben werden kann, sondern sich aus den unterschiedlichen Gegebenheiten im Einzelfall (vor allem Art und Umfang des Leistungsprogramms, Arbeitsablauforganisation, Technik der Einrichtung und Ausstattung, bauliche Gestaltung) ergibt. Für den Funktionsdienst bedarf es also in jedem Fall einer Einzelberechnung (Leistungseinheits- oder Arbeitsplatzrechnung). Insofern dürften die in den DKG-Empfehlungen ausgewiesenen Anhaltszahlen für den Bedarf an Pflegepersonal im Anaesthesie-, Operations- und Endoskopiedienst nicht immer den tatsächlichen Notwendigkeiten der Krankenhauspraxis entsprechen.

erheblich, dann kann es sich empfehlen, die Gesamtpersonalbesetzung in eine Grundpersonalbesetzung und eine Zusatzpersonalbesetzung zu gliedern. Während die Grundpersonalbesetzung auf Dauer disponiert wird, entscheidet die Pflegeleitung über die Zusatzpersonalbesetzung entweder fallweise bei Änderung der Arbeitsbelastung (fallweise Entscheidung) oder auch täglich (Routineentscheidung). Bei stark schwankender Arbeitsbelastung auf den einzelnen Pflegeeinheiten ist es nur auf diese Weise möglich, die Personalbesetzung laufend dem variierenden Arbeitsbedarf der Pflegeeinheiten anzupassen (diese Feststellungen gelten vor allem für den Intensivpflegebereich). Da vielfach eine variable Personalbesetzung vom Pflegepersonal als unangenehm empfunden wird, sollte man sich bemühen, durch entsprechende Disposition der Belegung (Pflegebereiche und Pflegeeinheiten mit möglichst einheitlichen Patientenkategorien) und der zeitlichen Arbeitsverteilung (möglichst gleichmäßige Verteilung von Diagnostik und Therapie auf alle Wochenarbeitstage) die Arbeitsbelastung konstant zu halten und damit einen ebenfalls konstanten Personaleinsatz zu ermöglichen.

5. Normativcharakter des Arbeits- und Personalbedarfs im Pflegedienst — Quantität oder Effizienz des Personaleinsatzes

Überlegungen über den Arbeits- und Personalbedarf im Pflegedienst haben zu berücksichtigen, daß sich rechnerisch nur eine Untergrenze für den Arbeits- und Personalbedarf ermitteln läßt, der für die pflegerische Versorgung der Patienten erforderlich ist (Mindestbedarf). Die Obergrenze dagegen kann nur normativ festgelegt und vorgegeben werden, wobei auf der einen Seite das begrenzte Arbeitskräftepotential und auf der anderen Seite die Vielzahl der zu bewältigenden Aufgaben — beides sowohl das Krankenhaus- und Gesundheitswesen als auch die Gesamtwirtschaft betreffend — berücksichtigt werden müssen.

So gesehen muß man im Bereich des Pflegedienstes — wie auch in allen anderen, die unmittelbare Patientenbetreuung betreffenden medizinischen Dienste — von einer normativen Arbeits- und Personalbedarfsermittlung sprechen, deren Ziel es ist, den zur pflegerischen Versorgung der Patienten objektiv notwendigen Arbeits- und Personalbedarf zu ermitteln unter gleichzeitiger Berücksichtigung angemessener Arbeitsbedingungen für das Pflegepersonal. Dabei ergibt sich der objektiv notwendige Personalbedarf im Bereich des Pflegedienstes aus dem Zeitaufwand für diejenigen pflegerischen Dienstleistungen, deren Befriedigung aufgrund medizinischer, arbeitswissenschaftlicher, gesundheitspolitischer und gesamtwirtschaftlicher Grundsatzentscheidungen im Hinblick auf das Sozialprodukt das Arbeitskräftepotential und den allgemeinen Wohlstand notwendig erscheint und damit dringlicher ist als die Befriedigung anderer Dienstleistungen. Tatbestandsmerkmal für diese Grundsatzentscheidungen ist, daß ein bestimmter Pflegezeitaufwand erforderlich ist, wenn die Zielsetzung der Krankenpflege (bestmögliche und individuelle Pflege — ganzheitliche Betreuung, d. h. Einheit von körperlicher Versorgung, Behandlungspflege sowie psychischer und sozialer Betreuung, dazu Kontakt zu den Angehörigen; Hilfe für den Arzt bei der Behandlung und Behandlungspflege; berufliche Fortbildung) erfüllt werden soll. Dabei basieren diese Entscheidungen über die Notwendigkeit des Pflegezeitaufwandes im Einzelfall auf den sich aus den Feststellungen urteilsfähiger und unbefangener Fachleute (Ärzte, Krankenpflegepersonen, sonstige Krankenhausfachleute und Patienten) ergebenden Erfordernissen für Art und Umfang der Dienstleistungen im Bereich der Grund- und Behandlungspflege sowie der Versorgung, Verwaltung und der mit der Pflege untrennbar verbundenen Hausarbeit [45]).

---

[45]) Es leuchtet ein, daß die Vorstellungen einzelner Krankenpflegepersonen und einzelner Krankenpflegeleitungen über die notwendige Personalbesetzung nicht immer und in allen Fällen mit den Normativvorgaben für den Pflegezeitaufwand übereinstimmen. So kommt es, daß, ausgehend von der immer wieder konstruierten Ausnahmesituation für das Krankenhaus im allgemeinen und für Krankenhauspersonal im besonderen, heute bereits Forderungen an Personalbesetzung, Arbeitszeitregelung und Dienstplangestaltung im Pflegedienst gestellt werden, die zum Teil weit über die Normativvorgaben hinausgehen und schon über dem Vertretbaren liegen; denn sie tangieren nicht nur die Leistungsfähigkeit und Wirtschaftlichkeit des einzelnen Krankenhauses, sondern die der gesamten medizinischen und pflegerischen Versorgung (vgl. vor allem Adelhardt, M.; Heuer, M. und Schlächter, M.: Anhaltszahlen für den Krankenpflegedienst, erarbeitet im März 1974, in: Deutsche Krankenpflege-Zeitschrift 7/1974, S. 369 ff. und 8/1974, S. 423 ff.). Dies ist auch der Grund dafür, daß sich ein Teil der Diskussionen über den Personalbedarf im Pflegedienst heute in Überlegungen darüber erschöpft, um wieviel die Normativvorgaben für den Pflegezeitaufwand zu erhöhen sind, wie und wo neues Krankenpflegepersonal gewonnen und wie vorhandenes Krankenpflegepersonal von hilfspflegerischen Tätigkeiten entlastet werden kann. (Die Erfahrungen der Krankenhauspraxis zeigen, daß Klagen über nicht ausreichende Personalbesetzung nicht selten darauf zurückzuführen sind, daß die Krankenpflegeleitungen bei Berechnung des Stellenplans die normativen Vorgabewerte nicht richtig anwenden und nicht voll ausschöpfen.) Dabei lassen solche für das Krankenhauswesen insgesamt und den Pflegedienst im speziellen isoliert angestellte Betrachtungen außer acht, daß die Ansprüche fast aller Wirtschaftszweige an das Arbeitskräftepotential ständig steigen und daß selbst innerhalb des Krankenhauses der Arbeitskräftebedarf in nahezu allen Bereichen und Diensten ständig zunimmt. So gesehen erscheint es an der Zeit, daß auch die für die Krankenpflege Zuständigen und Verantwortlichen die gesamtwirtschaftlichen Bezüge in ihre Überlegungen einbeziehen und sich bewußt werden, daß es gesamtwirtschaftlich nicht zu vertreten ist, die gegenwärtigen Normativvorgaben für den Arbeits- und Personalbedarf im Bereich der Krankenpflege unbesehen zu erhöhen. Die Folge eines solchen Vorgehens ist, daß ein beliebig hoher Personalfehlbedarf konstruiert wird, je nachdem, wie hoch man die normativen Vorgaben ansetzt. Berücksichtigt man aber, daß der derartiger Personalfehlbedarf infolge des künftig noch stärker begrenzten Arbeitskräftepotentials nie gedeckt werden kann, dann erscheint es sinnvoller, die Überlegungen im Pflegedienst dahingehend zu lenken, wie man das vorhandene Pflegepersonal effizienter für die Patientenbetreuung einsetzen kann. Es bedarf also eines Gesinnungswandels bei den für die Krankenpflege Zuständigen und Verantwortlichen dahingehend, die immer wieder aufs neue konstruierte Ausnahmesituation für das Krankenpflegepersonal abzubauen und damit das Stellen von Ansprüchen und Forderungen zu begrenzen und zu ersetzen durch konstruktiv gestaltete Vorschläge für eine optimale Nutzung des vorhandenen Pflegearbeitskräftepotentials. Dabei wird man sich auch im Bereich der Krankenpflege damit abfinden müssen, daß die Wunschvorstellungen einzelner Personen oder Gruppen über Angemessenheit und Notwendigkeit des Personalbedarfs weit über das hinausgehen, was im Hinblick auf das Arbeitskräftepotential einzel- und gesamtwirtschaftlich realisierbar ist.

D. Arbeitszeitplanung — Dienstplangestaltung

1. Tageszeitliche Verteilung des insgesamt notwendigen Pflegezeitaufwandes als Grundlage der Arbeitszeitplanung und Dienstplangestaltung

Aufgabe der Arbeitszeitplanung und Dienstplangestaltung für den Pflegedienst ist es, die Arbeitszeit des nach der Personalbedarfsberechnung insgesamt und dem Personaleinsatzplan für die einzelnen Pflegeeinheiten notwendigen Pflegepersonals so über die Arbeitswoche und über den Arbeitstag zu disponieren, daß einmal den im Zeitablauf unterschiedlichen Bedürfnissen der Patienten nach pflegerischer Betreuung entsprochen wird, zum anderen aber die tariflichen Bestimmungen der Arbeitszeitregelung eingehalten und die arbeitsphysiologischen Grundsätze der Arbeitszeitplanung beachtet werden. Dabei besteht das Problem darin, daß sich die Arbeitsbelastung im Pflegedienst nicht gleichmäßig über die Tageszeiten und Tagesstunden verteilt, sondern entsprechend der tageszeitlich wechselnden Pflegebedürftigkeit der Patienten variiert. Darüber hinaus sind es die Gesamtorganisation der Krankenhausarbeit sowie die Arbeitszeitdisposition im Bereich von Diagnostik und Therapie, die zu Änderungen in der Arbeitsbelastung für den Pflegedienst in Abhängigkeit von den Tageszeiten und den Wochentagen führen.

Abgesehen vom Intensiv- und Minimalpflegebereich ist bei der derzeit üblichen Gesamtorganisation der Krankenhausarbeit — vor allem im Bereich von Diagnostik und Therapie — etwa mit folgender tageszeitlicher Verteilung des Arbeitsanfalls im Pflegedienst zu rechnen:

Tageszeiten	Pflegezeitaufwand Anteil in %	Arbeitsintensität[46])
6.00 bis 7.00 Uhr	4	4,0
7.00 bis 10.00 Uhr	30	10,0
10.00 bis 13.00 Uhr	22	7,3
13.00 bis 16.00 Uhr	11	3,2
16.00 bis 19.00 Uhr	22	7,3
19.00 bis 22.00 Uhr	11	3,7
Arbeitstag insgesamt	100	6,25

Danach ergeben sich während des Tages zwei starke Arbeitsspitzen (etwa von 7.00 bis 10.00 Uhr und etwa von 16.00 bis 18.00 Uhr), dazu zwei Zeitabschnitte, die zum Teil nur eine Anwesenheitsbereitschaft erfordern (etwa von 13.00 bis 16.00 Uhr und etwa von 19.00 bis 22.00 Uhr).

Diese tageszeitliche Verteilung des täglichen Pflegezeitaufwandes gilt für die Wochentage Montag bis Freitag. Zum Wochenende (Samstag/Sonntag) werden die Aktivitäten reduziert und damit auch der notwendige Zeitaufwand, die tageszeitliche Verteilung jedoch bleibt etwa analog der an den Wochentagen.

---

[46]) Anteiliger Pflegeaufwand, dividiert durch Zahl der Arbeitsstunden.

2. Gestaltungsprinzipien für die Arbeitszeitplanung

Für die Arbeitszeitplanung im Pflegedienst (24stündige pflegerische Versorgung) können folgende Gestaltungsprinzipien bestimmend sein:

a) Durchgehender Dienst

Zeitlich durchgehende Arbeitszeit, nur durch Pausen für Mahlzeiten, nicht dagegen durch eingeschobene Freizeiten unterbrochen; Länge der täglichen Dienstzeit (Zahl der täglichen Arbeitsstunden) abhängig von der Wochenarbeitszeit.

b) Geteilter Dienst

Unterbrechung der täglichen Arbeitszeit nicht nur durch Pausen für Mahlzeiten, sondern auch durch eingeschobene Freizeit; Länge der täglichen Dienstzeit (Zahl der täglichen Arbeitsstunden) abhängig von der Wochenarbeitszeit.

Ausgehend von diesen beiden Gestaltungsprinzipien der Arbeitszeitplanung läßt sich die Dienstzeiteinteilung im Pflegedienst wie folgt organisieren:

a) Gemischter Dienst

Das Personal arbeitet sowohl im durchgehenden Dienst als auch im geteilten Dienst.

b) Schichtdienst

Das Personal arbeitet nur im durchgehenden Dienst, wobei drei allgemeinverbindliche Schichtzeiten (Früh-, Spät- und Nachtdienst) oder aber auch voneinander unterschiedliche und zeitlich gegeneinander verschobene Schichtzeiten disponiert werden können.

Ausgehend von der Wochenarbeitszeit des Personals unterscheidet man weiterhin den „Vollzeitdienst" und den „Teilzeitdienst". Von „Vollzeitdienst" spricht man dann, wenn die Zahl der wöchentlich geleisteten Arbeitsstunden der normalen Wochenarbeitszeit entspricht, von „Teilzeitdienst" immer dann, wenn die normale Wochenarbeitszeit nicht erfüllt wird. Dabei kann der Teilzeitdienst entweder eine Reduzierung der wöchentlichen Arbeitstage oder eine Reduzierung der täglichen Arbeitszeit implizieren. Vollzeitdienst und Teilzeitdienst können als durchgehender oder geteilter Dienst gestaltet sein.

3. Hinweise zur Arbeitszeitplanung und Dienstplangestaltung im Pflegedienst

a) Abstimmung der Personalbesetzung auf den tageszeitlich wechselnden Pflegezeitbedarf

Auch bei „gemischtem Dienst" wird es nicht immer möglich sein, die Anwesenheitsbesetzung auf den Pflegeeinheiten voll dem tageszeitlich unterschiedlichen Arbeitsbedarf anzupassen. Eine vollkommene Kongruenz von Arbeitszeitbedarf und Arbeitszeitangebot läßt sich nur dann erreichen, wenn man vielartige und zeitlich unterschiedliche Dienste einrichtet. Im Interesse der Übersichtlichkeit und Klarheit der Dienstplangestaltung empfiehlt sich aber, die Anzahl der Dienste auf ein Minimum zu begrenzen. Weicht die Anwesenheitsbesetzung kurzfristig von der jeweils notwendigen Pflegeintensität ab, dann muß versucht werden, durch zeitliche Verlagerung von Arbeiten Personalbesetzung und Arbeitsanfall einander anzupassen.

b) Wochenarbeitstage

Die Anzahl der wöchentlichen Arbeitstage (fünf Tage, fünfeinhalb Tage, sechs Tage) hängt wesentlich vom Ablauf der diagnostischen und therapeutischen Dienste ab. So erweist sich die Fünftagewoche für den Pflegedienst nur dort als sinnvoll und möglich, wo z. B. der Samstag kein offizieller Aufnahme- und Entlassungstag ist und wo zum Wochenende die Arbeiten im Behandlungsdienst auf Diagnostik und Therapie von Notfällen und auf die Fortführung der notwendigsten Behandlungsmaßnahmen begrenzt sind; denn bei dieser Diensteinteilung im Pflegedienst ist die Personalbesetzung zum Wochenende um die Hälfte reduziert und reicht dann gerade noch aus, die Routinearbeiten der Grundpflege und die notwendigste Behandlungspflege zu erledigen.

c) Einsatz von Teilzeitbeschäftigten

Die Anzahl der Teilzeitbeschäftigten im Pflegedienst nimmt ständig zu. Wenn auch die meist starke tageszeitliche Bindung der Teilzeitbeschäftigten ihre Einsatzmöglichkeiten begrenzt, sind sie bei dem heutigen Personalmangel auch im Pflegedienst eine große Hilfe. Zu bedenken ist auch, daß die oft sehr kurzen und wechselnden Arbeitszeiten (zwei, drei oder vier Stunden) es ermöglichen, der tageszeitlich unterschiedlichen Pflegeintensität arbeits- und dispositionsmäßig besser nachzukommen (z. B. Beschäftigung von Teilzeitbeschäftigten während der Arbeitsspitzen — vgl. Punkt a).

d) Zeithorizont für die Arbeitszeitplanung

Es empfiehlt sich, den Dienstplan für mindestens zwei Wochen aufzustellen, möglichst sogar für einen längeren Zeitraum (vier Wochen). Es ist für das Personal angenehm, im voraus über die Arbeitszeitgestaltung informiert zu sein. Notwendige Änderungen (Ausfälle durch Krankheit; Mehrarbeit durch Notfälle) können dann immer noch berücksichtigt werden.

e) Urlaubsplanung

Auch der Urlaub sollte im voraus geplant werden. Es hat sich als zweckmäßig erwiesen, am Jahresanfang die Urlaubswünsche des Personals zu erfragen und diese in eine grafische Übersicht einzutragen. Anhand einer solchen Übersicht kann man dann kontrollieren, ob trotz Urlaub die notwendige Anwesenheitsbesetzung auf den Pflegeeinheiten gesichert ist. Ist das nicht der Fall, dann müssen die Urlaubsanmeldungen (selbstverständlich unter weitgehender Berücksichtigung der Wünsche des Personals) zeitlich so lange verschoben werden, bis eine optimale, dem Arbeitsbedarf entsprechende Verteilung über das Jahr erreicht ist.

4. Beispiel für den Ablauf der Dienstplangestaltung

Nachstehend ist an einem praktischen Beispiel (Dienstplan für eine Pflegeabteilung mit 80 Betten, im Jahresdurchschnitt belegt mit 70 Patienten) der Ablauf der Dienstplangestaltung aufgezeigt:

Ausgangsdaten

a) Arbeitsbedarf: 101 Minuten je Patient und Tag im Durchschnitt der Wochentage von Montag bis Freitag (Krankenhaus mit optimaler Organisation)

b) Wochenarbeitszeit: 40 Stunden

c) Anzahl der Arbeitstage je Woche: fünf Tage

d) Anzahl der freien Tage je Woche: zwei Tage (dabei alle 14 Tage ein freies Wochenende)

e) Dienstzeiten:
- Tagesdienst: 7.00 bis 20.00 Uhr
- Frühdienstbeginn: 6.00 Uhr
- Spätdienstende: 22.00 Uhr
- Nachtdienst: 21.30 bis 6.30 Uhr

f) Dienstarten: Bis zur Hälfte der Dienste kann durchgehend gestaltet werden

g) Tägliche Arbeitszeit:
Normaldienst: In der Regel 7,75 Arbeitsstunden, am Wochenende 9,0 Arbeitsstunden.
Springerdienst: (Vollkraft) in der Regel Montag bis Freitag 8,0 Arbeitsstunden; am Wochenende frei
Springerdienst: (Teilzeitkraft) in der Regel Montag bis Freitag 40 Arbeitsstunden; am Wochenende frei
Sonderdienst: (Abteilungsschwester) in der Regel 8,0 Arbeitsstunden

Dienstplanaufstellung

1. Schritt: Festlegung der Dienstarten und Dienstzeiten

Unter Berücksichtigung der wechselnden Pflegeintensität ergeben sich sechs verschiedene Dienste mit folgenden Dienstzeiten (vgl. auch Abb. 21 und 22):

a) von 6.00 bis 14.45 Uhr (Frühdienst)

b) von 7.00 bis 12.15 Uhr und von 16.00 bis 19.00 Uhr (Normaldienst) bzw. 17.00 bis 20.00 Uhr

c) von 13.30 bis 22.00 Uhr (Spätdienst)

d) von 8.00 bis 17.00 Uhr (Sonderdienst - Abteilungsschwester)

e) von 7.00 bis 16.00 Uhr bzw. von 12.00 bis 21.00 Uhr (Springerdienst - Vollkraft)

f) von 6.00 bis 10.30 Uhr bzw. 15.00 bis 19.00 Uhr (Springerdienst - Teilzeitkraft)

Hinweis: Es empfiehlt sich, die Anzahl der verschiedenartigen Dienste soweit wie möglich zu begrenzen.

2. Schritt: Festlegung der freien Tage

Unter Berücksichtigung der tarifrechtlichen Bestimmungen und der Wünsche des Personals ergeben sich die freien Tage wie in Abb. 23 dargestellt.

3. Schritt: Festlegung der täglichen Dienste

Die Anwesenheitsbesetzung während vier Wochen, verteilt über die Wochentage und Tageszeiten, ist in Abb. 23 dargestellt.

Hinweis: Beim Erstaufstellen eines Dienstplanes kann es sehr wohl sein, daß die im ersten Schritt eingeteilten Dienstarten und Dienstzeiten nicht ausreichen, um die jeweils notwendige Anwesenheitsbesetzung zu gewährleisten und daß die Diensteinteilung im 3. Schritt dementsprechend korrigiert (abgeändert oder ergänzt) werden muß.

Ab. 21: Tagesdienste für eine Pflegeabteilung mit vier Pflegegruppen

Uhrzeit	MONTAG–FREITAG									SAMSTAG/SONNTAG		
	Normaldienst				Sonderdienst Abt.Schw.	Springerdienst Vollkraft		Teilzeitkraft				
	Dienst A	Dienst B1	Dienst B2	Dienst C	Dienst D	Dienst E	Dienst F	Dienst G	Dienst H	Dienst As	Dienst Bs	Dienst Cs
6⁰⁰– 7⁰⁰												
7⁰⁰– 8⁰⁰												
8⁰⁰– 9⁰⁰												
9⁰⁰–10⁰⁰												
10⁰⁰–11⁰⁰												
11⁰⁰–12⁰⁰												
12⁰⁰–13⁰⁰												
13⁰⁰–14⁰⁰												
14⁰⁰–15⁰⁰												
15⁰⁰–16⁰⁰												
16⁰⁰–17⁰⁰												
17⁰⁰–18⁰⁰												
18⁰⁰–19⁰⁰												
19⁰⁰–20⁰⁰												
20⁰⁰–21⁰⁰												
21⁰⁰–22⁰⁰												

Montag—Freitag
Dienst A = Frühdienst
6.00—14.45 Uhr
(7,75 Arbeitsstunden; jeweils 30 Minuten für Frühstück und Mittagessen)

Dienst B1 = geteilter Dienst
7.00—12.15 / 16.00—19.00 Uhr
(7,75 Arbeitsstunden; 30 Minuten für Frühstück)

Dienst B2 = geteilter Dienst
7.00—12.15 / 17.00—20.00 Uhr
(7,75 Arbeitsstunden; 30 Minuten für Frühstück)

Dienst C = Spätdienst
13.30—22.00 Uhr
(7,75 Arbeitsstunden; 15 Minuten für Nachmittagskaffee und 30 Minuten für Abendessen)

Dienst D = Sonderdienst (Abteilungsschwester) 8.00—17.00 Uhr
(8,0 Arbeitsstunden; jeweils 15 Minuten für Frühstück und Nachmittagskaffee sowie 30 Minuten für Mittagessen)

Dienst E = Springerdienst (Vollkraft)
7.00—16.00 Uhr
(8,0 Arbeitsstunden; jeweils 30 Minuten für Frühstück und Mittagessen)

Dienst F = Springerdienst (Vollkraft)
12.00—21.00 Uhr
(8,0 Arbeitsstunden; jeweils 30 Minuten für Mittagessen und Abendessen)

Dienst G = Springerdienst (Teilzeitkraft) 6.00—10.30 Uhr
(4,0 Arbeitsstunden; 30 Minuten für Frühstück)

Dienst H = Springerdienst (Teilzeitkraft) 15.00—19.00 Uhr
(4,0 Arbeitsstunden)

Samstag/Sonntag
Dienst As = Frühdienst
6.00—13.00 / 17.00—20.00 Uhr
(9,0 Stunden Arbeitszeit; jeweils 30 Minuten für Frühstück und Mittagessen)

Dienst Bs = Normaldienst
7.00—17.00 Uhr
(9,0 Stunden Arbeitszeit; jeweils 30 Minuten für Frühstück und Mittagessen)

Dienst Cs = Spätdienst
7.00—11.30 / 16.30—22.00 Uhr
(9,0 Stunden Arbeitszeit; jeweils 30 Minuten für Frühstück und Abendessen)

Gesamtarbeitszeit in 14 Tagen = 80 Stunden — Vertretung der Abteilungsschwester für Samstag/Sonntag durch die Gruppenschwestern.

Abb. 22: Tagesarbeitszeitplan für Montag, 1. Woche, für eine Pflegeabteilung mit vier Pflegegruppen
(Beispiel für die tageszeitliche Verteilung der Anwesenheitsbesetzung)

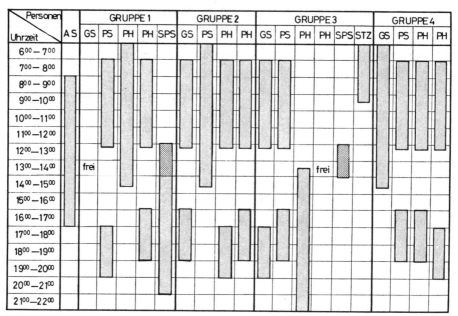

Von 12.00 Uhr bis 14.00 Uhr Einsatz auf Gruppe 3

Erläuterungen

AS = Abteilungsschwester/Abteilungspfleger
GS = Gruppenschwester/Gruppenpfleger
PS = Krankenschwester/Krankenpfleger
PH = Krankenpflegehelferin/Krankenpflegehelfer
S/PS = Springer (Vollkraft)
S/TZ = Springer (Teilzeitkraft)

Abb. 23: Dienstplan für eine Pflegeabteilung mit 4 Pflegepersonen für 4 Wochen
— Anwesenheitsbesetzung und freie Tage

Pflegeeinheit	Personen	Mo.	Di.	Mi.	Do.	Fr.	Sa.	So.	Mo.	Di.	Mi.	Do.	Fr.	Sa.	So.	Mo.	Di.	Mi.	Do.	Fr.	Sa.	So.	Mo.	Di.	Mi.	Do.	Fr.	Sa.	Sa.
Abteilung	AS	E	E	E	E	E			E	E	E	E	E	E	E	E	E	E			E	E			E	E	E		
GRUPPE 1	GS		B_2	B_2	B_2	B_5	B_5	B_1	B_1	B_1	B_1	B_1			B_2	B_2		B_2	A_5	A_5	A	B_1	B_1	A	A				
	PS	B_2	B_2	S	S	S			A		A	A	C_5	C_5	B_1	B_1	B_2	B_2	B_1			B_1			B_1	B_1	B_5	B_5	
	PH	A	A	A	A	A			B_1	A	A			B_5	B_5	S	S	S	S	A			B_1	A	A			C_5	C_5
	PH	B_1	B_1		B_1	A_5	A_5	B_2	B_1	B_2	B_1	B_2				B_1	B_1	B_1	B_5	B_5	B_2	B_1	B_1	B_1	B_1	B_2			
	SPS	$F^{1)}$	$F^{1)}$	$E^{1)}$	$E^{1)}$																		$F^{4)}$						
	STZ															G	G	G	G	H									
GRUPPE 2	GS	B_1	B_1	B_1	B_1	B_1				B_2	B_2	B_2	B_5	B_5	A	B_1	B_1	A	A			B_2	B_2				C	A_5	A_5
	PS	A			A	A	C_5	C_5	B	B	S	S	S			B			B	B	B_5	B_5	B	B	B	B	B		
	PH	B_2	B_1	B_2	B_1	B_2			B_1	B_1			B_1	A_5	A_5	B_2	B_1	B_1	B_1	B_2					B_1	B_1	B_1	B_5	B_5
	PH	B_1	A	A			B_5	B_5	A	A	A	A	A			B_1	A	A			C_5	C_5	S	S	S	S	A		
	SPS				$F^{3)}$	$F^{3)}$	$E^{3)}$	$E^{3)}$										$F^{3)}$											
	STZ																						G	G	G	G	H		
GRUPPE 3	GS	B_2	B_2			B_2	A_5	A_5	A	B_1	B_1	A	A			B_2	B_2	B_2	B_5	B_5	B_1	B_1	B_1	B_1	B_1				
	PS	B_1	B_1	B_2	B_2	B_1			B_1		B_1	B_1	B_5	B_5	B_2	B_2	S	S	S			A		A	A	C_5	C_5		
	PH	S	S	S	S	A			B_1	A	A			C_5	C_5	A	A	A	A	A			B_1	A	A			B_5	B_5
	PH		B_1	B_1	B_1	B_5	B_5	B_2	B_1	B_1	B_1	B_2			B_1	B_1			B_1	A_5	A_5	B_2	B_1	B_2	B_1	B_2			
	SPS								$F^{4)}$				$F^{4)}$	$F^{4)}$	$E^{4)}$	$E^{4)}$													
	STZ	G	G	G	H																								
GRUPPE 4	GS	A	B_1	B_1	A	A			B_2	B_2			B_2	A_5	A_5	B_1	B_1	B_1	B_1	B_1			B_2	B_2	B_2	B_5	B_5		
	PS	B_1		B_1	B_1	B_5	B_5	B_1	B_1	B_2	B_2	B_1			A		A	A	C_5	C_5	B_2	B_2	S	S	S				
	PH	B_1	A	A			C_5	C_5	S	S	S	S	A			B_1	A	A			B_5	B_5	A	A	A	A	A		
	PH	B_2	B_1	B_1	B_1	B_2			B_1	B_1	B_1	B_5	B_5	B_2	B_1	B_2	B_1	B_1	B_2			B	B			B	A_5	A_5
	SPS				$F^{2)}$																		$F^{2)}$	$F^{2)}$	$E^{2)}$	$E^{2)}$			
	STZ								G	G	G	G	H																

Erläuterungen

AS = Abteilungsschwester/Abteilungspfleger

GS = Gruppenschwester/Gruppenpfleger

PS = Krankenschwester/Krankenpfleger

PH = Krankenpflegehelferin/Krankenpflegehelfer

S/PS = Springer (Vollkraft)

S/TZ = Springer (Teilzeitkraft)

[1]) Einsatz von 12.00 Uhr bis 14.00 Uhr auf Gruppe 3
[2]) Einsatz von 12.00 Uhr bis 14.00 Uhr auf Gruppe 2
[3]) Einsatz von 12.00 Uhr bis 14.00 Uhr auf Gruppe 4
[4]) Einsatz von 12.00 Uhr bis 14.00 Uhr auf Gruppe 1

V. Struktur, Planung und Organisation der Intensiv-, Normal-, Langzeit- und Minimalpflege

A. Intensivpflegebereich

1. Aufgabenstellung

Der Intensivpflegebereich dient der stationären Unterbringung von Patienten, die der intensivmedizinischen Versorgung bedürfen[47]. Versucht man, losgelöst von allen räumlichen und auch personellen Vorstellungen, die den verschiedenartigen Bezeichnungen für Intensivpflegeeinheiten zugrunde liegen, die Aufgaben der Intensivmedizin zu systematisieren, so ergibt sich folgendes:

Intensivbehandlung

Versorgung von Patienten, deren Vitalfunktionen in lebensbedrohender Weise gestört sind und wiederhergestellt, unterstützt oder künstlich aufrechterhalten werden müssen.

Intensivüberwachung

Versorgung von Patienten, bei denen die akute Gefahr einer Störung der Vitalfunktionen besteht und die daher dauernd überwacht, ärztlich betreut und pflegerisch versorgt werden müssen.

Intensivpflege

Versorgung von Patienten, deren Vitalfunktionen weitgehend stabilisiert sind, die nicht mehr dauernd, aber häufig überwacht, kontinuierlich gepflegt und regelmäßig ärztlich betreut werden müssen.

Dabei sei ausdrücklich darauf hingewiesen, daß sowohl die Intensivbehandlung als auch die Intensivüberwachung nicht nur durch eine erhöhte Behandlungsintensität, sondern stets auch durch eine erhöhte Pflegeintensität charakterisiert sind[48].

---

[47] Ausgangspunkt für die Intensivpflegeeinheit ist der Aufwachraum, den man in der Vergangenheit in Verbindung mit der Operationsabteilung geplant hat (auch „postoperative Abteilung" genannt). Die Patienten lagen so lange im Aufwachraum, wie sie nach der Operation der Aufsicht bedurften. Im Laufe der Zeit erwies sich jedoch, daß ein Teil dieser postoperativen Patienten vielfach einer längeren Überwachung bedurften. Auf diese Weise entwickelte sich aus dem Aufwachraum die Intensivpflegeeinheit, die man heute bei den operativen Abteilungen entweder in unmittelbarer räumlicher Verbindung mit dem Aufwachraum oder aber auch getrennt vom Aufwachraum anlegt. Während der Aufwachraum nur während des Tages und im Rhythmus des normalen Operationsbetriebes besetzt ist und somit nach Größe und Ausstattung begrenzt werden kann, handelt es sich bei der Intensivpflegeeinheit um eine ständig in Betrieb befindliche Pflegeeinheit. — Im Laufe der weiteren Entwicklung verlegten dann auch die konservativen Abteilungen diejenigen Patienten, die dauernder Überwachung bedurften, in diese Intensivpflegeeinheit. Der ständig steigende Bedarf an intensiver pflegerischer Betreuung und dauernder Beobachtung ist der Grund dafür, daß inzwischen auch für den konservativen Fachbereich der Bedarf an Intensivversorgung ständig zunimmt (z. B. für Vergiftungen, Zucker-Koma, bestimmte schwere Herz- und Lungenkrankheiten).

[48] Eine Sonderaufgabe im Rahmen der Intensivmedizin ist die Beaufsichtigung von Frischoperierten, so lange bis sie aus der Narkose erwacht sind — sogenannte postoperative Beobachtung.

Die personellen und materiellen Voraussetzungen für die Intensivbehandlung und Intensivüberwachung sind naturgemäß höchst verschieden. So gesehen erklären sich sowohl die großen Unterschiede in der Personalbesetzung und Ausstattung als auch die verschiedenen Bezeichnungen aus den unterschiedlichen Aufgaben, die die Pflegeeinheiten des Intensivpflegebereiches im Einzelfall übernehmen, vor allem aus den Kombinationsmöglichkeiten der verschiedenen Aufgaben.

2. Bedarf an Intensivbetten

Die Angaben, die über den Bedarf an Intensivbetten gemacht werden, sind höchst unterschiedlich. Dies ist in erster Linie darauf zurückzuführen, daß die Zahlen einmal nur die Intensivbehandlung betreffen, zum anderen aber Intensivüberwachung oder auch reine Intensivpflege miteinschließen. Sie schwanken zwischen 0,5 und 25% der operativen und internistischen Krankenbetten. Bei der betrieblichen und baulichen Planung ist zu berücksichtigen, daß die Möglichkeiten der Intensivmedizin ständig zunehmen und noch lange nicht alle erkannt und erschöpft sind. Das aber bedeutet, daß Ausgangspunkt zwar die Verhältnisse in der Vergangenheit und Gegenwart sind, daß man darüber hinaus aber die künftig zu erwartende Entwicklung beachten muß. Dies berücksichtigend wird man davon ausgehen können, daß der Bedarf an Intensivbehandlung etwa zwischen 1 bis 3% der Gesamtbettenzahl liegt. Für Intensivüberwachung — einschließlich reiner Intensivpflege — werden weitere 5 bis 7% vorgesehen werden müssen, so daß der Gesamtbedarf an Intensivbetten etwa 8 bis 10% aller Krankenbetten ausmachen kann. Dabei werden die Grenzen zwischen Intensivbehandlung und -überwachung immer fließend sein, ein Umstand der bei Planung, Bau und Einrichtung in jedem Falle berücksichtigt werden muß.

Die genannten Anteilswerte sind auf den Eigenbedarf eines bestimmten Gebietes bezogen. Ärztlich-pflegerische, personelle und wirtschaftliche Gründe sprechen dafür, bestimmte Formen der Intensivbehandlung nicht überall vorzusehen, sondern innerhalb eines großen Einzugsbereiches zu zentralisieren (z. B. Einrichtung sogenannter Dialysezentralen, Verbrennungszentralen oder Vergiftungszentralen). Das aber bedeutet, daß der Anteil der Intensivbetten je nach Versorgungsstufe des Krankenhauses unterschiedlich groß sein wird (in der Regel Zunahme mit steigender Versorgungsstufe).

3. Organisationsstruktur

Die hohen Anforderungen an Personalbesetzung, Einrichtung und Ausstattung, aber auch die infolge der starken Belegungsschwankungen notwendigen überdurchschnittlichen Bettenreserven erfordern eine möglichst weitgehende räumliche und organisatorische Zusammenfassung aller Intensivpflegeeinheiten eines Krankenhauses.[49]) Ausgehend von dem Bedarf an Intensivbehandlung und Intensivüberwachung sowie unter Berücksichtigung der Zuständigkeiten und Verantwortungen in der ärztlichen Versorgung der Intensivpatienten empfehlen sich für die Organisation der Intensivmedizin vorzugsweise folgende Lösungen:

a) Krankenhäuser der Maximal- und Zentralversorgung (Universitätskliniken, Medizinische Akademien und Allgemeine Krankenhäuser etwa ab 750 Betten)

Hier wird in der Regel die Intensivmedizin für den operativen und konservativen Bereich getrennt vorgehalten.

Daraus folgt: Zwei Pflegeabteilungen für Intensivmedizin — eine für den operativen und eine für den konservativen Bereich —, wobei jeweils Intensivbehandlung und Intensivüberwachung kombiniert sind. Darüber hinaus sind je nach Größe und Bauform des Krankenhauses weitere Intensivpflegeeinheiten denkbar, primär für Intensivüberwachung (z. B. für die Fachgebiete Pädiatrie, Neurologie, Neurochirurgie).

Soweit es die bauliche Anlage des Krankenhauses erlaubt, sollten alle Intensivpflegeabteilungen organisatorisch und räumlich zu einem Intensivpflegebereich zusammengefaßt werden.

b) Krankenhäuser der Regelversorgung (Allgemeine Krankenhäuser etwa ab 330 Betten)

Hier wird in der Regel die Intensivmedizin für den operativen und konservativen Bereich zusammengefaßt.

Daraus folgt: eine Pflegeabteilung für Intensivmedizin. Soweit diese in eine operative und konservative Pflegeeinheit untergliedert ist, sollten beide Pflegeeinheiten sowohl organisatorisch und räumlich als auch im Hinblick auf die ärztliche und pflegerische Versorgung eine Einheit bilden.

c) Krankenhäuser der Grundversorgung (Allgemeine Krankenhäuser etwa ab 200 Betten)

Hier sind in aller Regel die Aufgaben der Intensivmedizin auf die Intensivüberwachung begrenzt.

---

[49]) Eine Reihe von Gründen spricht dafür, die Intensivpflege räumlich zu konzentrieren, soweit dies die baulichen Gegebenheiten des Krankenhauses zulassen. Nur in großen, baulich in Einzelkliniken aufgelösten Krankenhäusern wird man dieser Forderung nicht entsprechen können. Einmal erlaubt die räumliche Zusammenfassung bei der extrem schwankenden Belegung des Intensivpflegebereiches eine bessere Nutzung der Einrichtung und Ausstattung durch flexible Belegungsmöglichkeiten. Zum anderen aber lassen sich größere Einheiten erfahrungsgemäß organisatorisch und personell besser handhaben, Schwankungen in der Personalbesetzung durch Urlaub und Krankheit gleichen sich besser aus. Aus demselben Grunde empfiehlt sich bei kleineren Krankenhäusern eine Anbindung an den Normalpflegebereich. Dies hat darüber hinaus den Vorteil, daß man Patienten, die man zwar nicht mehr für so gefährdet hält, daß sie unbedingt der fortgesetzten personellen und apparativen Überwachung bedürfen, die man aber nicht ganz aus der sicheren Nähe der im Intensivpflegebereich gegebenen pflegerischen und therapeutischen Möglichkeiten entlassen möchte auf der benachbarten Pflegeeinheit unterbringt und damit eine weitere Differenzierungsmöglichkeit der Unterbringung des Patienten je nach dem Gefährdungsgrad erreicht.

Daraus folgt: Eine interdisziplinäre Pflegegruppe für Intensivüberwachung; die Möglichkeiten für eine vorübergehende Intensivbehandlung sind auf den Notfall begrenzt.

Angemerkt sei, daß die Beaufsichtigung von Frischoperierten, so lange bis sie aus Narkose erwacht sind, entweder getrennt vom Intensivpflegebereich im Rahmen der Operationsabteilung im sogenannten Aufwachraum oder aber auch im Rahmen der operativen Intensivpflegeeinheit geschieht. Die letztere Lösung findet man vielfach bei mittleren und kleinen Allgemeinen Krankenhäusern deshalb, weil das Personal der Intensivpflegeeinheit den Aufwachraum mitbetreut.

4. Leitung und Organisation

Die ärztliche Leitung der gesamten Intensivmedizin liegt bei einem in der Intensivmedizin besonders ausgebildeten Arzt, der auch die Verantwortung für die laufende Versorgung der Patienten trägt. In enger Zusammenarbeit mit den anderen Fachärzten hat der ärztliche Leiter der Intensivmedizin für die ordnungsgemäße Überwachung, für die Aufrechterhaltung und gegebenenfalls für die Wiederherstellung der Vitalfunktionen der Patienten zu sorgen (pflegeeinheitsgebundene fachärztliche Versorgung). Er ist für die rechtzeitige Hinzuziehung der für die Versorgung des Grundleidens des jeweiligen Patienten zuständigen behandelnden und mitbehandelnden Fachärzte zuständig, deren Tätigkeiten er koordinieren muß (Koordination von pflegeeinheits- und patientengebundener fachärztlicher Versorgung). Der ärztliche Leiter der Intensivmedizin ist gleichzeitig verantwortlich für die Gesamtorganisation des Intensivpflegebereiches, d. h. für die Personaldisposition im ärztlichen, pflegerischen, medizinisch-technischen und versorgungstechnischen Dienst des Intensivpflegebereiches sowie für die Disposition, Instandhaltung und Verwaltung der Einrichtung und Ausstattung sowie der Sachgüter. Den Fachärzten und den übrigen ärztlichen Mitarbeitern aller beteiligten Fachdisziplinen muß durch entsprechende Einschaltung in den ärztlichen Dienst im Bereich der Intensivmedizin Gelegenheit geboten werden, Kenntnisse und Erfahrungen auf dem Gebiet der Intensivmedizin zu erwerben.

Die Leitung des Pflegedienstes im Intensivpflegebereich liegt bei der dafür zuständigen Abteilungsschwester. Art und Umfang ihrer Entscheidungs-, Anordnungs- und Initiativaufgaben sowie deren Delegation auf die Pflegeteams ergeben sich aus der Kompetenzverteilung innerhalb der Gesamtstruktur der Krankenpflegeleitung (vgl. Abschnitt IV, A dieses Kapitels). Im Gegensatz zu den anderen Pflegekategorien erfordert die kontinuierlich untrennbare Verbindung von ärztlicher und pflegerischer Versorgung im Intensivpflegebereich eine exakte, zeitlich ununterbrochene und auf die Dauer gesicherte Abstimmung aller Maßnahmen der Grund- und Behandlungspflege mit denen der ärztlichen Versorgung und damit eine einheitliche Organisation aller ärztlichen und pflegerischen Tätigkeiten und Arbeitsabläufe.

5. Personalbedarf

a) Personalbedarf im ärztlichen Dienst

Die Intensivbehandlung erfordert die ununterbrochene 24stündige Anwesenheit jeweils eines für Intensivmedizin zuständigen Arztes im Intensivpflegebereich. Für die Intensivüberwachung bedarf es der ständigen Anwesenheitsbereitschaft eines für die Intensivmedizin zuständigen Arztes im Krankenhaus, wobei Art und Umfang der ärztlichen Tätigkeiten sich nach Art und Schwere der Krankheiten der zu betreuenden Patienten richten. Der fachärztliche Bereitschaftsdienst im Bereich der Intensivmedizin ist für die Intensivüberwachung die Mindestforderung, die auch für die reine Intensivpflege gilt.

b) Pflegedienst

Einzelheiten zum Personalbedarf im Pflegedienst für den Intensivpflegebereich sind in Abschnitt IV, C dieses Kapitels dargestellt. Danach muß man für den Intensivpflegereich im Tages- und Nachtdienst mit folgendem Pflegezeitaufwand rechnen:

Intensivbehandlung = 525 bis 700 Minuten je Patient und Tag
Intensivüberwachung (einschließlich Intensivpflege) = 175 bis 350 Minuten je Patient und Tag.[50])

Nicht nur der Arbeitsbedarf, sondern auch die qualitativen Anforderungen an das Pflegepersonal liegen bei der Intensivpflege höher als bei den anderen Pflegekategorien. Die vielseitigen Tätigkeiten des Pflegepersonals setzen theoretische Kenntnisse voraus, die weit über dem Wissen liegen, das im Rahmen der normalen Krankenpflegeausbildung verlangt wird. Intensivpflege verlangt intelligentes und geschultes Pflegepersonal mit technischem Verständis, manueller Geschicklichkeit und schnellem Reaktionsvermögen. Davon ausgehend wird im allgemeinen empfohlen, das Pflegepersonal für den Einsatz in der Intensivpflege besonders zu schulen, und zwar im Rahmen spezieller Weiterbildungsstätten und Weiterbildungsveranstaltungen (vgl. dazu Empfehlungen der Deutschen Krankenhausgesellschaft vom 25. Mai 1971

---

[50]) Es sei darauf hingewiesen, daß der Mehrbedarf an Pflegepersonal für den Intensivpflegebereich nicht aus dem Personalbestand für die Normalpflege abgezogen werden kann, da es für die zusätzlichen Aufgaben im Bereich der Intensivmedizin auch zusätzliche Personals bedarf. Die vielfach geäußerten Hoffnungen auf mögliche Einsparungen beim Personaletat durch Einrichtung von Intensivpflegeeinheiten treffen also nicht zu; Mehrleistungen für Patienten erfordern höhere Kosten. Dies ist auch der Grund dafür, daß man sich mit seinen Forderungen im Bereich der Intensivmedizin unter allen Umständen vor Übertreibungen hüten sollte. — Vgl. dazu Spang, K.: Zur Einrichtung von kardiologischen Überwachungsstationen im Rahmen Innerer Kliniken, in: Deutsche Medizinische Wochenschrift, Heft 1/1967, S. 14 ff. Spang schreibt folgendes: „Mit einer sogenannten normalen Besetzung läßt sich eine Überwachungsstation nicht funktionsgerecht führen. Allerdings sollte man sich auch hier bei seinen Forderungen vor Übertreibungen hüten. — So ist es uns unverständlich, wie kürzlich in einem Kongreßvortrag für eine 12-Betten-Überwachungsstation sechs Ärzte und 36 Schwestern gefordert werden konnten. Offenbar hatte der Vortragende nicht bedacht, daß er mit seiner Forderung praktisch die Einrichtung einer Überwachungsstation jeweils an den Bau eines zusätzlichen Schwesternhauses koppelte. Ebenso wenig hatte er berücksichtigt, daß er angesichts des gegenwärtigen Schwesternmangels in der Praxis forderte, daß für jedes seiner Überwachungsbetten irgendwo anders zwölf Krankenhausbetten unversorgt bleiben."

für die Weiterbildung zu Fachkrankenschwestern/Fachkrankenpflegern/Fachkinderkrankenschwestern, in: Das Krankenhaus, Heft 6/1971, S. 269 ff. [51]).

6. Einsatz von Krankenpflegehilfspersonal

Sowohl von der Aufgabenstellung als auch von der Arbeitsgliederung her gesehen sind im Intensivpflegebereich die Einsatzmöglichkeiten selbst für voll ausgebildetes Pflegehilfspersonal begrenzt; denn mit ein Vorteil der Intensivpflege besteht darin, daß nicht qualifiziertes Personal nicht unbeaufsichtigt Schwerkranke pflegen kann. Ausgehend von einer dreifachen Differenzierung der Pflegeberufe — Krankenpflegefachpersonal/Krankenpflegepersonal/Krankenpflegehilfspersonal läßt sich der Anteil des Krankenpflegefachpersonals auf 45 bis 75 % begrenzen, wobei es sich bei den übrigen 55 bis 25 % um ausgebildetes Krankenpflegepersonal handeln muß. Krankenpflegehilfspersonal sollte nur in Ausnahmefällen im Intensivpflegebereich eingesetzt werden. Dies gilt auch für die einjährig ausgebildeten Krankenpflegehelfer(innen).

7. Hinweise zu Bau, Einrichtung und Ausstattung von Intensivpflegeeinheiten

a) Situierung des Intensivpflegebereiches

Zwischen den verschiedenen Leistungsstellen im Krankenhaus bestehen unterschiedliche und vielschichtige funktionelle Beziehungen. Bei der Entscheidung über die räumliche Zueinanderordnung gilt es in der Regel, mehrere funktionelle Zusammenhänge gegeneinander abzuwägen, so auch bei der Entscheidung über die Situierung der Intensivpflegeeinheiten. Es bestehen folgende wichtige Forderungen:

1) von der Organisation des Pflegedienstes her gesehen — räumliche Zusammenfassung aller Intensivpflegeeinheiten, gegebenenfalls räumliche Anbindung an den Normalpflegebereich;

2) von der ärztlichen Versorgung her gesehen — räumliche Verbindung zur zentralen Operationsabteilung, da die Mehrzahl der Verlegungen schwerstkranker Patienten innerhalb des Allgemeinen Krankenhauses von der zentralen Operationsabteilung zur Intensivpflegeeinheit erfolgt.

Bei räumlich zentralisiertem Intensivpflegebereich ergibt sich daraus die Forderung nach Situierung des Intensivpflegebereiches in Verbindung zur zentralen Operationsabteilung — entweder geschoßgleich, sonst über oder unter der Operationsabteilung. Bei räumlich dezentralisiertem Intensivpflegebereich gelten für den operativen Bereich dieselben Forderungen, während sich für den konservativen Bereich ein Anschluß an den Normalpflegebereich empfiehlt.

---

[51]) Auf die Problematik der Fachkrankenschwester/des Fachkrankenpflegers für die Intensivpflege sei an dieser Stelle nur hingewiesen. Gegen einen Dauereinsatz von Krankenpflegepersonal im Bereich der Intensivpflege spricht, daß die dort anfallenden körperlichen und psychischen Belastungen Unterbrechungen des Einsatzes erfordern und damit eine Ablösung durch anderes Pflegepersonal. Zumindest muß also der Stamm an Intensivpflegepersonal so groß sein, daß eine solche Ablösung möglich ist (gegebenenfalls auch im Austausch mit dem Anästhesiedienst).

b) Größe der Intensivpflegeeinheiten

Für die Intensivbehandlung liegt die optimale Größe für eine Pflegegruppe bei etwa 8 bis 12 Betten. Bei Kombination von Intensivbehandlung und -überwachung kann die Bettenzahl bis 15 erhöht werden. Ist der Bedarf größer, dann empfiehlt sich in jedem Falle, mehrere gesonderte Pflegegruppen auszulegen und diese räumlich miteinander zu verbinden. Soweit der Intensivpflegebereich eine räumliche Einheit bildet, sollten alle Intensivpflegeinheiten organisatorisch zu *einer* Pflegeabteilung zusammengefaßt werden. Mehrere organisatorisch selbständige Intensivpflegeeinheiten — Pflegegruppen oder Pflegeabteilungen — wird man nur bei räumlicher Dezentralisierung des Intensivpflegebereiches bilden. In allen diesen Fällen ist eine organisatorische Anbindung an den Normalpflegebereich anzustreben.

c) Räumliche Gestaltung der Intensivpflegeeinheiten

Für die räumliche Gestaltung der Intensivpflegeeinheiten bieten sich die „offene" und die „geschlossene" Lösung an. Bei der offenen Lösung handelt es sich um einen größeren Raum mit offenen Bettplätzen oder einsehbaren Bettboxen (meist nicht mehr als sechs). Die geschlossene Lösung faßt etwa drei bis vier Ein- oder Zweibettzimmer zu einer Pflegegruppe zusammen, die von einem vorgeschalteten Arbeitsplatz aus direkt zu übersehen sind. Für ausreichende Sichtverhältnisse ist dadurch gesorgt, daß die einzelnen Zimmer mit Glaswänden auf einem halbhohen Mauersockel getrennt sind. Die Glaswände können aus Doppelglasscheiben bestehen, zwischen denen Jalousetten laufen, um auf diese Weise die einzelnen Zimmer sichtmäßig gegeneinander abtrennen zu können. Die Schwierigkeiten, den Bedarf an Krankenbetten für Intensivbehandlung und -überwachung insgesamt zu bestimmen und gegeneinander abzugrenzen, zwingen dazu, Bau, Einrichtung und Ausstattung möglichst flexibel zu gestalten. Denkt man ferner an die tagtäglich unterschiedlichen und wechselnden Aufgaben, so bietet sich an, die offene und die geschlossene Lösung nebeneinander vorzusehen, um allen Anforderungen beim späteren Betrieb gerecht zu werden. Auch bei der in mittleren und kleinen Krankenhäusern oft anzutreffenden Kombination von Intensivüberwachung und Beobachtung Frischoperierter bis zum Erwachen aus der Narkose erscheint eine zumindest teilweise offene Lösung in jedem Falle angebracht.

Es sei darauf hingewiesen, daß Sonderpflegeeinheiten für Intensivbehandlung und -überwachung nicht nur bei Neubauten eingeplant werden, sondern auch bei Altbauten ohne allzugroßen Aufwand nachträglich eingerichtet werden können.

d) Hinweise zur Programmierung einer Intensivpflegeeinheit

Einzelheiten zur Programmierung einer Intensivpflegeeinheit sind in Abschnitt VI, A dieses Kapitels dargestellt.

B. Normalpflegebereich

1. Aufgabenstellung

Der Normalpflegebereich dient der stationären Unterbringung von Patienten, die zwar noch bettlägerig sind, aber nur einer normalen pflegerischen Betreuung sowie einer der Intensität nach variierenden ärztlichen Behandlung bedürfen und die nicht in der Lage sind, für ihre Grundbedürfnisse in vollem Umfange selbst zu sorgen.

2. Bedarf an Normalbetten

Nach den Ergebnissen empirischer Untersuchungen über die Gruppierung der Patienten des Allgemeinen Krankenhauses entsprechend der Behandlungs- und Pflegeintensität beträgt der Anteil der Krankenbetten im Normalpflegebereich je nach der ärztlich-pflegerischen Zielsetzung und der sich daraus ergebenden Versorgungsstufe des Allgemeinen Krankenhauses zwischen 50 und 60 % der Gesamtbettenkapazität.

3. Organisationsstruktur

Der Normalpflegebereich gliedert sich in kleine, flexibel kombinier- und nutzbare Pflegegruppen, von denen jeweils mehrere (vier bis sechs) zu einer Pflegeabteilung zusammengefaßt werden. Je nach Größe des Normalpflegebereiches umfaßt die Pflegeabteilung entweder einen Fachbereich (operativen oder konservativen Fachbereich) oder eine Fachdisziplin (Chirurgie, Innere Medizin, Gynäkologie/Geburtshilfe usw.). Innerhalb einer fachbereichsgebundenen Pflegeabteilung wird pflegegruppenweise nach Fachdisziplinen unterteilt, während sich die Pflegegruppen einer fachdisziplinär gebundenen Pflegeabteilung nach Fachteilbereichen oder Behandlungsarten unterscheiden können.

4. Ärztliche und pflegerische Leitung

Im Normalpflegebereich sind pflegeeinheitsgebundene und patientengebundene fachärztliche Versorgung identisch, d. h. dem für die Behandlung des Grundleidens zuständigen Facharzt obliegt gleichzeitig die Leitung der für die Unterbringung seiner Patienten vorgesehenen Pflegeeinheiten. Innerhalb dieser Pflegeeinheiten ist er für die Leitung und Organisation des ärztlichen Dienstes sowie für die Koordination der ärztlichen Betreuung mit der pflegerischen, medizinisch-technischen und allgemeinen Versorgung zuständig.

Die Leitung und die Organisation des Pflegedienstes liegen bei den für die Pflegeabteilungen zuständigen Abteilungsschwestern. Art und Umfang ihrer Entscheidungs-, Anordnungs- und Initiativaufgaben sowie deren Delegation auf die Pflegegruppen ergeben sich aus der Kompetenzverteilung innerhalb der Gesamtstruktur der Krankenpflegeleitung (vgl. dazu Abschnitt IV, A dieses Kapitels).

5. Personalbedarf

Einzelheiten zu dem notwendigen Pflegezeitaufwand und dem sich daraus ergebenden Personalbedarf sind in Abschnitt IV, C dieses Kapitels dargestellt.

6. Einsatz von Krankenpflegehilfspersonal

Ausgehend von der Gruppierung der Pflegearbeiten nach Arbeitselementen sowie von dem in den Ausbildungsrichtlinien festgelegten Aufgabenbereich der Krankenpflegehelfer(innen) ergibt sich, daß bei zentraler Organisation der pflegerischen Versorgungsdienste die von Krankenpflegehelfer(innen) und sonstigem Pflegehilfspersonal (auch Krankenpflegepersonal in der Ausbildung) auszuführenden Tätigkeiten höchstens 30% des Gesamtpflegedienstes ausmachen können, bei dezentraler Organisation der pflegerischen Versorgungsdienste höchstens 40%. Entgegen diesen mehr theoretischen Feststellungen zeigt die Krankenhauspraxis, daß bei extensiver Interpretation des Aufgabenbereiches der Krankenpflegehelfer(innen) die Einsatzmöglichkeiten für Krankenpflegehilfspersonal auf 40 bis 50% der Gesamtpersonalbesetzung erhöht werden kann, ohne daß die Qualität der Krankenpflege dadurch beeinträchtigt wird. Die angespannte Personalsituation in der Pflegepraxis zwingt die Mehrzahl der Krankenhäuser zu einer dergestaltigen Strukturierung des Personalbestandes.

Bei dreifacher Differenzierung der Pflegeberufe ist für den Normalpflegebereich etwa folgende Gruppierung des Gesamtpersonals denkbar:

30% Krankenpflegefachpersonal — 40% Krankenpflegepersonal — 30% Krankenpflegehilfspersonal.

7. Hinweise zu Bau, Einrichtung und Ausstattung von Normalpflegeeinheiten

a) Nutzungsflexible bauliche Gestaltung des Normalpflegebereiches

Ausgehend von den betrieblichen Überlegungen um die Organisation der Pflegearbeit wird man bei der baulich-technischen Gestaltung des Normalpflegebereiches solchen Lösungen den Vorzug geben müssen, die den sich stets ändernden praktischen Gestaltungsformen der Pflegearbeit am besten entgegenkommen. Es empfiehlt sich deshalb, innerhalb des Normalpflegebereiches kleine, beliebig kombinierbare Pflegeeinheiten vorzusehen, jeweils mit gesondertem Pflegearbeitsbereich (Dienst- und Schreibplatz, sauberer Pflegearbeitsplatz, unsauberer Pflegearbeitsplatz, Anrichte, Arbeitsplatz für Hausarbeit und Abstellmöglichkeit). Eine derartige Dezentralisierung des Pflegearbeitsbereiches erlaubt auf der einen Seite, die Pflegearbeit wahlweise entweder gruppenweise oder funktionell zu organisieren. Auf der anderen Seite ermöglicht sie eine flexible Einteilung und Nutzung entsprechend den sich ändernden Anforderungen der Krankenbehandlung und -pflege. Schließlich wird der Pflegearbeitsbereich so nah wie möglich an den Patienten heran gebracht und damit der Forderung nach Verkürzung der Arbeitswege Rechnung getragen. Dabei bringt die dezentrale Anordnung der Pflegearbeitsplätze auch bei der Funktionspflege für das Pflegepersonal die erwünschte Wegeverkürzung.

Innerhalb der einzelnen Pflegegruppen können die verschiedenen Pflegearbeitsplätze lagemäßig noch weiter differenziert werden. So ist denkbar, bestimmte Arbeitsmöglichkeiten einrichtungsmäßig zu dezentralisieren und unmittelbar an das Krankenzimmer heranzulegen (z. B. saubere und unsaubere Pflegearbeitsplätze). Allerdings ist dabei zu überlegen, ob sich eine derartige Dezentralisierung der Arbeitsplätze „lohnt", d. h. ob der Mehraufwand an Bau, Einrichtung und Ausstattung zu den betrieblichen Vorteilen der Wegeverkürzung in einem vernünftigen Verhältnis steht.

In diesem Zusammenhang spielt auch die Frage der offenen Gestaltung des Schwesternarbeitsbereiches eine Rolle, die so weit gehen kann, daß man sich zu einer Art „Arbeitsflur" entschließt (offene Anordnung aller Pflegearbeitsplätze auf einem von den Krankenzimmern umgebenen Flur). Selbstverständlich bedürfen gerade derartige extreme Lösungen sorgfältiger Überlegung und Ausgestaltung, da hier nicht nur die Frage der Arbeitswege, sondern auch die Frage der Hygiene sowie des sicheren und ordnungsgemäßen Ablaufes der Pflegearbeit (ungestört von Patienten- und Besucherverkehr) eine Rolle spielen [52]).

Die Nutzungsflexibilität des Pflegebereiches hängt weitgehend davon ab, wie viele Pflegegruppen geschoßgleich zusammengefaßt sind. Je größer die Zahl der Pflegegruppen je Geschoßebene, um so variabler die Einteilung nach Pflegeabteilungen und um so besser die Möglichkeiten zur geschoßgleichen Zusammenfassung aller einem Fachbereich oder einer Fachdisziplin zuzuordnenden Pflegeeinheiten. So gesehen empfiehlt sich, möglichst viele (mindestens vier, besser sechs, acht oder noch mehr) Pflegegruppen auf einer Geschoßebene zusammenzufassen. Bei klarer Verkehrsführung, kurzer Wegeverbindung und Vermeidung von störendem Durchgangsverkehr läßt sich

---

[52]) Charakteristisch für Bau, Einrichtung und Ausstattung moderner Pflegeeinheiten ist der offene Schwesternarbeitsplatz, d. h. der Schreibplatz in Form eines Tresens, offen zum Flur. Nach anfänglichem Widerstand hat sich das Pflegepersonal an diese Einrichtung nicht nur gewöhnt, man ist sogar sehr zufrieden damit; denn der offene Arbeitsplatz kommt dem Wunsch der Schwester entgegen, mit den ihr anvertrauten Patienten in Hör- und möglichst auch in gewissem Sichtkontakt zu stehen. Auf der traditionell eingerichteten Station stehen deshalb die Türen zu dem Schwesterndienstzimmer immer offen. Allerdings hat die Erfahrung gezeigt, daß es zweckmäßig ist, für die Schwestern hinter dem offenen Arbeitsplatz eine Möglichkeit zu schaffen, sich in einen geschlossenen Raum zurückziehen zu können. Dies ist im angelsächsischen Bereich, in dem der offene Schwesternarbeitsplatz seit langem üblich ist, in der Regel auch anzutreffen.

diese Forderung jedoch nur dann realisieren, wenn man den Pflegebereich zumindest teilweise doppelflurig anlegt[53]).

Bei allen diesen Bemühungen um eine der Nutzungsflexibilität optimal angepaßte baulich-technische Gestaltung des Normalpflegebereiches muß jedoch Bedacht darauf gelegt werden, die Überschaubarkeit der Pflegearbeit nicht zu beeinträchtigen (z. B. schlechte oder keine Sichtverbindung vom Schwesternarbeitsplatz zu den Krankenzimmern; unzureichende Übersicht vom Abteilungsschwesterndienstplatz über die Pflegegruppen; getrennte Lage der Pflegegruppen und damit schlechte Möglichkeit zur organisatorischen Zusammenfassung von jeweils zwei Pflegegruppen).

Angemerkt sei, daß die Hinweise zur nutzungsflexiblen baulichen Gestaltung des Normalpflegebereiches im übertragenen Sinne für den Gesamtpflegebereich gelten, mithin also auch für die Bereiche Intensiv-, Langzeit- und Minimalpflege.

b) Größe der Normalpflegeeinheit

Die optimale Größe der Normalpflegegruppe liegt bei etwa 20 Betten (im Jahresdurchschnitt mit 17 bis 18 Patienten der allgemeinen Pflegeklasse belegt), die der Normalpflegeabteilung bei 70 bis 80 Betten. Einzelheiten dazu vgl. Abschnitt III, B 2 d und 2 e.

c) Hinweise zur Programmierung einer Normalpflegeeinheit

Einzelheiten zur Programmierung einer Normalpflegeeinheit sind in Abschnitt VI, B dargestellt.

C. Langzeitpflegebereich

1. Aufgabenstellung

Die Langzeitpflege dient der stationären Versorgung von Patienten, die nach Abschluß der Akutphase ihrer Erkrankung einer länger andauernden ärzt-

---

[53]) Ein weiterer betrieblicher Grund, den Pflegebereich als Tiefkörper mit zwei Fluren zu gestalten, kann der sein, daß man jede einzelne Pflegegruppe unmittelbar an das Verkehrszentrum anbinden und damit jeden Durchgangsverkehr für die Pflegegruppe ausschließen will. Natürlich können auch Grundstücksgröße, Grundstückszuschnitt, Bauauflagen bezüglich der Gebäudehöhe oder Schutz gegen Lärmbelästigung dafür bestimmend sein, den Pflegebereich zweiflurig zu gestalten.
Die guten Erfahrungen in Neubauten mit doppelflurigem Pflegebereich haben auch die Bedenken gegen die Lage der Schwesternarbeitsplätze an einem Innenhof gegenstandslos gemacht. Es hat sich erwiesen, daß bei guter architektonischer Gestaltung solche Arbeitsplätze ansprechender sein können und der Flur eine bessere Belichtung erhalten kann als im Falle der Einfluranlage. Unverständlich ist, warum Schwesternarbeitsplätze, an einem Lichthof gelegen, abgelehnt werden mit dem Hinweis darauf, daß Arbeitsplätze, die zum dauernden Aufenthalt des Personals dienen, direkt belichtet und belüftet sein müssen. Abgesehen davon, daß die Belichtung und Belüftung am Innenhof direkt ist und vollwertig sein kann, steht fest, daß die Schwestern sich nur zu einem geringen Teil ihrer Zeit (maximal etwa 15 bis 20%) am Schwesternarbeitsplatz aufhalten und daß sie ihre Hauptzeit bei dem Patienten oder auf dem Wege zum Patienten verbringen. Eine künstliche Belichtung und Klimatisierung des Pflegearbeitsbereiches sollte deshalb wegen der sehr hohen Betriebskosten und der Störanfälligkeit immer nur dann erwogen werden, wenn dies von der Organisation her unbedingt erforderlich ist.

lichen Behandlung unterschiedlicher Intensität und einer laufenden, intensitätsmäßig variierenden pflegerischen Betreuung bedürfen. Hierbei handelt es sich um sogenannte Chronisch- und Langzeitkranke, die nicht nur der Pflege bedürfen (Versorgung im „Pflegeheim"), sondern wegen der notwendigen therapeutischen und Rehabilitationsmaßnahmen im Allgemeinen Krankenhaus versorgt werden müssen (vgl. dazu auch 1. Kapitel, Abschnitt II, F). Entsprechend dem Alter der Patienten ist der Langzeitpflegebereich weitgehend geriatrisch ausgerichtet.

2. Bedarf an Langzeitbetten

Nach den Ergebnissen empirischer Untersuchungen über die Gruppierung der Patienten des Allgemeinen Krankenhauses entsprechend der Behandlungs- und Pflegeintensität schwankt der Anteil der Langzeitbetten an der Gesamtbettenkapazität des Allgemeinen Krankenhauses je nach Zielsetzung und Versorgungsstufe zwischen 10 und 15 %.

3. Organisationsstruktur

Für die Organisation der Langzeitpflege bieten sich zwei Strukturierungsprinzipien an:

a) dezentral — als gesonderte Pflegeeinheiten im Rahmen der fachbereichs- oder fachdisziplinärorientierten Pflegeabteilungen des Normalpflegebereiches;

b) zentral — als gesonderter, interdisziplinär organisierter Pflegebereich.

Dabei sind primär drei Gründe dafür bestimmend, die Langzeitpflege organisatorisch und räumlich zusammenzufassen:

1) Einrichtung und Ausstattung der Pflegeeinheiten sollen den besonderen Bedürfnissen dieser Patienten angepaßt werden.

2) Ärztliche, pflegerische, medizinisch-technische und allgemeine Versorgung der Patienten werden primär von den Erfordernissen der Anpassung und Rehabilitation determiniert.

3) Der überwiegende Teil der Langzeit- und Chronischkranken sind kranke alte Menschen, die entweder primär oder sekundär (nach Abschluß der Akutphase) der geriatrischen Versorgung bedürfen. Aus diesem Grunde empfiehlt sich, die Versorgung geriatrisch zu betreuender Patienten organisatorisch und räumlich zu zentralisieren. Dabei bietet sich im Hinblick auf die notwendigen personellen sowie einrichtungs- und ausstattungsmäßigen Voraussetzungen für die Rehabilitationsmaßnahmen eine Zusammenfassung mit den übrigen Chronisch- und Langzeitkranken an.

4. Ärztliche und pflegerische Leitung

a) Bei dezentraler Organisation der Langzeitpflege verbleiben ärztliche und pflegerische Leitung innerhalb des zuständigen Fachbereiches oder der zuständigen Fachdisziplin.

b) Bei zentraler Organisation der Langzeitpflege obliegen ärztliche Leitung und Gesamtorganisation des Langzeitpflegebereiches dem für die Geriatrie zuständigen Facharzt. Der ärztliche Leiter des Langzeitpflegebereiches ist einmal für die Gesamtversorgung der geriatrischen Patienten verantwortlich, darüber hinaus für die gerotherapeutische und rehabilitationsmäßige Versorgung der übrigen im Langzeitpflegebereich liegenden Patienten (pflegeeinheitsgebundene fachärztliche Versorgung), deren Behandlung er gemeinsam mit den übrigen Fachärzten, die für die Behandlung des Grundleidens zuständig bleiben (patientengebundene fachärztliche Versorgung), übernimmt. Darüber hinaus ist der ärztliche Leiter des Langzeitpflegebereiches für die Gesamtorganisation sowie für die Koordination der ärztlichen, pflegerischen, medizinisch-technischen und versorgungstechnischen Dienste verantwortlich.

Die Leitung und die Organisation des Pflegedienstes liegen bei zentraler Organisation der Langzeitpflege bei der dafür zuständigen Abteilungsschwester. Art und Umfang ihrer Entscheidungs-, Anordnungs- und Initiativaufgaben sowie deren Delegation auf die Pflegegruppen ergeben sich aus der Kompetenzverteilung innerhalb der Gesamtstruktur der Krankenpflegeleitung (vgl. dazu Abschnitt IV, A dieses Kapitels).

5. Personalbedarf

Der für die Betreuung der Langzeit- und Chronischkranken notwendige Pflegezeitaufwand entspricht dem in der Normalpflege. Der Mehraufwand bei der Grundpflege sowie bei der auf Rehabilitation ausgerichteten Behandlungspflege wird einmal ausgeglichen durch einen geringeren Anteil der übrigen Behandlungspflege, weiterhin aber auch durch eine geringere Pflegeintensität infolge der längeren Aufenthaltsdauer dieser Patienten. Ergänzend treten hinzu je nach Art und Umfang der Rehabilitationsmaßnahmen Beschäftigungstherapeuten(innen) und Sozialarbeiter(innen), ferner für den Bereich der Pädiatrie Erziehungs- und Lehrpersonal.

6. Einsatz von Krankenpflegehilfspersonal

Entsprechend der im Vergleich zur Normalpflege unterschiedlichen Arbeitsgliederung läßt sich im Bereich der Langzeitpflege der Einsatz von Pflegehilfspersonal bei zentraler Organisation der pflegerischen Versorgungsdienste auf 55 bis 60%, bei dezentraler Organisation auf 65 bis 70% erhöhen. Darin sind die im Bereich der Geriatrie beschäftigten Altenpflegerinnen und die im Bereich der Pädiatrie tätigen Kinderkrankenpflegerinnen eingeschlossen.

Bei dreifacher Differenzierung der Pflegeberufe ergibt sich etwa folgende Gliederung des Pflegepersonals:

Krankenpflegefachpersonal 22 % — Krankenpflegepersonal 44 % — Krankenpflegehilfspersonal 34 %.

7. Hinweise zu Bau, Einrichtung und Ausstattung von Langzeitpflegeeinheiten

Das zur nutzungsflexiblen baulichen Gestaltung des Normalpflegebereiches sowie zur Größe der Normalpflegeeinheit Gesagte gilt analog auch für den Langzeitpflegebereich. Da die dort untergebrachten Patienten jedoch über einen längeren Zeitraum im Krankenhaus verweilen, sollen Bau, Einrichtung und Ausstattung der Pflegeeinheiten diesem Umstand Rechnung tragen. Dabei ist vor allem auf folgendes zu achten:

Gestaltung von Krankenzimmergröße und -zuschnitt entsprechend dem größeren Bettplatzbedarf (Spezialbetten, Umbetteinrichtungen usw.); vermehrter Schrank- und Ablageraum für Privatkleidung und Privatgegenstände der Patienten; wohnliche Ausgestaltung der Krankenzimmer; gebrauchsgerechte, den Behinderungen der Patienten angepaßte Einrichtung in den Krankenzimmern sowie in den Sanitärräumen; vermehrte Vorhaltung von arbeitserleichternden Geräten (z. B. Lifter für das Bettenmachen); gegebenenfalls variabel nutzbare Einrichtung für Beschäftigungstherapie, ferner Speise- und Aufenthaltsräume, soweit dafür nicht die zentralen Einrichtungen des Krankenhauses genutzt werden.

D. Minimalpflegebereich – Hostel

1. Aufgabenstellung

Der Minimalpflegebereich dient der semistationären Unterbringung von Patienten, die in der Lage sind, für ihre Grundbedürfnisse selbst zu sorgen. Für sie ist nur eine hotelmäßige Unterbringung — Hostelversorgung — erforderlich, da sie keiner pflegerischen Betreuung, sondern höchstens der pflegerischen Anweisungen bedürfen und den Arzt und die diagnostisch-therapeutischen Einrichtungen des Krankenhauses selbst aufsuchen können. Bei stationären Patienten kann der Hostelaufenthalt entweder vor der Akutphase liegen (Vordiagnostik) oder an die Akutphase anschließen (Abschlußbehandlung, Nachbehandlung, Rehabilitation[54]). Ein großer Teil der Hostelpatienten wird ausschließlich semistationär behandelt, verweilt also nur im Hostelbereich, nicht dagegen im vollstationären Krankenhausbereich[55]).

Die Einrichtungen des Hostels können gleichzeitig als Tages- und Nachtklinik mitgenutzt werden, d. h. zum vorübergehenden Aufenthalt von kurzzeitig anwesenden Tagespatienten sowie zur Hotelunterbringung von Nachtpatienten.

---

[54]) In diesem Zusammenhang wird der Minimalpflegebereich oft auch als „Nachsorgeklinik" bezeichnet.

[55]) 50 % der Hostelpatienten verweilen nur im Hostel; die restlichen 50 % werden aus dem stationären Bereich ins Hostel verlegt. Im allgemeinen empfiehlt sich eine Verlegung nur dann, wenn die verbleibende Aufenthaltsdauer mindestens drei Tage beträgt.
Denkbar ist auch, daß im Hostel auch Patienten mit ihren Angehörigen untergebracht werden, und zwar in allen den Fällen, wo Hostelpatienten einer gewissen Grundpflege bedürfen (z. B. bei Kindern oder alten Menschen), vgl. dazu Astolfi, A. A., and Wilmot, I. G.: Cooperative Care Centre will reduced Cost of Diagnosis, Recuperation and Education, in: Modern Hospital, Vol. 118, April 1972, No. 4, S. 96 f.

2. Bedarf an Hostelbetten

Nach den Ergebnissen empirischer Untersuchungen über die Gruppierung der Patienten des Allgemeinen Krankenhauses entsprechend der Behandlungs- und Pflegeintensität schwankt der Bedarf an Hostelbetten im Bereich der Minimalpflege je nach Zielsetzung und Versorgungsstufe des Allgemeinen Krankenhauses zwischen 20 und 30%.

3. Organisationsstruktur

Eine Reihe von Gründen spricht dafür, die Minimalpflege aus dem stationären Pflegebereich des Allgemeinen Krankenhauses auszugliedern und organisatorisch und räumlich zu hotelähnlichen Einrichtungen — sogenannten Hostels — zusammenzufassen.

a) Ein Teil der Krankenhauspatienten bedarf primär der diagnostisch-therapeutischen Einrichtungen des Krankenhauses, nicht dagegen der vollstationären Unterbringung (Diagnostik-Patienten, Beobachtungspatienten, Begutachtungspatienten, Patienten zur Voruntersuchung oder Nachbehandlung usw.). In allen diesen Fällen ist für den Patienten die Unterbringung im Hostel ein äußeres Zeichen dafür, daß sein Gesundheits- oder Krankheitszustand im Gegensatz zur vollstationären Krankenhausversorgung keine gravierenden Einschränkungen zum normalen Leben erforderlich macht.

b) Stationären Patienten soll mit der Verlegung ins Hostel der Übergang vom Krankenhaus ins normale Leben erleichtert werden. Die Erwartungen, die der Patient mit seiner Verlegung ins Hostel verbindet, sind positiv, da ihm die Verlegung nicht nur eine angenehmere Umgebung bringt, sondern auch ein äußeres Anzeichen für die Besserung seines Krankheitszustandes und für eine baldige Entlassung ist.

c) Intensivbehandlung und andere neue Möglichkeiten von Diagnostik und Therapie bringen zusätzliche Aufgaben und damit zusätzlichen Personalbedarf im Pflegedienst, ohne daß es dafür im Bereich der Normalpflege zu einer entsprechenden Entlastung kommt. *Eine* Möglichkeit, diesen Anforderungen zu begegnen, besteht darin, alle diejenigen Patienten, die sich weitgehend selbst versorgen können, gegenwärtig aber mit nahezu gleicher Pflegeintensität wie ein Normalpatient versorgt werden, aus der Normalpflege zu entlassen und im Hostel zusammenzufassen.

d) Das Entfallen der Grundpflege für diesen Patientenkreis sowie die Besonderheiten in Organisation und Ablauf von Diagnostik, Therapie und Versorgung läßt eine organisatorische und räumliche Zusammenfassung aller Minimalpflegepatienten sinnvoll und zweckmäßig erscheinen.

Die organisatorische und räumliche Ausgliederung des Minimalpflegebereiches in Form des Hostels kann entweder in Form eines vom allgemeinen Bettenhaus abgesetzten Baukörpers erfolgen. Denkbar sind aber auch Lösungen, bei denen die Minimalpflegeeinheiten auf der Ebene des Eingangsgeschosses oder im untersten Bettenhausgeschoß situiert sind.

Der im Hostel zusammengefaßte Minimalpflegebereich ist interdisziplinär organisiert. Dadurch wird die Gruppierung der Patienten nach Alter, Geschlecht, sozialer Herkunft, Krankheitsart oder persönlichen Interessen erleichtert, soweit eine Gruppierung der Patienten nach irgendeinem dieser Kriterien notwendig oder zweckmäßig ist [56].

4. Ärztliche und pflegerische Leitung

Die ärztliche Betreuung verbleibt bei dem für die patientengebundene fachärztliche Versorgung zuständigen Facharzt. Entsprechend der Bedeutung, die in dieser restaurativen Phase des Krankenhausaufenthaltes den Reaktivierungs- und Rehabilitationsmaßnahmen zukommt, kann als pflegeeinheitsgebundene fachärztliche Versorgung ein in der Rehabilitationstherapie spezialisierter Facharzt hinzutreten. Denkbar ist, daß der behandelnde Hausarzt — Allgemeinpraktiker — bereits in dieser Phase vom Krankenhausfacharzt in die Nachsorgebehandlung eingeführt wird [57].

Die pflegerische Versorgung der Hostelpatienten reduziert sich auf die pflegerische Aufsicht, wobei eine Pflegeaufsicht 40 bis 60 Hostelpatienten versorgen kann. Nur bei größeren Hosteleinheiten (mehr als zwei Pflegeaufsichten) empfiehlt sich eine eigenständige Pflegeleitung, in allen übrigen Fällen eine organisatorische und leitungsmäßige Anbindung an den Normalpflegebereich.

Angemerkt sei, daß alle Hostelpatienten die Pflegeaufsicht, den Arzt und die diagnostisch-therapeutischen Einrichtungen des Krankenhauses von sich aus aufsuchen, sich in dieser Hinsicht mithin wie Ambulanzpatienten oder Tagespatienten verhalten.

5. Personalbedarf

Die Tätigkeiten des Pflegepersonals beinhalten neben der Disposition und Überwachung von Diagnostik und Therapie sowie den Verwaltungsarbeiten vor allem psychische und soziale Betreuung der Patienten. Ausgehend von der Minimalbesetzung einer Pflegeaufsicht sowie von der Größe des Hostels und der Anzahl der Wohneinheiten schwankt der Pflegezeitaufwand zwischen

---

[56] Es sei ausdrücklich darauf hingewiesen, daß es sich beim Hostel um keine zusätzliche Einrichtung des Krankenhauses handelt, sondern nur um die räumliche und organisatorische Zusammenfassung bisher dezentral fachdisziplinär untergebrachter Minimalpflegepatienten.

[57] Im Hinblick auf eine durchgängig und zielgerecht koordinierte Diagnostik und Therapie erscheint es nicht sinnvoll und zweckmäßig, in der sogenannten Nachsorgephase des Krankenhausaufenthaltes den für die Behandlung zuständigen Facharzt zu wechseln. Der für die Behandlung des Grundleidens zuständige Facharzt (patientengebundene, fachärztliche Versorgung) bleibt für den Patienten auch während seines Hostelaufenthaltes zuständig, unabhängig davon, ob ihn weitere Fachärzte bei der Nachsorgebehandlung unterstützen (vgl. dazu die gegenteilige Meinung im Gutachten der Prognos AG, Basel — Bischoff, R. A., und Bischoff, J.: Nachsorgekliniken, Basel, September 1971, S. 79 ff.).

25 und 35 Minuten je Patient und Tag. Einzelheiten dazu siehe Abschnitt IV, C dieses Kapitels.

6. Einsatz von Krankenpflegehilfspersonal

Sowohl von der Aufgabenstellung als auch von der Arbeitsgliederung her gesehen sind im Hostelbereich die Einsatzmöglichkeiten für Pflegehilfspersonal begrenzt. Bei dreifacher Differenzierung der Pflegeberufe kann neben dem Krankenpflegefachpersonal auch Krankenpflegepersonal eingesetzt werden, allerdings nur dann, wenn mehrere Pflegeaufsichten vorhanden sind; denn mindestens eine Pflegeaufsicht sollte mit Krankenpflegefachpersonal besetzt werden.

7. Hinweise zu Bau, Einrichtung und Ausstattung von Hostels

Bau, Einrichtung und Ausstattung des Hostels unterscheiden sich gegenüber den übrigen Pflegebereichen vor allem in der Gestaltung der Hostelzimmer sowie in Anordnung und Gestaltung der Wohneinheiten und Aufenthaltsräume. Dabei ist zu beachten, daß der Arbeits- und Tagesablauf des Hostels nicht primär von den Notwendigkeiten der Krankenhausorganisation, sondern von den Bedürfnissen des Patienten bestimmt werden sollte. Aus diesem Grunde sollen auch die Besuchszeiten täglich durchgehend von morgens bis abends vorgesehen werden, wobei die Besucher entweder in den Aufenthaltsräumen oder aber in der Eingangshalle empfangen werden können.

a) Hostelzimmer und Wohneinheit

Die Unterbringung der Hostelpatienten erfolgt in Zweibettzimmern; auf Wunsch und gegen entsprechende Zuzahlung stehen Einbettzimmer zur Verfügung. Einrichtung und Ausstattung der Hostelzimmer sollten denen moderner Hotels entsprechen (mit eigener Sanitärzelle — WC und Waschgelegenheit, gegebenenfalls auch Dusche oder Bad). Vor allem ist darauf zu achten, daß durch eine entsprechende Gestaltung eine wohnliche Atmosphäre erreicht wird (z. B. farbige Gestaltung von Wänden, Vorhängen und Möbeln; Auslegen mit Teppichfußboden). In der Regel werden bis zu 40 Zimmer zu einer Wohneinheit zusammengefaßt; je nach Größe des Hostels müssen mehrere Wohneinheiten geschaffen werden.

b) Aufenthaltsmöglichkeiten für Hostelpatienten

Soweit Krankenhauspatienten ausschließlich im Hostel untergebracht werden, sollen sie sich wie Hotelgäste fühlen und ihren normalen Lebensgewohnheiten soweit wie möglich nachgehen können. Für alle anderen, aus dem vollstationären Bereich verlegten Patienten ist Ziel dieser restaurativen Phase des Krankenhausaufenthaltes, den Patienten soweit wie möglich zu aktivieren, um den Übergang zum normalen Leben zu erleichtern. Dazu sollte der Patient so oft und so lange wie möglich aus seinem Bett aufstehen und sein Zimmer verlassen. Voraussetzung dafür ist eine Vielzahl von Aufenthaltsmöglichkeiten unterschiedlicher Art:

Hostelrestaurant

Der Hostelpatient nimmt seine Mahlzeiten im Hostelrestaurant ein. Im Selbstbedienungsverfahren sollte er mindestens zwischen zwei oder drei Gerichten wählen können. Dabei sollten sich die Hauptessenszeiten auf mindestens ein bis zwei Stunden ausdehnen, um auf diese Weise den Patienten weitgehende Dispositionsfreiheit zu lassen. In aller Regel werden Hostelpatienten das im Kommunikationszentrum gelegene Restaurant für Patienten, Besucher und Personal mitbenutzen. Bei größeren Hosteleinheiten ist jedoch denkbar, daß ein eigenes Hostelrestaurant eingerichtet wird.

Aufenthaltsräume

Getrennt für Raucher und Nichtraucher müssen ausreichend Aufenthaltsmöglichkeiten mit variabel gestaltbaren Sitzgruppen vorgesehen werden. Darüber hinaus sollen zwei bis drei Fernsehräume und ein Leseraum mit Kleinbibliothek vorhanden sein.

Patientenküche

Gegebenenfalls ist daran zu denken, eine kleine Patientenküche einzurichten, damit sich die Patienten kleinere Gerichte selbst kochen oder aber auch von Besuchern mitgebrachte Gerichte aufwärmen können. Darüber hinaus kann eine derartige Patientenküche beschäftigungs- oder rehabilitationstherapeutisch genutzt werden.

c) Versorgungseinrichtungen

Für das Hostel werden sämtliche Zentraleinrichtungen des Krankenhauses — diagnostische und therapeutische Versorgung, allgemeine und technische Versorgung, Verwaltung — mitgenutzt. Die im Hostel vorgesehenen gesonderten Versorgungs- und Verwaltungseinrichtungen werden auf das notwendige Minimum begrenzt. Art und Umfang ergeben sich aus der Größe des Hostels sowie seiner Zuordnung zum Hauptkrankenhausbereich.

VI. Hinweise zur Programmierung des Pflegebereiches

A. Intensivpflegebereich

1. Intensivpflegeeinheit (kombinierte Intensivbehandlung und -überwachung)

Zugangsschleuse (12 qm NF) [58])
Personalgarderobe mit Wasch- und Duschplatz (16 qm NF)
Personal-WC (8 qm NF)
2 Großräume mit flexiblen Boxen für je 4 Bettplätze sowie mit Schwesterndienst- und Überwachungsplatz, Pflegearbeitsplatz, WC und Geräteabstellplatz (je 100 qm NF)
3 Krankenräume mit je 2 Bettplätzen, vorgelagerter Schleuse für einen und gemeinsamer Schleuse für zwei Krankenräume einschließlich Schwesterndienst- und Überwachungsplatz (je 48 qm NF)
Arztdienstraum (16 qm NF)
Schwesterndienstraum mit Platz für saubere Pflegearbeiten (16 qm NF)
Anrichte (8 qm NF)
Pflegearbeitsraum für unsaubere Pflegearbeiten (8 qm NF)
Geräteraum (24 qm NF)
Aufenthaltsraum für Pflegepersonal (8 qm NF)
Aufenthaltsraum für Angehörige (vor der Einheit angeordnet) (16 qm NF)

2. Betriebsräume einer Intensivpflegeabteilung

Arbeitsbereich der Abteilungsleitung:
Dienstraum (16 qm NF) mit drei Schreibplätzen und Tresen
Besprechungsraum (16 qm NF)
Vorratsraum (8 qm NF)
Geräteraum (8 qm NF)
Blutgas-Laboratorium (8 qm NF)
Dienstraum für leitenden Arzt (16 qm NF)
Raum für Verstorbene (8 qm NF)

B. Normalpflegebereich

1. Normalkrankenzimmer

Es sind einheitliche Krankenzimmer vorzusehen, die bei mindestens 9,5 qm NF je Bett flexibel mit bis zu zwei (bei Zweibett-Tiefe) oder drei (bei Dreibett-Tiefe) Patienten belegt werden können. Jedem Krankenzimmer ist eine Sanitäreinheit mit Waschplatz und WC unmittelbar zuzuordnen. Die Entlüftung der Sanitäreinheit sollte auch für das Krankenzimmer wirksam werden.

---

[58]) NF = Nettofläche

Stellfläche je Bett	1,00 x 2,20 m
Abstand von Bett zu Bett	mind. 0,90 m
Abstand von Bett zu Wand	mind. 1,20 m
Krankenzimmertür	mind. 1,20 x 2,05 m i. L.
Schrank je Patient	mind. 0,30 x 0,60 m
Sitzgruppe	2 Plätze
Waschtisch	mind. 0,65 x 0,50 m
WC	mind. 1,00 x 1,40 m mit nach außen schlagender Tür

Anmerkung: Eine bestimmte Lage zur Himmelsrichtung wird nicht gefordert Eine Nordlage sollen jedoch nicht mehr als 25% der Krankenzimmer haben.

2. Normalpflegegruppe

7—10 Einheitskrankenzimmer (je nach der Bettentiefe) mit unmittelbarer zugeordneter Sanitärzone (je 3,80 qm NF) jeweils mit WC, Waschplatz, Schrankplatz
Tagesaufenthaltsplatz (ca. 20 qm NF)
Patientenbad, für zwei Pflegegruppen gemeinsam, mit Wanne, Dusche, WC sowie Anschluß für Sitzwanne (16 qm NF)
Arbeitsbereich des Pflegedienstes (ca. 40 qm NF) in wegekurzer Lage zu den Krankenzimmern, im einzelnen:
Dienst- und Schreibplatz sowie Tresen, Arbeitsplatz für saubere Pflegearbeiten
Pflegearbeitsraum für unsaubere Pflegearbeiten, Anrichte, Abstellraum, Aufenthaltsraum für Pflegepersonal

3. Betriebsräume einer Normalpflegeabteilung

Arbeitsbereich der Abteilungsleitung:
Dienstraum mit drei Schreibplätzen und Tresen (12 qm NF)
Besprechungsraum (16 qm NF)
Vorratsraum (8 qm NF)
Geräteraum (8 qm NF)
Raum für Versorgung (24 qm NF)
Raum für Entsorgung (24 qm NF)
Arbeitsbereich für den Arztdienst:
4 einheitliche Mehrzweckräume (je 9 qm NF) für Arztdienst-, Untersuchungs- und Behandlungsplätze
Anmerkung: Der Arbeitsbereich der Abteilungsleitung ist zugleich Arbeitsplatz des Nachtdienstes

C. Minimalpflegebereich — Hostel

1. Hostelwohneinheit

Hostelzimmer (20 qm NF)
jeweils mit 2 Betten, Einbauschrank mit Kofferablage und Sitzgruppe, dazu eigene Sanitärzelle (4 qm NF) mit WC, Dusche, Waschbecken
Hostelwohneinheit
20 Zwei-Bett-Zimmer
dazu:
Dienstraum (16 qm NF)
Hauswirtschaftsraum (16 qm NF)
Anrichte (8 qm NF)
Abstellraum (8 qm NF)

2. Hostel-Halle

Hostel-Hallenraum (130 qm NF):
Empfangstresen
Telefonzentrale
Garderobe für Besucher
Aufenthaltsplätze
Toiletten
Versorgungsraum (16 qm NF)
Entsorgungsraum (16 qm NF)
Abstellraum (24 qm NF)
(ausreichend für zwei bis vier Wohneinheiten — gegebenenfalls kombiniert mit Haupteingangshalle)

3. Hostelaufenthaltsräume

Aufenthalts- und Speiseräume direkt von der Hostel-Halle zugänglich:
Hostelrestaurant mit Speiseraum für Patienten (80 qm NF) (Essenszeiten jeweils über Zeitraum von 2 Stunden) und Selbstbedienungsbüffet (30 qm NF)
Abstellraum (8 qm NF)
3 Fernsehräume (je 30 qm NF)
Rauchersalon (20 qm NF)
Lese- und Schreibzimmer (20 qm NF)
2 Aufenthaltsräume (je 30 qm NF)
3 Diensträume für Leitung des Hauses (je 16 qm NF)
(ausreichend für zwei bis vier Wohneinheiten — Hostelrestaurant gegebenenfalls kombinierbar mit Patienten, Besucher- und Personalrestaurant im Kommunikationszentrum des Krankenhauses)

ANHANG

zum 5. Kapitel, Abschnitt IV, C 3

Erläuterungen zur Empfehlung der Deutschen Krankenhausgesellschaft vom 9. September 1974 (vgl. Das Krankenhaus 10/1974, S. 427 ff.)

I

Die Anhaltszahlen sind Durchschnittszahlen für die Berechnung des Personalbedarfes im Pflegedienst der Allgemeinkrankenhäuser. Sie erfüllen nur dann ihren Zweck, wenn das Krankenhaus die eigenen Gegebenheiten mit den Berechnungsgrundlagen der empfohlenen Zahlen vergleichen kann, dies auch tut und durch alternative Berechnungen eventuell abweichende Verhältnisse erfaßt.

Voraussetzung dafür ist, daß die Bestimmungswerte, aus denen die Anhaltszahlen ermittelt wurden, dem Krankenhaus vorliegen. Erst mit der Feststellung und Überprüfung von Art und Umfang der Abweichungen der eigenen Gegebenheiten von den zugrunde gelegten Prämissen der Anhaltszahlen werden Einfluß und Auswirkungen der verschiedenen Bestimmungsfaktoren auf die Personalbesetzung deutlich und damit auch kontrollierbar.

Der Personalbedarf ist abhängig

— von der Arbeitsbelastung im Pflegedienst,

— von der Art der Dienstplangestaltung und

— von der Höhe des Personalausfalles durch Urlaub und Krankheit.

Durch Einbeziehung dieser Faktoren wurden die Anhaltszahlen der Deutschen Krankenhausgesellschaft (1:AZ) mit der folgenden Formel ermittelt

$$AZ = P \times D \times (1 - A)$$

Das Rechnen mit dieser Formel, insbesondere das Einsetzen alternativer Werte aufgrund von Veränderungen in den Bestimmungsfaktoren des Personalbedarfs, macht transparent, wie sich eine Änderung der Arbeitsbelastung im Pflegedienst oder der Dienstplangestaltung auswirkt: entweder zugunsten oder zu Lasten der Patientenversorgung oder zum Vor- oder Nachteil der Arbeitsbedingungen der Mitarbeiter. In jedem Fall sind deshalb Änderungen sorgfältig zu überdenken und nach Abwägung der unterschiedlichen Interessen und Notwendigkeiten sachgerecht zu entscheiden.

II

Mit der Bedarfsformel wird die Anhaltszahl errechnet, die die durchschnittliche Zahl der von e i n e r Pflegekraft in einer Woche zu versorgenden Patienten angibt. Ihre Bestimmungswerte beziehen sich deshalb auf eine Pflegekraft. Sie sind im einzelnen wie folgt definiert:

P = *Pflegeintensität*

Zahl der Patienten (belegten Betten), die e i n e Pflegekraft pro Tag — während ihrer Anwesenheit im Krankenhaus zur Zeit der Erbringung des vollen Leistungsangebotes durch das Krankenhaus (Vollbetrieb) — im Durchschnitt versorgen muß und kann, um eine zweckmäßige und ausreichende Pflege zu gewährleisten.

D = *Dienstanteil-Koeffizient*

Anteil, den — im Rahmen der tariflichen Wochenstunden-Arbeitszeit und unter Berücksichtigung der Voll- und Teilbetriebszeiten im Krankenhaus sowie der gewählten Dienstplangestaltung — e i n e Pflegekraft von den gesamten in der Woche (7 Tage) anfallenden Arbeitsstunden zu erbringen hat.

A = *Ausfallquote*

Durchschnittlicher Personalausfall durch Urlaub, Krankheit, Mutterschutz usw. Mit der Einbeziehung von D in die Formel wird die Pflegeintensität P (Zahl der von einer Pflegekraft in der Vollbetriebszeit eines Tages zu versorgenden Patienten) auf den Durchschnitt einer Woche (Zahl der von einer Pflegekraft in Voll- und Teilbetriebszeiten an 7 Tagen zu versorgenden Patienten) umgerechnet (Anhaltszahl ohne Ausfallquote). Mit A wird der durchschnittliche Personalausfall in dieser Berechnung berücksichtigt.

1. Bestimmung der Pflegeintensität — P —

1.1 Beim Ansatz für P ist die DKG von folgenden Überlegungen ausgegangen:

Grundsätzlich müßten Arbeitszeit-Bedarfsanalysen des einzelnen Krankenhauses den notwendigen Pflegeumfang bestimmen. Stehen dem Krankenhaus solche eigenen Analysen nicht zur Verfügung, müssen angemessene Erfahrungswerte in Ansatz gebracht werden.

Da beide Wege von den speziellen Verhältnissen eines Krankenhauses ausgehen, konnten sie von der DKG nicht beschritten werden; die DKG mußte einen theoretischen Ansatz wählen. Die Pflegeintensität P wurde deshalb u. a. aus dem vom Deutschen Krankenhausinstitut (DKI) ermittelten durchschnittlich notwendigen Pflegezeitaufwand (in Minuten) pro Patient in der Dienstzeit von 6 bis 22 Uhr (Tagesdienst einschließlich Früh- und Spätdienst; vgl. Tabelle 3) errechnet. Die so ermittelten P-Werte (vgl. Tabelle 4) entsprechen weitgehend den der DKG von verschiedenen Krankenhäusern vorgelegten Erfahrungswerten.

1.2 Errechnung von P bei den Anhaltszahlen der DKG:

1.21 Grundsätzlich ist davon auszugehen, daß der Bedarf an Pflegepersonal für die Besetzung der vorgesehenen Arbeitsschichten sich nur aus der Hauptschicht mit vollem Leistungsbetrieb (Erbringung des vollen Leistungsangebotes durch das Krankenhaus = größter Arbeitsanfall =

Vollbetrieb) ableiten läßt. Dementsprechend kann auch P sich nur aus dieser Hauptschicht bestimmen bzw. errechnen lassen.

1.22 Da die DKG von einem vorgegebenen durchschnittlich notwendigen Gesamtpflegezeitaufwand für die Zeit von 6 bis 22 Uhr ausgegangen ist (z. B. 101 Minuten in der allgemeinen Krankenpflege (A III 1.1); vgl. Tabelle 3), mußten für die Bestimmung von P die *anteiligen* Pflegeminuten errechnet werden, die pro Patient von einer Pflegekraft — unter Berücksichtigung aller für den Tag gewählten Schichtenbesetzungen — in der Hauptschicht (Vollbetrieb) zu leisten sind. Durch Division der in der Hauptschicht (Vollbetrieb) von einer Pflegekraft geleisteten Arbeitsminuten durch die in der gleichen Zeit bereitgestellten Pflegeminuten pro Patient ergibt sich dann der Wert P (Zahl der von einer Pflegekraft bei Vollbetrieb zu versorgenden Patienten = Pflegeintensität).

Daraus folgt für die Ermittlung von P:

$$P = \frac{\text{Arbeitsminuten (a) einer Pflegekraft in der Zeit des Vollbetriebs (pro Tag)}}{\text{durchschnittliche Pflegeminuten (p) pro Patient in der Zeit des Vollbetriebs (pro Tag)}} = \frac{\text{Min}_a}{\text{Min}_p}$$

Min_a ist abhängig von der Art der Dienstgestaltung. Hier sind in Minuten-Werten die Arbeitsstunden einzusetzen, die eine Pflegekraft entsprechend dem zugrundegelegten Dienstplan (vgl. Tabellen 5 bis 8) in der Hauptschicht, also in der Zeit des größten Arbeitsanfalles (Vollbetrieb), zu leisten hat.

Min_p ist abhängig von der Art der Dienstgestaltung. Hier sind die Pflegeminuten einzusetzen, die dem Patienten in der Hauptschicht, also der Zeit des größten Arbeitsanfalles (Vollbetrieb) zur Verfügung gestellt werden.

1.23 Bei der Berechnung von Min_p ist die DKG davon ausgegangen, daß in der Zeit der Erbringung des vollen Leistungsangebotes durch das Krankenhaus der Pflegedienst aufgrund des größten Arbeitsanfalles auch mit stärkster Besetzung ausgestattet sein muß (d. h. Vollbetrieb = größter Arbeitsanfall/stärkste Besetzung = Leistung 100% = Leistungsfaktor ·1,0), daß dagegen in der Zeit der Erbringung eines nur eingeschränkten Leistungsangebotes der Pflegedienst je nach Umfang der Einschränkung auch nur teilweise besetzt sein kann. Am Beispiel des Schichtdienstes stellt sich dies für die Zeit zwischen 6 und 22 Uhr wie folgt dar (vgl. auch Tabelle 8):

1. Schicht (6 — 14 Uhr = 8 Std.)
   = Arbeitsanfall 100% = Leistungsfaktor 1,0
   (Volle Leistung + volle Besetzung = Vollbetrieb;
   i.d.R. Vormittagsschicht)

2. Schicht (14 — 21 Uhr = 7 Std.)
= Arbeitsanfall 75% = Leistungsfaktor 0,75
(Eingeschränkte Leistung + Teilbesetzung = Teilbetrieb;
i.d.R. Nachmittagsschicht)

3. Schicht (21 — 22 Uhr = 1 Std.)
= Arbeitsanfall 25% = Leistungsfaktor 0,25
(Eingeschränkte Leistung + Teilbesetzung = Teilbetrieb;
i.d.R. (hier: Teil-)Nachtschicht

Da die für eine ausreichende und zweckmäßige Pflege erforderlichen Gesamtpflegeminuten pro Patient und Tag (Pflegezeitaufwand) entsprechend dem unterschiedlichen Arbeitsanfall in den einzelnen Schichten auf den Tag verteilt zur Verfügung gestellt werden müssen, gibt die jeweils vorgesehene Schichteneinteilung auch den prozentualen Anteil des Pflegezeitaufwandes in diesen Schichten wieder. Demzufolge wurden unter Berücksichtigung des unterschiedlichen Arbeitsanfalles je Schicht (Leistungsfaktor) die darin jeweils zu leistenden Arbeitsstunden ermittelt (Betriebsstunden je Schicht x Leistungsfaktor = Arbeitsstunden je Schicht). Von der Gesamtarbeitsleistung des Tages (also von 6 — 22 Uhr; ausgedrückt in Stunden) läßt sich nun der prozentuale Arbeitsanfall in der hier zu betrachtenden Hauptschicht (Vollbetrieb) errechnen, womit gleichzeitig

Tabelle 1

Diensteinteilung (Beispiel wie oben)	Betriebsstunden	x	Leistungsfaktor	=	Arbeitsstunden (entspr. dem unterschiedl. Arbeitsanfall je Schicht)		Arbeitsstundenanteil je Schicht in %
1. Schicht: (Vollbetrieb)	8	x	1,0	=	8,00	=	59,3
2. Schicht: (Teilbetrieb)	7	x	0,75	=	5,25	=	(38,9)
3. Schicht: (Teilbetrieb)	1	x	0,25	=	0,25	=	(1,8)
Summe					13,50 Arb.-Std.	=	100 %

der prozentuale Anteil der in der Hauptschicht gewährten Pflegeminuten pro Patient bestimmt ist. In Tabelle 1 wird dies, dargestellt am Beispiel des Schichtdienstes (vgl. auch Tabelle 8), deutlich.

Nach den Berechnungen der DKG werden danach in der Zeit der Hauptschicht (Vollbetrieb) 59,3 v. H. der Arbeitsleistung des gesamten 16-Stunden-Tages (6 bis 22 Uhr) erbracht. Dementsprechend werden z. B. in der allgemeinen Krankenpflege (A III 1.1) unter Zugrundelegung des notwendigen durchschnittlichen Pflegezeitaufwandes von 101 Min. pro

Patient für die Zeit von 6 bis 22 Uhr (= 16 Std.; vgl. Tabelle 3) in der ersten Schicht bei vollem Leistungsbetrieb (8 Stunden = 480 Min. = Min_a) dem Patienten durchschnittlich 59,9 Min. (= Min_p) an pflegerischer Versorgung zur Verfügung gestellt (59,3 v.H. von 101 Min. = 59,9 Min.):

$$P = \frac{Min_a}{Min_p} = \frac{480}{59,9} = 8,0$$

Für die allgemeine Krankenpflege (A III 1.1), organisiert in der Form des Schichtdienstes, heißt das, daß *eine* Pflegekraft während ihrer täglichen Anwesenheit in der Zeit des Vollbetriebes (bei Erbringung des vollen Leistungsangebotes durch das Krankenhaus = größter Arbeitsanfall, volle Besetzung des Pflegedienstes) durchschnittlich 8,0 Patienten (Betten) zu versorgen hat. Die Pflegeintensität für die übrigen Pflegebereiche ergibt sich aus der Tabelle 4; die P-Werte wurden nach der gleichen Berechnungsmethode ermittelt.

2. *Bestimmung des Dienstanteil-Koeffizienten — D —*

2.1 Bei der Einbeziehung von D in die Formel ist die DKG von folgenden Überlegungen ausgegangen:

Die Organisation der Dienste und des Betriebsablaufes ist in den Krankenhäusern sehr unterschiedlich geregelt. Die Gestaltung der Dienstpläne hat jedoch erheblichen Einfluß auf die Höhe des Personalbedarfes. Der Dienstanteil-Koeffizient soll daher verdeutlichen, welcher Mehr- oder Minderbedarf an Personal sich für die Versorgung der mit P bestimmten Patientenzahl ergibt, wenn Dienstzeiten, Dienstarten, der Umfang des Leistungsangebotes und der der Personalbesetzung je Schicht geändert werden. Dies geschieht, indem der Koeffizient den prozentualen Arbeitsanteil einer Pflegekraft an dem nach der jeweiligen Dienstplangestaltung sich ändernden gesamten in der Woche zu leistenden Dienst (Arbeitsstunden) wiedergibt.

Die DKG hat sich bei der Ermittlung der Anhaltszahlen auf die wesentlichsten in der Krankenhauspraxis anzutreffenden Dienstarten beschränkt. Die Festlegung der stundenmäßigen Einteilungen und des Leistungsangebotes in den verschiedenen Schichten (vgl. Tabellen 5 bis 8) erfolgte an Hand der DKG vorliegender Umfrageergebnisse. Mit dem nachfolgenden Rechenweg kann jede abweichende Dienstplangestaltung bei der Ermittlung des Personalbedarfes berücksichtigt werden.

2.2 Errechnung von D bei den Anhaltszahlen der DKG:

2.21 Der Koeffizient für den Dienstanteil einer Pflegekraft bestimmt sich aus dem Verhältnis zwischen tariflicher Wochenstundenarbeitszeit und der Summe der in der Woche insgesamt zu leistenden Arbeitsstunden. Die Summe der in der Woche insgesamt zu leistenden Arbeitsstunden errechnet sich gemäß der gewählten Dienstplangestaltung (Arbeitsschichten und Leistungsfaktoren) aus den angesetzten täglichen Betriebsstunden und dem in diesen Tageszeiten und an Wochen- und Wochenendtagen unterschiedlichen Leistungsangebot.

Daraus folgt für die Ermittlung von D:

$$D = \frac{\text{Tarifl. Wochenstundenarbeitszeit}}{\text{Summe der zu leistenden Arbeitsstunden pro Woche}} \quad \text{oder} \quad D = \frac{t}{m \times w_1 + n \times w_2}$$

Mit t wird die tarifliche Wochenstundenarbeitszeit angegeben. m bezeichnet die Anzahl der Wochentage gleicher Dienstgestaltung und w_1 die Summe der Arbeitsstunden an einem Wochentag. n erfaßt demgegenüber die Anzahl der Wochenendtage gleicher Dienstgestaltung und w_2 die Summe der Arbeitsstunden an einem Wochenendtag.

2.22 Die DKG hat für die Ermittlung der Dienstanteil-Koeffizienten bei den verschiedenen Dienstplangestaltungen (vgl. Tabellen 5 bis 8) mit einer tabellarischen Darstellung gearbeitet, die auch die Krankenhäuser für ihre Berechnungen zugrundelegen können.

Für das Beispiel des Schichtdienstes in der allgemeinen Krankenpflege (A III 1.1) ergeben sich unter Verwendung dieser tabellarischen Darstellung (vgl. Tabelle 2) die entsprechenden Berechnungen.

Nach den Berechnungen der DKG fallen danach in der Woche an 5 Wochentagen und 2 Wochenendtagen (= 5/2-Organisation) $5 \times w_1 + 2 \times w_2$ (= W) Arbeitsstunden für die stationäre pflegerische Versorgung der mit P bestimmten Zahl von Patienten an. Der Dienstgestaltungskoeffizient (D) beträgt hier also:

$$D = \frac{t}{m \times w_1 + n \times w_2} = \frac{40}{5 \times 15.5 + 2 \times 10{,}2} = 0{,}41.$$

Für die allgemeine Krankenpflege (A III 1.1), organisiert in der Form des Schichtdienstes, heißt das, daß eine Pflegekraft bei einer tariflichen Arbeitszeit von 40 Stunden in der Woche mit 41 v.H. an dem gesamten in der Woche zu leistenden Dienst (Arbeitsstunden) beteiligt ist.

3. *Einbeziehung der Personalausfallquote — A —*

Durch die Klammer (1—A) wird die Personalausfallquote bei der Berechnung des Personalbedarfes berücksichtigt. Den Anhaltszahlen der DKG wurde ein durchschnittlicher Ausfall von 15 v.H. (A = 0,15) zugrundegelegt (1 — 0,15 = Faktor 0,85). Krankenhäuser mit kleinerer oder größerer Personalausfallquote haben ihre Werte in die Formel einzusetzen.

III

Anhaltszahl und Bestimmungsfaktoren der Bedarfsformel geben — zusammengefaßt am Beispiel des Schichtdienstes in der allgemeinen Krankenpflege dargestellt — folgende Aussagen:

1. Die nach Teil II der Erläuterungen errechneten Bestimmungswerte sind wie folgt in die Bedarfsformel einzusetzen:

   $AZ = P \times D \times (1-A)$
   $AZ = 8{,}0 \times 0{,}41 \times 0{,}85$
   $AZ = 2{,}79$,

   d. h.: Auf der Grundlage der Dienstart „Schichtdienst" bei 5/2-Organisation, unter der Maßgabe, daß bei Vollbetrieb durchschnittlich 8 Patienten für eine ausreichende und zweckmäßige Pflege versorgt werden müssen, und bei Einschluß einer Personalausfallquote von 15 v.H. ist für die Personalbesetzung die Anhaltszahl von 1 : 2,79 zugrunde zu legen.

2. Die Bestimmungsfaktoren sagen aus, daß bei einer Pflegeintensität von $P = 8$, einer gestaffelten „Rund-um-die-Uhr"-Besetzung (Schichtdienst) ein pflegerisches Leistungsangebot von durchschnittlich rund 116 Minuten pro Patient je 24 Stundentag bereitgestellt wird.

3. Aus der ermittelten Pflegeintensität $P = 8{,}0$ läßt sich entsprechend der zugrundegelegten Schichtenbesetzung die Zahl der zu versorgenden Patienten pro Schicht wie folgt verdeutlichen:

3.1 Durchschnittlich *8,0 Patienten* sollen in der *1. Schicht* (Leistungsfaktor 1,0 = Vollbetrieb; i.d.R. Vormittagsschicht) von *1 Pflegekraft* versorgt werden.

3.2 Durchschnittlich 8,0 Patienten sollen in der 2. Schicht (Leistungsfaktor 0,75 = Teilbetrieb; i.d.R. Nachmittagsschicht) von 0,75 Pflegekräften versorgt werden

oder

durchschnittlich *10,7 Patienten* sollen in der *2. Schicht* (Leistungsfaktor 0,75 = Teilbetrieb; i.d.R. Nachmittagsschicht) von *1 Pflegekraft* versorgt werden.

3.3 Durchschnittlich 8,0 Patienten sollen in der 3. Schicht (Leistungsfaktor 0,25 = Teilbetrieb; i.d.R. Nachtschicht) von 0,25 Pflegekräften versorgt werden

oder

durchschnittlich *32 Patienten* sollen in der *3. Schicht* (Leistungsfaktor 0,25 = Teilbetrieb; i.d.R. Nachtschicht) von *1 Pflegekraft* versorgt werden.

Tabelle 2

	Wochentage				Wochenendtage			
Diensteinteilung in Std.[8]	Betriebsstunden	×	Leistungsfaktor	= Arbeitsstunden	Diensteinteilung in Stunden	Betriebsstunden	× Leistungsfaktor	= Arbeitsstunden
1. Schicht (6—14 h)	8	×	1,0	= 8,0	1. Schicht (6—14 h)	8	× 0,60	= 4,8
2. Schicht (14—21 h)	7	×	0,75	= 5,25	2. Schicht (14—21 h)	7	× 0,45	= 3,15
3. Schicht (21—6 h)	9	×	0,25	= 2,25	3. Schicht (21—6 h)	9	× 0,25	= 2,25
Summe w_1				15,50	Summe w_2			10,20

[8]) Das in der Darstellung unmittelbare Anschließen von einer Schicht an die andere (Betriebsstunden = Nettoarbeitszeit) wird dadurch möglich, daß die in die Arbeitszeit einzuschließenden Pausen die erforderlichen Überlappungen für die Übergaben am Anfang bzw. Ende der jeweiligen Dienstschichten ergeben.

Tabelle 3   Tabelle 4

	Pflegezeitaufwand in Minuten (Min) je Patient und Tag		Zahl der von einer Pflegekraft durchschnittlich zu versorgenden Patienten bei Vollbetrieb des Krankenhauses (Pflegeintensität — P —)	
			Geteilter Dienst	Mischform und Schichtdienst
1.	Normalpflegebereiche (6—22 Uhr)			
1.1	Allgemeine Krankenpflege zentralisierte Dienste: von nicht zentral. Dienste: bis	101 Min 112 Min	P = 6,8 P = 6,1	P = 8,0 P = 7,2
1.2	Kinderkrankenpflege			
1.21	Neugeborene (gesunde Säuglinge)	90 Min	P = 8,5	P = 9,3
1.22	Kranke Säuglinge und Kinder zentralisierte Dienste: von nicht zentral. Dienste: bis	126 Min 145 Min	P = 5,7 P = 4,9	P = 6,6 P = 5,8
1.23	Frühgeborene zentralisierte Dienste: von nicht zentral. Dienste: bis	175 Min 190 Min	P = 4,4 P = 4,0	P = 4,8 P = 4,5
1.3	Psychiatrische Krankenpflege			
1.31	Akut- und Aufnahmeversorgung zentralisierte Dienste: von nicht zentral. Dienste: bis	101 Min 112 Min	P = 6,8 P = 6,1	P = 8,0 P = 7,2
1.32	Regel- und Langzeitversorgung zentralisierte Dienste: von nicht zentral. Dienste: bis	80 Min 90 Min	P = 8,6 P = 7,6	P =10,1 P = 9,0
2.	Intensivpflegebereiche (0—24 Uhr)			
	Intensivüberwachung und Intensivbehandlung	von 294 Min bis 700 Min	P = 4,9 P = 2,1	P = 4,9 P = 2,1

Tabelle 5

Dienstform	GETEILTER DIENST mit 2 Wochenendtagen reduziertem Dienst 6—22 Uhr					
Pflegebereiche	5 Wochentage zu je			2 Wochenendtage zu je		
	Betriebsstunden	× Leistungsfaktor	= Arbeitsstunden	Betriebsstunden	× Leistungsfaktor	= Arbeitsstunden
1.1 Allg. Krankenpflege und 1.3 Krankenpflege i. d. Psychiatrie	7 3 4 2	× 1,0 × 0,25 × 0,8 × 0,25	= 7,0 = 0,75 = 3,2 = 0,5	7 3 4 2	× 0,6 × 0,25 × 0,45 × 0,25	= 4,2 = 0,75 = 1,8 = 0,5
	Summe:		11,45	Summe:		7,25
1.2 Kinderkrankenpflege 1.21 Neugeborene	7 3 4 2	× 1,0 × 0,6 × 0,8 × 0,4	= 7,0 = 1,8 = 3,2 = 0,8	7 3 4 2	× 1,0 × 0,6 × 0,8 × 0,4	= 7,0 = 1,8 = 3,2 = 0,8
	Summe:		12,8	Summe:		12,8
1.22 Kranke Säuglinge und Kinder	7 3 4 2	× 1,0 × 0,35 × 0,8 × 0,35	= 7,0 = 1,05 = 3,2 = 0,7	7 3 4 2	× 0,7 × 0,35 × 0,5 × 0,35	= 4,9 = 1,05 = 2,0 = 0,7
	Summe:		11,95	Summe:		8,65
1.23 Frühgeborene	7 3 4 2	× 1,0 × 0,5 × 0,8 × 0,5	= 7,0 = 1,5 = 3,2 = 1,0	7 3 4 2	× 1,0 × 0,5 × 0,8 × 0,5	= 7,0 = 1,5 = 3,2 = 1,0
	Summe:		12,7	Summe:		12,7

Tabelle 6

Dienstform	GETEILTER DIENST mit 2 Wochenendtagen reduziertem Dienst 0—24 Uhr					
Pflegebereiche	5 Wochentage zu je			2 Wochenendtage zu je		
	Betriebsstunden	× Leistungsfaktor	= Arbeitsstunden	Betriebsstunden	× Leistungsfaktor	= Arbeitsstunden
1.1 Allg. Krankenpflege und 1.3 Krankenpflege i. d. Psychiatrie	7 3 4 10	× 1,0 × 0,25 × 0,8 × 0,25	= 7,0 = 0,75 = 3,2 = 2,5	7 3 4 10	× 0,6 × 0,25 × 0,45 × 0,25	= 4,2 — 0,75 = 1,8 = 2,5
	Summe:		13,45	Summe:		9,25
1.2 Kinderkrankenpflege 1.21 Neugeborene	7 3 4 10	× 1,0 × 0,6 × 0,8 × 0,4	= 7,0 = 1,8 = 3,2 = 4,0	7 3 4 10	× 1,0 × 0,6 × 0,8 × 0,4	= 7,0 = 1,8 = 3,2 = 4,0
	Summe:		16,0	Summe:		16,0
1.22 Kranke Säuglinge und Kinder	7 3 4 10	× 1,0 × 0,35 × 0,8 × 0,35	= 7,0 = 1,05 = 3,2 = 3,5	7 3 4 10	× 0,7 × 0,35 × 0,5 × 0,35	= 4,9 = 1,05 = 2,0 = 3,5
	Summe:		14,75	Summe:		11,45
1.23 Frühgeborene	7 3 4 10	× 1,0 × 0,5 × 0,8 × 0,5	= 7,0 = 1,5 = 3,2 = 5,0	7 3 4 10	× 1,0 × 0,5 × 0,8 × 0,5	= 7,0 = 1,5 = 3,2 = 5,0
	Summe:		16,7	Summe:		16,7

Tabelle 7

Dienstform	MISCHFORM mit 5 Wochentagen Schichtdienst und 2 Wochenendtagen reduziertem, geteiltem Dienst, 0—24 Uhr					
Pflegebereiche	5 Wochentage zu je			2 Wochenendtage zu je		
	Betriebsstunden	× Leistungsfaktor	= Arbeitsstunden	Betriebsstunden	× Leistungsfaktor	= Arbeitsstunden
1.1 Allg. Krankenpflege und 1.3 Krankenpflege i. d. Psychiatrie	8 7 9	× 1,0 × 0,75 × 0,25	= 8,0 = 5,25 = 2,25	7 3 4 10	× 0,6 × 0,25 × 0,45 × 0,25	= 4,2 = 0,75 = 1,8 = 2,5
	Summe:		15,5	Summe:		9,25
1.2 Kinderkrankenpflege 1.21 Neugeborene	8 7 9	× 1,0 × 0,8 × 0,4	= 8,0 = 5,6 = 3,6	7 3 4 10	× 1,0 × 0,6 × 0,8 × 0,4	= 7,0 = 1,8 = 3,2 = 4,0
	Summe:		17,2	Summe:		16,0
1.22 Kranke Säuglinge und Kinder	8 7 9	× 1,0 × 0,8 × 0,35	= 8,0 = 5,6 = 3,15	7 3 4 10	× 0,7 × 0,35 × 0,5 × 0,35	= 4,9 = 1,05 = 2,0 = 3,5
	Summe:		16,75	Summe:		11,45
1.23 Frühgeborene	8 7 9	× 1,0 × 0,8 × 0,5	= 8,0 = 5,6 = 4,5	7 3 4 10	× 1,0 × 0,5 × 0,8 × 0,5	= 7,0 = 1,5 = 3,2 = 5,0
	Summe:		18,1	Summe:		16,7

Tabelle 8

Dienstform	SCHICHTDIENST mit 2 Wochenendtagen reduziertem Dienst 0—24 Uhr					
Pflegebereiche	5 Wochentage zu je			2 Wochenendtage zu je		
	Betriebsstunden	× Leistungsfaktor	= Arbeitsstunden	Betriebsstunden	× Leistungsfaktor	= Arbeitsstunden
1.1 Allg. Krankenpflege und 1.3 Krankenpflege i. d. Psychiatrie	8 7 9	× 1,0 × 0,75 × 0,25	= 8,0 = 5,25 = 2,25	8 7 9	× 0,6 × 0,45 × 0,25	= 4,8 = 3,15 = 2,25
	Summe:		15,5	Summe:		10,20
1.2 Kinderkrankenpflege 1.21 Neugeborene	8 7 9	× 1,0 × 0,8 × 0,4	= 8,0 = 5,6 = 3,6	8 7 9	× 1,0 × 0,8 × 0,4	= 8,0 = 5,6 = 3,6
	Summe:		17,2	Summe:		17,2
1.22 Kranke Säuglinge und Kinder	8 7 9	× 1,0 × 0,8 × 0,35	= 8,0 = 5,6 = 3,15	8 7 9	× 0,7 × 0,5 × 0,35	= 5,6 = 3,5 = 3,15
	Summe:		16,75	Summe:		12,25
1.23 Frühgeborene	8 7 9	× 1,0 × 0,8 × 0,5	= 8,0 = 5,6 = 4,5	8 7 9	× 1,0 × 0,8 × 0,5	= 8,0 = 5,6 = 4,5
	Summe:		18,1	Summe:		18,1

LITERATURVERZEICHNIS

1. Kapitel: Der Krankenhausbetrieb

Adam, W.: Kranken-, Heil- und Pflegeanstalten, in: Handwörterbuch der Sozialwissenschaften, Göttingen 1959

Albach, H.: Entscheidungsprozeß und Informationsfluß in der Unternehmensorganisation, in: Organisation, TFB-Handbuchreihe, 1. Band, Berlin und Baden-Baden 1961

Arrow, K. J.: Uncertainty and the Welfare Economics of Medical Care, in: Amer. Econ. Rev. 53 (1963)

van Aubel, P.; Fiebelkorn, K.; Sahl, R. J.: Krankenhaus, in: Handwörterbuch des Städtebaues, Wohnungs- und Siedlungswesens, Stuttgart 1958

van Aubel, P.; Eberhard, G.: Krankenhauswesen, in: Handbuch der kommunalen Wissenschaft und Praxis, Berlin - Göttingen - Heidelberg 1957

Bidlingmaier, J.: Unternehmerziele und Unternehmerstrategien, Wiesbaden 1964

Bleicher, K.: Zur Zentralisation und Dezentralisation des Entscheidungsprozesses in der Unternehmensorganisation, in: Organisation und Rechnungswesen, Festschrift für E. Kosiol, Berlin 1965

Deutsche Krankenhausgesellschaft: Empfehlungen für die stationäre Behandlung von Akut-, Langzeit- und Chronischkranken, in: Das Krankenhaus 2/1965

Egner, E.: Der Haushalt. Eine Darstellung seiner volkswirtschaftlichen Gestalt, Berlin 1952

Eichhorn, S.: Wirtschaftlichkeit und Rentabilität im Krankenhaus, in: Das Krankenhaus 6/1954

Eichhorn, S.: Aktuelle Fragen der Krankenhausbetriebslehre, in: Das Krankenhaus 4/1957 und 5/1957

Eichhorn, S.: Kostenanalyse im Krankenhaus, in: Zeitschrift für handelswissenschaftliche Forschung 4/1957

Eichhorn, S.: Krankenhausbetrieb, in: Handwörterbuch der Betriebswirtschaftslehre, Stuttgart 1957/58

Eichhorn, S.: Wirtschaftlichkeitsmessung im Krankenhaus, Bd. 2 Schriften des DKI, Stuttgart und Köln 1958

Eichhorn, S.: Bedarfswirtschaftliches Disponieren in den Betrieben, in: Zeitschrift für handelswissenschaftliche Forschung 1/1962

Eichhorn, S.: Das Zielsystem des Krankenhauses, Betriebswirtschaftliche Information, Entscheidung und Kontrolle, Festschrift für Hans Münstermann, Wiesbaden 1969

Eichhorn, S.: Krankenhausbetriebslehre, in: Lehrbuch für Krankenschwestern und Krankenpfleger, Band I, Stuttgart 1970

Eichhorn, S.: Das Zielsystem des Krankenhauses - Eine Analyse der Zielvorstellungen für die Krankenhausarbeit, in: Das Krankenhaus 3/1970

Feldstein, M. S.: Economic Analysis for Health Service Efficiency, Amsterdam 1967

Fischer, G.: Die Betriebsführung, Bd. 1: Allgemeine Betriebswirtschaftslehre, 9. erweiterte Auflage, Heidelberg 1964

Forker, H. J.: Das Wirtschaftlichkeitsprinzip und das Rentabilitätsprinzip - ihre Eignung zur Systembildung, Berlin 1960

Gäfgen, G.: Theorie der wirtschaftlichen Entscheidung, 2. Auflage, Tübingen 1968

Gerfeldt, E.: Das Krankenhaus und seine Betriebsführung, Stuttgart 1959

Gutenberg, E.: Einführung in die Betriebswirtschaftslehre, Die Wirtschaftswissenschaften Reihe A, 1. Beitrag, Wiesbaden 1958

Gutenberg, E.: Unternehmensführung, Organisation und Entscheidungen, Wiesbaden 1962

Gutenberg, E.: Grundlagen der Betriebswirtschaftslehre, Band 1, Die Produktion, 19. Auflage, Berlin - Heidelberg - New York 1972

Heinen, E.: Das Zielsystem der Unternehmung. Grundlagen betriebswirtschaftlicher Entscheidungen, Wiesbaden 1966

Heinen, E.: Einführung in die Betriebswirtschaftslehre, Wiesbaden 1968

Joschke, H. K.: Praktisches Lehrbuch der Betriebswirtschaft, 2. Auflage, München 1971

Katterle, S.: Normative und explikative Betriebswirtschaftslehre, Göttingen 1960

Kosiol, E.: Einführung in die Betriebswirtschaftslehre, Wiesbaden 1968

Löffelholz, J.: Repetitorium der Betriebswirtschaftslehre, Wiesbaden 1958

Lohmann, M.: Einführung in die Betriebswirtschaftslehre, 4. Auflage, Tübingen 1964

Long, M. F.: Efficient Use of Hospitals, in: Health and Medical Care, Ann Arbor 1964

Moxter, A.: Methodologische Grundfragen der Betriebswirtschaftslehre, Köln - Opladen 1957

McNerney, W. J., u. a.: Hospital and Medical Economics, Volume 1 und 2, Chicago 1961

Newhouse, J. P.: Toward a Theory of Nonprofit Institutions: An Economic Model of a Hospital, in: Amer. Econ. Rev. 1 (1970)

Oettle, K.: Über den Charakter öffentlich-wirtschaftlicher Zielsetzungen, in: Zeitschrift für betriebswirtschaftliche Forschung 3/1966

Rössle, K.: Allgemeine Betriebswirtschaftslehre, 5. Auflage, Stuttgart 1956

Rothenberg, J.: Welfare Implications of Alternative Methods of Financing Medical Care, in: Amer. Econ. Rev., Proc. May 1951

Schnettler, A.: Betriebe, öffentliche Haushalte und Staat, Berlin 1964

Schönpflug, F.: Der Erkenntnisgegenstand der Betriebswirtschaftslehre, Stuttgart 1936

von Stackelberg, H.: Angebot und Nachfrage in der Produktionswirtschaft, in: Archiv für mathematische Wirtschafts- und Sozialordnung, Bd. 4/1938

Stone, G. E.: Hospital Organisation and Management, London 1952

Walterspiel, G.: Gemeinsame Besonderheiten investitions-intensiver und kundenpräsenz-bedingter Dienstleistungsbetriebe, in: Zeitschrift für betriebswirtschaftliche Forschung 1/1966

Weisser, G.: Gemeinnützigkeit heute, Bd. 8 der Schriften des Seminars für Genossenschaftswesen an der Universität zu Köln, Göttingen 1958

Weisser, G.: Der Sinn wirtschaftlichen Handelns im Krankenhaus, Bd. 5 der Schriften des DKI, Stuttgart und Köln 1960

Weisser, G.: Betriebssoziologische Probleme im Krankenhaus, in: Zentrallehrgang 1962, Kulmbach 1963

Weisser, G.: Wirtschaftstypen, in: Handwörterbuch der Sozialwissenschaften, Bd. 12, Göttingen 1965

Weisser, G.: Wirtschaft, in: Handbuch der Soziologie, Stuttgart 1966

Wöhe, G. Methodologische Grundprobleme der Betriebswirtschaftslehre, Meisenheim am Glan 1959

Wöhe, G.: Einführung in die allgemeine Betriebswirtschaftslehre, 8. Auflage, Berlin und Frankfurt 1968

2. Kapitel: Bedarfsermittlung, Planung und Integration im Krankenhaus- und Gesundheitswesen

Amenta, J. S. and Luebs, H. W.: Centralized chemistry laboratory serves five hospitals, in: Hospitals, November 1, 1967

Anderson, J. G.: Causal Model of a Health Services System, in: Health Services Research 1/1972

Anzei, D. M.: The Need for Centralizing Local Health Care Services, in: Medical Care, September-October 1970

van Aubel, P.: Bestimmungsgrößen für das Bettenangebot, in: Das Krankenhaus 6/1956

van Aubel, P.: Wirtschaftliche Betrachtungen über den Bedarf an Krankenhausbetten und seine Deckung, Schriften des DKI, Bd. 2 Stuttgart und Köln 1958

Bechtold, W.: Krankenhausentwicklungsplan Hochrhein, in: Der Landkreis 8/9/1965

Bennett, A. E.; Garrad, J.; Halil, T.: Chronic Disease and Disability in the Community: A Prevalence Study, in: British Medical Journal September 26, 1970

Bericht über das Gesundheitswesen der Freien und Hansestadt Hamburg, Senat der Bürgerschaft, Hamburg, Juni 1972

Bericht über Krankenhausbettensituation und Bettenplanung, Senator für Arbeit, Gesundheit und Soziales, Berlin, März 1970

Bischoff, R. A.; Bischoff, I.: Nachsorgekliniken. Eine medizinische und wissenschaftlich positive Lösung zur Entlastung von Akut-Krankenhäusern, Basel 1971, s. auch in: Der Krankenhausarzt 1/1973 (I), 2/1973 (II)

Blumenberg, M. S.: „DPF Concept" Helps Predict Bed Needs, in: The Modern Hospital, Dezember 1961

Bock, O., und Weischedel, W.: Die Ermittlung des Bettenbedarfs für Neu- und Erweiterungsbauten in Allgemeinen Krankenhäusern, in: Zeitschrift für das gesamte Krankenhauswesen 10/1938

Bopp, S.: Regionale Krankenhausplanung, Schriften zu Regional- und Verkehrsproblemen in Industrie- und Entwicklungsländern, Bd. 6, Berlin 1970

Bremen-Report - Aktuelle Probleme der Gesundheitspolitik, Untersuchung des Instituts für angewandte Sozialwissenschaft, Bad Godesberg 1970

Brentano, L.: Versuch einer Theorie der Bedürfnisse, in: Konkrete Grundbedingungen der Volkswirtschaft, Leipzig 1924

Bridgman, R. F.: The Hospital in the Community / Bed-Population Ratio, in: International Seminars on Hospital Architecture and Techniques, 1. Seminar - Geneva 1957, Geneva 1958

Britz, H.: Formen der ärztlichen Zusammenarbeit in der freien Praxis, in: Schleswig-holsteinisches Ärzteblatt 9/1967

Brown, D. R.: The process of areawide hospital planning: Model for the future?, in: Medical Care 1/1973

Büchel, H.: Schweizerische Grundlagen zur Regionalplanung der Krankenhäuser, in: VESKA 5/1964

Bürger-Prinz, H.: Motiv und Motivation, Hamburg 1950

Burkens, J. C. J.: The Estimation of Hospital Bed Requirements, Deutsche Zusammenfassung: Die Berechnung des Bedarfs an Krankenhausbetten, in: World Hospitals - L'Hôpital dans le Monde 2/1966

Buser, M.: Das Krankenhaus der Zukunft in organisatorischer und medizinisch-soziologischer Sicht, in: VESKA 8/1969

Chester, T. E.: Health Service in the Year 2000, in: Architectural Review 6/1965

Chester, T. E.: Major concerns in administrative reform: Welfare Administration, Department of Social Administration, University Manchester, Nicht veröffentlichtes Manuskript, 1971

Chester, T. E.: La place de la regionalisation dans le system britannique des soins de santé, in: Techniques Hospitalières, No. 328, 1973

Cuhel, E.: Zur Lehre von den Bedürfnissen, Innsbruck 1907

Denkschrift zur Krankenhausplanung in Bayern, herausgegeben vom Bayerischen Staatsministerium des Inneren, München 1965

Denkschrift über das Krankenhauswesen in Baden-Württemberg mit Vorschlägen zu seiner Neuordnung und Sanierung, herausgegeben vom Innenministerium Baden-Württemberg 1963

Determinacao de Necessidades em Leitos Hospitalares (Bestimmung des Krankenhaus-Bettenbedarfs), in: Revista Tecnica de Planejamento Hospitalar 6/1960 (Nov./Dec.)

Diesfeld, H. H.: Eine Methode zur Analyse der zentralörtlichen Bedeutung von Krankenhäusern als Grundlage der Krankenhaus-Regionalplanung in Entwicklungsländern, in: Der Krankenhausarzt 4/1972

Dietrichs, B.: Der große Hessenplan, in: Bundesbaublatt 6/1965

Dove, H. G.; Richie, Ch. G.: Predicting Hospital Admissions by State, in: Inquiry 3/1972

Drosnes, D. L., und Lubin, J. W.: Planning can be based on patient travel, in: The Modern Hospital, April 1966

Dubrovina, B. D.: Methodika opredelenija potrebnosti gorodskogo naselenija v poliklineceskom i stacionarnom obsluzivanii v sviazi s serdecno-sosudistymi zabolevanijami, Institut organizacii zdravoo-hranenija, Moscow 1964

Education and training in long-term and geriatric care, World Health Organization, Regional Office for Europe, Copenhagen 1973

Egner, E.: Der Haushalt, Berlin 1952

Eichhorn, S.: Was kostet die Vorhaltung von Krankenhäusern?, in: Beiträge zur Krankenhausforschung und -praxis, Köln 1960

Eichhorn, S.: Grundlagen der Krankenhausplanung, Bettenbedarf, Betriebs- und Bauplanung, Bd. 7 Schriften des DKI, Stuttgart und Köln 1962

Eichhorn, S.: Regionale Krankenhausplanung, in: Der Landkreis 8/9/1965

Eichhorn, S.: Leistungssteigerung im Krankenhauswesen durch Zusammenarbeit - Betriebswirtschaftliche Aspekte, in: Der Krankenhausarzt 7/1966

Eichhorn, S.: Über den Bedarf an medizinischen Leistungen, insbesondere Krankenhausleistungen, in: Der Krankenhausarzt 4/1967

Eichhorn, S.: Regionalplanung im Bereich des Krankenhauswesens, in: Der Krankenhausarzt 6/1969

Eichhorn, S.: Krankenhausplanung, in: Handwörterbuch der Raumforschung und Raumordnung, 2. Auflage, Hannover 1970

Eichhorn, S.: Strukturänderung in der Organisation der medizinischen und pflegerischen Versorgung, in: Zentrallehrgang 1971, Fachvereinigung der Verwaltungsleiter deutscher Krankenanstalten, Detmold 1971

Eichhorn, S.: Struktur und Organisation der ärztlich-pflegerischen Versorgung aus betriebswirtschaftlicher Sicht, in: Der Krankenhausarzt 6/1972

Eichhorn, S.: Prognose des Bedarfs an Krankenhausleistungen für 1985, in: Das Krankenhaus 7/1972

Elfert, F. W.: Krankenhauswesen als zentralörtliches Planungsproblem, Eigenverlag Wirtschaftsberatung AG, Düsseldorf 1966

Engel, A.: Areawide hospital planning in Sweden, in: World Hospitals 4/1968

Engel, A.: Perspectives in Health Planning, in: The Athlone Press, London 1968

Engler, H.: Planungsprobleme im Gesundheitswesen, Zürich 1970

Estimation of Hospital-Bed Requirements, Report on a Symposium Convened by the Regional Office for Europe of the World Health Organization, Copenhagen November 1965, Copenhagen 1966

Europäisches Symposium über die Schätzung des Bedarfs an Krankenhausbetten, in: Das Krankenhaus 1/1966

Feldstein, M. S.: Hospital Bed Scarcity: An Analysis of the Effects of Inter-Regional Differences, in: Economica 1/1963

Feldstein, P. J.: Research on the Demand for Health Services, Memoria Fund Quarterly, New York 1966 (Sonderdruck)

Fehler, A.; Fehler, J.; Leich, H., und Noder, W.: Ist moderne Medizin Utopie?, Bd. 3 der Schriftenreihe des Medizinischen Zentrums, April 1972

Fehler, J.: Versorgung der Bevölkerung eines Gebietes mit medizinischen Leistungen, in: Das Krankenhaus 8/1972

Fehler, J.; Kandziora, G.; Neuhaus, H.: Struktur der Verweildauer im Allgemeinen Krankenhaus, in: Das Krankenhaus 1/1969

Fehler, J.; Leich, H. G. R.; Vonessen, F.: Zur Frage der Verweildauer, in: DKI-Archiv 2/1964, Beilage zu Das Krankenhaus 6/1964

Forsyth, G., and Logan, R. F. L.: The Demand for Medical Care, Nuffield Provincial Hospitals Trust, London 1960

Freudenberg, K.: Gutachten über den Bedarf an Betten in Krankenanstalten in West-Berlin, in: Denkschrift über eine Zielplanung für die Berliner Krankenanstalten vom Senator für Gesundheitswesen der Stadt Berlin, Anlage zur Drucksache Nr. 957/1962

Friedrich, G.: Planungsfragen im Krankenhauswesen und im Krankenhaus, in: Das Krankenhaus 10/1970

Gabriel, S. L.: Zur Frage der Rangordnung des Bedarfes, in: Jahrbücher für Nationalökonomie und Statistik, Bd. 157 (1943)

Gallwitz, J.: Das schwedische Gesundheitswesen, Probleme und Perspektiven, Berichte des Deutschen Industrie-Instituts zur Sozialpolitik 5/1972

Gehrt-Mindnich, M.: Die Ermittlung des Bettenbedarfs, in: Das Krankenhaus 5/1953

Gemeentelijke vuilverbrandingsinstallatis bieden Ziekenhuizen de meeste voordelen, in: Technische Gids No. 992/1972

The Geriatric Day Hospital. Hrsg. King Edward's Hospital Fund London, 1970

Gesetz zur wirtschaftlichen Sicherung der Krankenhäuser und zur Regelung der Krankenhauspflegesätze - KHG - vom 29. Juni 1972, in: Bundesgesetzblatt Teil I, Nr. 60/1972

Goodman, N. M.: Alternatives to hospital care, Strasbourg 1963

von Gottl-Ottlilienfeld, F.: Über die Grundbegriffe in der Nationalökonomie, in: Die Herrschaft des Wertes, Jena 1901

von Gottl-Ottlilienfeld, F.: Bedarf und Deckung, Jena 1923

Grober, J.: Planwirtschaft im Krankenhauswesen, in: Das Deutsche Krankenhaus, Jena 1932

Grochla, E.: Das Grundmodell eines integrierten Informationsverarbeitungssystems (Kölner Integrationsmodell) und seine Bedeutung für die Wirtschaftsprüfung, Beilage zu Die Wirtschaftsprüfung 1/1971

Grogono, A. W.; Woodgate, D. J.: Index for measuring health, in: The Lancet Nov. 6, 1971

Gronemann, J.: Zur Wahl der Rechtsform für eine Krankenhauswäscherei, in: Krankenhaus Umschau 4/1972

Gronemann, J.: Aspekte zur Kooperation zwischen Krankenhäusern, in: Krankenhaus Umschau 2/1973

Gundermann und Fiebelkorn: Erfahrungen bei der Krankenhaus-Landesplanung in Niedersachsen, in: Städtehygiene 6/1958

Häussler, S.: Der praktische Arzt heute und morgen - 1. Teil: Die Ausbildung während des Studiums, Nr. 7 der Schriftenreihe der Bezirksärztekammer Nordwürttemberg, Stuttgart 1967

Häussler, S.: Praktischer Arzt - Facharzt - Klinik, in: Der Krankenhausarzt 2/1968

Harych, H.: Methodische Möglichkeiten zur Bestimmung des Bedarfs an Krankenbetten in kleinen Territorien, in: Das stationäre und ambulante Gesundheitswesen, Bd. 15 (1970), DDR

Haynes, M. A.: Unifying Health Care, in: Hospitals, March 16, 1970

Hessisches Krankenhausgesetz vom 4. April 1973, in: Gesetz- und Verordnungsblatt für das Land Hessen - Teil I, 9/1973

Hilleboe, H. E.; Barkhuus, A.; Thomas, W. C.: Approaches to National Health Planning, World Health Organisation, Geneva 1972

Hogarth, J.: Planung und Organisierung einer integrierten Krankenversorgung, dargestellt am Beispiel Großbritanniens, in: „Krankenhaus 71", Wien 1971

Holland, M. G.: An efficient allocation of general hospital facilities in rural areas, a computer algorithm methodology, Dissertation Clemson University 1969

Hollmann, H.: Statistische Grundlagen der Regionalplanung, Hannover 1968

Jachowicz, R.: Podstawy teoretyczne Planowania Liczby Lozek Szpitalnaych Niezbednych Dla Obsluzenia Ludnosci (Theoretical foundations for planning the number of hospital necessary to cover the needs of the population), in: Szpitalnictwo Polskie 2/1962

Jachowicz, R.: Proba okreslenia perspektywicznego zapotrzebowania na loska szpitalne w Polsce (An attempt to determine perspective demands for hospital beds in Poland), in: Szpitalnictwo Polskie 5/1962

Jachowicz, R.: Centralization and integration of hospitals acting system, in: Szpitalnictwo Polskie 6/1969

Jachowicz, R.: Derzeitige Arbeiten an der Vorbereitung eines Planes für das Netz stationärer Gesundheitseinrichtungen in der Volksrepublik Polen, in: Das stationäre und ambulante Gesundheitswesen, Bd. 16, 1970, DDR

Jahn, E., u. a.: Die Gesundheitssicherung in der Bundesrepublik Deutschland - Analysen und Vorschläge zur Reform, WSI-Studie zur Wirtschafts- und Sozialforschung Nr. 20, 3. Auflage, Köln 1973

Jochheim, K. A.: Erhebliche institutionelle Mängel, in: Deutsches Ärzteblatt 11/1970

Jochheim, K. A.: Die Integration der Rehabilitation in Klinik und Krankenhaus, in: Deutsches Medizinisches Journal 5/1971

Joseph, H.: Empirical Research on the Demand for Health Care, in: Inquiry 1/1971

Keldenich, K.: Struktur der Krankenhausleistungen in den Bundesländern, in: Der Krankenhausarzt 11/1968

Kissick, W. L.: Health-Policy directions for the 1970's, in: New England Journal of Medicine No. 282, June 11, 1970

Kohlhausen, K.: Krankenhausprobleme in Gegenwart und Zukunft, in: Der medizinische Sachverständige 5/1970

Krankenhausbedarfsplan Hessen, Staatsanzeiger für das Land Hessen, 50/1972

Krankenhaus-Entwicklungsplan, Planungsgemeinschaft Hochrhein, Säckingen 1962

Krankenhausplan 1972 - Krankenhausversorgung in Rheinland-Pfalz, Bestandsaufnahme und Planung, Ministerium für Arbeit, Gesundheit und Sport, Mainz, August 1972

Krankenhausplanung in Frankreich, Großbritannien, Österreich und in der Schweiz - Ergebnisse der Arbeitstagung des Deutschen Krankenhausinstituts in Köln 1962, Bd. 6 der Schriften des DKI, Köln 1962

Krankenhausplanung für das Saarland, ausgearbeitet von der Abteilung Gesundheitswesen des Ministeriums für Arbeit und Sozialwesen der Regierung des Saarlandes, Saarbrücken 1964

Krankenhausplanung für Schleswig-Holstein, Beirat für Krankenhausfragen beim Innenministerium, Kiel 1969

K y r k , H. A.: Theory of Consumption, London 1924

Lambeth Health Survey, Hrsg. Department of Clinical Epidemiology and Social Medicine, St. Thomas's Hospital Medical School, London o. J.

Landeskrankenhausplan für das Land Nordrhein-Westfalen, Ministerium für Arbeit, Gesundheit und Soziales des Landes Nordrhein-Westfalen, Düsseldorf, Juni 1971

L e m k e , K.: Auswertung des allgemeinen dokumentationsgerechten Krankenblattes für die DDR 1970, in: Mitteilungen der Akademie für ärztliche Fortbildung der DDR 1/1972

L o u d o n , I. S. L.: The Demand for Hospital Care, In-Patient Care: Alternatives and Delays, Oxford 1970

M a i e r - R i g a u d , G.: Mehr Wettbewerb wäre angebracht, in: Sozialer Fortschritt 2/1973

M a i w a l d , D.: Die kollegiale Kooperation, in: Der niedergelassene Arzt 5/1972

M a n n , K. J.: The Family Physician and the General Hospital, in: World Hospitals 4/1971

M a z e r , M.: Predicting the Demand for Psychiatric Service, in: Mass. J. Meth. Hlth. 1/1970

M c G i b o n y , J. R.: Principles of Hospital Administration, New York 1952

M e i n h o l d , W.: Grundzüge der allgemeinen Volkswirtschaftslehre, München 1954

M e r e d i t h , J. S.; A n d e r s o n , M. A.; P r i c e , A. C., und L e i t h e a d , J.: „Hostels" in Hospitals? The analysis of beds in hospitals by patient dependenc, London - New York - Toronto 1968

M e z e y , A. G.; S y e d , I. A.: Forecasting Psychiatric Bed Needs, in: The Lancet, January 29, 1972

M o r s h u i s , J.: Ziekenhuizen en regionalisatie, in: Het Ziekenhuiswezen 5/1970

M o n t a n e r , A.: Bedürfnis, in: Handwörterbuch der Betriebswirtschaft, Stuttgart 1956

M ü h l i c h - v o n S t a d e n , C., und M ü h l i c h , W.: Planung für die Gesundheitsvorsorge, in: Bauwelt 23/1973

M ü l l e r , H. W.: Struktur und Organisation der ärztlich-pflegerischen Versorgung aus krankenhausmedizinischer Sicht, in: Der Krankenhausarzt 6/1972

M u s g r a v e , R. A.: The Theory of Public Finance, New York 1959

N a v a r r o , V.: Planning Personal Health Services: A Markovian Model, in: Medical Care, May-June 1969

N a v a r r o , V.: A Systems Approach to Health Planning, in: Health Services Research, Summer 1969

N a v a r r o , V.: Planning for the Distribution of Personal Health Services, in: Public Health Reports 7/1969

Navarro, V.: Methodology on Regional Planning of Personal Health Services: A Case Study: Sweden, in: Medical Care, September-October 1970

Navarro, V.; Parker, R., and White, K. L.: A. Stochastic and Deterministic Model of Medical Care Utilization, in: Health Services Research 4/1970

Noelle-Neumann, E.: Das Image des Deutschen Krankenhauses, in: Das Krankenhaus 8/1970

Den öppna vardens organisation, SPRI rapport 14 (1972)

Omelcuk, A., and Stach, J.: Vyzkum nemoconosti hospitalizovanych ve Vychodoceskemm kraji (Investigation on hospital morbidity in the East-Bohemian Region), Prague 1964

Palmer, J.: Measuring Bed Needs for General Hospitals: Historical Review of Opinions with Annotated Bibliography, Washington, United States Department of Health, Education and Welfare, Public Health Service, October 1956

Pflanz, M.: Ambulante ärztliche Versorgung und Bedarfsrechnung, in: mb der arzt 4/1973

Planungsgemeinschaft Westlicher Bodensee - Linzgau - Hegau Krankenhaus- und Altenheimplan 1966

Poldermans, J. D. G.; Swaagman, H.: Enkele Opmerkingen over de spreiding van Ziekenhuisvoorzieningen, in: Het Ziekenhuiswezen 11/1970

Pütz, Th.: Theorie der Allgemeinen Wirtschaftspolitik und Wirtschaftslenkung, Wien 1948

Problemanalysen und Reformschwerpunkte für das Gesundheitswesen der Bundesrepublik Deutschland, Bundesminister für Jugend, Familie und Gesundheit, Bd. 4, Bonn-Bad Godesberg 1973

Rationelles Rechnungswesen und Untersuchungen über die Verweildauer im Krankenhaus, Bd. 3 der Schriften des DKI, Stuttgart und Köln 1958

Recktenwald, H. C.: Nutzen-Kosten-Analyse und Programmbudget, Tübingen 1970

Rheinland-pfälzischer Krankenhausplan als Schwerpunkt der Gesundheitspolitik, in: Der Krankenhausarzt 8/1965

Ritschl, H.: Gemeinwirtschaft und kapitalistische Marktwirtschaft, Tübingen 1931

Rosenberger, D. M.: The urban hospital system, in: Hospital Administration 3/1972

Rudoe, W.: Health planning in national development, in: WHO Chronicle 1/1973

Schäfer, E.: Grundlagen der Marktbeobachtung, Köln 1923

Schäfer, E.: Grundlagen der Marktforschung, Köln und Opladen 1953

Schattenberg, W.: Die zentrale Versorgung mit sterilen Gegenständen für stationäre und ambulante Einrichtungen des Gesundheitswesens, in: Das stationäre und ambulante Gesundheitswesen, Bd. 16, 1970, DDR

Scherhorn, G.: Bedürfnis und Bedarf, Berlin 1959

Schröder, D.: Regionalprognose und Regionalplanung, in: Der Architekt 1/1965

Sjukhusvardens konsumenter, SPRI rapport 18 (1972)

Somers, A. R.: Goals into reality: The challenges of health planning, in: Hospitals, August 1, 1969

Sozialbericht 1972, Drucksache IV/3432 des Deutschen Bundestages, 6. Wahlperiode

von Stackelberg, H.: Grundlagen der theoretischen Volkswirtschaftslehre, Bern - Tübingen 1951

Statistisches Bundesamt: Bevölkerung und Kultur, Reihe 7, Sonderbeitrag: Kranke und unfallverletzte Personen, Stuttgart und Mainz 1970 (Ergebnisse des Mikrozensus 1966)

Stellungnahme der Gewerkschaft Öffentliche Dienste, Transport und Verkehr zur Versorgung der seelisch Kranken und der geistig Behinderten, Stuttgart 1972

S t u d t , H.: Fragen der Krankenhausplanung unter besonderer Berücksichtigung der Situation in Nordrhein-Westfalen, in: Neue Krankenhäuser in Nordrhein-Westfalen, Köln 1966

S u r á n i y - U n g e r , Th.: Individual and Collective Wants, in: The Journal of Political Economy, Bd. LVI, Chicago 1948

S w e r t z , P.: Neuere Literatur zur Regionalplanung im Krankenhauswesen, DKI-Archiv 1/1971, Beilage zu Das Krankenhaus 3/1971

A System of Demographic, Manpower and Social Statistics, in: Conf. Eur. Stats./WG 36/3 - EURO 4913/3

T e s c h , W.: Von der Krankenhaus-Einzelwäscherei über die Zentralwäscherei zur Textil-Versorgungszentrale, in: Das Krankenhaus 3/1967

T i b u r t i u s , J.: Der Begriff des Bedürfnisses, in: Jahrbücher für Nationalökonomie und Statistik, Bd. 103 (1914)

U. S. P u b l i c H e a l t h S e r v i c e : Planning for Health Services - Guide for States U. S. Government Printing Office, Washington 1950

V ä ä n ä n e n , I.: Modell des Verbrauchs der Krankenhausdienste bei der Bevölkerung, in: Deutsches Medizinisches Journal 21/1968

Verordnung zur Regelung der Krankenhauspflegesätze (Bundespflegesatzverordnung - BPflV -) vom 25. April 1973, in: Bundesgesetzblatt Teil I, Nr. 32/1973

V e r s h o f e n , W.: Handbuch der Verbrauchsforschung, Berlin 1940

V i s e , P.: Methods and concepts of an interdisciplinary regional hospital study, in: Health Service Research 3/1968

V o g l e r , P., und H a s s e n p f l u g , G.: Handbuch für den neuen Krankenhausbau, 2. Auflage, München - Berlin 1962

W e b e r , W.: Kollektivbedürfnisse - Gemeinwille oder Gemeinhandeln, in: Wirtschaftliche Entwicklung und soziale Ordnung, Wien 1952

W o r t h m a n n , W.: Die Planung nach dem Krankenhausfinanzierungsgesetz, in: Das Krankenhaus 8/1972

Z e l l e r , K.: Anästhesie Regional, 3. Österreichischer Krankenhaus-Tag, Ergebnisse der Arbeitstagung, Wien 1972

Zentralwäscherei oder Einzelwäscherei - Ein Kostenvergleich, in: Krankenhaus Umschau 7/1968

Z i m m e r m a n n , H.: Die Auswirkungen der Überalterung auf den Bettenbedarf für die Pflege alter und chronisch Kranker, Dissertation Universität Basel, Aarau 1956

3. Kapitel: Krankenhausbetriebsplanung - Krankenhausplanung

A l d i s , G.: Hospital Planning Requirements, London 1954

A l b a c h , H.: Wirtschaftlichkeitsrechnung bei unsicheren Erwartungen, Köln und Opladen 1958

Arbeitsgruppe Gesundheitswesen Heidelberg: Vorhaben: Entwicklung von Kriterien für die Vergabe öffentlicher Mittel im Gesundheitswesen, 2. Zwischenbericht, Vorläufige Auswertung der 1. Befragungsrunde, Heidelberg, November 1971

B ä s s c h e r s , J. H., und H u l s h o f f - P o l , F. J.: Management bij planning en uitvoering van ziekenhuisbouw, in: Het Ziekenhuiswezen 1/1965

B a l m e s , R.: Neuregelung der Gebäudeabschreibung, in: Deutsche Bauzeitschrift 4/1966

B a r t m a n n , H.: Die Entwicklung zum Breitfußtyp im Krankenhausbau, in: Krankenhaus Umschau 6/1960

Battersby, A.: Network Analysis for Planning and Scheduling, London 1963

Die Bauformen, in: Bauen und Wohnen 3/1965

Baynes, K.; Langslow, B.; Courtenay, C. C.: Evaluating New Hospital Buildings, King Edward's Hospital Fund, London 1969

Beste, Th.: Der Stand der betriebswirtschaftlichen Planung, in: Zeitschrift für handelswissenschaftliche Forschung, 1941

Zur Beurteilung von Projekten Allgemeiner Krankenhäuser mit Prüfliste für die Beurteilung eines Entwurfes eines Allgemeinen Krankenhauses, DKI-Archiv 3/4/1966, Beilage zu Das Krankenhaus 12/1966

Bolck, F.: Zur Frage der Planung medizinischer Hochschulbauten aus wissenschaftsorganisatorischer Sicht, in: Stand und Entwicklungstendenzen im Hochschulbau, Teil 2, in: Hoch- und Fachschulbau, Dresden 2/1970

Bolsenkötter, H.: Berechnung der Wirtschaftlichkeit gemeindlicher Investitionen, in: Der Städtetag 1/1967

Borck, F. K.: Krankenhausplanung - Eine Betrachtung aktueller Wettbewerbe, in: Bauwelt 46/1971

Borck, F. K.: Kritische Anmerkungen zum Beurteilungsverfahren von Wettbewerben und deren Bedeutung für die Bauten des Gesundheitswesens, in: Der Architekt 5/1973

Bruckenberger, E.: Architektenverträge - Bauverträge, Eine Kurzdarstellung, in: Moderner Krankenhausbau, Beilage der Krankenhaus-Umschau für Planung, Bau und Einrichtung moderner Krankenhäuser, Krankenhaus-Umschau 3/1973

BBauG vom 23. 6. 1960, BGBl. Teil I - 30/1960

Buchan, J. R.; Luttrell, W. B.: The critical path method of relocating departments, in: Hospitals, Sept. 16, 1969

Burkhardt, G.; Pusch, W.; u. a.: Baupreis und Baumarkt, Wiesbaden - Berlin 1962

Byggprocessen, SPRI rad 5. 10, Januar 1972

Commissioning New Hospitals Buildings King Edward's Hospital Fund, London 1966

Cooney, R. A.; Pickens, W. R.: Hospital Evaluates its Surgical Suite - After a Year of Use, in: Hospitals, Jan. 16, 1969

Courtenay, C. W.: Evaluation of New Hospital Buildings, UIA-Seminar (Vortragsmanuskript), Düsseldorf 1970

Deilmann, H.: Bauten des Gesundheitswesens, DBZ-Baufachbücher, Gütersloh 1972

Derlin, W.; Müller, J. W.; Bauherr: Organisator und Architekt müssen auch in einem kleinen Betrieb und bei konventioneller Bauweise gemeinsam planen, in: Das rationelle Büro 5/1962

Deutsch, E.: Wie organisiert man den Arbeitsablauf von der Planung bis zur Abrechnung, in: Architekt und Ingenieur 9/1960

Deutsches Krankenhausinstitut: Zur Beurteilung von Projekten Allgemeiner Krankenhäuser, DKI-Archiv 3/4/1966, Beilage zu Das Krankenhaus 12/1966

Deutsches Krankenhausinstitut und Institut für Krankenhausbau der Technischen Universität Berlin: Kosten für die Wiederbeschaffung der mittel- und kurzfristig nutzbaren Anlagegüter sowie der Instandhaltung von Krankenhäusern, in: Das Krankenhaus 9/1971

Eichhorn, S.: Betriebsplanung im Krankenhaus, in: Der Zentrallehrgang 1959, Fachvereinigung der Verwaltungsleiter deutscher Krankenanstalten, Kulmbach 1959

Eichhorn, S.: Was kostet die Vorhaltung von Krankenhäusern?, Bd. 5 Schriften des DKI, Köln 1960

Eichhorn, S.: Grundlagen der Krankenhausplanung, Bettenbedarf, Betriebs- und Bauplanung, Bd. 6 Schriften des DKI, Stuttgart und Köln 1962

Eichhorn, S.: Die Kosten der Vorhaltung und der Anlagefinanzierung von Krankenhäusern, in: DKI-Archiv 1/1964, Beilage zu Das Krankenhaus 4/1964

Eichhorn, S.: Krankenhausplanung, in: Ziekenhuisorganisatie universitaire leergang, Groningen 1965

Eichhorn, S.: Betriebliche Rationalisierung und Krankenhausbau, in: Neue Krankenhäuser in Nordrhein-Westfalen, Köln 1966

Eichhorn, S.: Leistungssteigerung im Krankenhauswesen durch Zusammenarbeit - Betriebswirtschaftliche Aspekte, in: Der Krankenhausarzt 7/1966

Eichhorn, S.: Das Zielsystem des Krankenhauses, in: Festschrift für Hans Münstermann, Wiesbaden 1969

Eichhorn, S.: Instandhaltungsstrategie und Instandhaltungsfinanzierung, in: Zentrallehrgang 1973, Fachvereinigung der Verwaltungsleiter deutscher Krankenanstalten, Kulmbach 1973

Eichhorn, S.: Kosten und Finanzierung von Instandhaltungsmaßnahmen im Krankenhaus unter besonderer Berücksichtigung des Gesetzes zur wirtschaftlichen Sicherung der Krankenhäuser und zur Regelung der Krankenhauspflegesätze - KHG - und der Verordnung zur Regelung der Krankenhauspflegesätze (Bundespflegesatzverordnung - BPflV -), in: Das Krankenhaus 7/1973

Eichhorn, S., und Sahl, R. J.: Kennzahlen für Bauplanung und Bauwirtschaftsprüfung von Krankenhäusern, in: Das Krankenhaus 6/1957

Eichhorn-Raab, E.: Bestandteile und Methoden der Zielplanung, in: Das Krankenhaus 6/1958

Entwurf und Planung, Neue Gesundheitsbauten, Bd. 4, München 1970

Erhard, K. A.: Baukostensenkung durch Bauwirtschaftsprüfung, in: Der Aufbau 2/1951

Zur Ermittlung des Raumbedarfs, in: DKI-Archiv 1/1968, Beilage zu Das Krankenhaus 3/1968

Federal Electric Corporation (Hsgb.): A Programmed Introduction to PERT, deutsch: K. Gerwald (Programmierte Einführung in PERT - Eine Methode zur Planung und Überwachung von Projekten), München 1966

Fischer, M.: Von den Planungsgrundlagen bis zur Arbeitsplatzanordnung, in: Das rationelle Büro 5/1962

Fuss, F.: Die Nutzungsdauer von Krankenhauseinrichtungen, in: Krankenhaus Umschau 2/1961

Gabelmann, W.: Planung von Krankenhäusern, in: Das öffentliche Gesundheitswesen 2/1967

Gabelmann, W.: Planung von Universitätskrankenhäusern, Gegenwärtige Situation und Entwicklungstendenzen, in: Der Krankenhausarzt 6/1969

Garschina: Architekt, Bauherr und Unternehmer, Köln 1961

GOA, Verordnung über die Gebühren für Architekten, 30. Auflage, Düsseldorf 1972

GOÄ, Gebührenordnung für Ärzte vom 18. März 1965, in: Bundesgesetzblatt 9/1965

Goehrke, H.; Müller, G.: Der Weg der medizinischen Inbetriebnahme des Klinikums Steglitz, in: Berliner Medizin 19/1970

GOI, Gebührenordnung für Ingenieure, Düsseldorf 1965

Grober, J.: Funktionen und Formgestaltung, in: Krankenhaus Umschau 6/1958

Grochla, E.: Die Träger der Betriebsplanung, in: Zeitschrift für handelswissenschaftliche Forschung, Bd. 10, 1958

Grochla, E.: Zur Organisation des betrieblichen Planungsablaufes, in: Zeitschrift für Betriebswirtschaft 12/1962

Groot, L. M. J.: De actualiteit von afschrijvingstheorieen voor het ziekenhuiswezen, in: Acta Hospitalia, Dez. 1963

Grundsätze und Richtlinien für Wettbewerbe auf dem Gebiet des Bauwesens und des Städtebaues, Stand: 1. Juni 1969, Düsseldorf 1972

Gutenberg, E.: Zur neueren Entwicklung der Wirtschaftlichkeitsrechnung, in: Zeitschrift für die gesamte Staatswissenschaft, 1952

Gutenberg, E.: Planung im Betrieb, Zeitschrift für Betriebswirtschaft, 1952

Gutenberg, E.: Untersuchung über Investitionsentscheidungen industrieller Unternehmungen, Köln und Opladen 1953

Haas, A.: Krankenhäuser, Stuttgart 1965

Hadfield, J. G.: Orientation in a new hospital, in: British Hospital Journal, March 6, 1971

Hähn, A.: Der Pflegsatz im Krankenhaus, Weissenburg 1950

Hähnchen, K.: Zur Planung und Inbetriebnahme von Krankenhäusern, in: Deutsche Schwesternzeitung 9/1966

Häring, H.: Vorhaltungskosten der Krankenhäuser, in: Krankenhaus Umschau 7/1962

Hahn, V.: Vergabe und Baudurchführung aus der Sicht der Bauindustrie, in: Deutsche Bauzeitschrift 10/1972

Hassenpflug, G.: Grundstückswahl, in: Handbuch für den neuen Krankenhausbau, herausgegeben von Vogler und Hassenpflug (2. Auflage), München 1962

Hax, K.: Unternehmensplanung und gesamtwirtschaftliche Planung als Instrumente elastischer Wirtschaftsführung, in: Zeitschrift für betriebswirtschaftliche Forschung 7/1966

Helbing, G.: Vergabe und Baudurchführung aus der Sicht der öffentlichen Hand, in: Deutsche Bauzeitschrift 10/1972

Hennig, K. W.: Betriebswirtschaftslehre der industriellen Erzeugung, Wiesbaden 1960

Henze, W.: Anlaufkosten, in: Handwörterbuch der Betriebswirtschaft, Stuttgart 1956

Herding-Schmalzl: Vertragsgestaltung und Haftung im Bauwesen, 2. Auflage, München 1967

Homann, W.: Planung von Sparkassenbauten, Stuttgart 1958

Hunger, K. H.: Wie plane ich ein Allgemeines Krankenhaus?, Sonderheft der Zeitschrift Kommunalwirtschaft 1/1960

Hunter, J. K.: The Evaluation of New Hospital Buildings, Health Bulletin 2/1965 (April)

Jakob, H.: Neuere Entwicklung in der Investitionsrechnung, in: Zeitschrift für Betriebswirtschaft, 8/1964 und 9/1964

Jebe, H.: Das schwedische Beispiel der produktionsgerechten Planung mit ausdrücklicher Aufrechterhaltung des Wettbewerbes und der Versuch der Übertragung auf deutsche Verhältnisse, Hrsg.: Technische Universität Hannover, Lehrstuhl für Baubetriebslehre, Düsseldorf 1969

Joedicke, J.: Zur Formalisierung des Planungsprozesses, in: Arbeitsberichte zur Planungsmethodik 1, Stuttgart - Bern 1969

Joedicke, J., u. a.: Bewertungsprobleme in der Bauplanung, in: Arbeitsberichte zur Planungsmethodik 1, Stuttgart - Bern 1970

Just-Brückner, Wertermittlung Krankenhaus-Grundstücke, Düsseldorf 1956

Keller, S.: Datenverarbeitung als Hilfsmittel der Krankenhausplanung, in: DKI-Archiv, 2/1966, Beilage zu Das Krankenhaus, 6/1966

Keller, S.: Rationalisierung der Gebäudeplanung mittels Datenverarbeitung, Bd. 3 der HIS Hochschulforschung, Weinheim - Berlin - Basel 1970

Klein, R.: Einführung in die Baubetriebslehre, Mainz 1964

K n o w l a n d , R. W. S.: The influence of logistics on hospital design, in: The Hospital 12/1965

K o c h , H.: Betriebliche Planung. Grundlagen und Grundfragen der Unternehmungspolitik, Die Wirtschaftswissenschaften Reihe A Beitrag Nr. 4, Wiesbaden 1961

K ö h l e r , G.: Untersuchungen über den Krankenhausbau, in: baukunst und werkform 4/1956

K ö h l e r , G.: Das Breitfußsystem, in: Das Krankenhaus 12/1958

K o s i o l , E.: Anlagenrechnung (Theorie und Praxis der Abschreibungen), Wiesbaden 1955

Kosten von Hochbauten — DIN 276 Blatt 1.und 2, September 1971, Fachnormenausschuß Bauwesen im Deutschen Normenausschuß (DNA), Berlin und Köln 1971

Das „Krankenbett" als Bezugsgröße bei der Bemessung der Zahl der vorzuhaltenden Krankenbetten und bei der Bauplanung, in: DKI-Archiv 4/1969, Beilage zu Das Krankenhaus 12/1969

K u n z , H.: Methoden und Techniken der Vergabe und Baudurchführung, in: Deutsche Bauzeitschrift 10/1972

L e i c h , H. G. R.: Inbetriebnahme des Krankenhauses, in: Der Krankenhausarzt 5/1966

L e w i c k i , H. B.: Neue Grundrißbildungen im Krankenhausbau, in: Bauwelt 36/1954

L e w i c k i , H. B.: Programmbildung — Aufstellung von Funktionsplänen, in: Handbuch für den neuen Krankenhausbau, München - Berlin 1962

L H O, Leistungs- und Honorarordnung der Ingenieure, Düsseldorf 1969

L l e w e l y - D a v i e s , R., und M a c a u l a y , H. M. C.: Hospital Planning and Administration, World Health Organization, Geneva 1966

L o h f e r t , P.: Planungssystem und Projektorganisation der MFA Regensburg, Information Zentralarchiv für Hochschulbau 22/1972

L o h f e r t , P.: Zur Methodik der Krankenhausplanung, Düsseldorf 1973

M a y e r , W.: Werden notwendige Entwicklungen im Krankenhausbau durch Wettbewerbsprogramme behindert?, in: Der Architekt 5/1973

M e y e r , H. W.: Architektenvertrag und Krankenhausplanung, in: Das Krankenhaus 2/1957

N o v o t n y , F.: DAB Interview, Generalunternehmer — Generalübernehmer?, in: Deutsches Architektenblatt 2/1970

O p i t z , G.: Preisermittlung für Bauleistungen, Düsseldorf 1949

O p i t z , G.: Selbstkostenermittlung für Bauarbeiten, Teil 1, Düsseldorf 1956 - Teil 2, Düsseldorf 1963

P e y s s a r d , M. L.: Principes d'une organisation hospitalière, in: L'Hôpital — Het Ziekenhuis 6/1961, und Der Krankenhausarzt 6/1961

P o e l z i g , P.: Die architektonische Gestaltung des Krankenhauses, in: Der Krankenhausarzt 5/1966

P o e l z i g , P.: Das integrierte Krankenhaus, in: Baumeister 9/1969

P o e l z i g , P. und M e y e r , H.-W.: Programmierung eines modernen Akutkrankenhauses, in: Neue Krankenhäuser in Nordrhein-Westfalen, Köln 1966

R a m g e , C.: Aufgaben der Oberin bei der Inbetriebnahme eines neuen Krankenhauses, in: Das Krankenhaus 5/1968

R i e t h m ü l l e r , H.-U.: Aktuelle Probleme der Krankenhausplanung, in: Architektur--Wettbewerbe 40/1964 — Krankenhäuser —

R ö h m , W.: Der betriebsfertige Krankenhausbau, in: Das Krankenhaus 2/1970

R o s e n f i e l d , F.: Hospital Architecture, Integrated Components, New York 1971

R o s e n f i e l d , I.: Hospitals; Integrated Design, New York 1955

Rosenkranz, R.: Die Vorplanung von Verwaltungsgebäude-Neubauten durch den Organisator, in: Das rationelle Büro 5/1962

Ross, F. W.: Leitfaden für die Ermittlung des Neuwertes von Gebäuden, Hannover-Kirchrode 1955

Roth-Gaber-Hartmann: Kommentar zum Vertragsrecht und zur Gebührenordnung für Architekten, Gütersloh 1971

Royal Free Hospital Phase one London, in: Hospital Building and Engineering 1/1972

Ruchti, E.: Abschreibung, Abschreibungsarten und -verfahren, in: Handwörterbuch der Betriebswirtschaft, Stuttgart 1956

Rummel, K.; Müller, H.; u. a.: Wirtschaftlichkeitsrechnung, Düsseldorf 1941

RdErl. des Arbeits- und Sozialministers vom 10. 2. 1970. Bestimmungen über die Förderung von Baumaßnahmen freier gemeinnütziger und kommunaler sozialer Einrichtungen aus Mitteln des Arbeits- und Sozialministers, in: Ministerialblatt für das Land Nordrhein-Westfalen 60/1970

Runge, E.: Grundstücksbewertung, 2. Aufl., Berlin 1949

Sahl, R. J.: Krankenhausbau aus der Sicht rationeller Betriebsgestaltung, in: Bd. 2 Schriften des DKI, Stuttgart und Köln 1958

Sahl, R. J.: Zweckmäßige Bauformen Allgemeiner Krankenhäuser, in: Bd. 5 Schriften des DKI, Stuttgart und Köln 1960

Sahl, R. J.: Tendenzen des Krankenhausbaues und die Organisation seiner Planung, Sonderdruck aus „Vortragsveröffentlichungen", Bd. 35, Haus der Technik e.V., Essen 1965

Sahl, R. J.: Planung eines Krankenhauses, in: Der Landkreis 8/9/1965

Sahl, R. J.: Organisation der Krankenhausplanung, in: Der Krankenhausarzt 5/1966

Sahl, R. J.: Die Entwicklung des modernen Krankenhauswesens aus der Sicht des Krankenhausplaners, in: Krankenhaus Umschau 12/1967

Sahl, R. J.: Zur Bauweise von Krankenhäusern, in: DKI-Archiv 2/3/1968, Beilage zu Das Krankenhaus 9/1968

Sahl, R. J.: Gliederung und Aufbau der Krankenhäuser, in: Hippokrates 18/1968

Sahl, R. J.: Krankenhausplanung und Krankenhausbau unserer Zeit, in: Der Architekt 6/1969

Sahl, R. J.: Erfahrungen für die Planungen eines Krankenhauses, in: Der Krankenhausarzt 4/1970

Sahl, R. J.: Morphologie des Krankenhauses, in: Das Krankenhaus 12/1970

Sahl, R. J.: Erfahrungen für die Planung eines Krankenhauses, in: Der Krankenhausarzt 4/1972

Sahl, R. J.: Vergabe der Leistungen und Lieferungen bei Krankenhausbauten im Hinblick auf den Träger und die Betriebsleitung, in: Deutsche Bauzeitschrift 10/1972

Sahl, R. J.: Grundrißgestaltung der Pflegeeinheit, in: Krankenhaus '73, Wien 1973

Sahl, R. J.: Konzeption in der Planung und im Bau Allgemeiner Krankenhäuser, in: Der Architekt 5/1973

Sahl, R. J.: Perspektiven im Krankenhausbau, in: Der Landkreis 5/1973

Sahl, R. J. und Zietschmann E.: Allgemeine Krankenhäuser in Deutschland und in der Schweiz — Grundriß-Bauform-Bauweise, in: Bauen und Wohnen 3/1965

Schachner, B.: Flexible Gebäude für den diagnostischen und Therapie-Bereich von Krankenhäusern, in: Medizinal-Markt 5/1964

Schachner, B.: Zentralisation — Dezentralisation im Krankenhaus aus der Sicht des Architekten, in: Das Krankenhaus 10/1966

Schneider, J.: Gedanken zur Krankenhausplanung, in: Baumeister 5/1962

Schneider, E.: Wirtschaftlichkeitsrechnung, Tübingen 1962

Schnelle, E.: Bürobauplanen — Grundlagen der Planungsarbeiten im Bürobau, Hildesheim 1958

Schönfeld, J. W.: Krankenhausplanung — Versuch einer Systemanalyse, in: Deutsche Bauzeitschrift 10/1972

Schubert, A. A.: Wirtschaftlichkeit beim öffentlichen Bauen, Göttingen 1957

Schweins, F.: Grundsätze für Raumplanung, Raumgröße und Raumbedarf in der öffentlichen Verwaltung, in: Das rationelle Büro 5/1962

Sjukhusplanering och organisationsstudier, Krankenhausplanung und Organisationsstudien, in: Sjukhuset 10/1962

Soesner, M.: Allgemeine Baubetriebslehre, Wien 1930

Souder, J.; Clark, W., u. a.: Planning for hospitals, a system approach using computer aided techniques, Chicago 1964

Spris Utredningsbank, Förteckning (1) över utredninger, in: Spri-Rapport 15/1972

Steinmetz, K.: Baubetriebslehre, Leipzig 1932

Stephan, J. W.: Seven Planning Steps Set the Stage for Construction, in: Hospitals, May 1, 1966

Stone, P.-J.: Elements of the Hospital 1300 - 1900, in: The Architectural Review 820/1965

Terborgh, G.: Leitfaden der betrieblichen Investitionspolitik, Wiesbaden 1962

Verdingungsordnung für Bauleistungen (VOB) — Ausgabe 1965, Berlin - Frankfurt/M. - Wien 1965

Vogler, P. und Hassenpflug, G.: Handbuch für den neuen Krankenhausbau, 2. Auflage, München - Berlin 1962

Walton, H.: Experience of the Application of Critical Path Method to Pant Construction, in: Operations Research Quarterly, Vol. 15

Weber, H.: Die Spannweite des betriebswirtschaftlichen Planungsbegriffes, in: Zeitschrift für betriebswirtschaftliche Forschung 12/1964

Weeks, J.: Design for Growth and Change and the Project Team Concept, in: Canadian Hospital 11/1967

Wheeler, E. T.: Hospital Modernisation and Expansion, New York 1971

Wietfeld, W.: Eingeschossige Krankenhäuser in neuer Form, in: Bauamt und Gemeindebau 1/1959

Wischer, R.: Vergabe und Durchführung von Krankenhausbauten aus der Sicht des Krankenhausplaners, in: Deutsche Bauzeitschrift 10/1972

Wörner, O.: Krankenhausplanung aus der Sicht des Architekten, in: Deutsche Architekten- und Ingenieur-Zeitschrift 9/1966

4. Kapitel: Grundlagen der Planung und Organisation des Krankenhaus-Betriebsprozesses

Albach, H.: Zur Theorie der Unternehmensorganisation, in: Zeitschrift für handelswissenschaftliche Forschung 5/1971

Arbeitsabläufe auf Krankenstationen, Speisenversorgung/Wäscheversorgung — Aufzeichnungen im Verordnungswesen — Forschungsbericht des Landes Nordrhein-Westfalen Nr. 626, Bd. 4 der Schriften des DKI, Köln und Opladen 1959

Arbeitskreis Krähe der Schmalenbach-Gesellschaft: Unternehmungsorganisation. Aufgaben- und Abteilungsgliederung in der industriellen Unternehmung, 4. Auflage, Köln - Opladen 1963

BAT — Bundes-Angestelltentarifvertrag und Vergütungstarifverträge mit Ergänzungen, Stand 1. Januar 1973, Düsseldorf 1973

Barnard, Ch. I.: Organisation und Management, Stuttgart 1969

Bieding, F., und Wendler, F.: Analytische Arbeitsbewertung von Angestelltentätigkeiten, Köln 1971

Bleicher, K.: Zentralisation und Dezentralisation von Aufgaben in der Organisation der Unternehmungen, Berlin 1966

Bloch, W.: Arbeitsbewertung, Grundlagen und Anwendung, Zürich 1959

Block, St. M.: Motivating employees to cut costs, in: Hospitals, November 1, 1971

Bobrowski, P., und Gaul, D.: Das Arbeitsrecht im Betrieb (von der Einstellung bis zur Entlassung), 6. Auflage, Heidelberg 1970

Böhrs, H.: Arbeitsleistung und Arbeitsentlohnung, Die Wirtschaftswissenschaften Reihe A, Beitrag Nr. 9, Wiesbaden 1958

Clarke, J.; Dennis, A. J.: Introducing an incentive bonus scheme, in: The Hospital and Health Services Review, November 1972

Denecke, K.: Kommentar zur Arbeitszeitordnung, Berlin und München 1955

Eichhorn, S.: Wirtschaftlichkeitskontrolle im Krankenhaus, in: Österreichische Krankenhaus Zeitung 7/8/1965

Eichhorn, S.: Durchführung organisatorischer Umstellungen im Krankenhaus, in: Österreichische Krankenhauszeitung 6/1969

Eichhorn, S.: Organisational Survey: A Method for the Appraisal of the Effectiveness of Hospital Services, in: World Hospitals 1/1972

Ellinger, Th.: Ablaufplanung, Stuttgart 1959

Fayol, H.: Allgemeine und industrielle Verwaltung, Berlin 1929

Franke, L.: Grundsätze zur Methodik des Arbeitsstudiums im Gesundheitswesen, in: Die Heilberufe 5/1972

Franke, L., und Schröter, H.: Multimomenthäufigkeitsverfahren, in: Die Heilberufe 5/1972

Fuchs, W.: Methodik der Erstellung von Zeit-Modellen zur Ablaufplanung in Arbeitssystemen, Berlin - Köln - Frankfurt 1971

Gaul, D.: Die rechtlichen Grundlagen der REFA-Arbeit im Betrieb, 2. Auflage, Berlin - Frankfurt 1962

Grochla, E.: Materialwirtschaft, Die Wirtschaftswissenschaften Reihe A, Beitrag Nr. 11, Wiesbaden 1958

Grochla, E.: Automation und Organisation. Die technische Entwicklung und ihre betriebswirtschaftlich-organisatorischen Konsequenzen, Wiesbaden 1966

Grochla, E. (Hrsg.): Handwörterbuch der Organisation, Stuttgart 1969

Grochla, E.: Unternehmungsorganisation, Hamburg 1972

Grützmacher, K.-H.; Kulczyk, W., und Presber, W.: Zur Anwendung von Richtwerten über den Arbeitszeitaufwand für physikalisch-therapeutische Behandlungen, in: Die Heilberufe 7/1970

Gutenberg, E.: Einführung in die Betriebswirtschaftslehre, Die Wirtschaftswissenschaften Reihe A, 1. Beitrag, Wiesbaden 1958

Hackstein, R.; Nüssgen, K. H., und Uphus, P. H.: Personalbeschaffung im System Personalwesen, Fortschrittliche Betriebsführung 1/1972

Hackstein, R.; Nüssgen, K. H., und Uphus, P. H.: Personalentwicklung im System Personalwesen, Fortschrittliche Betriebsführung 2/1972

Hackstein, R.; Nüssgen, K.-H., und Uphus, P. H.: Personalbedarfsermittlung im System Personalwesen, in: Fortschrittliche Betriebsführung 3/1971 (I) und 4/1973 (II)

Hanchett, J.: Profit Sharing Can Help Nonprofit Hospitals, in: The Modern Hospital 9/1966

Hegner, B.: Productivity Motivation, in: Institutions Magazine, July 1966

Heinen, E.: Einführung in die Betriebswirtschaftslehre, Wiesbaden 1968

Hennig, K. H.: Betriebswirtschaftliche Organisationslehre, 4. Auflage, Wiesbaden 1965

Hennig, K. W.: Betriebswirtschaftslehre der industriellen Erzeugung, Die Wirtschaftswissenschaften Reihe A Beitrag Nr. 8, Wiesbaden 1960

Hilf, H. H.: Einführung in die Arbeitswissenschaft. Sammlung Göschen, Bd. 1212/1212a, Berlin 1964

Hösel, G.: Die Anwendung von Arbeitsmittelstudien zur Optimierung des Materialeinsatzes in Krankenhäusern, in: Die Heilberufe 5/1972

Hofer, A., und Gerhardt, G.: Leitfaden für grafische Ablaufdarstellungen in der Organisationsarbeit. Schriftenreihe Datenverarbeitung, Köln - Opladen 1969

Jehring, J. J.: Increasing Productivity in Hospitals: A Case Study of the Incentive Program at Memorial Hospital of Long Beach, Madison/Wisconsin 1966

Jehring, J. J.: Employee incentive programs... Shared savings can reward efficiency, reduce costs, in: Trustee, September 1968

Jehring, J. J.: The Use of Subsystem Incentives in Hospitals: A Case Study of the Incentive Program at Baptist Hospital, Pensacola/Florida, Madison/Wisconsin 1968

Jehring, J. J.: New Applications of Motivation Theories To Clinic Management, in: Medical Group Management, March 1971

John, B.: Grundlagen und industrielle Praxis des Multimomentverfahrens, Schriftenreihe Arbeitsstudium — Industrial Engineering, Berlin - Köln - Frankfurt 1972

Joschke, H. K.: Praktisches Lehrbuch der Betriebswirtschaft, 2. Auflage, München 1971

Jungbluth, A.: Arbeitswissenschaftliche Gesichtspunkte für die Gestaltung industrieller Anlagen und für den Personaleinsatz, Mainz 1964

Kaminsky, G., und Schmidtke, H.: Arbeitsablauf- und Bewegungsstudien, München 1960

Kolbinger, J.: Das betriebliche Personalwesen, Teil I: Grundlagen, 2. Auflage, Stuttgart 1972

Kolbinger, J.: Das betriebliche Personalwesen, Teil II: Hauptgestaltungsbereiche, 2. Auflage, Stuttgart 1972

Kosiol, E.: Organisation der Unternehmung, Wiesbaden 1962

Kosiol, E.: Die Unternehmung als wirtschaftliches Aktionszentrum. Einführung in die Betriebswirtschaftslehre, Reinbek b. Hamburg 1966

Kosiol, E.: Einführung in die Betriebswirtschaftslehre, Wiesbaden 1968

Krippendorff, H. (Hrsg.): 1. Deutsches Materialfluß- und Transport-Handbuch, München 1967

Kühn, S.: Zur Ermittlung von Durchschnittszeitwerten von Untersuchungsmethoden in medizinisch-diagnostischen Laboratorien, in: Die Heilberufe 9/1972

Löffelholz, J.: Repetitorium der Betriebswirtschaftslehre, Wiesbaden 1966

Lohmann, M.: Einführung in die Betriebswirtschaftslehre, 4. Auflage, Tübingen 1964

Meier, R.; Nicolai, D., und Pellin, H.: Methoden, Erfahrungen und Ergebnisse von Arbeitsstudien in einem bezirksgeleiteten Fachkrankenhaus, in: Die Heilberufe 10/1971

Müller, S.: Methoden des Arbeitszeit- und Arbeitsablaufstudiums bei Reihenuntersuchungen, in: Die Heilberufe 5/1972

Nordsieck, F.: Die schaubildliche Erfassung und Untersuchung der Betriebsorganisation, 6. Auflage, Stuttgart 1962

Nordsieck, F.: Betriebsorganisation. Betriebsaufbau und Betriebsablauf, 4. überarbeitete Auflage, Stuttgart 1972

Nordsieck, F.: Betriebsorganisation. Lehre und Technik, 2. bearbeitete Auflage, Stuttgart 1972

Nordsieck-Schröer, H.: Organisationslehre, 2. Auflage, Stuttgart 1968

Personaladministrativ planering, SPRI-rapport 16/1972

Physikalische Therapie — Studie zur betrieblichen und baulichen Gestaltung physikalisch-therapeutischer Abteilungen Allgemeiner Krankenhäuser — Forschungsbericht des Landes Nordrhein-Westfalen Nr. 1653, Bd. 10 der Schriften des DKI, Köln und Opladen 1966

Pichl, E.: Materialwirtschaft, Berlin - Köln - Frankfurt 1968

Reddewig, G., und Dubberke, H.-A.: Einkaufsorganisation und Einkaufsplanung, Die Wirtschaftswissenschaften Reihe A, Beitrag Nr. 7, Wiesbaden 1959

REFA Verband für Arbeitsstudien: Methodenlehre des Arbeitsstudiums, Teil 4: Anforderungsermittlung (Arbeitsbewertung), München 1972

REFA Verband für Arbeitsstudien: Methodenlehre des Arbeitsstudiums, Teil 1: Grundlagen, München 1973

REFA Verband für Arbeitsstudien: Methodenlehre des Arbeitsstudiums, Teil 2: Datenermittlung, München 1973

REFA Verband für Arbeitsstudien: Methodenlehre des Arbeitsstudiums, Teil 3: Kostenrechnung, Arbeitsgestaltung, München 1973

Rössle, K.: Allgemeine Betriebswirtschaftslehre, 5. Auflage, Stuttgart 1956

Schmidt-Jensen, H. G.: Die Bedeutung von Anhaltszahlen für das Management im Krankenhaus, in: Das Krankenhaus 3/1973

Schnutenhaus, O. R.: Allgemeine Organisationslehre. Sinn, Zweck und Ziel der Organisation, Berlin 1951

Stefanic-Allmayer, K.: Allgemeine Organisationslehre. Ein Grundriß, Wien - Stuttgart 1950

Stier, F.: Zur Methodik der Arbeitsgestaltung, Berlin - Köln - Frankfurt 1969

Strahlenuntersuchungen und Strahlenbehandlungen — Studie zur Organisation und Arbeitslaufgestaltung in Strahlenabteilungen Allgemeiner Krankenhäuser — Forschungsbericht des Landes Nordrhein-Westfalen Nr. 1174, Bd. 8 der Schriften des DKI, Köln und Opladen 1963

Struckmann, G.: Die Arbeitszeitplanung in Industriebetrieben — Ein Beitrag zur Diskussion über die Arbeitszeitverkürzung, Berlin 1960

Taylor, F. W.: Die Grundsätze wissenschaftlicher Betriebsführung, München-Berlin 1913

Ulrich, H.: Betriebswirtschaftliche Organisationslehre. Eine Einführung, Bern 1949

Valentin, H.: Arbeitsmedizin, Stuttgart 1971

Walther, J.: Das Arbeitsstudium als eine Grundlage der Ermittlung von Arbeitskräfterichtwerten, in: Die Heilberufe 6/1970

Walther, J.: Arbeitsstudie zur Feststellung der Zeitverteilung nach Tätigkeitsformen bei Leitern in Gesundheitseinrichtungen nach der Methode der Selbstaufzeichnung, in: Die Heilberufe 5/1972

Walther, J., und Hösel, G.: Grundsätze zur Erarbeitung von Arbeitskräfterichtwerten im Gesundheitswesen, in: Die Heilberufe 6/1970

Wiesenhütter, P.: Erfahrungen aus einem Arbeitsstudium-Praktikumseinsatz von Medizinstudenten, in: Die Heilberufe 5/1972

Wilk, G.: Die Zeitanalyse der Arbeit als Grundlage zur Berechnung der notwendigen Arbeitskräftezahl für den Arbeitskräfteeinsatz im Pflegesektor, in: Die Heilberufe 7/1970

Wöhe, G.: Einführung in die allgemeine Betriebswirtschaftslehre, 8. Auflage, Berlin und Frankfurt 1968

5. Kapitel: Struktur und Organisation des Pflegedienstes

Anhaltszahlen für die Besetzung von Krankenanstalten mit Pflegekräften
Empfehlungen der Deutschen Krankenhausgesellschaft
vom 21. 4. 1951, in: Das Krankenhaus 7/1951
vom 23. 1. 1959, in: Das Krankenhaus 2/1959
vom 15. 7. 1964, in: Das Krankenhaus 9/1964
vom 19. 9. 1969, in: Das Krankenhaus 10/1969
vom 15. 3. 1972, in: Krankenhaus Umschau 4/1972
vom 30. 10. 1972, in: Deutsche Krankenpflegezeitschrift 3/1973
vom 9. 9. 1974, in: Das Krankenhaus 10/1974

Astolfi, A. A., und Wilmot, I. G.: Cooperative care center will reduce cost of diagnosis, recuperation and education, in: Modern Hospital 4/1972

Beinert, J.: Dienstplangestaltung im Krankenhaus, in: Das Krankenhaus 7/1969

Berglund, K.: Försök med lättvard, planerad vard och grupparbete inom reumatologie, Spri Rapport 7 (1972)

Berkel, H. A.: Aufgaben und Tätigkeiten einer Anästhesie-Abteilung an einem mittleren Krankenhaus, in: Der Krankenhausarzt 3/1967

Bischoff, R. A., Bischoff, I.: Nachsorgekliniken. Eine medizinische und wissenschaftlich positive Lösung zur Entlastung von Akut-Krankenhäusern, Basel 1971, s. auch in: Der Krankenhausarzt 1/1973 (I), 2/1973 (II)

Bourguet, M.: Le Centre de Geriatrie dans la Politique de Santé, in: L'Hôpital à Paris 66 (1970)

Coutrial, D. C.: The patient with low back pain. Bed positioning, in: Hospital Management 4/1970

Dagnone, T.: Patient hostel unit established at University Hospital, in: Canadian Hospital 9/1971

Deans, J. H.; McSwain, G.: Nurses have more time on, more time off, with seven-day week scheduling, in: Modern Hospital 6/1972

Deilmann, H.: Stationäre Krankenversorgung, in: Deutsche Bauzeitschrift 10/1971

Devrics, R. A.: Progressive patient care, in: Hospitals, June 16, 1970

Döring, H.: Praktische Erfahrungen bei der Einführung der Stufenpflege in einem Kreiskrankenhaus, in: Das stationäre und ambulante Gesundheitswesen, Bd. 10, 1970

Eckhart, L.; Ehbrecht, C.; Schmidt, H.: Einteilung des Pflegedienstes im Kinderkrankenhaus, geteilter Dienst, Schichtdienst, Mischformen, Teilzeitbeschäftigung, in: Das Krankenhaus 12/1972

Education and Training in Long-term and Geriatric Care, World Health Organization, Regional Office for Europe, Copenhagen 1973

Eichhorn, S.: Personalbesetzung im Pflegedienst, in: Das Krankenhaus 9/1964

Eichhorn, S.: Organisation von Intensivbehandlung, Intensivüberwachung und Intensivpflege, in: Der Krankenhausarzt 11/1967

Eichhorn, S.: Betriebsorganisatorische und technische Grundsätze der Krankenhausaufnahme, in: Der Krankenhausarzt 5/1968

Eichhorn, S.: Organisation des Pflegedienstes im Universitätskrankenhaus, Nordrhein-Westfalen baut, Bd. 26, Essen 1969

Eichhorn, S.: Grundlagen und Methodik der Organisationsforschung im Pflegedienst, in: Die Agnes Karll-Schwester 6/1969 (I), 7/1969 (II), 8/1969 (III)

Eichhorn, S.: Der Einfluß der Progressivpflege und der Intensivmedizin auf die Organisation des Pflegedienstes im Krankenhaus, in: Deutsche Schwesternzeitung 3/1970

Eichhorn, S.: Intensivbehandlung, Intensivüberwachung und Intensivpflege, in: Krankenhaus '71, Wien 1971

Eichhorn, S.: Struktur und Organisation der Pflegebereiche, in: „Krankenhaus 73", Theorie und Praxis im Krankenhauswesen, Wien 1973

Eichhorn, S.: Gesamtorganisation der Pflegearbeit, in: Deutsche Krankenpflegezeitschrift 9/1972

Eichhorn, S., und Eichhorn-Raab, E.: Betriebs- und Bauplanung im Pflegebereich, in: Deutsche Schwesternzeitung 5/1962

Eichhorn-Raab, E.; Fehler, J.; Hähnchen, K.; Leich, H. G. R.: Das Patientenzimmer — Soziologische, funktionelle und technische Aspekte, in: Krankenhaus Umschau 11/1969

Empfehlungen der Deutschen Krankenhausgesellschaft zur Organisation der Intensivmedizin in Krankenhäusern vom 20. März 1970, in: Das Krankenhaus 9/1972

Englebardt, S. L.: Care-by-parent relieves emotional strain on children financial strain on parents, in: Modern Hospital 6/1969

Franke, II.: Praktische Durchführung von Arbeitsanalysen im Pflegebereich. Ergebnisse und Schlußfolgerungen, in: Krankenhaus Umschau 2/1969

Goodman, H., u. a.: British ward design and equipment, in: Hospital Management 406 (1971)

Günther, O., und Schmincke, W.: Integration der Spezialversorgung in das abgestufte System der gesundheitlichen Betreuung, in: Das ambulante und stationäre Gesundheitswesen, Bd. 14, 1969

Haase, H.-W.: Erfahrungen mit dem Mehrstufenpflegesystem im Kreiskrankenhaus (Templin), in: Die Heilberufe 9/1967

Haase, H.-W.: Praktische Erfahrungen bei der Einführung der Stufenpflege in einem Krankenhaus, in: Das stationäre und ambulante Gesundheitswesen, Bd. 10, 1967

Haase, H.-W.; Harych, H.; Seidler, K.-H.; Sowa, H. G., und Günther, O.: Empfehlungen für den rationellen Einsatz von Pflegesystemen, Mitteilungen des Instituts für Technologie der Gesundheitsbauten 6/1968

Haase, H.-W., und Sowa, H.-G.: Der Einfluß der Stufenpflege auf den Arbeitskräftefonds des Pflegepersonals, in: Die Heilberufe 7/1968

Hähnchen, K.: Zur Arbeitszeitplanung im Pflegebereich, in: Die Agnes Karll-Schwester 10/1963

Hagemann, H.: Einige soziologische Gedanken zu den Konsequenzen des neuen Krankenhauspflegegesetzes, in: Soziologische Probleme medizinischer Berufe, Köln und Opladen 1968

Hartley, R., u. a.: Experiment in progressive patient care, in: Brit. Med. Journ., 28. September 1968

Jelinek, R. C.; Munson, F.; Smith, R. L.: SUM (Service Unit Management), An organizational approach to improved patient care, Kellogg Foundation, Battle Creek/Michigan 1971

Kenne, J.: Self-care units, in: Modern Hospital 2/1972

Körner, M.: Die Anästhesie-Abteilung in einem 1000-Bettenkrankenhaus, in: Der Krankenhausarzt 3/1967

Kucher, R.; Steinbereithner, K. (Hrsg.): Intensivstation, -pflege, -therapie. Möglichkeiten, Erfahrungen und Grenzen, Stuttgart 1972

Labryga, F.: Pflegebereich des allgemeinen Krankenhauses, in: Baumeister 9/1969

Labryga, F.: Pflegebereich, in: Entwurf und Planung, Moderne Gesundheitsbauten, Bd. 4 (1970)

Liebman, J. S.; Young, J. P.; Bellmore, M.: Allocation of nursing personnel in an extended care facility, in: Health Services Research 3/1972

Listi, S. A.: Constant care unit, in: Hospitals, Januar 16, 1970

Mayer, W.: Analyse, Entwicklung und Bewertung von Alternativen für den Normalbereich des Allgemeinkrankenhauses, Dissertation TUB, Berlin, Nürnberg 1972

McCartney, R. A.; McKee, B., und Cady, L. D.: Nurse staffing systems, in: Hospitals, November 16, 1970

MacDonell, J. A. K., u. a.: Timing studies of nursing care in relation to categories of hospital patients, in: Winnipeg; Public Health Research Grant, Project Nr. 606-7-162 o. J.

Mercadante, T.: Utilization of Nursing personnel, in: Hospitals, Dec. 1, 1970

Meredith, J. S., u. a.: „Hostels" in Hospitals? The analysis of beds in hospitals by patient dependency, Nuffield Provincial Hospital Trust, London - New York - Toronto 1968

Millward, R. C.: Salmon Structure in Relation to Administrative Organisation, in: The Hospital 1/1969

Minh, Ch. D.; Chagnon, M.; Feuvrier, M.: Etude methodologique de planifikation de personnel infirmier dans un hôpital pediatrique (Projet Irodom), in: L'Hôpital d'Aujourd'hui 2/1972

Morrisch, A. R.; O'Connor, A. R.: Cyclic Scheduling, in: Hospitals, Feb. 16, 1970

Murday, D. J.: Computer makes the schedules for nurses, in: Modern Hospital 6/1971

Nationaal Ziekenhuisinstituut: Hartbewakingseeheden in de Niederlandse Ziekenhuisen, een Inventarisatie, Utrecht, Nationaal Ziekenhuisinstituut, 1972

Nörtershäuser, C.: Zum Berufsbild der Pflegedienstleitung, in: Deutsche Krankenpflegezeitschrift 3/1973

Opderbecke, H. W. (Hrsg.): Planung, Organisation und Einrichtung von Intensivbehandlungseinheiten am Krankenhaus, Berlin und Heidelberg 1969

Pinding, M.: Die Krankenpflege als wissenschaftliches Forschungsgebiet der Medizin, in: Deutsche Schwesternzeitschrift 2/1969

Pleau, P.: Les soins progressifs en milieu hospitalier, in: L'Hôpital d'Aujourd'hui 11/1972

Pohl, H. J.; Billig, A.; Alex, L.: Beschäftigungslage und optimaler Einsatz von Arbeitskräften in Krankenhäusern, Institut für sozio-ökonomische Strukturforschung, Köln 1970

Price, E. M.: A Study of Innovative Staffing, in: Hospital Progress 1/1972

Ramge, C.: Gedanken zur Teilzeit- und Schichtarbeit im Pflegedienst, in: Die Agnes Karll-Schwester 10/1963

Ramge, C.: Organisation des Pflege- und Versorgungsdienstes, in: Der Krankenhausarzt 5/1966

Ramge, C.: Von der Funktionspflege zur Gruppenpflege, in: Deutsche Schwesternzeitung 10/1966

Ramge, C.: Krankenpflege aus der Sicht der Organisationsplanung, in: Die Agnes Karll-Schwester 5/1969

Ramge, C.: Auswertung einer arbeitsanalytischen Untersuchung im Pflegebereich, in: Die Agnes Karll-Schwester 10/1969

Ramge, C.: Schichtdienst in der Krankenpflege, in: Das Krankenhaus 4/1971

Ramge, C., und Keldenich, K.: Ergebnisse arbeitsanalytischer Untersuchungen im Pflegebereich, in: Die Agnes Karll-Schwester 9/1969

Ramge, C., und Keldenich, K.: Änderung der Struktur im Pflegebereich der Krankenhäuser — Progressivpflege im Ausland — Bericht über eine Studienreise nach Großbritannien und Schweden, in: Das Krankenhaus 4/1972

Ramge, C., und Swertz, P.: Intensivbehandlung und -überwachung. Organisation von Intensivpflegeeinheiten, in: Krankenhaus Umschau 12/1969

Ramge, C., und Wunderlich, H.: Organisatorische und bauliche Struktur des Pflegebereiches, in: Das Krankenhaus 2/1971

Rauh, W.; Lutter, T.: Bericht über die Entwicklung von Einrichtungselementen für die Funktionseinheit Krankenzimmer unter Berücksichtigung bestimmter Rationalisierungserfordernisse, in: Landesfachbeirat für das Krankenhauswesen Nordrhein-Westfalen 1/2/1972, Beilage zu Das Krankenhaus 10/1972

Richau, H., und Sowa, H.: Ökonomische Auswirkungen des Mehrstufenpflegesystems, in: Die Heilberufe 9/1967

Sachs, H.: Die Entwicklung der modernen Bettenstation unter Berücksichtigung der Flexibilität und Anpassung an die wechselnden Bedürfnisse neuzeitlicher Krankenpflege, Dissertation Bd. I und II, Weimar 1965

Salmon, B. u. a.: Future Pattern of Nursing Administration, in: Nursing Times, Sonderdruck vom 13. Mai 1966

Salmon, B. u. a.: Report of the Committee on Senior Nursing Staff Structure, Her Majesty's Stationary Office, London 1966

Sandrock, F.: Untersuchungen zur Struktur einer Krankenstation unter Berücksichtigung des pflegerischen Funktionsbereiches, in: Soziologische Probleme medizinischer Berufe, Köln und Opladen 1968

Schaefer, K. L.: Stand und Entwicklungstendenzen der physikalischen Therapie aus der Sicht des Krankenhausplaners, Vortragsveröffentlichung, Haus der Technik Nr. 245, Essen 1970

Schwesternarbeit auf der Station — Bericht über eine englische Arbeitsstudie, Bd. 1 der Schriften des DKI, Karlsruhe 1954

Searle, Ch.: The training of nurses for management, training for multi-disciplinary management, in: World Hospitals 4/1971

Stewart, R. H. M.: Progressive Patient Care, in: Acta Hospitalia 2/1968

Stimson, R. H.; Stimson, D. H.: Operations Research and the Nurse Staffing Problem, in: Hospital Administration 1/1972

Süllentrop, P.: Bau, Einrichtung und Ausstattung von Intensivpflegeeinheiten, in: Österreichische Krankenhauszeitung 3/1971

Weiterbildung zu Fachkrankenschwestern / Fachkrankenpflegern / Fachkinderkrankenschwestern, Empfehlungen der Deutschen Krankenhausgesellschaft vom 25. Mai 1971, in: Das Krankenhaus 6/1971

Wörner, H.: Erfahrungen mit dem Schichtdienst, in: Deutsche Krankenpflegezeitschrift 6/1972

STICHWORTVERZEICHNIS

A

Ablaufplanung 180 f.
Abschreibungen 267 ff., 272 ff.
  Bewertung der - 275
  Finanzierung der - 280 ff.
  Normalisierung der - 280 ff.
  Normalsätze für - 280 ff.
  -, Verteilung über die Nutzungszeit 272 ff.
Abteilungsschwester 349 ff.
Abwanderungen 103 ff.
Ärztliche Fachdisziplin 85 ff.
Ärztliche Versorgung 117
Akademisches Krankenhaus 33, 101
Aktionsplanung 147 ff.
Akutkranke 36
Allgemeinärztliche Versorgung 125, 132 ff.
Allgemeine Krankenhausversorgung 98 ff.
Allgemeine Krankenversorgung 34 f.
Allgemeines Krankenhaus 33, 100
Altenzentrum 37, 140
Altenversorgung 139 f.
Alter(s)
  -kranke 37
  -struktur 72 ff., 82
Ambulante Krankenversorgung 13, 118
Amortisation 263
Anforderungsstufen 101
Angebot(s)
  - an Krankenhausleistungen 78 f., 84 f.
  - an medizinischen Leistungen 118 f., 154 ff.
  -bestimmer 45 f.
  -kalkulation 206 f.
Anhaltszahlen für die Besetzung der Krankenhäuser mit Pflegekräften 388 ff.
Anlageerhaltung 277

Anlagegüter
  kurzfristig nutzbare - 252, 270 ff., 283 ff.
  langfristig nutzbare - 252, 270 ff., 283 ff.
  mittelfristig nutzbare - 252, 270 ff., 283 ff.
Anlagewirtschaft 277
Annuitätsmethode 264
Anstaltskrankenhaus 33 f.
Arbeit(s)
  -analyse 329 ff.
  -anforderung 307 f.
  -aufgabe, Planung der 293 f.
  -ausfall infolge Urlaub und Krankheit 381 f.
  -bedarfsplanung 294 ff.
  -einsatz 292, 310
  -gliederung 321
  -studien 329 ff.
  -vereinfachungsprogramm 321 ff.
  -zeitaufwand 294 ff.
  -zeitplanung 308 ff., 396 ff.
Arbeitsablauf(s)
  -gestaltung 315 ff.
  -gliederung 320 f.
  Planung und Organisation des - 315
  -studie 331 ff.
Architekten
  -honorar 203
  -vertrag 201 ff.
Arzt/Patient-Verhältnis 41 ff.
Aufbautypen 190 ff.
Aufwachraum 404
Ausbaustandard 256
Ausbildung(s) 33, 101
  -investitionen 143 ff.
Ausführungsplanung 203 ff.
Ausschreibung 208 ff.
  beschränkte - 209
  freihändige - 209
  öffentliche - 209
  - von Wettbewerben 199 f.
Autonomieprinzip 31

B

Basisbevölkerung 102 ff.
Bau
  -durchführung 211 ff.
  -ertragszahlen 228 f.
  -formen 192 ff.
  -fortschrittsplanung 211 f.
  -fristenplanung 211 f.
  -grundstückes, Auswahl des 196 ff.
  -planer, Wahl der 197
  -planung, Kennzahlen für 227 ff.
  -vertrag 208 ff.
  -vorlagen 206
  -wettbewerb 200
  -wirtschaftsprüfung 226 ff.
  --, Kennzahlen für 227 ff.
  -zeitenplanung 211 f.
Baukosten
  -arten 241 ff.
  -, Einflußfaktoren 238 ff.
  -ermittlung 210
  -kennzahlen 229
  Richtwerte für - 251 ff.
  -schätzung 195, 253
Bedarf(s)
  bedingt-notwendiger - 53 f., 57
  -bestimmer 40 ff.
  -deckung 24 f.
  entbehrlicher - 53 f., 57
  -ermittlung 53 ff.
  --, angebotsorientierte 59 ff.
  --, inanspruchnahmeorientierte 62
  --, morbiditätsdeterminierte 57 f.
  --, mortalitätsorientierte 58
  --, Phasen der 63
  -kategorie 39 ff.
  objektiv-notwendiger - 53 f., 57
  -träger 39 f.
  -wirtschaft 32
  -wirtschaftlich 25, 32
Bedürfnisse
  aperiodische - 49
  bedingt-notwendige - 45 f.
  Dringlichkeit der - 44 ff.
  Elastizität der - 49 ff.
  entbehrliche - 45 f.
  gebietsmäßig bedingte - 49
  individuelle - 48 f.
  kollektive - 48 f.
  kontinuierliche - 49
  lebenswichtige - 44 f.
  nicht lebenswichtige - 44 f.
  objektiv-notwendige - 45 f.
  periodische - 49
  universale - 49
Behandlung(s)
  -bau 193 f.
  -bereich, Bau und Organisationsstruktur 188 f.
  -intensität 36 f.
  -pflege 343 f., 367 ff.
  --, Zeitaufwand für 368 ff.
  - und Pflegeintensität 126
Belastungskrankenhaushäufigkeit 106
Belegarzt 33
Belegkrankenhaus 33 f.
Belegung(s)
  -grad 63 ff.
  -schwankungen 64 f.
Bereitstellungsplanung 180 f.
Besondere Krankenversorgung 34 f.
Betriebliche Autonomie 31 f.
Betriebliche Planung 171 ff.
Betrieb(s)
  -einheiten 94 ff.
  -gliederung 319 f.
  -führung 26 ff.
  -mittel, Auslastung der 318
  -normung 314
  -prozeß 15 ff.
  -typ 13 ff., 32, 94 ff., 98 ff.
  - und Bauprogramm 184, 194 ff., 204
  -vergleich 324
Betriebstechnische Detailplanung 208
Betriebstechnische Vorplanung 205 f.
Betten
  -angebot 78 f.
  --, Begrenzungsmöglichkeiten 161 ff.
  -bedarf 53 f.
  --, Bestimmungsfaktoren für 56 f.
  --, fachärztliche Gliederung 85 ff.
  --rechnung, analytische 62 ff.
  -haus 193 f.
  -kapazitätsplanung 173 ff.
  -ziffer, kritische 60
  -ziffernrechnung 59 ff.
Bewegungsstudie 334
Bildungskapital, Planung 143 ff.
Blockbau 193 f.

C

Chronischkranke 36

D

Diagnostik- und Therapieklinik 125
Dienst
 -arten 399 ff.
 -gedanke 32
 -leistungsbetriebe 13
 -plangestaltung 308 ff., 383 ff.
 -zeiten 399 ff.
DIN-Normung 314
Disintegration im Gesundheitswesen, Nachteile der 120 ff.
Dringlichkeitsgrad der Krankenhausbehandlung 57
Durchführungsplanung 172, 180 f.
Durchlaufzeit 317 ff.

E

Eigenbedarf(s) 94 ff.
 Normalwerte für die Gliederung des - nach Fachbetten 89
Eingangs- und Verwaltungsbereich, Bau- und Organisationsstruktur des 189
Einkommenselastizität 50 ff.
Einzugsgebiete 101 ff., 104 ff.
Entscheidung 27
Entscheidungsprozeß 26 ff.
Entwurf 205 f.
Entwurfsplanung 203 ff.
Ergänzungsversorgung 100
Ersatzbeschaffung 276 ff.
Erwerb(s)
 -streben 32
 -tätigkeit der Bevölkerung 76
 -wirtschaftlich 25
Existenzbedürfnisse 44 f.

F

Facharzt für Allgemeinmedizin 133
Fachärztliche Versorgung, Durchgängigkeit der 124 ff.
Fachbereich 89 ff.

Fachdisziplin 90 f.
Fachkrankenhaus 33, 100
Fachteilgebiete 90 f.
Finanzbedarfs, Planung des 143 ff.
Finanzielle Erreichbarkeit 92 ff.
Flachbau 194
Flächenaufwand 251, 255 f.
 Vorgabewerte für - 284
Forschung 33, 101
Fortbildung 101
Freigemeinnützige Krankenhäuser 14 f.
Frequenzstudie 333
Frischoperierten, Beaufsichtigung von 404
Funktionelle Pflege 348 ff.

G

Gastbetrieb 14
Gemeinnützig 26
Gemeinwirtschaftlich 26
Generalübernehmer 210
Generalunternehmer 210
Geriatrie 37
Gesamtpflege 363
Gesamtvertrag 202
Geschlechtergruppierung 75, 83
Gesundheit(s)
 -fürsorge und Krankenversorgung 114 ff.
 --, Finanzierung der 119 f.
 -kapital 17
 -wesen, Elemente des 128 ff.
 --, Planung im 141 ff.
Gewinnerzielung 24 f.
Globalplanung 145
Grundversorgung 36, 98 ff.
Grundpflege 342 f., 364 ff.
 Zeitaufwand für - 365 ff.
Gruppenbedürfnisse 39 f.
Gruppenpflege 349 ff.
Gruppenschwester 349 ff.

H

Hausarbeit 342, 365, 371 f.
 Zeitaufwand für - 372

Haushaltsplan 261
Hauspersonal, Beschäftigung von 377 f.
Hauspflege 119, 140 f.
Horizontaltyp 190 ff.
Hostel 126, 161 ff., 417 ff., 424
   -aufenthaltsräume 424
   Bau, Einrichtung und Ausstattung von - 420
   -, Bettenbedarf 418
   -halle 424
   -wohnheit 424
Humanfaktor 15 ff.

I

Ideenwettbewerb 200
Inbetriebnahme 213
   Kosten der - 219
   Leitung der - 214 f.
   Terminplanung der - 219
Individualbedürfnisse 39 f., 44 f.
Information, Durchgängikeit der 124
Infrastruktur 92
Inspektion 276
Instandhaltung(s) 276 ff.
   -bedarf 281 ff.
   -kosten 267 ff., 275 ff.
   --, Finanzierung der 280 ff.
   --, Normalisierung der 280 ff.
   --, Vorgabewerte für 285 ff.
   -politik 277 ff.
   -strategien 276
Instandsetzung 276 ff.
Integration 116
   - im Gesundheitswesen 114 ff.
   - von ambulanter und stationärer Krankenversorgung 114 ff., 124 ff.
Integrierte Gesundheitsplanung 141 ff.
   Modell eines Systems der - 145 ff.
Intensitätsmäßige Kapazität 56
Intensivbehandlung 404
Intensivpflege 404
   -abteilung, Betriebsräume 422
   -bereich 37, 404 ff., 422
   --, Aufgabenstellung 404 f.
   --, Bettenbedarf 405
   --, Leitung und Organisation 407

--, Organisationsstruktur 405 ff.
--, Personalbedarf 408 f.
-einheiten, Bau, Einrichtung und Ausstattung von 409 f.
--, Größe der 410
--, räumliche Gestaltung der 410
Intensivüberwachung 404
Investition(s)
   -kosten, Begrenzung der 255
   --, Planung der 210, 238 ff.
   -planung, zeitliche Stufung der 253
   -politik 277 ff.
   -rechnung 207, 256 ff.
   --, Praxis der 260 ff.
   --, Theorie der 257 ff.
Ist-Zustand der Arbeit 322 ff.
   -, Beurteilung 323 ff.
   -, Methoden zur Feststellung 327 ff.

K

Kapazität(s) 54 ff.
   -planung 171, 173 ff.
   qualitative - 56 f.
   quantitative - 55 f.
   -reserve, ärztlich-pflegerisch notwendige 63 ff.
Kaufkraftträger 43 f.
Kennzahlenrechnung 295
Kinderspezifische Versorgung 90, 101
Konsumentensouveränität 41 f., 50
Kontrolle 30 f.
Kosten
   -arten von Krankenhausbauten 241 ff.
   -berechnung 206 f.
   -/Erlösplanung 180 f., 254, 260 f.
   Richtwerte für - von Krankenhausbauten 251 ff.
   - und Erlösvorausschätzung 195, 253
   -voranschlag 205 f., 254
   Vorgabewerte für - der Wiederbeschaffung 285 ff.
Krankenhaus(es)
   Bau und Organisationsstruktur des - 187 ff.
   -bau-Erfolgsmessung 234 ff.
   -baumaßnahmen, Projektmanagement 184 ff.
   -betrieb, Arten 33 f.
   --, Merkmale 13 ff.

-betriebs- und Krankenhausbauplanung 182 ff.
-fälle 65 ff.
-finanzierung 93
-freudigkeit 77
-größe 35, 238 f.
-häufigkeit 65 ff., 106
--, Analyse der 68 ff.
-netz 160
-region 101 ff.
-regionalplanung 92 ff.
--, Mitbeteiligung der Bevölkerung 111 ff.
--, Regionalisierung der 111 f.
--, Strukturierungsprinzipien der 96 ff.
--, Träger 108 ff.
--, Zeitablauf der 222 ff.
--, Zeithorizont 109
--, Zielsetzung 93
-system 94 ff.
-trägerregion 104

Krankenheime 139

Krankheitsart 85 ff.

Krankenpflegehilfspersonal 377

Kulturbedürfnisse 44 f.

L

Lagerhaltung 312 f.

Langzeitkranke 36

Langzeitpflege
-bereich 37, 414 ff.
--, ärztliche und pflegerische Leitung 415 f.
--, Aufgabenstellung 414 f.
--, Bettenbedarf 415
--, Organisationsstruktur 415
--, Personalbedarf 416
-einheiten, Bau, Einrichtung und Ausstattung der 417

Lehrkrankenhaus 33, 101

Leistung(s)
-beschreibung 206 f.
-einheit 54 ff.
-einheitsrechnung 294
-normen, konstante und variable 297 f.
-standard 299
-struktur 15 ff.
-verzeichnis 206

Luxusbedürfnisse 44

M

Mängelfeststellung 212

Management 26 ff.
-prozeß bei Krankenhausbaumaßnahmen 182 ff.

Massenberechnung 206 f.

Material
-abfälle 313
-ausschuß 314
-normung 314
-verluste 313 f.

Maximalbelegung 64 f.

Maximalversorgung 36, 98 ff.

Medikamentenversorgung 355

Medizinische Akademie 33

Medizinische Hochschule 33

Medizinische Versorgung
-, Leistungen und Patientenkommunikation 120
Pluralistische Betriebsformen der - 128 ff.
Struktur und Organisation der - 116 ff.

Medizinische Wissenschaft, Entwicklung der 70 f.

Medizinisch-technische Zentren 125

Menschenführung 26

Minimalpflege 126
-bereich 417 ff., 424
--, ärztlich-pflegerische Leitung 419
--, Aufgabenstellung 417
--, Bettenbedarf 418
--, Organisationsstruktur 418
--, Personalbedarf 419
-einheiten, Bau, Einrichtung und Ausstattung der 420 f.

Morbiditätsstatistik 58

Motivation 32

Multimomentaufnahme 334 f.

N

Nachfrage
bedingt-notwendige - 52 f.
-elastizität 50 ff.
entbehrliche - 52 ff.
-kurve 52
objektiv-notwendige - 52 f.
- nach medizinischen Leistungen 50 ff.

Nachtdienst 378 ff.
Normalbelegung 64 f.
Normalkrankenzimmer 422
Normalpflege
  -abteilung, Betriebsräume 423
  -bereich 37
  --, ärztliche und pflegerische Leitung 411
  --, Aufgabenstellung 411
  --, Organisationsstruktur 411
  -einheit, Bau, Einrichtung und Ausstattung von 412 ff.
  --, Größe der 414
  -gruppe 423
Normative Bedarfsprognose
  - für Krankenhausleistungen 53 ff.
  - für 1985 154 ff.
Nutzung(s)
  -dauer von Anlagegütern 267 ff.
  --, Normalsätze für 274
  -fähigkeit 268

O

Öffentliche Krankenhäuser 14 f.
Operationsplanung 147 ff.
Organisation(s) 29 f.
  - medizinischer Versorgung 79 f., 82
  Methodik der - 319 ff., 321 ff.
  -prinzipien 204 f.
  -programm 205 f., 321 ff.
Organprinzip 31

P

Patientensouveränität 41 f.
Personal(s)
  -bedarf, Normativcharakter 299, 394 f.
  --, Verweildauer 300 f., 382 f.
  -bedarfsplanung 293 ff.
  --, Anhaltszahlen für 295 ff., 301 ff.
  --, Arbeitsstudien als Grundlage der 301
  Auslastung des - 318
  -einsatzplanung 291 ff.
  --, Organisation der 291 ff.
Pflegeabteilung 349 ff.
Pflege Alter und Pflegebedürftiger 119

Pflegearbeit(s)
  -ablauf 354 ff.
  Aufgabengliederung der - 342 ff.
  ganzheitliche - 350 ff.
  individuelle - 350 ff.
  -teilung 354 ff.
  -verteilung 354 f.
  Zeitaufwand für die - 374, 378 ff.
Pflegebereich(es) 422 ff.
  fachdisziplinäre Strukturierung des - 346
  Programmierung des - 422 ff.
  Struktur des - 188 f., 346 ff.
Pflegeberufe, Differenzierung der 165
Pflegedienst(es) 396 ff.
  Ablauforganisation im - 348 ff.
  Arbeitsanalysen im - 362 ff.
  Arbeitszeitplanung im - 397
  Dienstplangestaltung im - 396 ff., 399 ff.
  Durchgehender Dienst im - 397 ff.
  Entscheidungsprozeß im - 361 f.
  - geteilter Dienst 397 ff.
  Leitung des - 360 ff.
  Organisationsprinzipien des - 348 ff.
  Personalbedarfsberechnung im - 386 ff.
  Personalbesetzung im - 393 f.
  Schichtdienst im - 397 ff.
  Teilzeitbeschäftigte im - 398
  Vorgabewerte für den Arbeitsbedarf im - 362 ff.
  Zielsetzung des - 341
Pflegegruppe 349 ff.
  Größe der - 356 f.
Pflegeheime 139
Pflegeintensität 36 f.
Pflegetag 54
Pflegeteam 348 ff.
Pflegezeitaufwand(es)
  -, Anrechnung von Schüler(innen) 378
  Anwendungsbereich des - 386
  Bezugsgrößen für - 382
  -, Dienstzeiten 378 ff.
  -, Tätigkeiten 376
  -, tageszeitliche Verteilung 396
Planung(s) 28 f.
  kurzfristige - 147 ff.
  langfristige - 147 ff.

mittelfristige - 147 ff.
perspektivische - 145
strategische - 150
- und Arbeitsgemeinschaft 111 f., 142
-, Zeithorizont 145 ff.
Planwirtschaft 29
Poliklinik 125
Präventivmedizin 118, 130 ff.
Preiselastizität 50 ff.
Primär-in-put 17
Primär-Leistung 17, 55 f.
Primär-out-put 17
Private Krankenhäuser 14 f.
Privatkrankenversicherung 51 f.
Privatwirtschaftlich 25 f.
Problemorientierung 90
Produktionsfunktion 18
Produktivfaktoren 15 ff., 291 f.
Produktivität 22 f.
Projektierung des Krankenhausbaues 203 ff.
Projektmanagement 184 ff.
    Baudurchführungs- 186 f.
    Bauplanungs- 186 f.
    Betriebsplanungs- 186 f.
    -team 185 ff., 202
    Top- 186 f.
Projektmanager 185 ff.
Programmatische Bedarfsprognose 81
- für Krankenhausleistungen 53 f.
Programmierung 194 ff.
    Hostel - 424
    Intensivpflegebereich - 422
    Minimalpflegebereich - 424
    Normalpflegebereich - 422 f.
Programmplanung 147 ff.
Progressivpflege 348
Prüfung 30
Psychiatrie 135 ff.
Pulmologie 135

Q

Qualifikationsmerkmale 307 f.

R

Räumliche Erreichbarkeit 92 ff.

Rationalisierung 338 ff.
Rationalprinzip 19 ff.
Raumaufwand 255 f.
Regelversorgung 36, 98 ff.
Regiebau 197
Regionale Kooperation 112 f.
Rehabilitation 118 f., 137 ff.
Rentabilität 23 f.
Reparatur 276
    werterhöhende - 278 f.
Restbuchwert 264 ff.

S

Sachgütereinsatz, Planung und Organisation 312 ff.
Sachinvestitionen 143 ff.
Sachkapital, Planung des 143 ff.
Schemaentwurf 199 ff., 204
Sekundär-in-put 17
Sekundär-Leistung 17, 54 f.
Sekundär-out-put 17
Semistationäre Krankenversorgung 13
Sinn der betrieblichen Betätigung 24 f.
Soll-Vorschläge für Arbeitsgestaltung 324 ff.
Soll-Zustand der Arbeit 325
Sozialbedürfnisse 39 f.
Sozialgesetzgebung 79 f., 83
Sozialpolitik 80 f.
Spezialisierung 90 f.
Springer 309 f., 399 ff.
Stammpersonal 305, 309 f.
Standard, ärztlich-pflegerischer 169
Standardpflege 348
Station 348 ff.
Stationäre Krankenversorgung 118
Stationäre Morbidität 65 ff.
Stationsschwester 348 ff.
Strukturwettbewerb 200
Superspezialisierung 90
System
    -orientierung 90
    -strukturierung 94 ff.

T

Tages- oder Nachtklinik 13, 122, 161 ff.
Technisierung 338 ff.
Teilkapazitäten 173 ff.
Trägerschaft 14 f.

U

Urlaubsplanung 398
Unterbringungstage 54 ff.

V

Verfahrensvergleich 262 ff.
Vergabe 208 ff.
Verkehrsdichte 78
Versicherungsprinzip 50
Versorgung(s)
   -bereich, Bau- und Organisationsstruktur 189
   -gebiete 101 ff.
   -raum 101 f.
   -sektor 101 f.
   -stufen 36, 98 ff.
   - von Pflegebedürftigen 139 f.
Vertretungspersonal 305
Verwaltung 27, 344
   - und Versorgung 344, 369 ff.
   --, Zeitaufwand für 370 f.
Verweildauer 34, 81 ff.
   -, Determinanten 81 ff.
   -, Normalwerte 84
   -, Personalbedarf 300 f., 382 f.

Vertikaltyp 190 ff.
Vorentwurf 204 f.
Vorhaltungskosten 266 ff.
Vollstationäre Krankenversorgung 13

W

Wartung 276
Weg-Zeit-Komponente 97
Wettbewerb(s) 198 ff.
   Effizienz des - 200 f.
   Planungsebene des - 200 f.
Widmung des Betriebsergebnisses 25 f.
Wiederbeschaffungsbedarf, Bemessungsgrundlage für 281 ff.
Wirtschaftlichkeit 19 ff.
   -, Beurteilungskriterien für Krankenhausbauplanungen 230 ff.
Wirtschaftsplan 261
Wohnverhältnisse 76, 83

Z

Zeitstudie 334
Zeitvergleich 323 f.
Zentralversorgung 36, 98 ff.
Zielelemente 167 ff.
Zielentscheidungen 167
Zielsetzung 167 ff.
   ärztlich-pflegerische - 33, 167 ff., 238
Zielsystem 28
Zuwanderungen 103 ff.